TRAITÉ

DE

PATHOLOGIE GÉNÉRALE.

I

Paris. — Imprimé par E. Thunot et Cᵉ, rue Racine, 26.

TRAITÉ

DE

PATHOLOGIE GÉNÉRALE

PAR

M. ÉD. MONNERET

AGRÉGÉ DE LA FACULTÉ DE MÉDECINE DE PARIS,
MÉDECIN DE L'HÔPITAL NECKER.

TOME PREMIER.

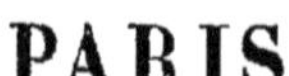

PARIS

CHEZ BÉCHET JEUNE, LIBRAIRE-ÉDITEUR,

RUE MONSIEUR-LE-PRINCE, 22,

Ci-devant place de l'École-de-Médecine.

1857

AVANT-PROPOS.

« Comme les détails et les faits particuliers forment, pour me servir d'une expression empruntée à Bacon, une multitude innombrable en médecine; comme ces faits, épars et répandus sur un grand espace, partagent incessamment l'attention et causent à l'esprit une sorte de tiraillement (1), » il est indispensable de les coordonner à l'aide de la méthode synthétique. Il faut sans doute se féliciter de voir la médecine s'enrichir chaque jour de faits nouveaux, de découvertes importantes, et suivre le mouvement général qui entraîne les autres sciences; mais il faut chercher aussi les rapports naturels qui unissent tant d'éléments divers; en faire sortir l'ordre, l'unité; en déduire enfin des lois générales. Tel est précisément le but principal qu'on doit se proposer d'atteindre dans un livre consacré à l'étude de la pathologie générale.

(1) Bacon, *Nouvel organe*, § CII.

Cette science a surtout pour mission de choisir et de rassembler les faits qui doivent servir de base à la constitution de la médecine; mais ces faits n'ont pas tous la même valeur et doivent être examinés avec une sévère attention. En médecine plus encore que dans toute autre science, les grandes vérités ne surgissent pas du premier coup : elles se montrent d'abord incertaines, obscurcies par des erreurs et des préjugés qui dépendent du temps et des hommes; puis elles s'en dégagent peu à peu à mesure que l'observation devient plus multipliée et plus rigoureuse. C'est à l'histoire de la médecine, trop négligée de nos jours, qu'il appartient de raconter les transformations que les idées médicales ont subies avant d'arriver jusqu'à nous; la part que chacun a prise à leur développement, et l'influence qu'elles ont exercée sur le perfectionnement de l'art. La pathologie générale puise à cette source féconde une partie de ses documents les plus précieux.

Tout le monde est intéressé à ce qu'on établisse d'une manière impartiale et éclairée l'état actuel de nos connaissances les plus positives; qu'on résume dans un traité concis et méthodique les vérités conquises; qu'on montre enfin les lacunes qu'il reste à combler. Le praticien, aux prises avec les difficultés de ses occupations habituelles, absorbé par l'étude des faits particuliers, ne peut ni les retenir ni les faire fructifier faute d'une méthode. L'élève nouvellement entré dans la carrière médicale, comme celui qui l'a déjà parcourue avec distinction, celui qui sait comme celui qui ignore, tous demandent qu'on choisisse les faits principaux, qu'on les mette en évidence, qu'on leur assigne leur valeur réelle, qu'on distingue ce qui est essentiel de ce qui est accessoire, ce qui est vrai de ce qui est faux ou contestable, ce qui est identique de ce qui est dissemblable, ce qui est possible de ce qui ne l'est pas; qu'on tire des rapprochements utiles de ce travail; qu'on offre enfin à leur esprit ces idées d'ensemble, sortes de signes de ralliement sans lesquels la pensée erre à la recherche des choses mal définies ou purement chimériques.

J'ai surtout compris l'utilité de la pathologie générale, soit lorsque je m'efforçais, par de longues et patientes recherches, de rassembler dans un livre (1) les productions importantes et souvent oubliées des médecins de tous les temps et de tous les pays; soit lorsque, livré à l'enseignement, je voulais faire passer dans la mémoire de ceux qui m'honoraient de leur attention un résumé succinct de tous ces travaux; soit enfin lorsque, observant sur le malade lui-même

(1) *Compendium de médecine pratique*, etc.

les ravages de la maladie, je me rappelais que d'autres, avant moi et mieux que moi, avaient su en trouver la cause, la nature, le remède. Alors la science s'offrait à moi sous un autre jour : je voyais surgir des vérités de premier ordre, autour desquelles venaient se grouper des faits secondaires et l'harmonie naître au sein du désordre et de la confusion.

Hippocrate, avec cette admirable intuition du génie qui brille dans toutes ses œuvres, me semble avoir clairement indiqué la véritable fonction de la pathologie générale lorsqu'il dit « que la médecine se compose de trois termes : la maladie, le malade, le médecin (1). »

L'histoire de la maladie doit comprendre tout ce que nous savons de général sur sa constitution propre, sur ses éléments, sa cause, ses lésions, ses symptômes et les indications thérapeutiques.

Dans l'étude du malade, on doit retrouver tout ce qui concerne la diathèse, la constitution, l'âge, le sexe, le tempérament, l'étude clinique, l'interrogation du malade, en un mot le support de la maladie. « Le médecin est le desservant de l'art et le malade l'aide à combattre la maladie (2). »

(1) *Épidémies*, liv. I, sect. 1, p. 637 ; t. I, *OEuvres complètes d'Hippocrate*, traduction de Littré.
(2) *Épidémie*, loc. cit.

C'est encore à la pathologie générale qu'est réservé le soin de nous faire savoir par quelles études littéraires et scientifiques il faut se préparer à l'étude de la médecine ; de quelle manière doivent être dirigés l'enseignement oral, les études sur la tradition écrite, sur les doctrines médicales qui ont régné tour à tour, enfin tout ce qui a trait à la pratique de la médecine.

On ne peut envisager sans crainte un plan aussi étendu, et cependant comment ne pas l'adopter sans restriction quand il est proposé par un des hommes qui, avec Galien, ont le mieux compris l'art médical et s'en sont formé l'idée la plus haute et la plus philosophique ? Sans prétendre explorer toutes les parties d'un domaine aussi vaste, il est permis du moins d'en examiner quelques régions. J'y suis encouragé d'ailleurs par l'enseignement si approfondi de M. Andral, qui n'a pas craint de donner à son *Cours de Pathologie générale* un pareil développement, en consacrant plusieurs années à l'étude synthétique de la maladie et de ses éléments, à l'exposition des principes philosophiques qui doivent guider le médecin dans la recherche de la vérité, enfin à l'examen des doctrines et des principales écoles de l'antiquité. Si, dans le cours de ce livre, je reproduis quelques unes des idées qui lui appartiennent, je lui en rapporte volontiers tout l'honneur.

Je me propose de renfermer dans les deux premiers volumes l'histoire générale de la maladie et de tous les éléments des maladies. J'aborderai plus tard, et à mesure que mes travaux me le permettront, les autres parties de la pathologie générale, de manière à en former une œuvre complète. J'ai dû m'écarter des errements qu'on a suivis jusqu'à ce jour dans les traités de pathologie générale et y comprendre précisément ce qu'on n'y trouve pas, l'étude synthétique des éléments et des principaux groupes nosologiques.

Le livre que je publie n'est point un travail de fantaisie ou de l'heure présente ; il doit renfermer ce qui a été fait de beau, de bon, de vrai, de durable dans la science. Je n'ai pas la prétention d'avoir créé les matériaux dont je me suis servi, ils existent dans les livres les plus anciens, et chacun peut les mettre en œuvre à sa guise. Je les ai élaborés et adaptés de mon mieux au but que je désirais atteindre. Je fais peu de citations parce que je me suis appuyé sur des documents qui appartiennent maintenant à tout le monde. Il n'y existe pas de place pour la critique ; ce livre ne doit contenir que des faits marqués au coin de l'évidence et de la vérité : de ces faits même vulgaires que Bacon regarde comme les véritables contingents des sciences. Ils fournissent ces axiomes moyens d'où nous tirons nos déductions les plus importantes et qui sont la fortune réelle de la médecine (1). Ils nous viennent tantôt de quelques hommes illustres dont l'histoire nous a conservé les noms, tantôt de cette phalange de travailleurs ignorés dont la trace est entièrement perdue.

La pathologie générale, comme tous les travaux d'ensemble, exige une grande méthode. Elle ne doit renfermer pour ainsi dire que les faits-principes et joindre la précision à la clarté. Ces conditions sont difficiles à remplir, j'en fais juges ceux qui travaillent avec ardeur à l'avancement de la médecine et qui l'aiment sans partage. Reconnaissance à tous les hommes qui, restés obscurs ou devenus illustres, ont apporté à l'œuvre commune le fruit de leur méditation; c'est sous leur patronage que je place mon livre. Pour qu'il mérite leur entière approbation, il faut qu'il soit honnête et utile, qu'il inspire à tous le respect des grandes traditions et l'amour du travail, qui peut seul nous rendre maîtres de l'avenir. Essayons maintenant de dire dans quel esprit il a été composé.

Si l'on disait à un médecin de notre époque: « Êtes-vous empirique, dogmatique, observateur, anatomiste ou chimiste, il répondrait avec Bordeu :

(1) *Nouvel organe*, § CIV.

Je suis tout cela; je suis de ceux qui jugent les autres (1). » C'est, en effet, la pensée qui règne aujourd'hui dans les sciences médicales. Il serait trop long de rechercher par quelles épreuves elle a passé avant de secouer le joug de toutes les fausses doctrines. Bornons-nous à signaler les causes principales du mouvement scientifique qui, depuis le commencement de ce siècle, emporte la médecine dans la voie du progrès.

Notre science est associée d'une manière trop intime aux autres parties des connaissances humaines, pour que toutes les fluctuations que celles-ci éprouvent ne se fassent pas immédiatement sentir sur elle. Aussi, pour bien comprendre la marche et le développement de la médecine, faut-il se placer dans le milieu ambiant qui lui communique le mouvement et la vie. Elle profite de toutes les vérités que découvre l'intelligence humaine; elle s'arrête ou recule quand les préjugés et les fausses doctrines entravent son libre essor. Cette influence réciproque s'est montrée dans tout son jour à la fin du dernier siècle, lorsque la liberté de penser, sortie victorieuse de toutes les épreuves, eut renversé les obstacles qui l'avaient arrêtée dans son développement.

(1) Bordeu, *Histoire de la médecine*, œuvres complètes, t. II, p. 614, in-8. Paris, 1818.

En se reportant à la fin mémorable du dix-huitième siècle, on assiste à un des plus beaux spectacles qu'il soit donné à l'homme de voir. Le libre examen fortifié par l'étude approfondie de l'histoire, par une critique puissante qui s'exerce sur toutes les matières, replace les sciences dans le sillon que Bacon leur avait tracé. Depuis longtemps sa voix n'était plus écoutée que par un petit nombre d'adeptes. Il fallût que les fondateurs de l'*Encyclopédie du XVIII*e *siècle* se missent de nouveau à l'œuvre, et qu'ils élevassent un *Novum organum*, où, à l'exemple de leur illustre maître, ils rassemblèrent avec une méthode, une indépendance, une clarté dont on ne saurait trop les louer, toutes les branches des connaissances humaines. La pensée qui présida à la rédaction de ce livre exerce encore aujourd'hui son influence salutaire sur toutes les sciences.

Un peu plus tard, par un de ces bonheurs auxquels la France est habituée, des hommes célèbres parurent presque en même temps et imprimèrent aux sciences naturelles une direction expérimentale dont la médecine fit son profit. Tandis que Condillac, d'Alembert, Condorcet, Bailly, Cabanis unissaient par des liens durables la philosophie et les sciences, en agrandissant ainsi leurs domaines, Lavoisier, Berthollet, Fourcroy changaient la face de la chimie déjà riche d'un grand nombre de découvertes. Lavoisier surtout ouvrait à la physiologie des sources fécondes d'expérimentations, où nous puisons encore aujourd'hui. Cependant la médecine proprement dite marchait à pas lents, bien loin des autres sciences. L'organisation de l'*École de santé* rendit un grand éclat à l'enseignement et prépara les destinées de la médecine actuelle. Bientôt Bichat se fit un nom illustre en marchant sur les traces de Morgagni, de Haller et de Vicq-d'Azyr, et en donnant pour base fondamentale à la médecine l'anatomie et la physiologie, l'observation et l'expérimentation, dont elle ne s'est plus écartée depuis. Il n'est pas jusqu'à ses hypothèses vitalistes, à ses distinctions systématiques, ou pour mieux dire jusqu'à ses erreurs qui n'aient exercé une grande influence sur la médecine par le mouvement dont elles l'ont agitée.

Les premières années du XIXe siècle ne marquent par aucune découverte importante en médecine. Toutefois la sage méthode que Pinel suivait, dans ses ouvrages, les idées d'ordre et de localisation qu'il jetait dans les esprits, sa critique éclairée des travaux anciens, occupent une place considérable dans l'histoire de notre art. L'abandon de tous les systèmes était un présage de bon augure. Cependant plusieurs parties du monde médical et la France, pour une part très-minime, continuaient encore à payer tribut à l'hypothèse de Brown. Des monographies précieuses sur les fièvres; d'utiles travaux, rédigés par des médecins italiens, portent malheureusement les stigmates de ce système, qui devait bientôt se relever sous un autre nom et sous une forme toute différente, à la voix d'un homme dont nous examinerons plus loin l'intervention puissante.

Du reste, il était facile de voir que la médecine cherchait alors la route qu'elle devait suivre. Elle sentait bien l'impulsion qui lui était communiquée par les sciences physico-chimiques, par l'anatomie et la physiologie; mais il lui fallait encore du temps pour se reconnaître, et, d'ailleurs, ces sciences elles-mêmes n'étaient pas encore cultivées par un assez grand nombre d'hommes ni assez avancées pour qu'on pût les mettre à profit. D'une autre part, Barthez, Dumas, Bérard et l'école de Montpellier, s'efforçaient de démontrer par leurs belles études de philosophie médicale, que le raisonnement et la synthèse sont d'un grand secours dans l'étude des maladies.

Deux hommes dont le nom occupe une place importante parmi les promoteurs de la médecine actuelle, sont Corvisart et Laennec. Le premier, quoiqu'il n'eût pas une foi très-grande dans les ressources de notre art, avait fait une étude approfondie de l'antiquité, et les travaux qu'il a laissés en médecine clinique, les services qu'il a rendus en cherchant à asseoir le diagnostic des maladies sur des procédés rigoureux d'exploration doivent rendre sa mémoire chère et vénérée.

La découverte de l'auscultation par Laennec, ses travaux en anatomie pathologique, et surtout son immortel ouvrage *sur l'auscultation* qu'on peut considérer encore aujourd'hui comme le livre le plus parfait que nous possédions, ont jeté sur la médecine contemporaine un éclat qui brille encore et doit nous servir de guide.

La médecine en était là, occupée à se reconstituer, prenant pour base l'anatomie pathologique, et tous les procédés d'exploration que l'on demandait à l'anatomie, à la physiologie, aux sciences physico-chimiques. Elle continuait les belles traditions laissées par Morgagni, Haller, Bichat, etc., lorsque tout d'un coup parut un homme de génie dont l'influence diminuée par les uns, exagérée par les autres, mérite un examen sérieux. La trace qu'il a laissée sur la médecine actuelle n'est point effacée. Trop souvent on a profité de ses idées sans lui en rapporter l'honneur. Il faut comme historien que nous lui rendions hommage pour les services réels qu'il a rendus et pour ceux qu'il continue à nous rendre.

Broussais, livré exclusivement à la médecine des armées, d'abord mal préparé par des études incomplètes et insuffisantes à la tâche qu'il se proposait d'accomplir, s'aperçut que l'anarchie la plus grande régnait dans la pratique de la médecine. Doué d'une hardiesse extrême, d'un esprit étendu, d'un talent de critique que personne n'a surpassé, écrivain singulier, dont le style étonne et remue, Broussais, pour prouver que toutes les doctrines ont tort, même celles qu'il reprendra plus tard sous un autre nom et sous une autre forme, soumit les ouvrages des anciens et de ses contemporains à une fougueuse révision. Il lui fut facile de découvrir les parties faibles, erronées, incohérentes, de montrer la confusion, lorsqu'il opposait les uns aux autres des hommes qui étaient partis de points de vue différents. Cependant son triomphe fut réel, incontestable, sur un grand nombre de points.

Il faut reconnaître qu'à l'époque où il écrivait il y avait du courage à s'attaquer aux hommes et aux doctrines que la tradition entourait de respect; le droit de libre examen, qui commençait à poindre dans la science, n'avait pas encore pris les justes et légitimes proportions qu'il possède aujourd'hui. Broussais les lui donna du premier coup et l'exerça jusqu'à sa dernière heure sans que son audace s'arrêtât devant aucun obstacle.

Le travail de dissolution auquel il soumit les matériaux et la poussière des vieilles doctrines fut profitable à tout le monde, et nous en ressentons encore aujourd'hui les heureux effets. Sa critique fut surtout utile, en montrant aux médecins qu'en dehors de l'observation des faits on s'expose à de graves erreurs, qu'il faut absolument s'en tenir à la méthode expérimentale. Malheureusement toutes ces vérités ont été plus d'une fois méconnues par lui dans l'application, et il n'a pas toujours, comme observateur, la sévérité dont il donne si énergiquement le précepte.

Les discussions soulevées par Broussais conduisirent à reprendre en sous-œuvre une foule de questions qui paraissaient jugées, et à les étudier à d'autres points de vue. Chacun se mit courageusement à l'œuvre. Les parties obscures et litigieuses de la science furent scrutées avec ardeur. On vit se succéder, sans relâche, une foule de travailleurs qui rassemblèrent, avec exactitude et patience, un nombre considérable de documents précieux, et, en même temps que le champ de l'observation se trouva ainsi étendu, le droit d'examen, si largement pratiqué par Broussais, fut retourné contre lui-même. Parti d'un point de vue aussi restreint que les autres fondateurs de systèmes qu'il avait renversés, ce grand esprit eut le secret déplaisir de voir le système qu'il avait élevé, avec tant de labeur et de lutte, périr avant lui. Par un juste retour des choses humaines, son système, comme tous ceux qui l'avaient précédé, se défit peu à peu et tomba devant l'évidence d'un grand nombre de faits qu'il avait ou mal interprétés, ou rejetés dans l'ombre ou imprudemment niés. Et cependant, en face du prodigieux mouvement que Broussais a imprimé à la science, des erreurs dont il l'a débarrassée et des vérités qu'il lui a conquises, comment ne pas reconnaître qu'il occupe une des places les plus éminentes dans la médecine contemporaine!

Une fois que la pathologie eût été déblayée, il devint facile à chacun d'y prendre position. Tous accoururent avec ardeur et avec des pensées différentes; les uns pliant sous le faix des descriptions anatomopathologiques les plus minutieuses et les plus détaillées; les autres armés d'un attirail d'instruments de physique et de chimie, qu'ils se proposaient d'appliquer à toutes les maladies : tous voulaient absolument qu'on reconstituât la médecine de fond en comble, et qu'on recommençât l'observation, parce que, suivant eux, elle avait été mal dirigée jusqu'à ce jour. D'autres mettant à profit la confusion au milieu de laquelle on se trouvait, firent reparaître des doctrines vitalistes plus ou moins surannées. Enfin, quelques-uns s'immobilisant dans un *statu quo* éternel, prétendaient qu'on devait s'en tenir à la lettre morte d'Hippocrate, dont ils ont plus ou moins travesti les idées. Cherchons, au milieu de ces prétentions plus ou moins légitimes, la part qui revient à chacun dans la constitution actuelle de la médecine.

La chimie organique, qui grandit chaque jour, s'est occupé avec quelques succès de la composition élémentaire et immédiate d'un grand nombre de corps. Elle nous a fourni des notions précises sur les altérations du sang et de quelques autres liquides; elle nous a permis de reconstituer sur une base plus solide l'humorisme ancien. Toutefois on est tombé bientôt dans une exagération non moins nuisible aux progrès de la science. On a oublié que si nos analyses, comparées à celles qu'on possédait anciennement, sont plus rigoureuses, elles laissent cependant à désirer une perfection qu'on doit attendre du temps et d'un travail persévérant. Un grand nombre de produits morbides et d'altérations fugaces ou légères échappent entièrement à nos analyses. Nous n'avons aucune idée bien juste des changements de composition qui surviennent dans les tissus même lorsqu'ils sont profondément désorganisés. Espérons que la chimie, surmontant ces difficultés, finira par découvrir la nature des altérations qui sont restées inconnues jusqu'à ce jour. Il faut savoir attendre dans les sciences expérimentales, et ne pas se hâter de construire des hypothèses qui, plausibles aujourd'hui, seront renversées demain par un fait imprévu ou nouveau. Elles nuisent à la médecine, en légitimant, jusqu'à un certain point, les attaques incessantes dirigées contre les applications de la chimie.

La physique est venue aussi nous prêter son utile concours, tantôt en nous apprenant à expliquer, par les lois connues qui régissent la matière inorganique, un certain nombre de phénomèmes normaux et anormaux qui se passent dans le corps de l'homme, tantôt en mettant entre nos mains des instruments précis à l'aide desquels nous découvrons, avec une certitude merveilleuse, le siége, les symptômes et la cause des maladies. On peut dire que la médecine vit d'emprunts continuels faits aux sciences physiques et chimiques. La micrographie elle-même n'en est qu'une application à l'anatomie normale et pathologique.

Des hommes impatients ou peu initiés à la marche naturelle des sciences, s'étonnent de ce que la médecine n'a pas fait des progrès plus rapides et n'est pas encore en possession de lois générales semblables à celles qui régissent les phénomènes physico-chimiques. Qu'ils veuillent bien remarquer d'abord que l'étude des sciences naturelles a fait tomber un grand nombre d'erreurs, rendu impossible le triomphe même momentané des systèmes et frayé la vraie route dans laquelle la médecine est engagée. De pareils résultats répondent victorieusement à toutes les attaques. Qu'on songe d'ailleurs qu'il n'existe aucune parité entre la médecine et les autres sciences. Chez l'homme sain ou malade les moindres phénomènes se compliquent d'éléments divers, et l'intervention des propriétés vitales vient sinon troubler, du moins compliquer tous les problèmes que nous sommes appelés à résoudre. L'observateur le plus sagace se trouve arrêté à l'instant même lorsqu'il veut appliquer à la physiologie ou à la pathologie un raisonnement ou une loi qui s'adapte parfaitement à la matière inorganique. Rappelons-nous, en outre, que s'il a fallu plusieurs siècles pour conduire les sciences naturelles, au point où elles sont arrivées aujourd'hui et pour établir un petit nombre de lois fondamentales, il faudra une série presque incalculable d'années pour faire sortir, de l'application bien autrement difficile de ces mêmes sciences à la médecine, des lois générales ou un système. Cessons donc de nous plaindre; ne nous décourageons pas en présence des obstacles qui surgissent et qui ne sauraient arrêter un seul instant le médecin. Il en est d'autres, non moins grands, dont nous devons signaler l'existence.

Il faut aujourd'hui des études si profondes et si multipliées, des notions si étendues de chimie, de physique, d'anatomie et de physiologie, qu'il est presque impossible à un seul homme, quelque bien organisé qu'il soit, de tout embrasser avec un égal succès. De là la nécessité pour chacun de porter son investigation plus spécialement sur quelqu'une de ces parties et de se confiner, en quelque sorte, dans une région limitée de la médecine, pour la mieux explorer. Le morcellement des études, la division du travail ont conduit les observateurs à perfectionner les méthodes, à relever des erreurs, à découvrir des faits entièrement inconnus et à reconstituer ainsi peu à peu certaines parties de la science.

Dans ce monceau énorme de détails qui va grossissant chaque jour, tous les faits n'ont pas la même importance; on trouve le métal précieux au milieu du sable, d'où il faut apprendre à l'extraire si l'on veut en faire profiter tout le monde. En effet, il ne suffit pas de rassembler des descriptions particulières ni de faire des collections de faits; ce travail serait stérile si l'on ne cherchait pas à les mettre en œuvre, c'est-à-dire à les épurer par une critique vigilante, à en retirer les faits principaux, à les rapprocher et les coordonner. L'esprit systématique qu'il ne faut pas confondre avec l'esprit de système ainsi que le fait remarquer d'Alembert, se propose de généraliser les faits et de les réduire à un petit nombre de principes, d'établir l'ordre au milieu d'un désordre qui n'est souvent qu'apparent. On paraît aujourd'hui se soucier fort peu d'un travail de ce genre; on étudie pour soi sans se préoccuper de son voisin, sans chercher si les résultats obtenus de part et d'autre sont concordants ou divergents. En un mot, on cherche isolément sans but bien déterminé ou avec la seule intention de se signaler par la découverte d'un fait nouveau. Cependant les meilleurs esprits reconnaissent que le moment est venu de réunir tous ces détails épars, de constituer des groupes, de les rattacher les uns aux autres par des liens naturels. Tel est précisément le but de la pathologie générale.

Dans les sciences médicales il faut avant tout rester fidèle à l'observation, ne pas s'en écarter un seul instant; mais une condition non moins essentielle à remplir pour la vivifier, c'est d'appeler à son aide le raisonnement, qui sait découvrir, au milieu du tableau sans cesse changeant des phénomènes, des lésions et des causes, un certain nombre de lois générales. L'esprit aime à s'y reposer et se plaît ensuite à descendre dans l'analyse des faits particuliers. Jamais la méthode synthétique n'a été plus nécessaire qu'aujourd'hui, et si l'on ne parvient pas à la faire accepter de nos contemporains et de ceux qui enseignent, on verra les études s'affaiblir et le niveau des connaissances s'abaisser. Ceux qui apprennent la médecine, obligés de faire des efforts considérables de mémoire pour retenir un nombre prodigieux de descriptions et de faits de toute espèce, les oublient bientôt, parce qu'ils ne sont représentés, dans leur esprit, par aucune formule, par aucun de ces signes intelligents qui restent, lors même qu'on a perdu le souvenir des détails. On peut faire ainsi des hommes à mémoire, mais non des hommes capables de réfléchir, de raisonner et de prendre, dans les occasions critiques, un point d'appui solide sur la méthode d'induction. Il arrive dans la vie une époque où les faits particuliers s'effacent, et alors il ne reste plus rien dans l'intelligence parce qu'on ne possède pas une bonne méthode, et qu'au lieu de coordonner, d'utiliser par la synthèse et la méditation tous ces faits, on se contente de les apprendre par cœur.

Nous venons de signaler un vice radical très-commun dans la médecine contemporaine, l'absence d'idée générale et de raisonnement. Il en est un autre que nous appellerions volontiers l'exagération du positivisme. En effet, il y a aujourd'hui bien peu d'esprits qui consentent à accorder quelque attention et quelque valeur à un travail, s'il n'a pour résultat nécessaire, immédiat ce qu'on est convenu d'appeler une application. Celui qui se livre à une recherche quelconque veut avant tout qu'elle soit utile. L'utile, voilà le grand mot qui pèse de tout son poids sur la médecine comme sur toutes les connaissances humaines. Cherchons la cause de cette fausse direction.

On la trouvera d'abord dans la situation actuelle des hommes et des choses. Occupés sans cesse d'intérêts et non d'idées, du fait matériel et non de la pensée qui vivifie, les médecins, comme les autres, veulent absolument tirer parti de leurs travaux intellectuels, et les escompter à beaux deniers comptants. Dans ce siècle besogneux où chacun se sent pressé par la dure loi de la nécessité, on ne travaille plus pour l'art en lui-même, on commence par grossir l'importance d'un fait, quelque minime ou connu qu'il soit; on s'efforce ensuite de le bien présenter, de lui donner une forme saisissante; on parle beaucoup de ses nombreuses applications, surtout au soulagement de l'humanité; on finit toujours par faire croire qu'il est utile; puis après ces représentations théâtrales où l'homme se met en scène bien plus que son idée, tout rentre dans le silence et l'oubli. L'effet produit n'en est pas moins désastreux. A force d'entendre dire qu'il faut des applications, on abandonne les études approfondies, générales ou purement didactiques; on craint d'être accusé de se livrer à de vaines spéculations, de n'être qu'un savant de cabinet, et de négliger ce qu'on appelle le côté pratique des questions. Ainsi languissent et ne tarderont pas à dépérir les grandes et fortes méditations dont les livres anciens sont remplis, qui élevaient la médecine au-dessus des autres sciences, et auxquelles nous supplions nos contemporains de revenir. A quelques exceptions près, la plupart des ouvrages sont surchargés de détails infinis et souvent leurs auteurs ne prennent pas la peine d'y jeter quelques idées générales, d'y opérer cette synthèse, ces rapprochements qui seraient cependant indispensables pour retenir la longue et insipide énumération des symptômes, des lésions et des causes; ou bien, s'ils sont contraints d'émettre quelques propositions générales, ils les relèguent sur le second plan, s'excusent de le faire et cherchent aussitôt à en déduire des applications au traitement et au diagnostic. Aussi voit-on s'appesantir de plus en plus sur la médecine la lourde atmosphère de l'utilité, nous allions dire de l'intérêt qui environne toutes choses et qui pénètre maintenant jusque dans le sanctuaire des sciences.

Nous comprenons aussi bien que personne que les études médicales doivent tendre vers l'utilité ; cette sage direction imprimée aux sciences doit être approuvée sans réserve. Mais sans dévier de cette route, on peut se permettre ce qu'il eût été dangereux de tenter lorsque Bacon traça les immortels préceptes dont on abuse aujourd'hui. « Il n'envisage la philosophie, dit d'Alembert, que comme cette partie de nos connaissances qui doit contribuer à nous rendre meilleurs ou plus heureux. Il semble la borner à la science des choses utiles (1). » L'esprit philosophique doit, tout en respectant les données de l'observation, s'élever vers des régions plus hautes, étudier la nature pour elle-même et non pour ce qu'elle doit rapporter immédiatement à l'homme.

A-t-on d'ailleurs réfléchi aux graves conséquences que peut avoir pour l'avenir de la médecine la funeste direction que les utilitaires cherchent à lui imprimer ? S'il était vrai qu'on dût négliger les études générales, les travaux d'ensemble lorsqu'ils n'ont

(1) *Discours préliminaire de l'Encyclopédie*, p. 137.

pas pour résultat immédiat la découverte d'un remède, d'un symptôme ou d'une cause, il s'ensuivrait que le champ de nos investigations serait bien limité, car dans plus de la moitié des maladies, nous sommes réduits au simple rôle d'historien ou de témoin désarmé de leurs ravages. Cette manière étroite, vulgaire d'envisager les études scientifiques condamnerait aussi le botaniste, le minéralogiste et le zoologiste à s'abstenir toutes les fois qu'ils ne pourraient saisir une application; ce qui arrive dans la plupart des cas. Pourquoi, en attendant un avenir meilleur, ne pas élever notre esprit à la contemplation de la science pure? C'est bien peu connaître l'esprit des sciences que de vouloir en bannir les études générales. Une spéculation pure, abstraite, sans portée aujourd'hui, peut en avoir une immense demain. Combien d'exemples, empruntés à la physique et à la chimie, prouveraient sans réplique qu'il n'est jamais permis de négliger l'étude des sciences dans ce qu'elles ont de purement théorique. Modérons donc un peu notre ardeur pour les applications, pour la pratique prise dans son sens restreint; élevons par le travail et par la méditation la médecine au-dessus des basses régions de l'intérêt au niveau desquelles on voudrait la rabaisser. Agir autrement serait méconnaître les lois de cet éternel mouvement, qu'on appelle le progrès et qui n'est pas seulement la satisfaction des besoins matériels.

A côté des utilitaires se trouve une classe d'hommes plus dangereux encore, et qui en sont une émanation directe; nous voulons parler des sceptiques. Ils parlent sans cesse du néant des doctrines et de l'importance des faits. Ils relèvent un certain nombre d'erreurs contenues dans les ouvrages des anciens. Ils signalent les difficultés que l'on éprouve à observer, à recueillir des documents précis; ils ne trouvent pas que les recherches de l'antiquité et de leurs contemporains suffisent pour leur faire respecter la médecine; ils en parlent légèrement et déplorent qu'on ne puisse arriver à la certitude, eux qui ne croient à rien. En général, ceux qui professent cette doctrine sont parfaitement accueillis par les ignorants qui trouvent ainsi une raison valable pour ne pas étudier; par les gens du monde, qui éprouvent toujours un secret plaisir à voir dénigrer la médecine. Ils ne mettent aucune ardeur à la défendre contre les attaques dont elle est l'objet; ils s'accommodent de tout, et représentent assez bien le laisser-faire et le laisser-aller de notre époque.

Ce n'est pas ainsi que la médecine pourra reprendre l'autorité dont elle a toujours joui, et le rang distingué qu'elle doit occuper dans les sciences et dans l'estime des hommes. Peut-être trouverons-nous une autre cause de cet amoindrissement dans l'abandon du culte des lettres, qui n'est pas moins nécessaire au médecin que le culte des sciences.

Les lettres lui apprennent de bonne heure l'art de bien penser et de bien dire. L'étude des œuvres de l'antiquité, indispensable à tout homme qui exerce une profession libérale, l'est plus encore au médecin dont l'esprit et le cœur seront soumis à de rudes épreuves pendant sa longue et difficile carrière. Il faut qu'il s'y prépare dès l'enfance par la lecture de tous les grands écrivains de l'antiquité, par des études philosophiques approfondies ; qu'il ne néglige point d'entretenir avec eux ce commerce éclairé qui lui sera si utile plus tard pour orner la science, je dirai même pour la comprendre. Les médecins les plus illustres des temps passés et des temps modernes nous offrent cette union intime entre les lettres et les sciences. Il nous serait difficile d'épuiser la liste de ceux qui s'y sont rendus également célèbres.

On serait tenté de croire, au premier abord, que les études littéraires ne sont pas indispensables au médecin. Quelques courtes réflexions suffiront pour prouver le contraire. Si durant les premières années de sa vie le médecin ne s'adonne pas avec ardeur à la philosophie et aux lettres, il ne pourra plus le faire avec le même succès, lorsque toutes ses facultés seront mises au service des sciences naturelles qui les réclament presque sans partage, et cependant qui oserait dire qu'elles sont inutiles pour éclairer la science, lorsque les grands médecins de la Grèce, de Rome et de la France ont proclamé dans un magnifique langage, qu'on n'entend plus qu'à de rares intervalles, que les lettres agrandissent la portée de notre intelligence, et nous font découvrir un horizon que nous n'aurions pas aperçu sans elles. Aujourd'hui, plus que jamais, nous avons besoin des lettres pour atténuer ce que les sciences ont parfois de rude, et cependant on les néglige, sous le prétexte que l'observation et l'expérimentation peuvent s'en passer. Mais l'expérimentation dont on abuse tant de nos jours, pas plus que l'observation la plus laborieuse et la plus intelligente, ne peuvent suffire, à moins qu'elles ne soient l'une et l'autre dirigées et vivifiées par la raison. Ceux qui semblent peu disposés à accorder à cette noble faculté l'empire des sciences oublient que les plus belles découvertes, les plus grandes conquêtes intellectuelles, sont dues à des hommes qui savaient unir à l'observation un esprit fortifié par la réflexion et exercé à comprendre les idées abstraites. C'est donc aux lettres et à la philosophie que le savant doit demander les qualités précieuses du cœur et de l'esprit dont il a tant besoin pour pénétrer les secrets de la nature.

Le génie des sciences résulte d'une étroite union entre les diverses facultés de notre intelligence. Le sentiment du vrai et du beau qui en émane, a toujours présidé aux destinées de la médecine. Aujourd'hui plus que jamais nous avons besoin de restituer à ce sentiment toute sa puissance. Les convictions médicales sont ébranlées, on s'étonne devant les succès audacieux remportés par des doctrines puériles et presque ridicules, ou devant le laisser-faire des hommes qui devraient le plus s'indigner et employer l'autorité de leur position à flétrir ces doctrines et à en arrêter la propagation. Enfin, l'anarchie scientifique, l'absence complète de toute forte direction dans les études médicales, jettent partout l'insouciance et le découragement, lorsqu'elles ne produisent pas encore de plus funestes résultats.

L'ami dévoué de la science médicale, qui gémit en secret de cette triste situation, n'en poursuit pas moins sa carrière avec une ferme indépendance. Homme de labeur, possédé du désir incessant de connaître, livré à la méditation et aux pensées sérieuses, il conserve jusqu'à la fin de sa carrière les convictions et la liberté d'esprit que donne le culte exclusif des sciences.

Il est vrai qu'il faut avoir une confiance bien grande dans le progrès, des principes philosophiques arrêtés, une raison forte, pour conserver jusque dans les dernières années de la vie la même foi dans la science et pour empêcher le scepticisme de pénétrer dans l'esprit. Gardons-nous de le confondre avec le doute philosophique, ce sentiment noble et respectable d'où sortent la vérité et la modération en toutes choses. Lorsqu'il porte sur des points difficiles et litigieux, il devient une condition essentielle du véritable esprit scientifique. Le médecin, plus que les autres hommes, doit se modifier en présence des vicissitudes et des changements qui s'accomplissent autour de lui. S'il a rempli dignement sa tâche, s'il a consacré son temps à étudier les faits, à les méditer, à chercher la vérité, il a conquis le droit d'avoir, après de longues années de méditations, des idées autres que celles qu'il avait à son entrée dans la carrière. Quand il s'éloigne de cette époque de la vie où tout est lutte personnelle ou le désir légitime de connaître, de trouver la vérité devient en lui une sorte d'impatience qui lui fait croire qu'il l'a conquise; quand il s'est détaché de tout ce qui met en jeu les passions, l'amour-propre, l'intérêt, il entre dans une appréciation plus calme et plus vraie des opinions qu'il avait le plus fortement ou embrassées ou repoussées. Combien d'hommes, après avoir été de fougueux systématiques, les défenseurs convaincus d'une doctrine, ont fini par en sentir l'insuffisance et par accepter d'autres idées. Si l'on en excepte quelques natures rebelles compromises par l'amour-propre ou par quelque autre passion, on peut dire que nous sommes tous ramenés par l'étude et le travail vers la connaissance de la vérité.

Il faut aujourd'hui aimer la médecine pour elle-même, car personne ne l'encourage; personne ne se plaît à en écarter les obstacles qui s'accroissent au contraire chaque jour. Disons plus, aucun dédommagement n'est offert à celui qui tend à l'élever sans cesse au-dessus des autres professions. S'il n'a pas en lui-même le sentiment du devoir, l'amour du juste et du beau qui soutiennent l'homme au milieu des plus dures épreuves de la vie, il hésite, il chancelle, il finit par céder aux tentations de tout genre qui l'environnent. C'est ainsi que tous les jours diminue la phalange des hommes dévoués à l'art. Mais qu'importe ce lâche abandon des grands principes, il restera toujours des âmes fortes pour les défendre, des hommes modestes qui savent ce qu'ils doivent à l'humanité, à la science et à leur propre dignité. Leur voix imposante nous encourage; elle nous dit qu'il faut marcher d'un pas ferme dans la voie ouverte par tant d'illustres médecins, et qu'en poursuivant l'œuvre commencée par eux, nous élèverons tôt ou tard un édifice qui, par la solidité et la majesté de ses proportions, ne le cédera en rien aux autres connaissances humaines. Telle est notre foi dans l'avenir et dans le progrès.

PATHOLOGIE GÉNÉRALE.

PROLÉGOMÈNES.

Définition de la médecine.

La médecine est la connaissance de l'état naturel du corps de l'homme, de ses maladies et de toutes les choses qui, en agissant sur lui, ont pour effet de conserver, d'altérer ou de rétablir sa santé.

Cette définition, empruntée à Hérophile et conforme à l'idée qu'Hippocrate se faisait de la médecine, doit être acceptée sans réserve. Elle agrandit le domaine de l'art de guérir en y faisant entrer l'étude nécessaire des sciences naturelles, si féconde en applications de toutes sortes.

Des sciences afférentes à la médecine.

Le but principal vers lequel tend la médecine étant la guérison des maladies, il faut pour y arriver connaître : 1° l'état normal statique et dynamique du corps, c'est-à-dire l'anatomie et la biologie; 2° l'état anormal statique et dynamique ou l'anatomie morbide et la pathologie; 3° la manière d'agir des corps et des forces répartis autour de l'homme dans le cosmos, d'où l'étude indispensable de la géologie, de la météorologie, de la physique, de la chimie, de la botanique et de la pharmacologie.

Nous tirons de l'étude de ces sciences des notions précises : 1° sur les causes des maladies (étiologie); 2° sur les moyens propres à conserver la santé (hygiologie); 3° ou à la rétablir (thérapeutique). Nous devons mettre aussi à contribution la zoologie, la médecine vétérinaire, et chercher partout des applications utiles à la médecine.

Certaines parties de l'art de guérir ne sont, à leur tour, que des applications des autres sciences naturelles à la médecine. La médecine légale se compose de connaissances empruntées à l'anatomie, à la physiologie, à la pathologie, à la chimie, etc., que l'on fait servir à élucider des questions de jurisprudence. Il en est de même de l'hygiène.

La médecine est distincte de la philosophie.

De grands génies, tels que Pythagore, Empédocle, Démocrite, avaient compris la médecine dans leur vaste système de philosophie générale. Euryphon sépara le premier ces deux sciences, et son exemple fut suivi par les auteurs des *Sentences Cnidiennes* et des œuvres Hippocratiques. Socrate considérait aussi la médecine comme entièrement distincte de la philosophie; il eût été à désirer que les successeurs de ces hommes illustres se fussent conformés à cette sage opinion. On n'aurait pas vu les dernières lueurs de l'école d'Alexandrie s'éteindre dans les discussions stériles soulevées par les rhéteurs.

Nous devons insister d'autant plus sur ce point que les auteurs de traités de pathologie générale, sous le prétexte de philosophie, consacrent trop souvent à des lieux communs ou à des spéculations métaphysiques interminables et dangereuses un temps, un espace qui seraient plus utilement employés à d'autres études. Loin de nier les connexions étroites qui existent entre la philosophie et la médecine, nous reconnaissons que celle-ci, considérée comme science d'observation, emprunte à l'autre ses méthodes d'investigation les plus utiles, et qu'elle en tire de grandes lumières. Il suffit de citer les noms de Démocrite, de Pyrrhon, de Bacon, de Descartes, pour montrer qu'à toutes les époques de l'histoire, les progrès de la médecine ont été étroitement liés à ceux de la philosophie ; mais il faut savoir modérer l'ardeur des hommes qui veulent, à toute force, introduire dans la pathologie les théories transcendantes. On peut dire que jusqu'à présent ils lui ont fait plus de mal que de bien, et que s'ils se sont montrés quelquefois grands métaphysiciens, ils ont été presque tous de médiocres médecins.

La médecine est-elle une science ou un art? Nous n'aurions point posé cette question si sa solution ne devait pas jeter une vive lumière sur la pathologie générale, marquer le véritable rang de la médecine parmi les connaissances humaines, et nous fournir l'occasion de montrer ce qu'est l'art, ce qu'est la science. La médecine est une science et un art.

Une science est la connaissance de ce qui a été, est et sera ; ou encore la notion des corps, de leurs phénomènes et de leurs propriétés (science de l'être, en soi ou ontologie, de τὰ ὄντα, les êtres, et de λόγος, discours). La physique, la chimie, l'astronomie, la botanique, l'histoire, sont des sciences. Ontologie.

La technologie (de τεχνὴ, art) est la science des règles propres à diriger méthodiquement les sens ou les opérations de l'esprit, quel que soit l'objet auquel on les applique et le but bon ou mauvais qu'on se propose d'atteindre. La politique, l'art oratoire, la rhétorique, la logique, la danse, la peinture, le diagnostic et la chi- Technologie ou science des règles.

rurgie sont des arts. Le nom de technologie ou science des règles rend bien cette idée, par opposition avec la science proprement dite, l'ontologie ou science de l'être.

On se fait, en général, une très-fausse idée de l'art et de la science. Nous ne pouvons ici développer ce sujet, qui a été traité avec une netteté extrême par M. Gerdy, à l'ouvrage duquel nous renvoyons (1). Nous dirons seulement qu'on répète à tort, avec d'Alembert, que la spéculation et la pratique constituent les principales différences qui les distinguent l'une de l'autre (2); ce qui est loin d'être vrai. La science proprement dite s'occupe surtout de décrire tout ce qui tombe sous nos sens et notre intelligence actuellement, ou qui est connu par la tradition écrite; l'art intervient lorsqu'il s'agit de tracer les règles pratiques qu'il faut suivre pour exécuter des opérations manuelles ou intellectuelles, utiles ou agréables.

Des matières contenues dans l'ontologie médicale.

La médecine science, ou l'*ontologie médicale*, comprend la pathologie interne et externe, une partie de la pathologie générale, la phénoménologie, l'étiologie, la matière médicale, l'histoire de la médecine et toutes les sciences qui y sont afférentes, telles que la chimie, la physique, la botanique, l'anatomie normale et morbide, la physiologie.

Matières contenues dans la technologie médicale.

La médecine art, ou la *technologie médicale*, renferme le diagnostic, le pronostic, l'hygiène, la thérapeutique, les opérations, les accouchements, la pharmacologie.

(1) Gerdy, article *Science* de l'*Encyclopédie du dix-neuvième siècle*, in-8°, Paris. 1844. — Voyez aussi Bérard de Montpellier, *Application de l'analyse à la médecine pratique*; le même *in* Dumas, *Doctrine des maladies chroniques*, t. II, page 558; et *Doctrine de l'école de Montpellier*, p. 438, in-8°, 1819.

(2) D'Alembert, *Discours préliminaire de l'Encyclopédie*, p. 22, in-8°, Paris, 1777.

La médecine est une science et un art : science, parce qu'elle a pour but la connaissance de l'être, de sa structure, des phénomènes qu'il présente à l'état sain et morbide; art, parce qu'elle renferme les règles au moyen desquelles elle peut prévenir la maladie ou rétablir la santé.

Ces divisions de la médecine sont parfois difficiles à maintenir et à retrouver. Galien, qui a scruté profondément le sujet qui nous occupe, déclare qu'à son sens la médecine est une science et un art, et que, dans quelques cas, elle est l'une plus que l'autre.

La médecine est à la fois science et art.

A moins qu'on ne veuille perfectionner une branche de la médecine, se consacrer exclusivement à la partie scientifique ou à la technologique, on doit faire marcher de front la science et l'art, et concourir au perfectionnement de la médecine. Sans la notion des principes, pas de véritable science; sans les méthodes rigoureuses d'observations, sans l'art, point de véritables médecins (1). Qu'on cesse donc de se dire exclusivement théoricien ou praticien, savant ou artiste. Les qualités que ces mots désignent indiquent, quand elles sont réunies, toute la perfection désirable chez un médecin; séparées l'une de l'autre, elles ne sont que des défauts. Aussi Bérard a-t-il eu raison de dire que la médecine est le plus philosophique et le plus difficile de tous les arts, parce qu'il exige la connaissance approfondie de toutes les méthodes.

Hippocrate, qui excellait dans la science des principes généraux et qui avait un système médical, c'est-à-dire une science bien coordonnée, quoiqu'on ait prétendu

(1) Voyez sur ce point les admirables préceptes d'Hippocrate, *Des maladies*, lib. I, t. VI, p. 119 des Œuvres complètes, trad. de Littré. — Bacon, *Nouvel organe*, p. 282.

le contraire, recommande au médecin de savoir « aux » quels, parmi les arts, la médecine ressemble le plus, » et ce qu'est en médecine l'adresse de la main et la mal» adresse » (1). Il montre ainsi clairement la part que doivent prendre la main et l'intelligence dans l'étude et la pratique de la médecine.

Divisions anciennes de la médecine.

L'art de guérir a été divisé dès les temps les plus anciens en diététique, en pharmacologie et en chirurgie, c'est-à-dire en l'art de guérir les maladies par le régime, par les médicaments ou par une opération (2). Cette division, conforme à la nature des choses, subsiste encore aujourd'hui, quoique les mots aient changé.

Maladies internes.

Si la maladie est de cause interne, développée spontanément, sans violence, située dans les viscères et les parties profondes, si elle guérit le plus souvent par la diététique, par des médicaments administrés à l'intérieur, elle prend le nom de maladie interne ou iatrique.

Maladies externes.

La maladie est réputée chirurgicale (de χειρ, main, et εργον, ouvrage, toute affaire de main) lorsqu'elle présente des conditions morbides opposées aux précédentes, et qu'elle exige pour guérir l'intervention de la main nue ou armée d'instruments. Cette séparation entre la médecine et la chirurgie n'est possible que pour un certain nombre de maladies. Il existe entre les autres une corrélation si intime, qu'elles ont été tour à tour rattachées à la médecine ou à la chirurgie.

(1) *Des maladies*, t. I, p. 141, Œuvres d'Hippocrate, traduction de Littré.

(2) Celse dit, en parlant de l'époque où vivaient Hérophile et Érasistrate: « In tres partes medicina diducta est, ut una esset quæ victu, altera quæ medicamentis, tertia quæ manu mederetur,... (in præfat.) » Voyez aussi un savant commentaire de M. Daremberg sur ce passage, *Gazette médicale*, p. 169, mars 1852.

La médecine est-elle et doit-elle rester distincte de la chirurgie? Il ne s'agit pas ici de rechercher si l'une l'emporte sur l'autre; un intérêt plus grave nous touche. Les études auxquelles le médecin est obligé de se livrer sont si étendues, si variées, qu'il vaut mieux en restreindre le cercle que de l'agrandir d'une façon dangereuse pour les progrès de l'art. Quoique les maladies chirurgicales confinent souvent aux médicales, tout le monde reconnaît que la chirurgie exige des connaissances spéciales que le médecin n'a pas besoin de posséder au même degré et réciproquement.

La médecine est distincte de la chirurgie.

La technologie ou la science de l'art est une partie considérable de la chirurgie. Celle-ci comprend la description des procédés opératoires nombreux et des règles destinées à diriger la main dans le traitemeut des maladies; mais elle possède aussi, comme la médecine, la connaissance de l'anatomie, de la physiologie, des phénomènes de la maladie et de ses lésions.

La médecine réclame d'autres qualités : les maladies étant complexes, leur diagnostic difficile, leur pronostic incertain, il faut, pour donner à cette science toute la perfection désirable, s'appuyer sur une longue expérience, sur l'histoire des doctrines, sur l'observation minutieuse des phénomènes, sur l'exercice continuel des sens, sur le rapprochement des faits au moyen d'une synthèse et d'une induction rigoureuses. Il faut enfin porter beaucoup plus loin qu'en chirurgie l'étude de la chimie, de la physique, de la botanique, de l'hygiène, de la pharmacologie et de la thérapeutique. Ainsi le veulent les conditions nombreuses au milieu desquelles se développent les maladies internes; nous dirons ailleurs que certaines aptitudes naturelles du corps et de l'esprit, antérieures aux études médicales développées par elles ou par l'instruction littéraire, rendent plus propre à la médecine qu'à la chirurgie.

Physiologie.

La physiologie est la connaissance des différents actes qui se passent dans le corps humain sous l'empire des agents cosmiques et des forces vitales.

Pathologie interne.

La pathologie interne, *iatrique* ou *médicale* est la description graphique ou orale des maladies internes. La notion de maladie implique : 1° la description des phénomènes morbides ou symptomatologie; 2° des lésions de la structure ; 3° la recherche de la cause (étiologie) ; 4° de sa nature ; 5° des moyens de traitement (thérapeutique).

La pathologie chirurgicale ou externe renferme les mêmes notions.

La pathologie interne n'a pour but que de faire connaître chaque maladie en particulier. Aussi n'est-elle qu'une partie de la médecine. Trois autres non moins importantes agrandissent son domaine : ce sont l'hygiène, la médecine légale et la pathologie générale.

Hygiène; son véritable rôle.

L'*hygiène* est un art qui apprend à conserver ou à rendre aux modificateurs qui agissent sur le corps de l'homme l'action physiologique nécessaire au développement régulier de ses organes et au libre exercice de toutes ses fonctions. L'hygiène n'a pas de place déterminée dans la médecine; c'est un art qui ne vit que d'emprunts plus ou moins légitimes faits à la physique, à la chimie médicale, à la physiologie et à la pathologie. Trop souvent même elle fait des excursions déréglées dans la psychologie, la sociologie, la politique, l'agriculture et ailleurs encore. En la maintenant dans ses limites, vraiment scientifiques, elle n'est plus qu'une subdivision de la pathologie générale, et disparaît dans l'étiologie des maladies et la thérapeutique. Les anciens, mieux inspirés que nous, avaient compris, sous le nom de diététique, le régime alimentaire et l'ensemble des agents capables de prévenir et de guérir les maladies.

La médecine légale, plus encore que l'hygiène, ne se compose que de connaissances puisées dans toutes les subdivisions de la médecine et de la chirurgie; elle constitue une science destinée à éclairer la procédure civile et criminelle. Elle est, comme l'hygiène générale, une partie de qu'on appelle la médecine politique. Médecine légale.

La thérapeutique est l'art de ramener à son type normal ou à l'état qui en est le plus rapproché le corps malade à l'aide, soit du régime alimentaire et des modificateurs cosmiques (diététique), soit de substances minérales, végétales ou animales qui se trouvent dans la nature ou qui ont été créées par l'art. La thérapeutique a une technologie excessivement étendue qui comprend: les indications et les règles à suivre pour les remplir. Sa partie ontologique comprend l'étude des effets produits par les agents curatifs administrés dans le but d'atténuer, de faire cesser les phénomènes morbides, ou de les remplacer par d'autres moins dangereux. Cette partie, riche des nombreuses découvertes qu'elle doit à la chimie, à la physique, à la botanique, se compose de la matière médicale et de la pharmacologie. On peut définir la matière médicale, la connaissance des médicaments. Thérapeutique.

Formée de sciences et d'arts si différents, la médecine ressemble à un vaste édifice dont toutes les parties sont solidement unies. Elle repose sur une base représentée par l'anatomie et la physiologie; au-dessus d'elles se trouvent la pathologie interne et externe et les sciences qui leur prêtent un utile concours, la chimie, la physique, la botanique, la zoologie. La pathologie générale couronne le monument et lui donne sa véritable élévation.

Pathologie générale. Définition.

Pathologie générale. La médecine, dit le chef de l'école grecque, se compose de trois termes : la maladie, le malade et le médecin (1) ; cette trilogie renferme toute la pathologie générale. Les développements dans lesquels nous allons entrer ne sont que le commentaire de la pensée d'Hippocrate et le sujet de ce livre.

Divisions et énumération des matières dont elle traite. De la maladie.

1° L'étude de la maladie doit comprendre la description des symptômes, le diagnostic, le pronostic, la marche, la nature, les éléments primaires de la maladie, la nomenclature, la classification, la nosologie, l'étiologie et les indications thérapeutiques.

Du malade.

2° Le malade, dit Hippocrate, doit combattre la maladie avec le médecin. Il faut donc que celui-ci connaisse les influences que peuvent exercer les états statiques et dynamiques du corps, la race, l'âge, le sexe, la constitution, les diathèses, l'hérédité, la prédisposition, les maladies antérieures, la profession, etc., etc. Nous y plaçons encore tout ce qui a trait à la clinique, l'interrogation du malade, l'art de disposer l'observation quotidienne, les leçons cliniques, etc.

Du médecin.

3° Le médecin. Le but spécial de cette partie de la pathologie générale est d'enseigner les méthodes, les procédés d'analyse, d'induction, d'observations, les plus capables de conduire à la découverte de la vérité ; de retracer l'histoire des doctrines et des travaux qui ont marqué dans la science médicale (2). L'organisation et

(1) Œuvres complètes d'Hippocrate, trad. de Littré ; *Épidém.*, t. I, p. 637.

(2) Le professeur qui remplit avec tant d'éclat la chaire de pathologie

l'exercice de la médecine, les meilleures conditions de l'enseignement oral et écrit; les devoirs, les droits du médecin et tant d'autres sujets qui n'ont aucune place dans les livres de médecine rentrent dans le domaine de la pathologie générale.

Ceux qui refusent à la médecine le droit d'avoir une pathologie générale devraient bien dire où et à quelle occasion le médecin doit traiter des différentes matières que nous venons d'énumérer. Leur véritable place, nous le répétons, est dans la pathologie générale et nulle part ailleurs.

La médecine ne peut être assimilée aux sciences physico-chimiques.

Dans le but louable de donner à la médecine un caractère plus positif et de la mettre sur le même rang que les sciences physiques et mathématiques, on a voulu rapporter à un petit nombre de lois la plupart des phénomènes morbides; mais alors on est tombé dans des hypothèses qui, sous le nom de doctrines médicales, ont usurpé la place des faits. En physique, la gravité, le calorique, la lumière, l'électricité régissent un grand nombre de faits particuliers. Rien de pareil en médecine. La pathologie générale n'en a pas moins une existence bien réelle et distincte des autres parties de la médecine, parce qu'elle a d'autres fonctions à remplir.

Elle se compose d'abord d'un certain nombre de vérités acceptées par tout le monde, et mises en circulation par les médecins de tous les temps et de tous les pays qui, observant sans système, sous l'œil de la nature, ont été les véritables promoteurs de la pathologie générale. Le résultat de cette observation patiente et désintéressée, de

générale à la Faculté de Paris, M. Andral, a donné un exemple qui sera suivi, en consacrant deux années entières à l'étude des doctrines anciennes et des belles traditions de l'antiquité.

ce courant d'idées venues de sources différentes, a été l'établissement des grands principes qui n'ont point changé depuis vingt siècles, et qui régissent encore l'art de guérir. Tel est aussi le meilleur et le plus fort contingent de la pathologie générale, suivant une expression empruntée à Bacon.

Véritable contingent de la pathologie générale.

Ce sont les faits les plus vulgaires recueillis et contrôlés par tout le monde que l'on doit mettre en œuvre pour arriver aux sommités, aux ultimités de la science (Bacon). Toutes choses, dit Platon, s'élèvent par une sorte d'échelle jusqu'à l'unité. Sans prétendre à une perfection de ce genre, la pathologie générale doit tendre du moins à s'en rapprocher; il faut que le praticien comme le professeur et l'écrivain établissent une union intime entre les faits particuliers et les principes généraux.

Idée qu'il faut en prendre.

« Les sciences, dit Bacon, sont comme autant de pyramides dont l'histoire et l'expérience sont l'unique base, et par conséquent la base de la philosophie naturelle; l'étage le plus voisin de la base est la physique, et le plus voisin du sommet la métaphysique (1). » Prenant en considération cette belle pensée, sachons assigner pour siége à la médecine cette zone modeste et sûre que Bacon place en bas de la pyramide. Gardons-nous d'élever la pathologie générale jusqu'à cette région qui en occupe le sommet, et qui a l'inconvénient d'être placée trop près des nuages. Si nous voulons rendre à la pathologie générale la faveur dont elle est digne à tant de titres, et qu'elle a perdue, cessons d'y disserter sur la vie, les forces, la causalité, la nature, l'âme; renonçons à une métaphy-

(1) *Dignité et accroissement des sciences*, p. 97.

sique obscure qui ne convient fort heureusement aujourd'hui qu'à un petit nombre d'hommes (1).

Les anciens ont excellé dans la pathologie générale.

Tous les médecins de l'antiquité et des temps modernes qui ont médité sur leur art, ont tous écrit quelques chapitres de pathologie générale. Hippocrate a consigné le résultat de sa vaste expérience dans ses *Aphorismes*, dans le *Traité de l'ancienne médecine*, *De l'art médical*, *Des épidémies*, *Du régime dans les maladies*, *De la nature de l'homme*, et ailleurs. Ce besoin de résumer les faits recueillis dans une vaste pratique a conduit également Celse, Galien, Fernel, Stahl, Boerhaave et tant d'autres qui sont la gloire de la médecine à écrire de nombreuses pages sur la pathologie générale. Les anciens ont excellé dans cette partie de notre science. Les œuvres de Galien renferment une étude complète de tous les faits généraux; la séméiotique, le pronostic, l'étiologie, la thérapeutique, la nomenclature, les classifications y sont traités avec un développement considérable. Toutes les grandes questions que nous agitons aujourd'hui y sont examinées avec une sagacité extraordinaire, et y reçoivent une solution presque semblable à celle que nous leur donnons maintenant.

ORDRE ET PLAN DU LIVRE.

Les matières qui doivent être renfermées dans cet ouvrage sont comprises sous les titres suivants :

1° *De la maladie; des maladies.*

2° *Du malade.*

3° *Du médecin.*

(1) On a donné aussi à la pathologie générale les noms suivants : science des principes, éléments de philosophie médicale, médecine théorique, transcendantale.

Nous avons indiqué dans la préface les motifs qui nous ont déterminé à suivre cet ordre, et à prendre pour sujet de la première partie de notre travail des matières qui sont à peine mentionnées dans les livres qui prennent le titre ambitieux de traité de pathologie générale. Cependant nous devons dire que quelques ouvrages étrangers renferment des principes conformes aux nôtres, et que leurs auteurs envisagent la pathologie générale de la même manière que nous, laissant de côté toutes ces vaines généralités qui se trouvent dans les livres du commencement de ce siècle, et que les études positives de notre époque dédaignent avec juste raison (1). Nous consacrerons ces deux volumes à l'histoire générale des maladies considérées dans ce qu'elles ont de commun et de général, de telle sorte que l'on puisse, un état morbide particulier étant connu, en établir sur-le-champ les caractères communs, et réciproquement retrouver, imaginer même le fait particulier avec la notion générale. Cette étude épargne bien des efforts inutiles aux esprits qui ne sont pas encore initiés à la science de détails, et leur permet d'apercevoir et d'aborder aisément les difficultés qu'ils ne sauraient vaincre sans le secours de la méthode synthétique.

1° La première partie renferme l'étude de la maladie, de ses lésions, de ses phénomènes, de sa nature, de ses causes et la nosologie.

2° La seconde, l'étude de ce qui est commun à tous les états morbides, tels que les périodes, les transformations, les terminaisons.

(1) Nous citerons spécialement celui du docteur Williams : *Principles of Medicine, comprising general Pathology and Therapeutics.* 4e édit. in-8°. Lond., 1847.

3° La troisième partie est consacrée à l'histoire générale des principaux groupes nosologiques, considérés comme éléments des autres maladies.

Nous avons résumé de la manière la plus succincte les innombrables détails que renferment les matières si difficiles et si complexes qui doivent entrer dans la composition de notre livre. Nous avons cherché à suppléer par l'ordre, la méthode et la clarté, aux développements excessifs qui auraient facilement excédé les limites que nous proposons de donner à cette première partie de la pathologie générale.

PREMIÈRE PARTIE.

DE LA MALADIE.

CHAPITRE Ier.

DE LA MALADIE EN GÉNÉRAL.

Définition de la maladie.

Définition. La maladie est un état anormal du corps vivant caractérisé par une altération de structure ou par un trouble de fonction (1).

Lésion de structure.

Par lésion de structure, on désigne toute modification que la matière organisée et inorganisée peut éprouver dans sa contexture et dans ses propriétés physico-chimiques, telles que l'étendue, la forme, la densité, les rapports, la composition immédiate ou médiate.

Lésion de fonction.

La lésion de fonction consiste dans le trouble d'un ou de plusieurs des actes physiques, chimiques, vitaux, qui s'accomplissent au sein de l'organisme. Cette lésion d'acte est tantôt indépendante de toute lésion de struc-

(1) Telle est la définition de Galien, qui est encore aujourd'hui la meilleure : « His in duobus sanitas quærenda est, aut in functionibus secundum naturam prodeuntibus, aut in organorum quibus functiones edimus, structurâ; proindèque morbus vel functionis vel structuræ læsio est. » *De morborum differentiis*. cap. II, p. 337, édition de Kühn.

ture appréciable, tantôt étroitement liée à cette dernière qui est en quelque sorte toute la maladie.

Les actes qui accusent le plus promptement et le plus sûrement l'existence d'un état morbide sont ceux qui dépendent de la mise en jeu des propriétés vitales, telles que l'excitabilité, la contractilité, la motilité, la sensibilité, l'intelligence.

Fausses doctrines au sujet de la maladie.

Ainsi, tout changement dans les conditions normales de la matière ou des forces qui la régissent entraîne et complète l'idée de maladie. Cependant, on a prétendu que la lésion de structure et de fonction ne la représente pas tout entière, pas plus que la structure des organes et les fonctions ne peuvent nous faire comprendre la vie. Des esprits subtils, croyant interpréter les faits, ont placé à côté du principe vital un autre principe antagoniste entrant en lutte avec lui, et donnant lieu à l'ensemble des phénomènes qui caractérisent la maladie. Quelques-uns ont considéré celle-ci comme un effort de la nature destiné à expulser une cause, un principe morbifique; les autres, comme une réaction de la vie, soit locale, soit générale, contre une lésion, un obstacle, un trouble; celui-ci, une réaction accidentelle de l'organisme contre une cause de troubles (Reil); mieux vaut s'abstenir que de proposer de pareilles définitions. Bien loin de nous éclairer sur la valeur des choses, elles nous éloignent de la vérité, et nous font perdre de vue l'observation pure et simple des phénomènes morbides.

Manière l'envisager.

La vie est le résultat de la triple action du principe vital, de l'organisation, et des diverses influences cosmiques qui agissent sans cesse sur le corps de l'homme. La maladie doit également résulter : 1° d'un nombre plus ou moins grand d'actes ou de fonctions qui continuent à s'effectuer normalement; 2° du trouble d'une ou de plusieurs fonctions; 3° de l'intervention d'un agent morbifique qui a usurpé la place des agents naturels ou perturbé leur action. Sans nous embarrasser de l'étude mystérieuse d'entités que nous ne pouvons saisir, nous devons faire consister la maladie dans la lésion d'un ou de plusieurs organes; dans la perturbation d'une ou de plusieurs fonctions; dans l'intervention toujours salutaire, mais souvent aussi insuffisante du principe de vie. La réaction, à différents degrés, et suivant des modes presque infinis, de ces trois éléments l'un sur l'autre, détermine la scène variée, changeante, à dénoûments divers, qui exerce la sagacité et l'intelligence du médecin pendant sa longue et pénible carrière. Initié à l'étude des sciences naturelles, il saura faire la part de chacune de ces influences; il les opposera quelquefois l'une à l'autre, et parviendra par une longue et patiente observation à discerner les cas dans lesquels il doit intervenir, de ceux dans lesquels il doit rester spectateur des opérations habiles auxquelles se livre la nature.

Ainsi comprise, l'entité maladie est aussi utile à conserver que l'entité vie; mais quand on veut remonter jusqu'à la connaissance des causes finales on se perd dans de vaines conjectures : on imagine alors des abstractions, des forces conservatrices, réparatrices, régénératrices, qui s'opposent à la destruction de l'homme, comme s'il n'était pas conforme aux lois naturelles de l'univers de voir l'homme mourir; comme si la maladie n'était pas une nécessité et un moyen de ramener le nombre des êtres à certaines proportions commandées par leur distribution même à la surface du globe, suivant des lois fatales indiquées par l'économie politique et la philosophie.

Définition de la santé.

De la santé. Pour que la notion de la maladie soit complète, disons ce que l'on doit entendre par santé. Elle existe lorsque toutes les parties constituantes du corps ont la structure normale que leur assigne l'anatomie, et lorsque les fonctions s'accomplissent suivant certaines lois que la physiologie a pris soin de nous faire connaître. Cependant, comme un type aussi idéal se montre rarement dans la nature, il est préférable de s'en tenir à la définition suivante : *La santé est l'état normal de toutes les parties constituantes du corps qui permet l'exercice libre, facile et régulier des actes et des fonctions, et qui laisse à la vie toute l'intensité nécessaire à la conservation de l'individu et à la propagation de l'espèce.*

Des infirmités.

Quoique très-variable suivant les individus, les races, les climats et l'âge, l'activité des organes doit atteindre et ne pas dépasser certaines limites qui sont tracées par l'observation (1). Souvent une lésion bien tranchée ne nuit en rien à l'exercice des principales fonctions. La hernie, l'ectopie du cœur, le bec-de-lièvre, un doigt surnuméraire, la courbure du rachis, le strabisme sont des maladies, parce que tout changement dans la structure capable de gêner ou d'empêcher l'accomplissement d'un acte, quelque limité et quelque minime qu'il soit, doit être réputé maladie. Il a paru étrange à quelques auteurs de considérer sous ce point de vue la santé. Pour eux, vivre d'une manière quelconque, c'est être en santé ; or ces deux termes sont loin d'être équivalents, surtout lorsqu'on songe que pour faire cesser ce qui n'est qu'une *infirmité* aux yeux de quelques personnes, on est souvent obligé de recourir à un traitement douloureux et

(1) Fernel dit avec juste raison de la santé : « Amplo illam spatio contineri. » *Pathologia universalis ; De morbi naturâ*, cap. V.

même environné de danger. L'infirmité est donc une maladie qui est seulement limitée, et occupe une partie non essentielle à la conservation de la vie.

Caractères de la santé.

Galien, qui a mieux compris que personne les véritables conditions de la santé, veut avec juste raison que les organes aient leur forme, leur grandeur, leurs proportions, leur situation, leurs rapports naturels, et en outre qu'ils fonctionnent bien et soient doués d'une certaine résistance aux causes morbifiques. Telles sont, en effet, les vraies conditions de la bonne santé.

Cette juste pondération des organes et des fonctions est précisément rompue dans l'*état valétudinaire* (valetudo, imbecillitas corporis). On y observe des troubles fonctionnels qui se montrent sous l'influence de causes nulles ou si faibles qu'elles ne pourraient provoquer aucun effet appréciable sur un homme sain (1). Chez l'un, la sensibilité générale s'exalte à la moindre occasion; un autre accuse des douleurs, des troubles de la digestion, une insomnie, de la constipation, de la dyspnée habituelle. La convalescence nous offre un exemple de cet état qu'on dit faussement intermédiaire à la santé et à la maladie. (Voyez *Convalescence.*)

La faiblesse d'un tissu ou d'un organe crée chez un grand nombre d'hommes un état valétudinaire dont il faut rapporter la première origine aux parents, mais qui peut aussi se développer sous l'empire de causes hygiéniques. Souvent les prétendus valétudinaires sont des malades dont l'affection est latente, légère ou même déjà parfaitement caractérisée par ses symptômes propres.

(1) Galien a traité admirablement ce sujet dans les livres suivants : *De optimâ corporis constitutione; De bono corporis habitu*, et dans d'autres livres.

quelques états physiologiques qu'on peut confondre avec la santé.

Quelques troubles passagers et intenses d'une fonction produits par l'action exagérée d'un modificateur se trouvent sur les confins de l'état physiologique et morbide. Une vive émotion morale, l'ingestion des alcools, la réplétion, la course, l'effort, une forte insolation, un froid soutenu, etc., déterminent des phénomènes qu'on a quelque peine à classer soit dans l'ordre normal, soit dans l'ordre pathologique. Toute hésitation cessera si l'on tient compte de la durée, de l'intensité, du mode de terminaison des phénomènes et du degré d'action de la cause.

Quant aux états physiologiques, tels que le sommeil, la puberté, la menstruation, la grossesse, l'accouchement naturel, l'allaitement, l'âge critique, ils appartiennent à l'ordre physiologique, à moins qu'ils ne s'accompagnent de troubles qui altèrent évidemment la santé.

Ainsi, en résumé, la maladie est ou une lésion appréciable de la matière organisée et vivante, de ses propriétés physiques et vitales, ou un trouble de ses fonctions. Elle diffère essentiellement de la santé, de l'état valétudinaire et des actes physiologiques, soit continus, soit intermittents qui marquent l'évolution des organes et des fonctions de relation, de nutrition et de reproduction.

CHAPITRE II.

CONSTITUTION DE LA MALADIE.

L'entité maladie représente un tout composé de plusieurs parties qu'il importe d'étudier d'abord séparément, si l'on veut ensuite prendre une idée plus exacte de l'ensemble. Il faut considérer dans la maladie trois choses distinctes : 1° *les phénomènes ; 2° les lésions de la matière* A (solide et liquide) ; B *des forces* ou des propriétés vitales ; 3° *la cause.* Nous ne retrouvons pas ces trois éléments dans toutes les maladies.

Étudier les phénomènes; la lésion; la cause.

Un médecin de bon sens auquel vous demandez s'il a su pénétrer la nature intime et la destination de la maladie vous répondra avec raison qu'il ne s'est pas élevé à une pareille hauteur ; que pour lui, obligé de prendre corps à corps la réalité au lit du malade, d'apaiser la souffrance, il cherche tout simplement à étudier les phénomènes morbides et les lésions, afin de les faire cesser et de guérir le malade, si cela est possible. Tâchons d'imiter la sage réserve de ce modeste praticien.

L'observation attentive des phénomènes faite en dehors de toute préoccupation systématique montre d'abord qu'il existe pour les maladies des groupes de symptômes que les empiriques appelaient un *concours* (συμφορὰ). La pneumonie, l'angine ou telle autre maladie se reconnaissent à des symptômes associés entre eux d'une manière assez constante pour que l'on puisse toujours les distinguer des autres affections.

Quand on sait le siége de la lésion, sa cause, son traitement, on a la notion la plus complète que l'on puisse prendre de la maladie. On possède ce que les empiriques appellent le théorème. Cependant la connaissance seule des symptômes peut servir à faire distinguer et traiter les maladies. La fièvre intermittente ne nous est connue que par ses symptômes, et néanmoins elle est plus sûrement guérie que beaucoup d'autres affections dont le siége et la nature sont bien déterminés. Les anciens, privés des ressources de l'anatomie, étaient passés maîtres dans l'art d'observer et de peindre les phénomènes morbides. Nous admirons encore les descriptions que nous ont laissées Hippocrate, les empiriques, Celse, Galien, Arétée, etc.

Après les symptômes qui constituent les meilleurs caractères de la maladie vient la notion de son siége indiqué tantôt par la lésion, tantôt par le trouble dynamique.

Enfin, la détermination de la cause appréciable achève de caractériser la maladie. La plaie faite par un chien enragé est identique par ses symptômes locaux à celle produite par le même animal lorsqu'il est sain. Toute la différence, mais elle est capitale, consiste dans la nature du liquide déposé sur cette plaie. Les ulcères syphilitiques, charbonneux, morveux, l'entéralgie rhumatismale et saturnine, etc., ne sont bien caractérisés que par la cause.

En dernier lieu, l'action des agents curatifs est une source féconde de documents qui éclaire la nature de la maladie.

Définition du phénomène.

§ I. Phénomènes de la maladie ou symptômes. On appelle phénomène morbide toute espèce de changement survenu dans les propriétés vitales, physiques et chimiques des parties constituantes du corps, changement qui est appréciable pour le médecin ou pour le malade.

L'expression de symptômes (dérivée de σὺν en même temps et πίπτω, je tombe) doit être exclusivement appliquée aux phénomènes morbides. Ils impliquent l'idée de maladie dont ils sont l'ombre, les signes (1). Souvent aussi ils constituent toute la maladie.

De même que la vie se manifeste par des phénomènes sensibles que la physiologie nous apprend à connaître, de

(1) *Symptomata sunt morborum signa;* Sauvages, *Nosologie méthodique*, t. I, p. 45.

même la maladie se révèle par des phénomènes que la pathologie a mission de décrire. Il ne saurait y avoir de maladie sans symptômes, c'est-à-dire sans un phénomène anormal, quelque minime qu'il soit. Ce fait, incontestable en théorie, n'est plus vrai en pratique; il arrive parfois qu'une lésion même grave n'est annoncée pendant la vie par aucun symptôme visible. Ce qui tient à ce que l'organe lésé est situé profondément, doué d'une sensibilité obscure, suppléé par un autre, ou à ce que les lésions et le trouble fonctionnel ont leur siége dans un organe double ou portent sur un acte très-secondaire dans la hiérarchie fonctionnelle.

A ces symptômes se mêlent les phénomènes normaux qui proviennent de l'accomplissement régulier d'un certain nombre d'actes ou de fonctions qui échappent à l'influence morbifique. Il résulte de cet ensemble de phénomènes d'origine normale et morbide, des formes très-variées dans le mode d'expression symptomatique des maladies.

Symptômes locaux et généraux.

Si les symptômes ont leur siége dans l'organe lésé, ils sont *locaux*, directs, et servent à faire reconnaître le siége et souvent la nature du mal. Ils sont *généraux* quand ils sont situés à une distance plus ou moins éloignée du siége même du mal, ou quand ils occupent un ou plusieurs vastes systèmes, tels que le circulatoire, le nerveux, le musculaire. L'accélération de la circulation, la chaleur, la sueur, l'adynamie, sont des phénomènes généraux.

Les symptômes sympathiques développés plus ou moins loin du siége du mal sont locaux ou généraux; ils peuvent tromper et faire croire que l'affection principale occupe le lieu où on les observe, tandis qu'elle en est fort éloignée.

Les symptômes sont modifiés par plusieurs causes.

Les symptômes sont modifiés par l'état du support, c'est-à-dire par les conditions soit physiologiques, soit morbides, dans lesquelles se trouve le corps au moment où la maladie se développe. Au rang des conditions normales se trouvent l'âge, le sexe, le tempérament, la constitution, l'idiosyncrasie.

Par le sujet.

Les conditions pathologiques, inhérentes au support, dépendent des affections héréditaires ou des maladies antécédentes (syphilis, chlorose, scrofules).

Par la maladie.

Le second modificateur qui change la symptomatologie est la maladie elle-même dont l'étendue, l'intensité, les complications se diversifient de mille manières.

Par le cosmos.

Le troisième modificateur non moins puissant est le monde extérieur avec ses influences, tantôt régulières et naturelles, tantôt accidentelles et spéciales, épidémiques, endémiques ou autres.

Par la thérapeutique.

Enfin, la quatrième, et souvent la plus active de toutes les interventions, est celle du médecin qui dirige, diminue, perturbe, volontairement ou involontairement, les symptômes en agissant avec les médicaments ou l'hygiène. Il faut une science profonde, une méditation soutenue, un esprit exempt de préjugés pour arriver à découvrir la part d'influence qui est due, dans ce quotient qu'on appelle la maladie, aux quatre grands facteurs dont nous venons d'indiquer le rôle.

Pour connaître la maladie, il faut en colliger tous les symptômes, soit à l'aide de nos sens (symptômes objectifs) (1), soit à l'aide du malade qui rend un compte plus ou moins exact de ce qu'il éprouve (symptômes subjectifs) et des faits qui ont précédé la maladie (signes

(1) Cette division des symptômes appartient à Galien.

commémoratifs). La recherche méthodique des phénomènes conduit d'abord à distinguer deux ordres de symptômes : les uns physico-chimiques, les autres vitaux.

Division des phénomènes.

Les phénomènes du premier ordre consistent dans les changements que présentent les diverses parties du corps envisagées comme matière et possédant à ce titre les propriétés communes à tous les corps de la nature, c'est-à-dire des propriétés d'ordre physique et chimique.

1° Phénomènes d'ordre physique.

1° *Phénomènes ou symptômes d'ordre physique.* On doit d'abord examiner si les tissus, les organes et les liquides de l'économie ont : 1° leur situation ; 2° leur configuration ; 3° leur étendue naturelle ; 4° s'ils sont en nombre ou en quantité physiologique. Cette première notion, la plus importante de toutes et la plus facile à acquérir, s'obtient, soit à l'aide des sens nus, soit à l'aide des instruments de précision. A cet ordre se rattache l'étude : 5° de la couleur ; 6° du poids ; 7° de l'état hygrométrique ; 8° de la porosité ; 9° de l'élasticité ; 10° des vibrations sonores, 11° de la température ; 12° de l'électricité. Les troubles de ces propriétés physiques sont les meilleurs symptômes des maladies.

2° Phénomènes d'ordre chimique.

2° *Phénomènes chimiques.* Il existe dans la constitution du corps humain une matière organique et inorganique dont la chimie nous fait connaître la composition normale. Quand cette composition s'altère, chaque changement de composition devient un symptôme précieux de maladie.

Faisons, avant d'aller plus loin, une remarque importante. Les phénomènes physiques et chimiques peuvent être étudiés : 1° sur le malade pendant la vie, et c'est à cette source féconde que nous puisons les signes les plus sûrs ; 2° sur le cadavre ; dans ce dernier cas, les changements survenus par l'effet de la maladie ou de la mort constituent ce qu'on appelle les altérations cadavériques. Les phénomènes auxquels elles donnent lieu ne diffèrent pas des phénomènes physico-chimiques statiques constatés sur l'homme vivant. On les découvre de la même manière et à l'aide des mêmes instruments ; seulement les études sur la structure intime et la composition chimique, etc., se font alors plus facilement ; quelques-unes ne sont même possibles qu'après la mort (analyse chimique, étude microscopique).

Une autre espèce d'altération des propriétés physico-chimiques (*post mortem*) est celle qui dépend de l'action exercée immédiatement après la mort sur les tissus et les liquides par les agents physico-chimiques extérieurs ou cosmiques (chaleur, lumière, oxygène). Il en résulte des désordres tout à fait étrangers à la maladie, et qu'il faut s'apprendre à distinguer des lésions propres à cette dernière : ce qui est souvent très-difficile.

3° Phénomènes d'ordre dynamique ou vitaux.

3° *Les phénomènes d'ordre dynamique se composent du trouble des actes et des fonctions.* La maladie se révèle par des phénomènes qui sont propres aux tissus organisés et vivants ; ces phénomènes sont appelés vitaux, parce qu'ils dépendent de la mise en jeu de certaines forces et des propriétés spéciales de la fibre vivante. Le trouble de l'excitabilité, de la sensibilité, de la motilité, constitue des symptômes de maladies ou plutôt se confond dans la lésion plus générale et plus facile à apprécier des actes et des fonctions. Il nous suffira de rappeler, en ce moment, que les phénomènes dynamiques doivent être cherchés dans la sensibilité, la motilité, l'intelligence, la calorification, la circulation, la respiration, la digestion, la sécrétion et la génération.

Symptômes.

Nous devons élever les symptômes au rang distingué

Maladies ou troubles fonctionnels, idiopathiques, essentiels.

d'éléments de la maladie, lorsque nous ne trouvons aucune lésion à laquelle nous puissions les rapporter; nous sommes alors contraints de considérer le phénomène morbide, quel qu'il soit, comme la maladie même, et de suivre le conseil donné par Galien, d'appeler provisoirement maladie tout symptôme, même le plus léger et le plus minime en apparence, quand nous ne savons à quelle lésion d'organe l'attribuer. L'école empirique était donc parfaitement dans le vrai, surtout au point de vue pratique de la question, lorsqu'elle affirmait que la collection de symptômes, le concours, comme elle le disait, est la partie la plus essentielle de la maladie, celle qui en donne la notion la plus vraie et la plus certaine.

Si le symptôme sans lésion de texture appréciable peut être regardé parfois comme la maladie même, il est plus conforme à la grande majorité des faits de n'y voir que la représentation, le signe de la maladie, et par conséquent de chercher toujours à remonter jusqu'aux lésions du solide et du liquide.

Divisions des altérations en celles de la matière et des forces.

§ II. **Des altérations de la matière et des forces.** Le corps humain est composé d'une matière hétérogène dans ses différentes parties. Il possède comme tous les corps de la nature des propriétés physiques et chimiques qui s'altèrent dans l'état de maladie. En outre, cette même matière organisée jouit de propriétés vitales qui se troublent également. De là deux ordres de lésions : les lésions physico-chimiques ou matérielles, et les vitales.

Idées générales sur les altérations de la matière.

Altérations de la matière. Les anciens se sont souvent occupés de la forme primitive et élémentaire du corps humain. Hippocrate, assimilant celui-ci aux autres corps, le croyait formé de quatre éléments qu'il supposait altérés de différentes manières dans la maladie (1). Galien accepte cette doctrine, et la développe avec une profondeur de vue qui nous étonne encore aujourd'hui. Il déclare que les éléments qui entrent dans la constitution du corps viennent de l'univers, sont apportés dans le sang par les aliments et les boissons, séparés par les veines de l'intestin, du foie, de la rate, par les capillaires, et enfin assimilés par les solides et les liquides. Admirable physiologie qui a été confirmée par les travaux de la chimie moderne, seize siècles après avoir été exposés par Galien. Ainsi, sous un langage différent se retrouvent des idées fondamentales identiques. L'école grecque et Galien pensaient que la maladie s'attaque aux éléments du corps. Les chimistes modernes ont prouvé que cette opinion est vraie dans un grand nombre de cas.

Altérations de la composition chimique.

Les altérations des propriétés chimiques consistent : 1° dans la lésion de composition des éléments ; 2° dans l'altération des principes immédiats ; 3° des principes médiats ; 4° et de certaines propriétés chimiques telles que l'acidité, l'alcalinité, l'odeur et la saveur (propriétés organoleptiques de M. Chevreul).

1° Altération de composition élémentaire.

1° Altération de la composition élémentaire. On ne connaît encore qu'un très-petit nombre de maladies dans lesquelles on a constaté les changements de composition dans les éléments. Quand l'analyse fait connaître leurs proportions, elle s'appelle analyse élémentaire. Je citerai comme type de cette altération la décomposition qui a lieu dans le corps après la mort. La formation des gaz acide carbonique, azote, de l'hydrogène sulfuré et carboné, des phosphates, de l'ammoniaque, de l'acide cyanhydrique,

(1) *Traité de la nature de l'homme.*

prouve jusqu'à quel point l'affinité chimique contre-balancée par la vie devient alors prédominante. Nul doute que sous l'empire de causes que l'on ne connaît pas encore, des gaz ne prennent naissance dans le sang, ou dans d'autres liquides, et n'occasionnent de graves accidents. Les gaz de la putréfaction se montrent aussi dans les cavités thoraciques et du péritoine, dans l'utérus, et dans l'intestin lorsque des matières liquides, le sang par exemple, y subissent la fermentation putride. Il en est de même dans l'épaisseur des tissus lorsque la vie s'y éteint (gangrène, ramollissement).

Dans l'état physiologique, on voit varier les quantités d'acide carbonique que le poumon exhale. Elles augmentent chez l'homme jusqu'à la puberté ; restent stationnaires jusqu'à la vieillesse, diminuent un peu dans la grossesse et pendant la menstruation. La maladie détermine-t-elle des changements semblables? On sait très-peu de chose sur ce sujet. On a dit que dans la période algide du choléra la quantité d'acide carbonique fournie par le poumon était sensiblement moindre.

Les quantités d'un ou de plusieurs éléments diminuent ou augmentent dans les maladies. Ainsi, la proportion de phosphate calcique est plus petite dans certaines formes de ramollissement des os. Elle est augmentée partiellement à la surface interne du crâne chez un grand nombre de femmes nouvellement accouchées, dans l'éburnification des os qui suit certaine forme de l'ostéite, et dans le crâne des idiots.

Les quantités de sels en dissolution dans le sang éprouvent une diminution très-grande dans plusieurs maladies ; les urates et l'acide urique, par exemple, augmentent dans la grossesse, la goutte, le rhumatisme. Les proportions d'eau s'accroissent soit dans les parties solides, soit dans les parties liquides de l'économie, entre autres dans le sang des anémiques; diminuent dans le sang des cholériques.

2° Altération des principes immédiats.

2° ALTÉRATION DE LA COMPOSITION IMMÉDIATE DU CORPS. La maladie s'attaque aux principes immédiats du corps, et les altère de plusieurs manières: 1° dans leur quantité; 2° dans leur qualité; 3° dans leur siége; 4° il peut arriver qu'un principe immédiat nouveau se forme dans l'économie.

A. Lésion de quantité.

A. *Altérations de quantité.* A chaque instant la maladie empêche la production des quantités normales de certains principes immédiats nécessaires à la bonne constitution du corps et à la santé. On voit la fibrine diminuer dans les muscles atrophiés, dans le sang des sujets atteints d'hémorrhagies, accrue d'une manière très-considérable dans l'inflammation. La gélatine diminue dans les cartilages dont l'ossification s'empare. Même altération pour les liquides; la proportion d'albumine est moindre dans le sang des sujets atteints de dégénérescence des reins; le sang des chlorotiques est plus pauvre en hématine. L'acide urique est absent de certaines urines très-aqueuses, augmentées chez les gravelleux et les goutteux, les sujets qui souffrent du foie et les fébricitants. On voit diminuer les quantités de beurre, de caséine, de sucre, chez la nourrice malade, affaiblie par une mauvaise alimentation (1). Ces exemples suffisent pour montrer combien les altérations des principes immédiats se développent fréquemment dans les solides, et surtout dans les liquides pendant l'état de maladie.

B. Lésion de qualité.

B. *Altérations de qualité.* Elles sont beaucoup plus rares. La fibrine de nouvelle formation que l'on trouve

(1) Simon : *in* Dumas, *Chimie organique*, p. 640.

dans le sang après de fréquentes saignées est plus molle que la fibrine normale. L'acidité ou l'alcalinité d'un liquide remplacées par un état contraire suffisent pour caractériser une maladie.

C. *Altérations de siége.* Les principes immédiats ont une place déterminée dans les parties solides et liquides de l'économie ; il faut donc une perturbation notable de la santé pour produire un changement dans la situation de ces principes. L'albumine qui passe du sang dans l'urine caractérise nettement plusieurs états pathologiques locaux et généraux (maladies des reins, certaines hydropisies). Il en est de même de la matière colorante jaune de la bile qu'on trouve dans les solides et les liquides lorsque le foie est malade. Le liquide de l'hydrocèle contient de la cholestérine ainsi que les poumons des phthisiques. La matière pigmentaire ne s'accumule-t-elle pas dans des tissus malades qui ne la présentent jamais dans l'état normal ? On peut citer comme un des exemples les plus remarquables de l'altération de siége, le dépôt d'urate de soude et de chaux dans le tissu cellulaire extérieur des jointures, sur la synoviale et autour d'elle chez les goutteux. C. Lésions de siége.

D. *Développement d'un principe immédiat nouveau.* Sous l'empire d'une maladie qu'on appelle diabète, une matière sucrée prend naissance et passe en très-grande proportion dans l'urine et dans toutes les liqueurs de l'économie. Que ce sucre se forme normalement dans le foie, et qu'il se détruise ensuite, ou qu'il se produise seulement d'une manière pathologique, le seul fait à constater en ce moment, c'est qu'il existe dans des tissus où on ne le trouve jamais quand l'économie est saine. Développement d'un principe nouveau.

On vient de voir que la maladie s'attaque à la composition chimique soit élémentaire, soit immédiate des corps qui entrent dans la constitution de l'organisme humain. Ce fait capital, que l'antiquité a considéré comme une vérité inattaquable, avait pris dans le moyen âge des proportions trop grandes pour ne pas résister aux attaques dont elle était l'objet; mais la chimie moderne, en lui donnant pour base irréfragable l'analyse et l'expérimentation rigoureuse, en la renfermant, d'ailleurs, dans de justes limites, a dissipé tous les doutes qui pouvaient rester encore dans les esprits. La seule question qui les divise est celle-ci : les altérations chimiques sont-elles la cause ou l'effet de la maladie?

3° Altération des produits médiats.

3° ALTÉRATION DES PRODUITS MÉDIATS OU ÉLOIGNÉS DE L'ORGANISME. Par produits médiats, on désigne les composés ternaires, quaternaires et même des matières formées d'un plus grand nombre d'éléments et de principes immédiats. Le sang, l'urine, la bile, la salive, le lait, etc., constituent des produits médiats dans lesquels l'analyse chimique seule peut faire découvrir les altérations de quantité des éléments et des principes immédiats. Rien de plus complexe que l'étude quantitative de chacune de ces parties constituantes. La chimie pathologique à qui l'on doit des découvertes importantes sur le sang, l'urine, le lait et les liquides, est peu avancée en ce qui touche les altérations des parties solides.

4° Altération des propriétés physiques.

4° ALTÉRATION DES PROPRIÉTÉS PHYSIQUES DU CORPS. Le corps humain présente les mêmes propriétés physiques que les autres corps de la nature; une ou plusieurs d'entre elles peuvent être altérées par la maladie. Si l'étude de la lésion se fait sur le cadavre, elle prend le nom d'*anatomie pathologique*; sur le vivant elle conduit à constater les altérations des propriétés physico-chimiques que nous avons fait connaître dans le chapitre précédent. (Voyez *Phénomènes morbides*, p. 24.)

Altérations organiques.

DES ALTÉRATIONS ORGANIQUES. Sous le nom d'altérations organiques, on désigne les changements de texture des solides et de composition des liquides dont nous venons de parler. En jetant les yeux sur le domaine de la pathologie interne, on voit d'abord que les maladies se partagent en deux classes. Les unes s'accompagnent de lésions de structure ; les autres ne sont caractérisées que par le trouble des actes ou des fonctions. Les premières ont été appelées improprement maladies avec *matière* ou lésions anatomiques. Les secondes s'appellent dynamiques, vitales, par troubles fonctionnelles.

Division des maladies en celles qui sont avec ou sans lésion.

Les maladies avec *matière* s'accompagnent : 1° de lésions des solides ; 2° de lésions des liquides.

La lésion des solides est : 1° unique, 2° multiple, 3° existe en même temps que l'altération humorale ; 4° celle-ci peut en être indépendante. Distinguons soigneusement ces quatre catégories de cas.

1° Maladies avec lésion du solide.

1° MALADIES AVEC LÉSION DU SOLIDE. Nous trouvons ici deux genres distincts de lésions : A—les unes constituent toute la maladie ; B—les autres n'en sont qu'un élément secondaire.

A. Maladie avec lésion unique qui constitue la maladie.

A. *Lésion locale unique, qui doit être considérée comme le principal élément de la maladie.* La lésion locale reste parfaitement circonscrite dans le lieu même qu'elle occupe depuis le commencement jusqu'à la fin ; partout ailleurs les organes et les fonctions jouissent de leur intégrité. On pourrait l'appeler *lésion-maladie*, parce qu'en effet l'altération locale est toute la maladie, et que si l'on parvient à guérir la lésion on guérit la maladie. De ce nombre sont : la luxation, la déchirure d'un tissu, une plaie, une fracture, le bec-de-lièvre et certaines difformités. Ces cas sont plus communs en chirurgie qu'en médecine, parce qu'ils se développent sous l'empire de causes qui surprennent l'organisme au milieu de la santé sans avoir modifié à l'avance la structure ni les fonctions du solide.

La rupture dite spontanée d'une membrane, du cœur, de l'estomac, le volvulus, une hydropisie partielle par obstacle mécanique, l'emphysème pulmonaire traumatique, sont des maladies dans lesquelles la lésion est presque toute la maladie. Il en est de même de l'ulcération simple, de l'hypertrophie d'un tissu, de certaines hémorrhagies et hydropisies par causes locales. Nous ne voulons pas dire que la lésion est tout et que le trouble des actes n'est rien ; nous examinerons ailleurs le rôle des troubles fonctionnels ; nous voulons établir pour le moment que le trouble de l'acte et la lésion se passent uniquement dans un point circonscrit du corps.

Il ne faut pas confondre avec les maladies locales une lésion qui, insignifiante en apparence, comme la plaie d'inoculation de la rage, de la syphilis, de la morve, sera suivie bientôt d'effets généraux terribles. Nous n'avons pas besoin de dire que la lésion n'est rien en pareille circonstance ; elle ne constitue qu'un moyen de pénétration dans l'économie. Un corps étranger, un parasite animal ou végétal sont des causes d'accidents locaux, et non des lésions maladies.

B. Maladie avec une lésion unique qui n'est qu'un effet de la maladie.

B. *Lésion locale unique, qui doit être considérée comme un élément secondaire d'une maladie générale.* Cette classe renferme presque toutes les maladies. Préparée ou non par un trouble partiel ou général de la circulation, de l'innervation ou par tout autre acte vital, l'altération locale n'est plus qu'un des effets, qu'un des éléments de la maladie. Le pathologiste qui ne saisirait pas ce double point de vue risquerait de prendre une fausse idée du mal et d'instituer un traitement imparfait. Comme exemple bien tranché de maladies appartenant à cette classe, citons certaines formes de congestions pulmonaires et hépatiques, d'hémorrhagies et d'hydropisies, la gravelle, certaines ulcérations, la gangrène, le ramollissement et d'autres maladies évidemment liées à un état général de l'organisme. On peut même, sans trop s'avancer, soutenir que les dégénérescences granuleuses des reins, la cirrhose, le goître, le crétinisme, ne sont pas des maladies purement locales. Nous en dirons à plus forte raison autant de l'albuminurie, du cancer et des tubercules, quoique la lésion organique puisse être circonscrite dans les reins, le foie, le poumon ou dans un organe déterminé.

2° Maladies avec lésions multiples.

2° *Lésions multiples qui doivent être considérées comme un élément secondaire de la maladie.* Elles occupent plusieurs organes ou plusieurs points d'un même système, et se présentent toujours sous la même forme. Il est facile de se convaincre, en observant les symptômes, que ceux-ci sont loin de dépendre de la lésion, du moins pour la plupart d'entre eux, et que l'influence sympathique ne peut pas non plus expliquer la forme, l'étendue, la nature des accidents. Les maladies qui peuvent être proposées comme type de ce groupe sont la goutte, la scrofule, les phlegmasies disséminées du rhumatisme et toutes les lésions des grandes pyrexies, des exanthèmes, etc. Personne aujourd'hui n'hésite à reconnaître dans les déterminations morbides propres à ces maladies les effets d'une affection générale. Ainsi, les tophus calcaires dans la goutte; la carie, la nécrose, l'ophthalmie dans la scrofule; les phelgmasies articulaires dans le rhumatisme;

la lésion des plaques de Peyer dans la fièvre typhoïde; l'éruption cutanée dans les exanthèmes, quoique localisés et se montrant sous une forme identique, n'en sont pas moins des manifestations purement locales d'une maladie générale. Les désordres que l'anatomie et la chimie nous permettent de découvrir résident à la fois dans les solides et dans les liquides : à ce double titre les maladies appartiennent à la catégorie suivante.

3° Maladies avec lésion simultanée du solide et des liquides.

3° LÉSION SIMULTANÉE DU SOLIDE ET DES LIQUIDES. Malgré les travaux récents et les études microscopiques, nous admettons seulement par une analogie puissante sans doute, mais qui laisse quelque chose à désirer, que cette double altération existe dans les exanthèmes, le typhus, la fièvre jaune, la peste, la fièvre typhoïde, le choléra. Aussi ces maladies ont-elles été placées tantôt parmi les maladies du solide, tantôt parmi les altérations primitives des liquides. On peut hésiter sur le nombre des maladies qui doivent être envisagées de la sorte, mais non sur leur existence reconnue par tous ceux qui n'ont pas été exclusivement préoccupés de l'idée d'une lésion des solides ou des liquides. Qui voudrait nier que les congestions, l'angine pharyngée gangréneuse, les fièvres typhoïde, exanthématique, certaines hémorrhagies, sont sous la dépendance de la maladie du solide et des liquides?

Nous trouvons encore dans cette classe de maladies mixtes ces états morbides ou diathésiques dans lesquels on ne peut méconnaître l'intervention puissante du solide et des liquides, tels que les états puerpéral, bilieux, typhoïde, rhumatismal, goutteux, gastrique.

4° Maladie avec lésion des liquides (maladie humorale).

4° DES LÉSIONS HUMORALES OU DES LIQUIDES COMME ÉLÉMENT PRINCIPAL DES MALADIES. On trouve dans un très-grand nombre de maladies les humeurs altérées à différents degrés. Il faut distinguer deux cas : l'altération des liquides est l'unique élément d'une maladie locale, ou bien elle est l'élément d'une maladie générale.

A. On trouve, comme exemple d'altération humorale circonscrite et unique, les faits suivants : l'urine renferme de l'albumine dans certaines néphrites, de l'acide urique et des urates en grande proportion dans la gravelle, du sang dans l'hématurie des pays chauds, des zoospermes dans la spermatorrhée; le lait moins de beurre ou de caséum dans plusieurs maladies.

Lésion d'un seul liquide de l'économie.

B. Nous donnerons, comme exemples d'altération humorale générale, toutes les maladies primitives du sang : chlorose, anémie, pléthore, scorbut, rhumatisme.

Lésion de tous les liquides.

A côté de ces maladies figurent les altérations du sang par les virus animaux et humains (rage, morve, syphilis), par les poisons végétaux et minéraux. Il importe de noter que, dans ce cas, tantôt les liquides seuls sont altérés et qu'on ne trouve aucun désordre dans le solide (rage, affections saturnines), et que tantôt la lésion du solide vient s'y ajouter.

L'étude des altérations conduit à une division naturelle des maladies que l'on trouve indiquée dans les plus anciens ouvrages, mais que Galien a su développer d'une manière si explicite et si complète qu'on doit lui en rapporter tout l'honneur. Elle a été reproduite invariablement par beaucoup d'auteurs qui n'ont pas même cité son nom. Il distingue : 1° des maladies où les humeurs sont altérées sans que l'on découvre aucune lésion locale; 2° des maladies générales qui provoquent des lésions locales; 3° des maladies qui restent locales; 4° des maladies primitivement locales et se généralisant. Galien n'aurait pas marché plus sûrement dans la voie de la vé-

Division des maladies par Galien.

rité s'il avait eu pour s'éclairer le flambeau de l'anatomie pathologique.

De la valeur des lésions.

De la valeur des lésions matérielles. Reconnaissons d'abord que dans le premier des groupes que nous avons formés, la lésion et la maladie se confondent entièrement, et que dans les autres plus nombreux l'altération de texture est une partie tantôt essentielle, tantôt secondaire de la maladie. Lorsque celle-ci laisse après elle des désordres matériels, on peut soutenir qu'ils ne sont en quelque sorte que la preuve écrite des troubles fonctionnels antérieurs à la lésion, et qu'avant celle-ci les propriétés vitales, la sensibilité, la contractilité, étaient déjà altérées.

Dans ce cas, la lésion ne représenterait qu'une phase plus avancée et qu'un désordre matériel, ou tout au moins une partie constituante de l'affection. Entre autres maladies de ce genre, nous citerons la goutte, la rougeole, le rhumatisme, la scrofule, dans lesquelles les concrétions périarticulaires, l'exanthème, la phlegmasie arthritique, la carie peuvent manquer sans que la maladie cesse d'être caractérisée par d'autres symptômes non moins manifestes.

Dans d'autres cas encore, l'altération, quoique constante, n'a été regardée que comme un élément secondaire de la maladie. Tel est précisément le rôle que l'on assigne à l'hypertrophie splénique dans la fièvre intermittente, à la lésion des plaques de Peyer dans la fièvre typhoïde, à la gangrène dans les maladies générales, au bubon dans la peste, aux hémorrhagies dans le typhus et le scorbut, etc. Il faut, en effet, reconnaître que dans tous les cas cités précédemment les lésions cadavériques ne donnent qu'une idée fort imparfaite de la nature et du siége de l'affection. Cependant elles ont encore une grande valeur, parce qu'elles servent à caractériser ces maladies. Ainsi le bubon ne se montre jamais dans le typhus, ni les concrétions salines dans l'arthrite rhumatismale.

La lésion est distincte de la maladie.

La preuve la plus péremptoire que l'on puisse fournir en faveur de la séparation nécessaire qui existe entre la lésion et la maladie, c'est qu'il existe un très-grand nombre de maladies sans lésion ; et elles ne sont ni moins graves ni moins bien caractérisées que celles qui s'accompagnent de lésion de texture (exemple, toutes les névroses). D'une autre part, nous connaissons parfaitement les altérations propres à un grand nombre de maladies, et cependant l'anatomie pathologique et la zoochimie ne peuvent nous révéler le véritable siége du mal. Dans la chlorose et le scorbut, l'altération du sang est démontrée par l'analyse chimique sans que nous sachions pour cela dans quelle partie du solide se passe le trouble fonctionnel primitif. Ainsi tantôt la lésion du solide, tantôt celle des liquides est manifeste sans qu'on puisse regarder l'une ou l'autre comme la cause de la maladie.

Les lésions sont-elles causes ou effets de la maladie ?

Une question fort grave, agitée dès la plus haute antiquité, partage les pathologistes modernes. La lésion du solide et des liquides est-elle la cause ou l'effet des troubles fonctionnels ? En d'autres termes, la maladie n'est-elle d'abord et toujours qu'un trouble d'acte, une lésion dynamique, avant de devenir altération de texture ?

Preuves cherchées dans l'inflammation.

Cherchons par l'analyse des phénomènes morbides, de ceux de l'inflammation, par exemple, à découvrir la vérité dans une question aussi ténébreuse. Avant qu'aucune altération de texture se manifeste dans le tissu enflammé, il se produit d'abord plusieurs actes vitaux. Les vaisseaux capillaires se contractent, puis se dilatent. Le sang s'arrête. L'apparition de la douleur prouve aussi que le système nerveux est fortement troublé; la tuméfaction et l'accroissement de la chaleur témoignent de l'activité de l'absorption et de la sécrétion. Bientôt cependant le sang s'altère; il stagne, laisse échapper de la fibrine sous forme granuleuse et globulaire, puis un produit nouveau qu'on appelle pus. La trame des tissus se ramollit, s'ulcère ou tombe en gangrène, etc.

Ce même sang, que nous avons vu malade dans la partie enflammée, s'altère aussi partout où il circule. Vous le puisez dans une veine, et vous trouvez que sa fibrine s'est accrue et que ses propriétés physiques ont changé.

La circulation générale prend une intensité insolite, la température du corps s'élève, et l'innervation, fortement troublée, est frappée tantôt d'affaiblissement et tantôt de surexcitation.

N'allons pas jusqu'à ces troubles fonctionnels généraux qui sont cependant nécessaires pour donner une idée exacte de la maladie; arrêtons-nous exclusivement sur le travail phlegmasique local, et persuadons-nous bien que tous les actes vitaux ont été d'abord lésés avant que les altérations physiques et chimiques se soient produites. Si quelque sectateur exagéré de la lésion de structure voulait absolument expliquer le travail phlegmasique par un trouble primitif de la circulation et par quelques lésions matérielles, nous lui objecterions qu'avant eux les actes vitaux étaient déjà troublés, et que ce sont eux qui ont ouvert la scène pathologique.

Nous pourrions encore apporter bien d'autres exemples puisés dans l'histoire des flux, des hémorrhagies, des hydropisies, pour montrer que la lésion locale est sous la dépendance des troubles des actes et de la fonction.

Avons-nous une idée juste et bien satisfaisante du cancer de la mamelle quand nous avons constaté la présence de la cellule spécifique? En quoi diffère le travail morbide local qui détermine la formation du cancer du sein d'avec celui qui cause l'hypertrophie ou l'atrophie du tissu glandulaire ou la production d'un kyste? Personne ne saurait le dire, et cependant on est sûr qu'il n'est pas le même dans ces quatre cas. Ainsi, nous sommes toujours ramenés à cette conclusion, savoir : que la lésion de structure n'est ni le premier ni le seul élément de la maladie, et qu'il n'en est le plus ordinairement que l'effet; aussi devons-nous avouer que, tout en connaissant la lésion, nous ignorons la nature du plus grand nombre des maladies et des causes qui les amènent.

La lésion locale est insuffisante pour expliquer la plupart des maladies.

Enfin, nous dirons à ceux qui seraient encore tentés de faire consister la maladie dans la lésion que, pendant l'incubation des maladies virulentes de la vaccine, de la variole, de la morve, un trouble bien profond s'établit dans le solide, les liquides et dans les fonctions, sans que nous apercevions la moindre altération de structure.

En résumé : 1° *dans les maladies locales avec lésion*, deux éléments inséparables, le trouble des actes et la lésion de structure. Celle-ci a-t-elle précédé l'autre ou le contraire a-t-il eu lieu? Les deux opinions que nous avons mises en présence peuvent être soutenues. Nous inclinons vers le trouble primitif des actes vitaux.

2° *Dans la maladie générale avec lésion*, l'élément principal est certainement le trouble des propriétés dynamiques, et la lésion l'élément consécutif et secondaire.

3° *Dans les maladies locales et générales sans lésion, le trouble des actes est le seul élément.*

Opinion des anciens sur les troubles dynamiques.

§ III. **Altération des forces.** On trouve dans les plus anciens livres qui traitent de la médecine aussi bien que dans les plus modernes, cette pensée, savoir que le corps humain réunit deux éléments distincts, l'un matériel, l'autre immatériel, le premier passif, le second actif. Le principe immatériel a reçu différents noms. Hippocrate reconnaissait quatre qualités à matière et un principe d'action qu'il appelait τὰ ἐνορμῶντα, *incitantia.* Suivant Aristote, des esprits présidaient à la nutritution, à la sensation, au mouvement. Athénée et les pneumatistes ses disciples croyaient qu'une substance immatérielle non pondérable, le pneuma, est surajoutée à la matière et lui communique des propriétés spéciales. Galien n'a fait qu'emprunter à ces philosophes les esprits naturels, vitaux et animaux. Embarrassé par la nature des phénomènes que la physique et la chimie de son époque ne pouvaient expliquer, il les met sous la dépendance des facultés qu'il appelle les esprits naturels, vitaux et animaux, et qui correspondent très-exactement à nos propriétés vitales. Il suppose des facultés attractives, répulsives, assimilatrices, expultrices, ossifiques, pulsatives, etc., parce qu'il ne peut s'en passer pour se rendre compte des phénomènes de la digestion, de l'accroissement des os, des battements du cœur, etc. Il nous est facile aujourd'hui de critiquer cette multiplication des facultés, et cependant lorsqu'on examine ce que des auteurs plus modernes ont mis à leur place, on n'a pas lieu d'être plus satisfait. Bichat crée une sensibilité et une contractilité organique sensibles et insensibles. Barthez croit tout coordonner dans son système, où le prin-

Admission d'un grand nombre de forces générales et particulières.

cipe vital domine d'autres facultés telles que celles d'élongation, de situation fixe, les forces motrices, toniques, sensitives.

A travers ces systèmes percent deux opinions vraies quand elles ne s'excluent pas, l'une qui reconnaît la toute-puissance de la matière et de ses propriétés dans un grand nombre de conditions naturelles et pathologiques; l'autre qui admet l'intervention nécessaire des forces dans d'autres conditions. Un esprit sage ne saurait les séparer, et ne doit pas plus admettre des forces sans matière que la matière sans forces générales et spéciales.

Il y a des forces et des propriétés vitales.

On est arrivé à restreindre le nombre des propriétés vitales à mesure que les actes physico-chimiques ont été mieux déterminés. C'est ainsi qu'on a pu rapporter aux lois de la physique et de la chimie l'exhalation de l'acide carbonique et l'absorption de l'oxygène par le poumon, la calorification, la formation de l'image sur la rétine et un grand nombre de phénomènes de la digestion gastrique, duodénale, etc., qui, auparavant, étaient placés sous l'empire des forces vitales. Cependant le médecin est obligé à chaque instant de faire intervenir les forces quand il observe des actes qui ne peuvent être expliqués par les lois qui régissent la matière inorganique.

Leur nombre est encore inconnu.

Ces propriétés vitales offrent pour caractères : 1° d'être irréductibles en propriétés mécaniques, physiques et chimiques; 2° de correspondre toujours à un certain arrangement de la matière, différent de celui qui appartient aux tissus doués de propriétés également différentes, de telle sorte qu'on peut conclure à une organisation différente lorsqu'on observe une propriété différente et réciproquement à des facultés, des actes, des fonctions différents quand l'organisation n'est plus la même; 3° d'a-

Caractères des propriétés vitales.

voir un siége anatomique tout à fait spécial et distinct de celui qu'occupent les autres propriétés vitales.

En pathologie, nous ne devons pas aller au delà de ces trois faits qui se tiennent d'une façon si intime que l'un ne peut pas se concevoir sans l'autre. Nous ne pouvons comprendre la propriété vitale sans la matière organisée et sans une délimitation ; et nous avons réuni la plus grande somme de probabilité lorsque nous concluons de l'altération des propriétés à la lésion de structure, sans pouvoir toutefois démontrer l'existence de celle-ci.

Galien, que l'on a accusé à tort d'être ultravitaliste déclare nettement, dans un grand nombre de ses écrits, que l'altération des propriétés doit faire supposer un trouble équivalent dans la structure. Les médecins les plus sages de notre époque soutiennent aussi cette doctrine, sans laquelle l'esprit erre à l'aventure et s'égare dans les subtilités d'un langage stérile et qui heureusement tend à disparaître chaque jour des écrits modernes.

Énumération des propriétés vitales qui doivent être conservées.

Les propriétés vitales que nous trouvons lésées par la maladie sont les suivantes : 1° facultés *de l'intelligence ;* chacune d'elles ou toutes peuvent être lésées dans les différentes formes d'aliénation mentale ; 2° l'*excitabilité*, que nous trouvons si fortement pervertie ou diminuée dans un grand nombre de maladies ; 3° *les sensibilités générales et spéciales ; 4° la contractilité et la faculté* d'absorber, d'exhaler, etc.

Ces facultés suffisent pour expliquer les actes vitaux. On doit en retrancher la caloricité, car les travaux physico-chimiques modernes ont prouvé que la combustion et les combinaisons moléculaires en sont l'unique source (1).

(1) On doit à M. le professeur Gavarret un traité de physique médi-

La propriété de produire de l'électricité n'appartient qu'aux animaux munis d'un appareil spécial.

On les a trop restreintes.

Remarquons que s'il y a inconvénient à trop multiplier le nombre de propriétés vitales, il ne faut pas non plus tomber dans l'excès contraire : c'est ce qui est arrivé de nos jours. On a voulu d'abord réduire la sensation cutanée à celle qui nous avertit du contact des corps. Bientôt l'étude des phénomènes physiologiques et morbides a forcé de reconnaître dans la sensibilité cutanée plusieurs espèces de propriétés : celles qui rendent la peau apte à sentir le chaud, le froid, la douleur, le chatouillement. On a trouvé dans les muscles la sensation de contraction musculaire. Nous pensons qu'en pathologie il vaut mieux s'exposer à faire des distinctions trop nombreuses plutôt que de ramener à une seule propriété des phénomènes différents les uns des autres. On s'expose ainsi à ne pas donner toute l'attention désirable à des symptômes délicats et d'une observation difficile.

Forces vitales ou intrinsèques, et forces cosmiques ou extrinsèques.

Nous donnons aux forces dont nous venons de parler la dénomination de forces vitales, afin de les distinguer d'autres forces situées hors du corps de l'homme, et qui concourent à la production d'un très-grand nombre de phénomènes. Nous appellerons ces dernières forces *cosmiques*. Ce sont : la pesanteur, le calorique, la lumière, l'électricité. Elles continuent à agir pendant la maladie, et de leurs actions combinées avec les propriétés vitales résultent des effets complexes, que le médecin doit étudier avec soin et savoir rapporter à leurs véritables causes. On pourrait appeler les forces vitales forces intrinsèques

cale plein de faits intéressants, où il a montré que les combustions étaient l'unique source de la température chez les animaux ; *De la chaleur produite par les êtres vivants*, in-12, Paris, 1855.

et les forces cosmiques forces extrinsèques, pour désigner leur origine différente.

Du principe vital.

A. *Du principe vital.* Le principe vital est une force que nous ne pouvons ni localiser ni isoler de l'organisation; il ne constitue pas une entité superorganique, c'est-à-dire distincte de l'organisme. Pour le médecin sage, qui ne veut pas perdre de vue sa fonction d'observateur de la nature et des phénomènes, la vie commence et finit avec la matière; mais c'est à étudier leur influence réciproque, les phénomènes que leur imprime la maladie, qu'il doit consacrer son temps. Nous avons besoin d'admettre l'existence de cette force, d'en mesurer la puissance, et de lui laisser toute son activité dans la guérison des maladies.

Cicéron caractérise admirablement le principe de la vie lorsqu'il dit : « Vis quædam sine ratione ciens motus in » corpore necessarios. » Le *mens agitat molem et magno se corpore miscet* de Virgile et le pneuma d'Athénée rappellent la même idée.

La maladie est tout aussi bien caractérisée par la simple perturbation d'une propriété vitale, d'un acte ou d'une fonction que par une lésion de structure. Cliniquement même, on reconnaît immédiatement l'existence d'une telle affection aux troubles que l'on voit paraître dans une ou plusieurs de ces propriétés. Que la fibre contractile cesse d'entrer en jeu sous l'influence de la volonté ou de quelques-uns des agents qui ont la propriété de l'éteindre, la maladie apparaît aussitôt d'une manière évidente pour tout le monde. Dans d'autres cas, c'est la sensibilité générale ou d'un sens spécial qui diminue ou disparaît.

Presque toutes les altérations qu'on observe dans les

maladies ont leur source dans une lésion d'une ou de plusieurs propriétés vitales. Quelle que soit la répugnance qu'éprouvent quelques auteurs à user de l'expression de propriétés vitales, il faut bien cependant qu'ils l'emploient pour rendre un fait irrécusable, à savoir l'existence des propriétés que l'on ne trouve que dans certains tissus. Elles s'imposent aussi fortement au médecin que les forces générales et particulières au physicien obligé d'expliquer les phénomènes dus à la pesanteur, à l'attraction, à l'électricité ou à la lumière.

Le pathologiste n'a besoin de raisonner ni sur la nature ni sur la cause de ces facultés; il n'a qu'à agir comme le physicien, à en observer les effets, qui sont aussi évidents que les phénomènes physico-chimiques. Ceux qui sont sous la dépendance de la sensibilité, de la motilité, se montrent de très-bonne heure dans la plupart des maladies, et l'on voit paraître sur-le-champ les phénomènes qui en démontrent l'existence. Presque toujours les fonctions auxquelles concourent des actes particuliers s'écartent de l'état physiologique, et la maladie est caractérisée, dès le principe, par quelques changements survenus dans les fonctions de l'appareil.

Qui pourrait refuser d'admettre qu'en dehors des propriétés propres à chaque tissu, en dehors des actes et des fonctions dévolues à chaque organe, à chaque appareil, il se manifeste en outre, pendant la maladie, un trouble dans la coordination, dans le consensus de toutes les parties? De même qu'on ne peut se faire une juste idée de la vie, en mettant bout à bout toutes fonctions, quelque bien étudiées qu'on les suppose et lors même qu'on saurait sûrement de quelle manière elles s'effectuent, de même, dirons-nous, l'on ne peut comprendre complètement la maladie, si l'on se borne à dire comment la circulation, la respiration et la sécrétion sont troublées. Il faut tenir compte de l'influence réciproque des fonctions lésées les unes sur les autres, et alors, sans aborder la recherche impossible et stérile de la lésion du principe vital, on peut tout au moins s'occuper de la vitalité des solides et tâcher de remonter, autant que possible, aux conditions fondamentales de la maladie (voy. *Éléments*). Nous dirons plus loin que de grands efforts ont été tentés par d'illustres génies pour arriver à saisir ce critérium général des maladies placé tantôt avec Thémison dans les strictum et le laxum, tantôt avec Brown dans la sthénie ou l'asthénie, ou par Broussais dans l'irritation. L'immixtion de la philosophie à la médecine n'a pas eu d'autres motifs que l'espoir d'arriver aux faits principes de la vie et de la maladie. La doctrine des quatre éléments, et tant d'autres hypothèses, montrent le néant de ces recherches, mais attestent aussi la grandeur du sujet.

Qu'est-ce que la vie? Ses conditions matérielles.

La vie est un fait principe, une force commune à l'homme et aux animaux, qui fait ou non partie des forces générales du cosmos, donne aux organes la faculté d'être excitable par les agents extérieurs, et se manifeste par une série d'actes réguliers, harmoniques, constants, qui convergent vers un but déterminé, la conservation de l'individu et la reproduction de l'espèce. A côté de ce fait s'en trouve un autre, inséparable du premier, impénétrable comme lui, qui est l'organisation, c'est-à-dire certaine disposition de la matière avec ses propriétés spéciales (intelligence, sensibilité, motilité, etc.). La relation qui existe entre la vie ou le principe d'action et la matière organisée ou l'instrument est si étroite, si intime, qu'en mettant toutes les abstractions métaphysiques de côté, en s'en tenant à l'observation des phénomènes naturels, on ne peut concevoir l'un de ses éléments sans l'autre. Ce sont deux termes qui se confondent. Aussi un grand nombre de physiologistes ont-ils été conduits à regarder la vie comme le résultat de l'organisation, ou l'organisation en action. Quoique nous proclamions très-haut que la vie ne peut être utilement étudiée sans l'organisme, nous croyons cependant qu'il faut envisager le principe vital comme une force première qui agit par l'intermédiaire des organes et produit cette unité d'action que l'on ne peut expliquer par l'intervention isolée de chaque propriété dynamique, telle que l'irritabilité, la sensibilité, etc.

Troubles du principe de vie.

Troubles du principe vital. Laissons de côté toute vaine dissertation sur la vie; cherchons tout simplement à constater les troubles que la maladie y fait naître. Les principaux effets que l'on est en droit de lui rapporter sont : 1° la coordination synergique et régulière de toutes les actions partielles d'où l'harmonie et l'ordre dans les parties séparées et distinctes de la machine humaine; 2° l'énergie du principe de conservation et la résistance aux causes morbifiques.

Des forces conservatrices.

Que l'on appelle force conservatrice, médicatrice (*natura naturans*) ou d'un autre nom la cause de ces états dynamiques dans lesquels tous les organes sympathisent avec l'organe lésé, conservent leur énergie fonctionnelle et même le suppléent, le nom importe peu, le fait existe en réalité. Une pneumonie qui débute avec une violence extrême et qui se résout, sans aucune espèce de traitement, dans l'espace de quelques jours, atteste un heureux état de forces générales. On peut dire sans doute que l'innervation jouit de toute son activité normale et que les fonctions pulmonaires y puisent une réaction salutaire contre la maladie. Qu'importe l'explication, le fait qui surgit est celui-ci : la phlegmasie a trouvé les forces générales et l'innervation pulmonaire dans un état tel que la résolution y marche avec une grande rapidité, tandis que chez un autre la vie est sans résistance et que la même lésion amène, en peu de temps, une terminaison funeste. Sans doute les actes de l'appareil respiratoire jouent un très-grand rôle (mécanique, physique, chimique); mais où puisent-ils leur énergie, leur principe d'action si ce n'est dans le principe vital? N'est-ce pas à son intensité différente qu'il faut rapporter en grande partie la solution plus ou moins rapide et heureuse des maladies? Le praticien éprouve tous les jours un grand embarras lorsqu'on lui demande combien vivra un malade atteint d'une lésion bien connue; malgré son habileté et son expérience il se trompe, parce qu'il ne peut mesurer la résistance du principe vital.

Excitabilité. *Excitabilité.* La matière organisée n'est apte à entrer en action qu'en vertu de cette propriété. La mise en jeu de cette faculté est connue sous le nom d'excitation. On doit lui rapporter, 1° la synergie, c'est-à-dire la coordination des actes qui tendent à un même but; 2° la sympathie, qui est la même influence, mais transmise et disséminée, suivant certaines lois, dans l'état de maladie.

L'excès de cette propriété engendre l'*hypersthénie*, son défaut l'*hyposthénie*, et son désordre l'*ataxie*. On verra qu'il y a utilité en pathologie à les considérer comme trois manières d'être d'une force générale que l'on nomme l'excitabilité. Les maladies produisent tantôt l'une, tantôt l'autre de ces trois modifications générales.

De là cette dichotomie aussi ancienne que la médecine ; sthénie et asthénie, ou irritation et abirritation. Étudier les troubles de cette propriété indépendamment de la matière, c'est-à-dire des organes et des liquides, serait replonger la médecine dans les subtilités doctrinaires.

Propriétés vitales particulières.

Propriétés vitales particulières. Elles représentent très-exactement dans les corps organisés vivants les propriétés physiques particulières des corps bruts, tels que l'électricité, la phosphorescence, l'élasticité, la porosité, tandis que le principe vital représente une propriété générale que l'on peut comparer à la pesanteur. Ces propriétés particulières sont, 1° les facultés intellectuelles ; 2° la sensibilité qui est propre à la fibre nerveuse ; 3° la contractilité à la fibre musculaire ; 4° la faculté d'absorber ; 5° de sécréter ; 6° les sensations internes, la faim, la soif, le besoin de respirer, etc. Leurs troubles sont les éléments essentiels d'un très-grand nombre de maladies et jouent un rôle si important que souvent ils les constituent en totalité ou en grande partie (névroses, troubles dynamiques).

Qu'est-ce que le trouble d'un acte, d'une fonction?

§ IV. **Altération des fonctions.** *Lésions d'actes et de fonctions.* Le corps de l'homme est un composé de matière organique, inorganique et de forces. A la première, appartiennent les propriétés vitales ; à la seconde, qui est commune aux autres corps de la nature, les propriétés mécaniques, physiques et chimiques. De là, trois genres d'actes différents qui se passent dans l'organisme : les actes vitaux, physiques et chimiques qui se trouvent altérés isolément ou simultanément par la maladie.

Il importe de distinguer le trouble de l'acte du trouble de la fonction. Il est rare qu'au début de la maladie la fonction entière éprouve une perturbation marquée.

Celle-ci porte d'abord sur un acte vital, physique ou chimique très-restreint, et qui n'empêche pas d'abord le reste de l'appareil de fonctionner si bien qu'il faut souvent une grande attention pour s'apercevoir qu'il y a déjà maladie. Plus tard, en raison de l'admirable consensus de toutes les parties, le trouble limité à un organe s'étend à plusieurs, puis à tout l'appareil. Il faut donc s'étudier à reconnaître de bonne heure les troubles des actes les plus minimes, afin de saisir promptement le point de départ de la maladie.

On ne peut constater la lésion des propriétés vitales qu'au moyen des actes qu'elles sont chargées d'effectuer. Supposons que l'excitabilité, la sensibilité, la contractilité languissent ou soient anéanties quelque part ; il suffit pour s'en assurer d'examiner comment s'accomplissent l'excitation, la sensation, la contraction des parties. Au lieu de se perdre dans la recherche des forces vitales considérées d'une manière abstraite, isolées de leur support, on leur donne une forme saisissable, en étudiant leurs effets, c'est-à-dire les actes auxquels elles concourent. On doit rechercher, de la même manière, comment s'exécutent les actions physiques et chimiques. Elles sont presque toujours subordonnées aux actes vitaux, et l'on peut conclure assez bien du trouble des uns au trouble des autres. Les actes vitaux ouvrent ordinairement la scène dans les maladies internes, et les désordres des actes physico-chimiques ne tardent pas à suivre.

Des diverses espèces de troubles vitaux.

Les actes vitaux qui dépendent de propriétés particulières, et dont les troubles doivent être distingués, sont les suivants : 1° trouble de l'intelligence ; 2° de l'excitation (hypersthénie, asthénie) ; 3° des sensations ; 4° des mouvements volontaires et involontaires ; 5° des sécrétions ; 6° de l'absorption ; 7° de la nutrition ; 8° des sensations instinctives : faim, soif, besoin de respirer, etc. On peut augmenter ou diminuer le nombre de ces propriétés sans porter atteinte au principe que nous avons déjà posé, à savoir : qu'il vaut mieux imaginer provisoirement une propriété vitale de plus pour expliquer un phénomène que de le rapporter, à tort, à un acte physico-chimique qui ne peut en rendre compte.

Troubles des actions physico-chimiques.

Les actes physico-chimiques que l'on trouve lésés dans les maladies sont très-nombreux. La calorification, ou l'action de produire de la chaleur, est physico-chimique puisqu'elle résulte de la combustion du carbone par l'oxygène, et des combinaisons qui se forment dans les vaisseaux capillaires. Le passage de l'oxygène de l'air dans le sang est une action physico-chimique qui s'explique par la loi de Magnus. On peut citer comme des actions purement physiques la réfraction que subit le rayon lumineux en traversant les différents milieux réfringents de l'œil, et la formation de l'image sur la rétine, etc. Les découvertes récentes démontrent que la nature d'un grand nombre de phénomènes de la chymification et de la chylification sont purement chimiques. On sait que dans un appareil compliqué, celui de la digestion gastrique, par exemple, il existe un nombre assez grand d'organes ; une membrane, des glandes sécrétoires, un liquide doué de propriétés chimiques, des muscles très-puissants ; or, une maladie de l'estomac peut être constituée par le trouble de la sensibilité (gastralgie ou pica), des mouvements (vomissements nerveux), ou enfin des actes chimiques (gastrorrhée). Ce que nous disons des maladies de l'estomac peut s'appliquer à celles des voies respiratoires, où l'on trouve altérées à différents degrés, soit séparément, soit simultanément, les actions mécaniques, physiques, chimiques et vitales. La non-oxygénation du sang, la convulsion, ou la paralysie des muscles respiratoires représentent le trouble de ces différents actes. Nous pourrions nommer un grand nombre de maladies dans lesquelles une analyse attentive nous montrerait, lésés d'une façon différente, un ou plusieurs des trois ordres de propriétés que nous venons de signaler (physiques, chimiques, vitales). Nous terminerons en citant un dernier exemple, afin de nous familiariser avec une étude souvent délicate, sans laquelle les troubles de la fonction ne seraient pas nettement décomposés dans leurs éléments principaux. Dans une pneumonie, la lésion d'un acte vital ouvre la scène (douleur pectorale), la vibration thoracique exagérée, la bronchophonie, le souffle tubaire constituent des phénomènes physiques et correspondent à des actions également physiques qui s'accomplissent pendant la respiration et la phonation, que la maladie a altérées. Le défaut d'hématose qui suit ce trouble est une lésion d'action physico-chimique.

Le médecin doit étudier exactement les troubles de chaque acte en particulier, afin de se rendre compte du développement de la maladie, de l'intensité des phénomènes, de leur évolution, de leur cause, etc. De là découlent la physiologie pathologique des maladies et leur traitement.

Maladies avec ou sans lésion d'organes.

Par *trouble fonctionnel*, on désigne le trouble partiel ou total d'une fonction avec ou sans lésion de texture des organes, de l'appareil. De là deux grandes classes de maladies, les unes marquées par le trouble fonctionnel seulement, les autres par le trouble fonctionnel et la lésion des organes. Un des bons résultats des travaux modernes, et de l'anatomie pathologique spécialement, est la séparation des maladies en celles qui sont avec lésion et celles qui n'ont pour caractères que le trouble des actes et des fonctions. Il faut dire cependant que l'attention s'est un peu trop concentrée sur ce point de vue exclusif, et qu'on renonce trop facilement à d'autres recherches lorsque la lésion vient à faire défaut. On néglige alors l'étude des symptômes, des actes, parce qu'on ne voit plus derrière eux la lésion, devenue en quelque sorte le critérium de toute bonne observation. Celui qui parvient à trouver une injection ou un épaississement non signalés par les autres, croit avoir rendu plus de services que s'il avait découvert un symptôme nouveau, ou saisi entre les phénomènes des différences ou des analogies inconnues jusqu'alors. Cette direction est fâcheuse, et la description graphique des maladies en souffre.

Quand les troubles fonctionnels coexistent avec une lésion, on les décompose en un nombre variable de phénomènes qui prennent alors le nom de symptômes de la maladie, et alors celle-ci est représentée par la lésion et les troubles sont les symptômes de la lésion. Galien a établi ce principe fondamental en pathologie. Il y revient sans cesse dans un grand nombre de ses écrits. Il répète que la maladie consiste dans un dérangement de structure, que le dérangement des fonctions n'en est que la manifestation, le symptôme, mais il ajoute, et avec lui tous les observateurs qui lui ont succédé, que dans un grand nombre de maladies on ne trouve pas autre chose que le trouble fonctionnel ; que provisoirement il faut le considérer comme la maladie même. Ce provisoire continue encore aujourd'hui pour les maladies que Galien ci-

Des maladies avec lésion.

tait déjà comme exemple : les convulsions, les fièvres et bien d'autres.

Des troubles fonctionnels idiopathiques.

On est convenu de désigner sous le nom d'*idiopathiques* ou d'*essentiels* les troubles d'action physique, chimique ou vitale qui existent par eux-mêmes, et ne sont sous la dépendance d'aucune lésion appréciable. Lorsque la fièvre et l'hydropisie ne peuvent être rattachées à une lésion du solide ou des liquides, elles prennent alors le nom d'*idiopathiques* ou d'*essentielles*, et constituent alors toute la maladie; tandis qu'elles sont, dans d'autres cas, *symptômes* d'une phlegmasie ou d'une lésion du cœur. Le mot peut être mauvais, l'idée est juste, et ceux qui l'ont critiqué sont forcés de l'employer lorsqu'ils veulent désigner la chose. Il faut l'appliquer sans scrupule non-seulement *à tout acte, à toute fonction, mais à toute espèce de phénomène morbide ou symptôme, qui ne peuvent être rapportés à une lésion soit locale, soit générale du solide ou des liquides.*

L'altération de fonction suppose-t-elle toujours une lésion de structure?

Toute altération de fonction suppose-t-elle une altération de texture? On peut répondre affirmativement quand on s'appuie sur le raisonnement, sur une analogie puissante, et qu'on invoque la faiblesse de nos moyens d'investigations. On est porté à donner une solution tout opposée quand on se place au point de vue de la clinique et de l'observation des phénomènes. En effet, malgré les découvertes modernes de la chimie, malgré la micrographie, le zèle et le talent des anatomo-pathologistes, il reste un grand nombre de maladies sans lésions, et parmi les maladies avec lésions il en est un plus grand nombre encore dans lesquelles celles-ci ne doivent être considérées que comme une partie tantôt essentielle, tantôt secondaire de l'affection. Nous nous sommes déjà étendus fort longuement sur ce point. Ce que nous disons là n'est point une attaque contre l'anatomie pathologique. Sagement étudiée, et comme doivent le faire des hommes sans préjugés, elle conduit à des découvertes importantes. Nous ferons grâce au lecteur de tous les lieux communs débités sur les services rendus par l'étude des lésions ; personne n'oserait les contester aujourd'hui.

Ainsi donc, un premier fait capital et qui domine la pathologie tout entière est celui-ci : *Les troubles fonctionnels n'ont pas besoin pour exister qu'il se développe préalablement une lésion matérielle, soit d'un solide, soit d'un liquide.*

Division des maladies en idiopathiques et en symptomatiques.

Il faut aller plus loin et ériger en loi générale un fait non moins décisif, et qui doit figurer en tête de toute la pathologie spéciale et générale ; voici cette loi :

Il n'existe pas un seul acte morbide, un seul trouble fonctionnel, un seul symptôme, une seule maladie, que ne puisse produire à lui tout seul, et en l'absence de toute espèce d'altération de texture, un simple trouble d'acte ou de fonction, ou si l'on aime mieux : *nous ne connaissons pas une seule maladie avec altération d'organe qui ne puisse être provoquée également sans altération de l'organe, par le seul fait de la lésion de sa fonction et des propriétés vitales.*

Dogme fondamental en pathologie : Il n'y a pas de maladie que ne puisse produire un simple trouble dynamique aussi bien qu'une lésion matérielle.

Une proposition aussi fondamentale que celle-ci ne saurait être trop longuement motivée. Produisons donc un grand nombre d'exemples à l'appui, et n'hésitons pas à aborder de front les difficultés qu'elle soulève.

Commençons par l'étude des maladies locales, dans lesquelles la similitude semblerait au premier abord plus difficile à établir. La névrose du cœur ou du poumon,

Preuves à l'appui de cette proposition. Maladies locales.

par exemple, peut simuler une lésion organique à tel point que les méthodes les plus rigoureuses d'observation ne pourront lever les doutes. On ne trouvera qu'une névrose pour expliquer tous les signes d'une hypertrophie cardiaque dont l'existence a été admise pendant quinze ou vingt années. Une phthisie pulmonaire peut être imitée complétement par une névrose de l'appareil respiratoire. Qui ne sait qu'on a pu croire à une phthisie laryngée lorsqu'il n'existait qu'une simple névrose des nerfs laryngés? Toutes les maladies cérébrales et de la moelle épinière, sans en excepter la congestion, l'hémorrhagie, le ramollissement, les paralysies partielles, générales, le délire aigu et chronique, donnent lieu à des symptômes tout à fait identiques à ceux que nous observons en l'absence de toute altération de texture. Passons rapidement sur ces faits, que ne seront pas disposés à contester ceux qui savent combien le diagnostic des affections cérébrales est difficile.

Maladies donnant lieu à la formation de produits morbides.

Il est bien plus remarquable encore de voir les mêmes produits morbides se former également dans des cas où l'organe est lésé et dans d'autres où il est sain. Le sang sort-il seulement des vaisseaux lorsque les tissus sont altérés? Ne le voyons-nous pas faire irruption de la même manière, par le seul effet d'un trouble dynamique? Est-ce que l'albumine ne s'échappe pas des vaisseaux sans que le rein soit lésé dans sa structure? La sérosité du sang, son urée, la matière colorante de la bile, apparaissent dans des lieux où nous pouvons trouver, nous dirons presque indifféremment, les tissus malades ou sains. Le trouble vital peut donc seul nous expliquer la formation d'un très-grand nombre de produits morbides.

Les congestions sanguines, l'hémorrhagie, l'épanchement de sérosité, la fièvre, les convulsions et toutes les altérations imaginables de la sécrétion normale des glandes, se montrent à nous avec ou sans aucune altération de texture.

Nous pourrions, à plus forte raison, dérouler ici le tableau innombrable des phénomènes morbides qui sont tour à tour avec ou sans lésion : le délire, la dyspnée, le vomissement, l'accélération du pouls, le ptyalisme, le flux urinaire, lacté, spermatique, etc.

Trois exceptions à la loi générale posée.

Nous ne connaissons que trois produits pathologiques, le pus, le tubercule et le cancer, que ne puissent engendrer ou imiter d'autres maladies par trouble dynamique, et encore l'on sait que cliniquement une erreur de diagnostic est très-facile.

Ainsi, l'on peut établir qu'on connaît à peine deux ou trois maladies qui font exception à la règle que nous avons posée. Toutes les autres sont avec lésion ou sans lésion, sans que leurs symptômes, leur marche, leur durée, leurs causes, diffèrent très-sensiblement. Il faut bien que cette vérité ait frappé les observateurs les plus anciens, puisqu'ils l'ont inscrite dans la science en appelant essentiels et symptomatiques le groupe des symptômes et les maladies qui sont sans lésion, ou qui se rattachent à l'existence d'un désordre matériel.

Toutes les maladies, la phthisie, la pneumonie, par exemple, ne sont pas idiopathiques ou symptomatiques; mais tous leurs symptômes, à peu d'exceptions près, correspondent à des phénomènes morbides qui peuvent être idiopathiques, c'est-à-dire exister par eux-mêmes sans avoir besoin de la lésion et ressembler tout à fait à ceux que celle-ci détermine. Voilà le véritable sens qu'il faut attacher à ces mots.

Les troubles dynamiques sont-ils cause de la lésion ou des symptômes?

A ce sujet s'élève une question difficile qui agitera encore bien longtemps les esprits? Si nous trouvons des maladies ou tout au moins des troubles fonctionnels idiopathiques qui imitent si complétement les symptômes des lésions qu'on ne peut établir entre eux aucune différence capitale, sommes-nous sûrs que dans une maladie à lésion c'est bien celle-ci qui provoque les symptômes plutôt que le trouble fonctionnel? La lésion pourrait bien être, comme le symptôme, le résultat du trouble dynamique ou vital? Contentons-nous de bien poser ces deux grandes questions et abandonnons-les à ceux qui les poursuivent sans succès depuis un si grand nombre d'années.

Distinction des troubles dynamiques en primitifs et consécutifs.

Faisons une distinction importante dans les troubles dynamiques; les uns sont primitifs et constituent les éléments essentiels de la maladie; les autres sont consécutifs soit à d'autres troubles dynamiques, soit même à des lésions d'action physique et chimique. Les premiers sont les seuls auxquels puisse s'appliquer ce que nous avons dit précédemment des maladies idiopathiques. Ils consistent dans les troubles dynamiques généraux tels que ceux qui résultent de la mise en jeu de l'excitabilité, du principe vital, ou dans des troubles partiels qui dépendent des propriétés vitales particulières telles que la sensibilité, la contractilité, l'intelligence, etc.

La lésion d'acte ou de structure est-elle ou non précédée d'abord d'un état morbide général? On peut faire trois suppositions : 1° toute maladie est d'abord générale; 2° toute maladie est primitivement locale, et ce n'est que consécutivement qu'elle se généralise; 3° les maladies sont les unes locales, les autres générales. Cette dernière opinion est la seule qui soit vraie.

De l'affection. On a admis de tout temps que la maladie pouvait tenir à une lésion toute locale, comme dans un grand nombre de maladies chirurgicales et médicales, dont le nombre est cependant restreint. Cette opinion est établie sur une base inébranlable. Galien lui-même, si essentiellement humoriste, admet une classe de maladies primitivement locales.

Les anciens appelaient affection πάθος, πάθημα, *affectio*, l'état général qui provoque l'état local auquel ils réservaient le nom de maladie νόσος, νόσημα, *morbus*. Ainsi pour eux l'affection était très-distincte de la maladie. Qu'est-ce que l'affection?

Voici les cas dans lesquels on doit accepter l'existence d'un état général primitif ou affection. Les exanthèmes, la rougeole, la scarlatine, la suette, la variole, sont des affections. Celui qui voudrait en faire des maladies de la peau serait peu écouté aujourd'hui. Il faut encore citer le cancer, le tubercule, le typhus, la fièvre typhoïde, la peste, la fièvre jaune, le choléra, le rhumatisme, la goutte, qui, avec des lésions locales très-caractérisées, n'en sont pas moins des maladies générales. Les maladies spontanées du sang méritent bien la dénomination d'affection, car on ignore l'état morbide des solides qui leur donne naissance.

La maladie ou la *détermination morbide locale*, pour me servir de l'expression de Cullen, caractérise un très-grand nombre d'*affections*. Le ramollissement des plaques de Peyer ne permet de confondre la fièvre typhoïde avec aucune autre maladie. Il en est de même du bubon dans la peste, des hémorrhagies dans la fièvre jaune, etc. Quelquefois la lésion manque dans les cas les plus violents; cependant l'affection générale n'en reste pas moins bien caractérisée, ce qui prouve que la lésion n'est qu'un De la maladie.

effet local et l'un des éléments de la maladie. La rougeur cutanée fait défaut dans quelques cas de rougeole et de scarlatine ; les pustules dans la variole sans que ces malades soient moins reconnaissables à l'aide des autres symptômes ; dans ce cas, l'élément général subsiste. L'inverse a lieu : l'éruption cutanée paraît sans la fièvre ; l'élément général manque. D'où nous concluons que dans un grand nombre de maladies, la lésion et l'affection, c'est-à-dire l'état local et l'état général, se complètent l'un l'autre, et que la plupart des maladies sont réellement constituées par ces deux éléments réunis.

L'affection est souvent caractérisée par un simple trouble dynamique, et il n'existe pas la moindre lésion de structure. Le choléra détruit la calorification, la rage provoque des convulsions générales, les miasmes et les virus frappent d'adynamie et d'ataxie tous les systèmes sans laisser trace de leur passage. Du reste, on ne s'accorde pas sur le nombre des maladies et des affections ; les uns considèrent comme affections ce que d'autres appellent maladies. Les phlegmasies, les flux, le croup, l'angine couenneuse, la coqueluche, l'érysipèle, certaines espèces de gangrène, de ramollissement, etc., sont-ils des maladies ou des affections?

Les maladies locales sur lesquelles il ne reste aucun doute sont les névroses partielles du sentiment, du mouvement, de l'intelligence, la production de tissus homologues dont nous avons déjà parlé (voir *Lésions*).

Des maladies générales.

De la maladie générale. Quand on cherche à en retracer avec quelque rigueur les caractères, on rencontre des difficultés de plus d'un genre que n'ont pas toujours soupçonnées les auteurs qui parlent le plus souvent des maladies générales sans prendre le soin de les définir.

On les considère comme caractérisées par la dissémination des lésions ou des troubles fonctionnels dans un grand nombre de points de l'économie, et surtout par l'action de la cause morbifique qui porte à la fois sur le solide et les liquides. Faisons d'abord remarquer que les affections ne produisent souvent qu'un désordre matériel très-circonscrit : tels sont, par exemple, les affections tuberculeuses du poumon et des méninges, le cancer de la mamelle et de l'utérus. D'une autre part, on rencontre des maladies qui, par l'étendue et la généralisation des symptômes, imitent complétement les affections. Les névroses mixtes du mouvement, du sentiment et de l'intelligence, comme l'épilepsie, l'hystérie, la nosomanie, troublent à peu près toutes les fonctions, et cependant on s'accorde à les placer au rang des maladies locales.

Il faut bien que les différences qui séparent l'affection de la maladie soient légères dans un grand nombre de cas pour qu'on se dispute encore sur la détermination des espèces morbides qui doivent être réputées maladies générales ou locales. L'inflammation, l'hydropisie, la coqueluche, un grand nombre de gangrène, de ramollissements, d'ulcérations, ont été rangés tantôt parmi les premières, tantôt parmi les secondes. On s'accorde à regarder comme maladies générales les fièvres et les altérations du sang. 1° Ces dernières surtout peuvent leur servir de type, puisqu'il n'est pas une seule molécule organisée que ce liquide ne vienne baigner et modifier d'une manière quelconque. Dans cette classe rentrent les maladies virulentes, venimeuses et toxiques. 2° Les pyrexies et les exanthèmes offrent les mêmes caractères au plus haut degré. 3° Nous plaçons dans une troisième catégorie quelques troubles du système nerveux, tels que la névrosthénie, l'adyna-

Des maladies qui méritent ce nom.

mie; l'ataxie, et enfin des maladies dont la nature est entièrement ignorée, comme la scrofule, la goutte, le rhumatisme, le rachitisme, la diabète, l'albuminurie.

Presque toute maladie locale peut être aussi maladie générale.

Nous ne limiterons pas à ces seules maladies celles qui méritent le nom de générales. Notre conviction intime est que des maladies qui sont ordinairement locales peuvent, dans d'autres conditions, dépendre d'un état morbide général. Ainsi les pneumonies, l'angine gutturale, simple ou gangréneuse, la bronchite épidémique, les diarrhées, les dysenteries, sont souvent des maladies locales; mais dans d'autres circonstances, des causes cosmiques, telles que des épidémies, provoquent ces mêmes maladies. On les voit alors revêtir une autre forme, présenter d'autres symptômes, une autre marche, exiger enfin un autre traitement que les mêmes maladies observées dans d'autres conditions. Ce ne serait peut-être pas aller trop loin que de dire qu'à l'exception des maladies produites par des causes externes, par des parasites ou par des lésions physiques, chimiques et mécaniques, toutes les maladies réputées locales peuvent être à un moment donné des maladies générales. Si nous prenons l'inflammation pour exemple, il nous sera facile de montrer que la phlegmasie pseudo-membraneuse du larynx ou du voile du palais, est tantôt maladie locale, tantôt l'effet d'une maladie générale; nous en dirons autant d'un certain nombre d'hémorrhagies, d'hydropisies, de maladies de la peau. Le tubercule chez l'adulte pourrait passer pour une maladie de l'appareil respiratoire, tandis que chez l'enfant il se montre partout.

Presque toutes les maladies sont générales dans l'enfance et dans la vieillesse.

Il faut que le pathologiste s'habitue à envisager ainsi les affections internes, sans quoi il court risque de méconnaître les connexions intimes qui rattachent les maladies locales à la souffrance de l'organisme entier. Il pourra se convaincre alors qu'aux deux extrêmes de la vie, dans l'enfance et chez le vieillard, les maladies restent rarement circonscrites dans un tissu ou dans un appareil, et que la localisation est souvent difficile, sinon impossible. Aux autres époques de la vie, les maladies conservent plus longtemps leurs limites primitives, et encore doit-on remarquer qu'il est bien rare qu'une maladie qui occupe un organe essentiel dure un certain temps sans qu'on voie bientôt ses irradiations sympathiques se transmettre au loin et généraliser le mal : nouvelle preuve à ajouter aux autres que la maladie est bien plus souvent générale que locale, et qu'il est dans son essence de troubler les forces et la matière en même temps, quoique à divers degrés.

Des maladies générales primitives et consécutives.

Une distinction importante à faire dans les maladies générales repose sur leur mode de développement. Celles qui présentent d'emblée les caractères qu'elles auront jusqu'à la fin sont les seules qui méritent de retenir le nom de maladies générales primitives; les autres sont *consécutives* à la lésion d'un organe. La pléthore est toujours une maladie générale primitive. Au contraire, l'anémie, l'adynamie, la diminution de l'albumine du sang, constituent des maladies générales, tantôt primitives, tantôt consécutives à une lésion connue et localisée.

Caractères des maladies générales.

Voici les caractères généraux communs à toutes les affections : 1° On ignore complétement le siége et la nature du trouble ou de la lésion qui en est le point de départ; par conséquent le nom d'essentiel, d'idiopathique, lui convient parfaitement. 2° Il existe une altération simultanée, quoiqu'à différents degrés, des propriétés vitales, des fonctions et des organes. 3° On trouve une lésion presque constante du sang, des liquides qui en émanent et du solide qui les fournit; ce qui leur a fait donner le nom de maladie de toute la substance (*morbus totius substantiæ*). 4° Plus ordinairement il y a prédominance des troubles des propriétés et des actes vitaux, qui peuvent à eux seuls constituer l'affection, et qui, dans tous les cas, dépassent en intensité et en fréquence, les lésions matérielles qui peuvent faire défaut sans que l'affection cesse pour cela d'être nettement caractérisée. 5° On constate une seule ou plusieurs altérations dans les organes. Qu'elle soit unique ou multiple, elle se présente toujours de la même manière et avec une constance telle qu'on a pu admettre un rapport de cause à effet. Aujourd'hui personne ne doute que ces lésions ne soient liées à la maladie générale et placées entièrement sous sa dépendance (exemple : les exanthèmes, l'altération de l'intestin, les hémorrhagies, les gangrènes dans les pyrexies). 6° On est dans l'impossibilité de saisir l'enchaînement physiologique des désordres et de les rattacher soit à un trouble fonctionnel, soit à une lésion que l'on pourrait regarder comme les causes essentielles de la maladie. Toutes les hypothèses proposées tour à tour pour expliquer les fièvres, les exanthèmes, les maladies virulentes, etc., témoignent de la grandeur et des difficultés du sujet, mais n'ont point éclairé la pathogénie des maladies générales. 7° Notons enfin l'action inconnue, mais spécifique, des causes qui consistent tantôt dans des agents spéciaux fournis par le cosmos (miasme, principe infectieux), par l'homme sain ou par l'homme malade (typhus, dysenterie). 8° La transmission par voie de contagion, d'infection ou d'inoculation de ces principes. Tels sont les principaux caractères que l'on retrouve dans l'*affection*.

L'esprit ne peut rattacher, par aucun lien naturel, les

uns aux autres, les différents groupes dont se compose la grande classe des maladies générales. Les unes ont une marche aiguë, régulière, des périodes distinctes qu'elles accomplissent toujours à peu près dans le même temps (pyrexies, exanthèmes); les autres se développent lentement et à la manière des affections les plus chroniques. On les voit mettre plusieurs années pour parcourir leur période. De ce nombre sont la scrofule, la goutte, le rachitisme. Les unes appartiennent à l'enfance, les autres commencent dans la période moyenne de la vie (goutte).

Les maladies générales les plus anciennement connues ont été rassemblées dans les groupes suivants : 1° les pyrexies; 2° les exanthèmes; 3° les maladies virulentes; 4° venimeuses; 5° toxiques; 6° les altérations du sang; 7° des maladies assez différentes et provisoirement placées les unes à côté des autres, comme la scrofule, le rachitisme, le goître, le crétinisme, la goutte, le rhumatisme, le diabète, l'albuminurie, etc. La cause, la nature et la physiologie pathologique de ces affections sont couvertes encore d'une obscurité qui est préférable aux hypothèses que les vitalistes, les humoristes et les solidistes ont imaginées tour à tour pour se rendre compte de leur développement.

§ V. **Des causes et de la nature de la maladie.** Nous ne voulons que marquer ici la place d'un sujet qui doit être traité longuement quand nous aurons terminé l'histoire de la maladie et des maladies (voyez *Étiologie*). La notion de la maladie n'est complète que lorsque nous connaissons sa cause visible.

Causes situées dans le cosmos.

L'analogie la plus sévère a conduit les observateurs de tous les temps à admettre que si la santé a sa cause dans les conditions régulières du cosmos et de l'organisme, la maladie doit également tenir au trouble survenu dans ces mêmes conditions. La recherche des causes jette une vive lumière sur la constitution de la maladie ; nous ne voulons parler ici que des causes évidentes, déterminantes, éloignées, qui sont en petit nombre lorsqu'on les compare à celles dont nous ignorons la nature. Cependant le peu que nous en savons nous révèle souvent dans les maladies un élément important qui suffit pour les caractériser. Dès la plus haute antiquité on a fondé sur la cause des distinctions qui méritent encore d'être conservées. Les maladies virulentes, contagieuses, épidémiques, infectieuses, venimeuses, les empoisonnements, ont toujours formé des groupes morbides qui se distinguent des autres par la nature de l'agent morbifique.

Causes situées dans l'organisme.

La matière où se passe l'action est aussi une des causes de la maladie. Cette grande vérité proclamée par Galien mérite quelques développements, parce qu'elle éclaire beaucoup l'étiologie des affections internes. Quand la maladie vient à se déclarer, elle trouve les organes et les fonctions, la matière et les forces dans deux conditions différentes : 1° à l'état sain, 2° ou dans un état qui peut être : A disposition à la maladie ; B maladie même. Examinons ces deux cas qui renferment l'ensemble des faits et jettent une grande clarté sur la notion de la maladie.

Influence de l'organisme sain sur la maladie. Des diathèses physiologiques.

1° *État de santé.* Chaque organisme a, pour me servir de l'expression de Galien, sa diathèse, c'est-à-dire sa manière d'être qui, tout en restant physiologique, n'est pas la même chez tous les sujets, et qui doit par conséquent influer beaucoup sur les deux éléments de toute maladie, la lésion de structure et la lésion dynamique. Il nous suffit de rappeler que la race, le tempérament, la constitution, l'âge, le sexe, les idiosyncrasies, certains états physiologiques, la menstruation, la grossesse, modifient les qualités du solide et du liquide et l'intensité des forces qui les régissent; de là les différences considérables signalées par les auteurs les plus anciens. Quoique renfermées dans les limites de l'état physiologique, elles n'en ont pas moins une grande influence sur la maladie.

L'intensité de telle ou telle fonction, les irradiations lentes ou rapides, locales ou générales, l'énergie du principe vital, la résistance aux causes morbifiques se traduisent dans l'état de maladie par les mille variétés de formes, de symptômes, de sympathies qui donnent à la même affection une physionomie très-différente selon chaque sujet, selon sa diathèse ou manière d'être normale de sa constitution.

Influence de l'organisme malade.

2° *État morbide.* Le support peut être déjà malade au moment où se déclare la maladie, et alors viennent s'ajouter en quelque sorte les symptômes du malade à ceux de la maladie. Des états morbides héréditaires, tels que la scrofule, la tuberculose, la syphilis, les dartres, la goutte, le rhumatisme, ou bien des diathèses morbides acquises, donnent à la matière et aux forces des caractères spéciaux qui s'ajoutent à ceux dont s'accompagne la maladie actuelle.

Ainsi, d'un côté nous trouvons l'état antérieur du solide, des liquides et des forces dans une parfaite intégrité, mais différant suivant les individus, et ces différences se traduisant à l'instant où paraît la maladie par des caractères spéciaux qui constituent toutes les variétés, tous les cas particuliers de la maladie; d'une autre part nous constatons une manière d'être toute pathologique qui donne à son tour à la maladie quelque chose de spécial. Nous n'avons pas à nous occuper ici de ces diathèses, nous avons voulu seulement marquer l'influence considérable de la matière et des forces sur la maladie.

De la cause prochaine de la maladie. Définition.

Par cause de la maladie, *cause véritable*, *première*, *prochaine*, *contenante*, *immédiate*, on a désigné l'action morbifique qui provoque les troubles de fonction ou de structure. Pour ne pas rester dans le vague, citons la cause inconnue qui détermine chez l'homme le mieux portant, et en dehors de toute influence appréciable, une maladie telle que le choléra, la fièvre jaune, la peste, la suette, la coqueluche, la fièvre typhoïde, les tubercules, le cancer. Semblable à ces êtres de raison qu'on a appelés miasmes, contagion, qu'on n'a jamais vus, mais qu'on admet parce qu'ils produisent une maladie toujours identique à elle-même, la cause prochaine est en quelque sorte le principe spécial, la condition morbifique *sine quâ non* de la maladie (1). L'inflammation du poumon, la cirrhose, la maladie de Bright, la goutte, etc., reconnaissent une cause spéciale prochaine, suffisante pour la produire en dehors de toute espèce d'intervention.

Cette cause prochaine est donc celle qui est toujours suivie du même effet, c'est-à-dire de la même maladie. Il y a autant de causes de maladies que de maladies même. Malgré la différence de siége, si la nature n'est pas différente, la cause prochaine reste identique; ce sont d'autres causes qui amènent la différence de siége. Ainsi l'inflammation doit avoir une cause prochaine, unique, qu'elle siége dans le poumon, le foie, les mem-

(1) Gaubius, *Pathologie générale*, p. 29. Traduit par Sue, in-12, Paris, 1770.

branes ou ailleurs. De même les différences qui existent entre les maladies font supposer qu'elles se développent sous l'empire de causes prochaines, différentes.

Elle a sa source dans le cosmos ou l'organisme.

La cause prochaine de la maladie a, comme cette dernière, son origine dans le corps (microcosme) ou dans le milieu ambiant (macrocosme). Comprise ainsi que nous venons de le dire, elle est synonyme de nature intime, d'essence de la maladie; nous ne lui accorderons pas de plus longs développements.

De la cause expérimentale. Manière de la comprendre.

La nature d'une maladie est la cause expérimentale des lésions de structure, d'actes et des phénomènes que nous observons dans le solide ou les liquides. Pour trouver cette cause, on étudie la succession des phénomènes jusqu'à ce qu'on ne puisse aller au delà d'un d'entre eux, qui est alors réputé phénomène producteur ou cause des autres. «L'expérience, dit Barthez, ne peut nous faire connaître en quoi consiste essentiellement l'action d'une cause de phénomène. Elle ne peut manifester que l'ordre et la règle que suivent dans leur succession les phénomènes qui indiquent cette cause (1).» Barthez a exprimé en un magnifique langage et avec une netteté très-grande les vrais principes qui doivent présider à l'établissement d'une science. Pourquoi ne leur est-il pas resté toujours fidèle? Telle est en effet la seule direction légitime que l'on puisse donner à la recherche des causes, si l'on veut qu'elle aboutisse à quelque découverte utile. Il est donc bien entendu que par nature d'une maladie nous devons seulement comprendre la cause expérimentale et sensible des changements survenus dans la structure, les propriétés et les actes du corps humain.

(1) *Nouveaux éléments de la science de l'homme*, t. I, p. 5, in-8°, Paris, 1806.

La cause expérimentale doit comprendre la nature de la maladie.

De même qu'on ne doit pas remonter dans les sciences physiques au delà du fait principe fourni par l'expérimentation, de même, en pathologie, il est utile de ne pas dépasser le fait évident pour courir après l'essence de la maladie ou sa cause première, comme on le disait anciennement. C'est pour avoir abandonné la méthode expérimentale que l'on a attribué les maladies tantôt à un principe inconnu, à l'âme, à l'archée, au pneuma; tantôt aux quatre humeurs et aux quatre éléments, à un principe acide ou âcre; plus tard, à la surabondance de l'électricité, du calorique, à la fermentation, etc. On reste dans le vrai quand on se contente de dire que la maladie est une névrose, une hémorrhagie, une hydropisie, un flux, une inflammation, parce qu'on ne dépasse pas la limite atteinte par le phénomène visible. L'altération connue du sang ou d'une humeur naturelle, la congestion avec certains caractères sont autant de causes que nous considérons, à juste titre, comme indiquant la nature de la maladie; mais ce ne sont encore que des causes expérimentales. Les meilleurs esprits savent s'en contenter, et les considèrent comme suffisantes pour caractériser la nature des maladies. Si l'on objecte que telle n'est pas leur vraie nature, qu'il existe avant cette cause d'autres troubles plus intimes, et qui les précèdent dans leur développement, nous demanderons qu'on nous les montre expérimentalement; sinon, nous sommes décidés à ne pas admettre toutes les hypothèses que l'on a décorées du nom de causes premières. On n'a fait faire de véritables progrès à la pathologie qu'à partir de l'époque où l'on s'est contenté de suivre avec rigueur le mode de succession des phénomènes. L'école empirique a donné cet exemple, qui a été suivi, depuis la restauration des

Sage doctrine des anciens sur ce sujet.

sciences, par les plus illustres génies, tels que Bacon, Descartes et presque tous les médecins de ce siècle. A l'aide de la méthode analytique et de l'étude des phénomènes morbides, on est parvenu à fonder les groupes naturels de maladies (inflammation, hydropisie, flux, etc.) qui restent encore aujourd'hui pour attester que la connaissance des phénomènes est encore ce que nous possédons le mieux. La nature des maladies doit provenir de cette source.

miter la méthode usitée dans les sciences physiques.

La médecine n'a rien de mieux à faire que de suivre la marche usitée dans les sciences physiques, et de leur emprunter la méthode expérimentale dont elles ont tiré un si grand parti. La méthode expérimentale nous enseigne à observer d'abord les phénomènes avec rigueur, à les vérifier un grand nombre de fois, à les contrôler, à les reproduire dans des expériences, et à en découvrir ainsi la cause de production. Quand on ne peut les rattacher à une cause déjà connue, on établit une loi partielle. On peut ainsi en instituer provisoirement un certain nombre, jusqu'à ce qu'on découvre une loi plus générale qui en comprenne plusieurs; on possède alors une théorie des phénomènes. Galilée trouve dans la pesanteur la cause de la chute des graves vers la terre; bientôt Képler, Newton, s'assurent que le mouvement de la lune autour de la terre est un effet de la même cause. Les travaux des astronomes ne tardent pas à établir que le mouvement de la terre autour du soleil est un effet de la même loi, et ils finissent par déduire la théorie complète de tout ces phénomènes, c'est-à-dire la loi des lois qu'ils posent dans ces termes : « Les corps s'attirent en raison inverse de leur distance et en raison directe de leur masse. » On peut en dire autant pour la lumière dont

Des lois partielles et des lois générales.

on a une théorie complète. Grâce aux admirables découvertes de Descartes, de Savary, de M. Foucaut, toutes les lois particulières des phénomènes de lumière s'expliquent par l'hypothèse de l'ondulation. Au contraire, on n'est pas en possession d'une théorie complète de la chaleur, on n'a que des lois partielles sur la conductibilité des corps, sur le rayonnement, sur la tension des vapeurs.

Application de cette méthode à la recherche de la maladie.

Inflammation.

Appliquons ces données à la recherche de la nature de quelques maladies. L'inflammation a pour causes prochaines l'accumulation de la bile et du sang, suivant Galien ; le strictum, suivant l'école méthodique ; l'irritation, suivant Broussais. Voilà autant de vaines spéculations indignes des sciences naturelles, et qui ne doivent pas arrêter l'observateur décidé à s'en tenir aux phénomènes. Il doit procéder autrement : il rencontre dans tous les tissus une maladie qui s'accompagne de rougeur, de tuméfaction, de chaleur ; en y regardant de plus près, il aperçoit la dilatation des vaisseaux capillaires, la stase du sang, bientôt suivie de l'émission de sérosité, de fibrine, et enfin d'un globule appelé pus. Il se contente alors de ces phénomènes, au delà desquels ses sens ne peuvent pas aller, et il se décide à les réunir sous le nom générique d'inflammation. Toutes les fois qu'il les voit reparaître avec ces caractères, quels que soient les tissus frappés, il les rapporte à cette cause, et déclare que leur nature est inflammatoire. Il ne faut pas croire que la cause de l'inflammation est trouvée. Avant le premier phénomène, avant la congestion des capillaires, il existe très-certainement une cause qui, si elle était découverte, constituerait la cause prochaine de l'inflammation. On posséderait alors la loi de toutes les inflammations. L'irritation, le strictum ou tout autre nom imposé au phénomène producteur serait une cause analogue à la pesanteur en physique.

Tentatives malheureuses de systématisation.

Nous en dirons autant de la cause des hémorrhagies, des hydropisies, des convulsions. Nous n'en connaissons que quelques lois partielles. Ceux qui s'indignent de ne pas posséder le fait-principe peuvent, à leur aise, imaginer des théories transcendantes sur la nature des maladies. Loin d'avancer la science, ils ne font que l'entraver dans sa marche, et tromper, pour un instant, quelques esprits superficiels. Les tentatives que l'on a faites pour tout ramener à l'irritation, au principe vital, etc., n'ont pas été couronnées de succès, et doivent ôter aux plus sages l'envie de recourir à de pareilles hypothèses. Bornons-nous à constater les phénomènes chimiques et dymiques, à déterminer leur mode de succession, et alors, peut-être, pourrons-nous fonder une physiologie pathologique expérimentale et rationnelle. Nous voyons tous les jours proposer des explications dans lesquelles on croit avoir signalé la cause prochaine du mal. Le plus ordinairement, elles ressemblent à celles dont Molière s'est tant moqué, ou assignent au phénomène principal une cause inintelligible et purement imaginaire.

La seule chose possible est le rapprochement des phénomènes morbides.

Le groupement des maladies, sous le titre de névrose, d'hémorrhagie, indique leur nature, c'est-à-dire qu'il fait connaître l'affinité naturelle et l'origine commune d'un certain nombre de phénomènes morbides. Les névroses du mouvement, par exemple, ont pour caractères l'absence de lésion, le trouble de la motilité, les convulsions, l'action de causes spéciales qui agissent sur le système nerveux, l'influence heureuse exercée par les narcotiques, etc. Les maladies qui nous offrent toutes ces conditions réunies sont alors rapprochées sous le titre de

névroses. Ce n'est pas, sans doute, aller loin que de remonter ainsi jusqu'au phénomène principal ; mais il faut savoir s'en contenter.

La nature d'une hémorrhagie est suffisamment connue lorsqu'on sait qu'elle dépend d'une lésion du sang, d'un vaisseau ou d'un tubercule. Cependant on ne peut se vanter de connaître la loi générale qui préside à sa production. Les mots de sthénie, d'asthénie, d'activité, de passivité, ne nous apprennent pas grand'chose, parce qu'ils ne désignent pas la cause expérimentale des phénomènes.

La cause d'une maladie est une lésion de structure ou une lésion d'action physique, chimique ou vitale. La connaissance d'une de ces causes suffit momentanément pour nous éclairer sur sa nature.

Qu'est-ce que la physiologie pathologique?

La physiologie pathologique ou la pathogénie est consacrée à la recherche des causes des maladies et du mode de génération de leurs phénomènes. Pour qu'elle rende quelque service, il faut qu'elle découle de l'étude de la physiologie, qu'elle n'en soit que la déduction et l'application rigoureuse à l'homme malade. Aussi voit-on se refléter sur elle l'état plus ou moins avancé de la biologie : même obscurité ou même lumière, suivant les progrès de cette dernière science. Celui qui hasarde une hypothèse sur la nature d'une maladie doit en chercher la confirmation dans les données les plus certaines de la physiologie, et celle-ci à son tour ne peut légitimer une théorie qu'en la mettant d'accord avec les faits pathologiques.

Nature des maladies d'après leur siége.

Nature de la maladie d'après son siége. La notion de nature implique la connaissance du tissu, de l'organe, de l'appareil, du système ou des liquides spécialement affectés. L'étude des symptômes et des lésions y conduit. A mesure que les moyens d'investigation se sont multipliés et ont acquis plus de rigueur, on est parvenu à déterminer non-seulement l'organe, mais encore le tissu élémentaire affecté. Le microscope a été très-utile à ce double point de vue. De son côté la chimie a rendu les mêmes services en faisant connaître les changements qui portent sur la composition élémentaire et les principes immédiats des liquides.

Altération des solides; des liquides; des forces.

En s'en tenant uniquement au point de vue du siége des maladies, on trouve que les maladies affectent: 1° les solides; 2° les humeurs; 3° les facultés. Galien a solidement, et l'on peut dire définitivement, établi sur cette triple base la division générale des maladies. Il l'avait reçue d'Hippocrate, qui avait fondé sur elle une pathologie qui doit exciter encore l'admiration des médecins. Érasistrate et ceux qui se déclarèrent comme lui exclusivement en faveur du solidisme, ont méconnu toute une classe importante et nombreuse de maladies. L'humorisme moderne, éclairé par les travaux de la physique et de la chimie, a repris de nouveau possession d'un domaine qu'on ne saurait dorénavant lui ravir.

Les maladies du solide sont très-nombreuses, souvent partielles ou disséminées sur une foule de points. Elles peuvent affecter un vaste système organique, le nerveux, le musculaire, le séreux, ou plusieurs organes à la fois; ou au contraire n'atteindre qu'une seule fibre.

La maladie du solide est antérieure à celles du liquide.

Les maladies générales du solide peuvent être consécutives à la lésion des humeurs. On a même prétendu que telle était leur cause constante. Si par ce mot, altération des humeurs, on ne prétendait désigner que le sang, nul doute que le solide ne soit souvent altéré consécutivement à ce liquide, lorsque celui-ci a reçu, par exemple, du pus, un virus, un venin, et même certains agents miasmatiques, épidémiques et contagieux. Mais dans un grand nombre de maladies, telles que le rhumatisme, la goutte, la scrofule, le cancer, les tubercules, tout porte à croire que le solide est altéré avant les humeurs, et que la mauvaise crase de celles-ci dépend de la maladie primitive des tissus et des organes. Nous traiterons plus amplement cette question ailleurs. (Voy. *Altérations du sang.*)

Division des maladies par rapport à leur siége.

On peut, par rapport au siége de la maladie, établir 1° des maladies primitives du solide; 2° des maladies primitives du sang; 3° des maladies mixtes qui sont précisément les maladies générales dont nous avons parlé; 4° des maladies des liquides consécutives à la lésion du solide, ce qui est le cas le plus ordinaire.

Du siége anatomique des maladies.

En pénétrant plus intimement dans cette question, on constate d'abord un fait de la plus haute importance : les maladies du solide affectent tantôt le tissu élémentaire et fondamental de l'organe, les tubes nerveux, par exemple, dans l'encéphalite et le ramollissement cérébral, la fibrine du sang dans l'inflammation ; tantôt plusieurs tissus en même temps, le tissu cellulaire, les vaisseaux et ce qu'on appelle le parenchyme de l'organe. Dans une phlegmasie de la plèvre les tissus cellulaires séreux, vasculaires sont affectés; dans la pneumonie c'est la vésicule et le tissu ambiant. En un mot, la maladie a pour effet de s'attaquer à un élément, plus spécialement, à plusieurs, ou à tous, soit primitivement, soit consécutivement. Anciennement on ne connaissait pas assez la structure intime des organes pour assigner aux maladies un siége aussi limité; aujourd'hui on tombe peut-être dans une exagération contraire en voulant trop circonscrire la lésion dans une fibre, une vésicule, une humeur. D'ailleurs la détermination du siége élémentaire n'est pas indispensable pour bien connaître la maladie. Les affections les mieux connues, la fièvre intermittente, le choléra, la peste, la fièvre jaune, la pellagre, l'hystérie, l'épilepsie, n'ont pas encore de siége distinct, et cependant sont des maladies bien caractérisées. Nous nous en tenons aux apparences et nous nous contentons de peu quand nous faisons de la fièvre typhoïde une lésion de plaques de Peyer; de la rougeole et de la scarlatine, des exanthèmes ; de l'albuminurie une maladie des reins; du scorbut, de la chlorose et de l'anémie une maladie du sang. Sans doute cette localisation atteste un progrès dans notre science, puisqu'elle nous fait connaître l'organe plus spécialement affecté et un peu le mode suivant lequel il l'est. Mais il y a loin de là à la découverte du véritable siége du mal. La preuve que nous ne touchons encore qu'à la superficie des choses, avec notre prétention à la rigueur des sciences exactes, c'est que nous n'avons pu encore trouver le siége même apparent des maladies générales, et le nombre en est grand, car elles forment plus de la moitié de la pathologie. Souvent quand nous croyons avoir découvert le siége de certaines maladies nous n'avons aperçu que le gros des lésions. Savons-nous quel est l'élément altéré dans la cirrhose, la dégénérescence des reins, dans la formation d'un grand nombre de produits homologues et surtout hétérologues? Nous approuvons toutefois les tentatives même exagérées de localisation, parce qu'elles forcent l'observateur à remonter autant que possible jusqu'à la molécule vivante qui est affectée et à ne pas se contenter d'un à peu près qui doit être banni des sciences natu-

Il est inconnu dans la plupart des maladies.

relles. A mesure que celles-ci se perfectionnent, nous nous rapprochons de plus en plus de la connaissance de l'altération première, et par conséquent de la cause de la maladie. Toutefois il faut éviter l'erreur à laquelle pourrait conduire cette doctrine si elle nous faisait croire que les maladies à leur origine sont toutes dans le solide ou dans les liquides. Nous avons vu que le trouble des propriétés vitales concourt au moins autant que celui de texture à nous révéler le siége des maladies et nous permet de les classer suivant leurs affinités naturelles (voyez *Nosologie*).

Division des maladies tirées de leur cause.

De la nature des maladies tirée de la cause. Nous ne voulons plus parler de la cause expérimentale des maladies, mais seulement des causes soit externes, soit internes qui les produisent, et dont la connaissance est indispensable pour les différencier les unes des autres.

Maladies par cause externe ou traumatiques.

1° Les maladies naissent quelquefois au milieu de la santé la plus parfaite, parce qu'un agent du monde extérieur est venu changer les conditions normales de la structure, comme dans les plaies, les fractures, la pénétration de corps étrangers. Ces maladies traumatiques forment une classe à part et sont du domaine de la chirurgie.

Maladies héréditaires.

2° Les maladies dont la cause réside dans le corps humain dépendent : 1° d'une diathèse héréditaire soit générale, soit partielle ; comme exemple de la première, nous citerons : la scrofule, le tubercule, le cancer ; de la seconde, l'hypertrhopie cardiaque, les maladies de l'estomac.

Maladies diathésiques primordiales.

3° Un troisième groupe de maladies se compose de celles qui, indépendantes de toute action exercée par l'organisme du père ou de la mère, paraissent tenir à une diathèse générale ou partielle apportée en naissant. Pourquoi tel individu est-il plus spécialement affecté d'une maladie de l'estomac, des reins, de l'utérus, qu'un autre? A ce point de vue, les maladies méritent d'être distinguées en celles qui sont purement accidentelles et en maladies par prédisposition congénitale. Ces divisions jettent un grand jour sur la nature des maladies en montrant qu'elles n'ont pas toujours leur source dans une cause extérieure, mais bien dans un état primordial de la matière et des forces vitales, soit transmis par les parents, soit indépendant de cette cause. Dans les maladies diathésiques, un produit organique ou inorganique nouveau peut se former et se déposer au sein des organes; tels sont le cancer, le tubercule, les concrétions. Un fatalisme plus rapproché de la vérité que l'opinion contraire nous porte à croire que la matière organique du corps de l'homme est vouée à la destruction, et qu'elle renferme en naissant le germe de certaines maladies organiques ou un état diathésique constitué par une simple faiblesse des organes qui prépare la maladie et en facilite le développement à l'occasion de la moindre cause ou même sans cause appréciable.

4° Maladies par excès ou défaut de l'activité fonctionnelle.

4° *A côté de ces maladies*, dont nous connaissons maintenant l'élément essentiel, se placent naturellement celles qui proviennent de l'exercice exagéré, insuffisant, intempestif, d'une fonction ou d'un de ses actes. L'accomplissement d'une fonction dépend de l'état anatomique de l'organe qui l'effectue, de ses propriétés dynamiques et de l'intensité des agents chargés de les mettre en jeu. Voilà les trois causes de la santé et de la maladie. La dernière sera examinée plus loin; nous avons seulement à cœur d'établir que l'exercice d'une fonction qui s'établit, s'exagère ou s'éteint, engendre des maladies dont le point de départ est dans l'appareil, et qui ont pour élément la lésion d'action seulement. Dans cette catégorie se trouvent les maladies si nombreuses qu'amènent la dentition, la puberté, la grossesse, la ménopause, l'âge, l'exercice des fonctions du cerveau et des organes génitaux.

5° Maladies par causes cosmiques.

5° *Maladies par causes cosmiques.* Les maladies par causes cosmiques sont celles qui naissent d'un dérangement dans les qualités ou la quantité des agents naturels qui entourent l'homme ; que ces dérangements dépendent de l'homme lui-même ou de la perturbation naturelle et imprévue de ces agents. Ces maladies exigent toujours une disposition morbide préalable, une sorte de réceptivité. Nous trouvons développées sous l'influence de ces causes : 1° les maladies endémiques parmi lesquelles il faut citer le bouton d'Alep, la pellagre, le crétinisme, le goître, le béribéri, le mal des Barbades, la fièvre intermittente, la fièvre jaune, la peste et le choléra ; 2° les maladies provoquées par l'air, les impondérables et quelques agents dont nous soupçonnons l'existence uniquement par leurs effets. Au nombre des maladies ainsi produites, nous trouvons les affections épidémiques et saisonnières. Tout indique en elles une altération générale et primitive soit des liquides, soit des solides (pneumonie catarrhale, angine pseudo-membraneuse, grippe, suette). On y retrouve toujours la lésion d'acte ou la lésion d'organe, quelquefois ces deux éléments réunis.

6° Maladies spécifiques, contagieuses, virulentes, vénéneuses.

6° *Maladies spécifiques, contagieuses, virulentes, vénéneuses.* Viennent enfin les maladies générales provoquées au milieu de la santé la plus parfaite par la pénétration dans l'économie d'un agent mêlé à l'air ou introduit par la peau ou la membrane gastro-intestinale. Ces maladies sont marquées tantôt par la lésion simultanée des solides et des liquides, tantôt par des troubles fonctionnels seulement (rage, ergotisme convulsif, alcoolisme, tremblement mercuriel, convulsions saturnines).

Les maladies virulentes, venimeuses et toxiques forment trois groupes naturels entièrement fondés sur la spécificité de la cause. Elles ont été distinguées à toutes les époques de la médecine et ont toujours servi à renverser les théories exclusivement fondées sur le solidisme, le vitalisme ou l'humorisme. Elles fournissent les plus solides arguments que l'on puisse invoquer en faveur de la fusion nécessaire de ces trois doctrines appliquées à l'étude de la nature des maladies.

Le traitement montre très-rarement la nature du mal. Fausses doctrines accréditées à ce sujet.

Nature des maladies, tirée du traitement. L'efficacité d'un traitement dans une maladie indique sa nature. Cet axiome répété encore par plusieurs systématiques est loin d'être vrai. Il doit être restreint dans des limites étroites, si l'on veut qu'il conserve quelque valeur. Lorsque la nature d'une maladie est inconnue, l'efficacité du traitement est loin de jeter sur elle une bien grande clarté. Que nous apprend la guérison de l'entéralgie saturnine par les purgatifs, de la fièvre intermittente par le quinquina, de la syphilis par les mercuriaux? Dans tous ces cas, la spécificité nous est plus sûrement révélée par la cause évidente que par le traitement. Cependant celui-ci nous éclaire parfois sur l'identité de nature de deux affections. On obtient la guérison de l'entéralgie saturnine et de celle des pays chauds par les purgatifs et l'opium. Les symptômes nous en avaient déjà appris davantage. Il y a plus, si l'on s'en tenait à l'axiome en question, on pourrait conclure que deux maladies identiques sont de nature différente, par cela même qu'elles guérissent par des médications très-différentes; ce qui serait le contraire de la vérité. La pneumonie simple, qui est très-sûrement une inflammation pour tout le monde, n'en guérit pas moins par la saignée, le tartre stibié, les vomitifs, le vésicatoire. Le rhumatisme, maladie inflammatoire par excellence, est traité avantageusement par la saignée, le sulfate de quinine, l'opium, le colchique, etc. C'est précisément dans les cas où nous avons le plus besoin de savoir la nature d'une maladie pour la bien traiter que notre thérapeutique reste vacillante, incertaine : citons, comme exemple, le traitement du choléra, de la fièvre jaune, de la peste, de la fièvre typhoïde, de la rage et de tant d'autres? Nous sommes portés à croire que la nature vraie ou supposée des maladies et l'indication des traitements sont sorties d'une même source, de l'identité des phénomènes et des causes, et qu'elles ont été connues l'une et l'autre bien avant qu'on eût essayé une médication quelconque.

Le traitement empirique ne peut jeter aucune lumière sur la nature des maladies. Il faudrait la perspicacité du sphinx pour découvrir, dans la préservation de la variole par la vaccine, la nature de l'affection, dans les succès obtenus par le quinquina la nature de la fièvre intermittente. Concluons que le traitement est une pierre de touche délicate, difficile à manier, et qui peut, entre les mains des hommes intéressés à faire triompher un système, conduire à des doctrines très-fausses. N'a-t-on pas vu dans la même maladie, la fièvre typhoïde par exemple, l'efficacité de la saignée, des purgatifs, du quinquina, des antiseptiques, des stimulants les plus énergiques, être invoquée tour à tour pour prouver que cette affection est une phlegmasie, une infection putride, une fièvre essentielle, adynamique, une maladie du sang, etc.?

Historique de la doctrine des éléments.

§ VI. **Des éléments primaires, universels, communs de la maladie.** La doctrine des éléments qu'on a cru à tort d'invention moderne est aussi ancienne que la médecine. En voyant l'infinie variété de symptômes et de causes, la nature si différente des maladies, les hommes doués d'un esprit supérieur se sont demandés s'il ne serait pas possible de les ramener toutes à un petit nombre d'éléments.

Grande pensé de Galien.

La chose essentielle à savoir, dit Galien, est de déterminer à combien de types on peut ramener les *maladies générales primaires et simples, qui sont comme les éléments des autres* (1). Tel est le problème nettement posé par cet homme éminent qui n'a fait, d'ailleurs, dans cette circonstance, comme dans beaucoup d'autres, que s'inspirer des idées d'Aristote. Malheureusement, pour le résoudre, on a entassé hypothèse sur hypothèse, depuis la doctrine des intempéries chaudes et froides, du strictum et du laxum plus ou moins métamorphosé par Cullen, Hoffmann, Baglivi, Brown et Broussais, jusqu'aux théories chimiques de Paracelse et au vitalisme de quelques modernes. Nous n'avons pas l'intention de reprendre les discussions auxquelles ont donné lieu ces doctrines, ni de chercher la nature première des archétypes morbides. Une telle étude est louable sans doute, mais les méthodes d'observation ont prouvé qu'elle ne peut conduire à aucun résultat positif. Traçons cependant l'historique des doctrines qui ont régné à différentes époques sur ce su-

(1) « Quot sint universi primi et simplices morbi et veluti aliorum elementa; deinceps vero tertio, quot sint ii qui ex eorum compositione proveniunt. » Galien, *De differentiis morborum*, lib. I.

jet. Il est impossible de les passer sous silence, parce qu'elles ont introduit dans la médecine des idées qui sont restées les mêmes, malgré les transformations apparentes qu'elles ont subies.

Les anciens qui ont abordé et souvent résolu les questions les plus difficiles de la pathologie générale ont pensé qu'il existe, dans la constitution des maladies, des éléments primitifs et simples semblables à ceux qui composent les corps de la nature.

Exposition de la doctrine des éléments.

Galien, dont l'esprit étendu se laisse entraîner momentanément par les subtilités de sa théorie des quatre humeurs, redevient praticien quand il dit qu'on trouve rarement des maladies simples; que la maladie engendre la maladie, un phénomène un second, celui-ci un troisième, et ainsi de suite : « *Rarò morbus aliquis sincerus invenitur.* » Il croyait que la prédominance du sang, de la bile, de l'atrabile et de la pituite auxquels il attribuait les qualités particulières de chaleur, de sécheresse, d'humidité, de froid, devait produire quatre maladies *simples :* chaudes, sèches, humides et froides; puis, en se combinant entre elles, quatre autres *maladies composées.* Ce que l'on n'a pas assez remarqué, c'est que Galien revient sans cesse sur cette idée, qu'on a cru à tort d'origine récente, savoir que les altérations humorales entraînent des lésions de structure et même des troubles des forces, ou ce qu'on appelle aujourd'hui des troubles fonctionnels. Il admet des maladies primitivement générales qui résultent de ce que les humeurs sont altérées dans leurs qualités propres et dans leurs proportions. Dans ce cas, la localisation n'est pas possible; d'autres fois la maladie est encore générale, mais produit quelque part une lésion comme dans le phlegmon. Enfin il peut se faire que la maladie, après avoir été locale à son origine, devienne ensuite générale. On ne peut pas être partisan plus déclaré de la lésion matérielle. Ainsi, pour Galien, les principes ou les éléments simples de toutes maladies soit générales, soit locales, sont les altérations d'une humeur qui surabonde ou qui est en moindre quantité.

Doctrine des méthodistes.

Nous allons voir que la recherche des éléments n'a pas conduit les médecins les plus illustres à des notions plus certaines ni surtout plus utiles. Pour les méthodistes, par exemple, la fibre vivante possède la propriété de se resserrer et de se dilater; toute maladie est due à ce qu'une cause morbifique détermine l'un ou l'autre de ces états, à un degré anormal. A ce compte, les maladies sont simples et dues uniquement au strictum ou au laxum, et par conséquent à une lésion du solide.

Doctrine moderne de l'irritation.

Baglivi avec sa fibre motrice; Hoffmann avec son spasme, Cullen avec l'excitabilité, Brown la sthénie, et Broussais l'irritation, développèrent la doctrine de Thémison sans y ajouter ni en retrancher. Toutes les maladies procèdent de deux éléments très-simples : de l'excitation ou de la faiblesse. Elles sont primitivement générales, et la lésion locale n'est que l'effet de la diathèse suivant Thémison. Il n'existe donc que deux éléments primitifs, prochains de toute maladie soit locale, soit générale, la sthénie ou l'asthénie. Il faut que cette dichotomie pathologique soit bien séduisante pour avoir traversé tant de siècles, tant de pays, déguisée seulement par des noms différents : les uns présomptueux (méthodisme, comme qui dirait méthode par excellence; doctrine physiologique, c'est-à-dire doctrine la seule conforme aux données de la physiologie) ; les autres inexacts (irritation, stimulus, sthénie). Nos livres de pathologie sont encore pleins d'expressions qui rappellent ces systèmes tombés en décadence. On y parle encore d'hémorrhagies, d'hydropisies actives, passives, sthéniques, asthéniques, c'est-à-dire par strictum et par laxum.

Les maladies ne dépendent pas seulement de deux conditions morbides du solide.

La doctrine antique des éléments fut et devait être attaquée par les hommes qui, formés à l'étude de la nature, avaient remarqué que la maladie ne peut pas dépendre uniquement de deux propriétés du solide. Galien avait posé et résolu nettement la question en montrant que les maladies simples peuvent tenir aux liquides, au solide et aux forces plus ou moins altérées. Il en fait le sujet d'une diatribe fort belle contre les méthodistes et Erasistrate.

Doctrines chimiques.

Les études iatrochimiques et les écrits de Paracelse ne pouvaient manquer également de conduire à admettre des maladies simples et primitivement humorales. L'acidité, l'alcalinité aussi fausses que les altérations des quatre humeurs de Galien, servirent à créer des éléments morbides primitifs.

Vitalistes.

Enfin, la perturbation des propriétés vitales fut aussi invoquée par Van Helmont, Willis et les Stahliens, comme l'élément d'un grand nombre de maladies.

Si nous nous arrêtons un instant sur la signification des documents historiques qui viennent d'être rapidement exposés, nous trouvons que la vérité s'épure en traversant les doctrines et les siècles. Elle nous montre la génération des maladies sous son véritable point de vue en mettant hors de doute qu'il existe 1° une première classe de maladies simples, primitives et irréductibles en d'autres maladies qui dépendent de la lésion des solides ; 2° qu'à une seconde division se rattachent celles qui proviennent de la lésion des liquides ; 3° enfin que la troisième est due à la lésion des forces. Pourrions-nous mieux dire aujourd'hui ?

Stoll n'ayant en vue que des états morbides généraux capables d'influencer les maladies locales, distingue les éléments inflammatoires, bilieux, putrides et mixtes. Stoll.

Selle y ajoute le pituiteux, le vermineux, le laiteux, le nerveux, le périodique, l'arthritique, le rachitique, le scrofuleux, le vénéneux, l'organique, c'est-à-dire qu'il considère comme autant d'éléments morbides des maladies tantôt locales (entozoaire), tantôt générales (scrofule, goutte), ou des causes spécifiques (poison, miasme paludéen). Selle.

Barthez veut qu'on admette autant d'éléments qu'il y a d'actes dans les maladies. Cette idée qui mènerait un peu loin si elle était acceptée sans réserve ne manque pas d'exactitude et repose sur des notions physiologiques vraies qui doivent encore prédominer dans la doctrine des éléments. Barthez.

Nous ferons à Bérard le même reproche qu'à Selle. Il suffira pour le légitimer de citer seulement les noms des éléments qu'il admet : douleur, spasme, pléthore, fluxion, inflammation, éréthisme nerveux, fièvre, faiblesse, malignité, état bilieux, putride, pituiteux ; rhumatismal, goutteux, scrofuleux, cancéreux, périodique, infection virulente, empoisonnement. Aujourd'hui les fauteurs de la doctrine des éléments se contentent de conserver l'inflammatoire, le bilieux, le muqueux, le typhoïde, l'adynamique, le nerveux : ce qui n'est pas assez.

On voit que sous le nom d'éléments de maladies on a désigné des conditions morbides assez différentes : 1° des actes morbides consécutifs à d'autres actes ; 2° des complications ; 3° des symptômes prédominants (convulsion, flux) ; 4° des causes évidentes ou supposées du mal ou des symptômes (élément épidémique, périodique, contagieux) et des maladies spéciales (élément scrofuleux, goutteux, syphilitique).

Assimilation de la doctrine des éléments à celle des chimistes.

L'étude des sciences a inspiré le désir bien naturel de réduire une maladie à ses éléments simples et d'imiter ainsi les chimistes qui arrivent à décomposer les corps et à les réduire par une analyse immédiate à un certain nombre de corps simples ou éléments dont la réunion constitue un second et un troisième degré de composition. Ainsi l'oxygène, le carbone, l'azote sont les éléments qui en se combinant forment la fibrine, l'albumine, le caséum ou principes immédiats, qui à leur tour donnent naissance à des corps plus complexes que l'on appelle le sang, le lait, l'urine (produits médiats). Avant que l'analyse chimique fut perfectionnée on regardait comme simples tous ces corps. Sans aller aussi loin que les chimistes, on peut du moins, à l'aide de l'analyse, distinguer les éléments communs qui entrent dans la constitution des maladies et forment un certain nombre d'archétypes qui se retrouvent facilement malgré la variété de siége, de symptômes et de forme.

Définition des éléments prochains.

Par *élément prochain ou immédiat des maladies* il faut désigner tout état morbide, local ou général, primitif, non décomposable en un ou plusieurs actes morbides et qui entre comme partie constituante de la maladie, quel que soit son siége. Cet élément est 1° lésion du solide ; 2° lésion du liquide ; 3° lésion de propriété vitale. Il doit être idiopathique, irréductible en une autre lésion ou en un autre trouble fonctionnel.

Voici le tableau des éléments primaires auxquels nous

avons consacré la plus grande partie de notre livre. Nous sommes convaincu que celui qui sait, comme celui qui ne sait pas, s'évitera bien des fatigues et parviendra facilement à saisir ce que les maladies ont de commun et de spécial, s'il veut méditer avec soin l'histoire générale des principaux groupes nosologiques que nous étudierons plus loin. Suivant nous, voici ceux à l'étude desquels doit être consacrée la pathologie générale :

Énumération de tous les éléments.

1° *Éléments prochains consistant dans un trouble des propriétés vitales.* 1° *Irritabilité :* sthénie, asthénie, ataxie, sympathie; 2° *Contractilité :* spasme, paralysie; 3° *Sensibilité :* hypéresthésie, anesthésie, douleur; 4° *Troubles de l'intelligence :* délire.

2° *Éléments prochains consistant dans une altération du sang.* Pléthore, anémie, défibrination, perte d'albumine, altération du sang par les virus, les poisons, les venins.

3° *Éléments prochains consistant dans une lésion simultanée des liquides et des solides.* État puerpéral : pyémie; état typhoïde, bilieux, scrofuleux, rhumatismal, goutteux.

4° *Éléments prochains consistant dans une altération locale commune à tous les solides.* 1° *Lésion de calorification :* fièvre; 2° *Lésion de circulation* : hypérémie, anémie; inflammation; hémorrhagie; 3° *Lésion de sécrétion :* hydropisies, hétérocrinies, acrinie; 4° *Lésion de nutrition :* hypertrophie, atrophie, ulcération, induration, ramollissement, gangrène; 5° *Formation d'un produit morbide homologue* ou *hétérologue* : tubercule, cancer.

Caractères des éléments.

1° Pour qu'une lésion soit réputée élément primaire de maladie, il faut : 1° qu'elle puisse exister seule, n'avoir été précédée par aucun autre acte morbide, et par conséquent constituer toute la maladie. La convulsion d'un muscle, la douleur, l'hypérémie, la pléthore, l'anémie, l'accroissement de température, sont, à tous les titres, des éléments primaires et prochains de maladie.

2° Les éléments primaires sont *communs* à un grand nombre de maladies différentes par leur siége et même leur nature. La douleur, la chaleur fébrile, la convulsion, se retrouvent dans l'inflammation, dans les hémorrhagies, dans la fièvre typhoïde ; l'adynamie, l'ataxie, l'état bilieux, la gangrène, se montrent aussi, dans la plupart des maladies locales et générales, très-différentes les unes des autres.

3° L'élément peut appartenir à une maladie toute spéciale par son siége et sa nature, qu'il suffit alors pour caractériser : telles sont, par exemple, l'hypérémie avec exsudation plastique ou suppuration dans l'inflammation ; l'accroissement de chaleur dans les fièvres ; la douleur dans la névralgie ; la convulsion dans la chorée ; le tubercule dans la phthisie pulmonaire, etc.

4° Les éléments prochains servent d'archétype aux maladies composées qu'ils forment en se combinant un à un, deux à deux ou en plus grand nombre. Exemples : inflammation, fièvre typhoïde, maladie purulente, etc.

La maladie est presque toujours composée de plusieurs éléments.

Les maladies sont composées de plusieurs éléments primaires réunis. Il est rare de n'en trouver qu'un seul. Dans la névralgie de la 5e paire, la douleur, élément primaire de la maladie, s'accompagne de convulsions, de lésions de sécrétion, de modifications de température, etc. ; par conséquent de trois ou quatre éléments. La fièvre intermittente est marquée par la chaleur, la fréquence du pouls, l'hypertrophie splénique, l'altération du sang ; le cancer du foie par l'élément principal, le développement de la cellule cancéreuse, puis par l'altération du sang, des congestions, des hémorrhagies.

On ne peut donc pas dire que la maladie ne se compose que d'un seul élément ; mais l'un d'eux est toujours prédominant ou phénomène producteur et initial. Sous ce rapport, on doit établir de grandes différences entre les maladies formées d'un petit nombre d'éléments et celles qui en contiennent un grand nombre. On n'a qu'à comparer, pour s'en faire une juste idée, l'hypercrinie d'un tissu sans autre lésion avec la fièvre typhoïde. On ne trouve dans la première qu'une lésion de sécrétion ; dans la seconde, l'altération du sang, des liqueurs sécrétées, l'hypertrophie des glandes de l'intestin, la congestion des poumons et de la rate, l'hémorrhagie intestinale, sans compter l'adynamie, l'ataxie, les convulsions et tant d'autres éléments.

L'inflammation est une maladie composée.

L'inflammation est une maladie composée; nous y constatons comme élément primaire l'hypérémie avec exsudation plastique ou purulente, sans laquelle l'inflammation ne pourrait exister; d'autres éléments, tels que la douleur, la convulsion, la sécrétion séreuse, figurent également, mais à titre d'éléments secondaires. Ils peuvent manquer sans que la phlegmasie cesse d'être bien caractérisée. Citons comme exemple de maladie formée par un seul élément primaire, la névralgie sciatique, le flux diabétique ou la contracture idiopathique des doigts de la main. Toutes les classes de maladies qui figurent dans le cadre nosologique, et dont le nombre en définitive a peu varié, sont caractérisées par un élément primaire, auquel ensuite se subordonnent le genre, les espèces et les variétés. D'autres éléments primaires ou des actes morbides secondaires entrent dans la composition de ces derniers.

Distinction entre la maladie simple et composée.

L'enchaînement des symptômes et la physiologie pathologique sont éclairés par la distinction que nous nous efforçons d'établir entre la maladie simple et la maladie composée. Toutes les fois qu'un élément morbide primaire existe seul ou qu'il s'accompagne d'actes unis à l'élément primaire par des liens physiologiques presque indissolubles, la maladie doit être réputée *simple*. On doit l'appeler *composée* quand plusieurs éléments primaires s'y ajoutent et forment un ensemble morbide complexe : telles sont, par exemple, les fièvres typhoïde, jaune, intermittente pernicieuse, la gastralgie, l'hystérie, la métrorrhagie puerpérale, etc.

Des maladies compliquées.

Les maladies compliquées diffèrent des composées en ce que l'acte, la lésion d'acte ou de structure qui compliquent l'affection principale n'ont pas de corrélation absolument nécessaire avec l'élément primaire et constituant. Il faut avouer, toutefois, que la séparation entre ces maladies n'est pas facile à établir. La pleurésie tuberculeuse renferme deux éléments : 1° la formation d'un produit hétérologue ; 2° une hydropisie ou une phlegmasie adhésive. On peut, dans ce cas, dire que la maladie est composée. Cependant on pourrait aussi regarder la pleurésie comme la complication des tubercules. Dans la méningite tuberculeuse, l'exsudation plastique ou l'hydropisie font partie essentielle de la maladie qui est composée et non compliquée.

Pour résumer tout ce qui appartient à ce sujet, nous dirons que, de même que la fonction d'un organe est décomposable en actes, et ceux-ci réductibles en un certain nombre de propriétés vitales, de phénomènes, etc., de même la maladie est décomposable en un certain nombre de lésions. L'une d'elles représente l'élément immédiat, primitif, irréductible de la maladie ; les autres sont consécutifs. L'ensemble de ces organopathies, indissolubles, forme ce qu'on appelle une maladie. Elle est simple, élémentaire, si l'on ne peut la décomposer en d'autres actes morbides; composée, si elle résulte du trouble de plusieurs fonctions.

Chaque élément primaire, dont nous avons reconnu l'existence, sera décrit en tête du groupe nosologique qu'il sert à caractériser. C'est ainsi que l'étude des troubles de la sensibilité, du mouvement, de l'intelligence, de l'irritabilité, de la sympathie, sera comprise dans l'histoire des névroses. On trouvera de même les désordres de la circulation et de la sécrétion mentionnés dans la description de l'hypérémie, de l'inflammation, des hydropisies, etc.

CHAPITRE III.

NOSOLOGIE.

« La meilleure méthode dans les sciences, dit Bacon, est celle qui rend les esprits presque égaux et laisse peu d'avantage à la supériorité du génie. » Cette belle pensée doit être sans cesse présente à l'esprit du médecin fatigué par les innombrables documents qu'il est contraint de retenir, soit qu'il se propose d'enseigner, d'écrire ou de pratiquer. Il a besoin de disposer dans un ordre méthodique tous les faits qui sont du domaine médical, afin d'arriver ainsi à des rapprochements utiles et à établir l'identité d'un grand nombre de phénomènes très-différents en apparence. La nosologie a précisément pour but de remplir ces diverses conditions.

Définition de la nosologie. La nosologie, dérivée de νόσος, *maladie*, et de λόγος, *discours*, est cette partie de la pathologie générale qui traite des définitions, de la nomenclature, des caractères généraux et spéciaux des maladies, de leurs affinités, de leurs dissemblances et de leur classification en ordre, genre et espèces. Elle conduit sûrement au diagnostic et à des notions précises en thérapeutique, suivant la remarque de Galien.

Des définitions. DES DÉFINITIONS. La définition d'une maladie doit être une phrase concise qui en résume les caractères distinctifs. Ceux-ci doivent être tirés : 1° des phénomènes morbides ; 2° de la lésion ; 3° de la cause ; 4° du traitement.

Définition par les symptômes. 1° *Définition par les symptômes.* Platon était convaincu que la forme des choses est le véritable objet de la science. Cette vérité apparaît dans tout son jour lorsqu'il s'agit de définir une maladie et de tracer ses caractères. Les empiriques avaient raison de dire que les meilleures définitions nous viennent des symptômes. Sauvages et les nosographes les plus distingués prétendent que toutes nos classifications, celles même que leurs inventeurs prétendent ne faire reposer que sur la nature des choses, sont fondées sur leurs formes, sur leurs caractères extérieurs, et qu'elles n'en sont pas plus mauvaises pour cela. Cette opinion, vraie surtout dans le siècle dernier, l'est encore plus à notre époque qui se distingue par l'ardeur louable qu'elle met à étudier les phénomènes et à les exprimer en termes précis. On s'accorde, à peu près généralement, à donner une courte description de l'objet qu'on se propose de définir. Ceux qui aiment la métaphysique médicale continueront à fournir des définitions dont le moindre inconvénient est d'être obscure ou inintelligible. Pour s'en convaincre, on n'a qu'à comparer les définitions de la fièvre, de l'inflammation ou de la maladie qu'on doit à Stahl, Boerhaave et Reil avec celles qu'on trouve dans les ouvrages plus récents. Les premières ne brillent ni par la clarté ni par l'exactitude. « La fièvre, dit Stahl, est une opération destinée à chasser la matière morbifique au moyen de sécrétions et d'excrétions réglées et tendant à une fin salutaire. » Pour Boerhaave, l'inflammation consiste dans la pression et l'attrition du sang artériel fortement refoulé dans les petits vaisseaux par la fièvre. Enfin Reil appelle la maladie une réaction accidentelle de l'organisme contre une cause de trouble. Souvent on trouve dans les définitions fondées sur la nature une indication plus ou moins dissimulée des phénomènes morbides les plus importants, et alors elles ont presque les qualités des définitions par les symptômes.

Manière judicieuse de procéder des anciens.

Les médecins les plus illustres de l'antiquité, parmi lesquels il faut mettre Hippocrate, Héraclide de Tarente, Cœlius Aurelianus, Galien et les empiriques, n'ont imprimé une si forte impulsion à l'art de guérir que parce qu'ils se sont attachés à caractériser les maladies par leurs symptômes prédominants. Aujourd'hui encore les maladies les plus faciles à définir sont celles dont on peut indiquer les phénomènes distinctifs (exemple : diabète, goutte, choléra, chorée, etc.); tandis qu'on échouerait sûrement si l'on prétendait en indiquer la nature dans une définition.

Définition par la lésion.

2° *Définition par la lésion.* Quoique très-importante en nosologie, la lésion ne vient qu'après le symptôme, parce qu'elle peut manquer ou parce que la maladie est générale. Cependant une définition, pour être bonne, doit indiquer le tissu, l'organe ou l'appareil dans lesquels se passe l'acte morbide. L'anatomie pathologique a donc rendu à la nosologie les services les plus signalés en lui permettant de rapprocher les maladies qui ont le même siége histologique, et de les éloigner quand elles occupent des tissus différents. Il suffit de rappeler l'incertitude où étaient les anciens lorsqu'ils voulaient définir des maladies du cerveau, telles que l'hémorrhagie, la congestion, le ramollissement.

Souvent les caractères tirés du siége et de la nature de la lésion doivent occuper la première place dans la définition de la maladie (exemple toutes les maladies locales sans exception). D'autres fois, la maladie étant générale, on ne peut plus faire mention du siége de l'altération (exemple : diabète, rage, épilepsie).

Définition par la cause.

3° *Définition par la cause expérimentale.* La causalité mérite dans la définition la troisième place et vient après le symptôme et la lésion. Nous citerons comme exemples les définitions du délire alcoolique, du tremblement mercuriel, de la paralysie saturnine, du vomissement nautique, de la colique des pays chauds. La définition est alors appelée *étiologique*, telle est, par exemple, celle des fièvres paludéennes, des maladies virulentes, venimeuses, des empoisonnements, de l'ergotisme, des différentes espèces d'asphyxie.

Définition par les effets d'une médication.

4° *Définition par les effets d'une médication.* La manière d'agir d'un médicament dans une maladie peut devenir un élément précieux de la définition nosologique. Les fièvres à quinquina nous en offrent un exemple.

En résumé, la définition scientifique d'une maladie

doit comprendre, autant que possible, l'indication succincte de la lésion, du phénomène et de la cause morbifique.

De la nomenclature.

NOMENCLATURE. On appelle ainsi la partie de la nosologie qui s'occupe de la composition des mots destinés à désigner les maladies et à les faire connaître. Les idées qui président à la création des mots ne peuvent provenir que, 1° des symptômes; 2° des lésions; 3° des causes; 4° de la nature vraie ou supposée des maladies; 5° de quelques circonstances extrinsèques.

Dénominations tirées des symptômes.

1° *Symptômes*. Les anciens se sont attachés à dénommer les maladies par le symptôme le plus saillant. Privés des lumières fournies par l'anatomie pathologique, ils ne pouvaient mieux faire, et il faut avouer qu'ils ont été, en général, si bien inspirés dans le choix des mots qu'ils nous ont laissés, qu'aujourd'hui encore ils méritent d'occuper la première place dans nos nomenclatures. La clarté, la concision, la peinture vive et saisissante des symptômes caractérisent ordinairement les définitions grecques et latines. Les termes suivants, d'origine ancienne ou moderne, remplissent toutes les conditions désirables : fièvre éphémère, intermittente, typhoïde, inflammation, hydropisie, hémorrhagie, phthisie, diabète, suette, scrofule, chorée. Il nous serait impossible de les remplacer par des mots aussi bien appropriés aux choses qu'ils doivent rendre.

Dénominations tirées du siége des maladies.

2° *Altérations anatomiques*. Il faut, toutes les fois qu'on le peut, donner pour base à la dénomination le nom du tissu, de l'organe ou de l'appareil lésés. Les expressions de pneumonite, bronchite, pleurite, gastralgie, névralgie, splénotrophie, atrophie musculaire, ne laissent rien à désirer. Quand le siége est inconnu, on doit se borner à exprimer le symptôme prédominant et caractéristique : Exemple : fièvre, glucosurie, convulsions, paralysie gérale, etc. Si les altérations sont multiples, on se borne à faire entrer dans la composition des mots celle qui marque le mieux le siége de l'affection (exemple : fièvre à bubon ou peste, fièvre pétéchiale, etc.)

Dénominations tirées de la cause.

3° *Cause.* La *cause* d'une maladie peut se trouver mentionnée avec avantage dans le mot qui la désigne, soit parce qu'il ne préjuge en rien sa nature qui est encore inconnue ou douteuse, soit parce qu'il l'indique très-clairement. Exemple: salivation mercurielle, colique de cuivre, de plomb, fièvre des marais, carie scrofuleuse, ulcère syphilitique, farcineux, typhus des prisons, scorbut de mer, mal del sole ou pellagre, etc.

Dénominations tirées de la nature des maladies.

4° *Nature.* L'indication de la nature de la maladie mérite d'entrer comme élément essentiel dans la formation des termes médicaux quand elle est bien connue et admise par tous les observateurs. En supposant que les mots inflammations, hémorrhagies, névroses, hydropisies, représentent toujours bien la nature des maladies, ce que nous avons discuté ailleurs (voyez *Nature*), on peut en tirer des dénominations qui reproduisent l'idée de nature. Exemple : la terminaison *ite* ou *itis* pour les inflammations (pneumonite, pleurite, iritis, méningite) ; *algie* pour les névroses douloureuses (gastralgie, névralgie faciale, entéralgie) ; *rhagie* pour les hémorrhagies (pneumorrhagie, gastrorrhagie); *rhée* pour les flux (blénorrhée, bronchorrhée).

Dénominations tirées de quelques circonstances extrinsèques de la maladie.

5° *Circonstances extrinsèques.* A. La *localité* où règne le mal. Exemple : bouton d'Alep, éléphantiasis des Grecs, des Arabes, lèpre des Lombards (pellagre), typhus d'Amérique (fièvre jaune), maladie des Scythes, Hippocrate (impuissance? pertes séminales?), maladie des Barbades, mal de Hongrie, colique du Poitou, de Devonshire. Il est inutile de montrer combien de pareils termes sont vicieux. Il en est à plus forte raison de même des dénominations basées sur la considération B. *de l'âge:* tremblement sénile, convulsion de l'enfance; C. *du sexe:* maladies des jeunes filles, éclampsie des femmes en couches, fièvre puerpérale; D. *du nom des auteurs* qui ont décrit les premiers la maladie : mal de Pott, de Bright, etc.

Conditions d'une bonne nomenclature.

Conditions d'une bonne nomenclature. Rien de plus facile à retracer que les règles qui doivent guider le médecin dans la formation des termes; mais des difficultés sans nombre l'arrêtent dès qu'il veut s'y conformer rigoureusement.

Les mots doivent être : 1° courts; 2° faciles à prononcer et agréables à entendre; 3° empruntés à la langue française ou bien aux langues grecque et latine qui sont depuis longtemps en possession de fournir aux sciences leurs meilleures dénominations. Le médecin qui veut puiser à cette source pour remplacer des expressions mauvaises ou pour rendre des idées nouvelles doit connaître le génie des langues qu'il met à contribution, ne pas former de ces mots hybrides composés de français, de grec et quelquefois de latin, qui blessent le bon sens, la philologie, et n'en sont pas pour cela plus conformes aux saines doctrines médicales.

Difficultés que présentent les nomenclatures.

Frappés de ces inconvénients, plusieurs médecins ont voulu, à différentes époques, corriger la nomenclature médicale et surtout y porter l'ordre, l'uniformité de langage, que les progrès de la science ou plutôt que leurs idées particulières leur suggéraient. Leurs efforts n'ont pas été généralement couronnés de succès. M. Piorry, qui a fait sur cette branche de la nosologie des études très-approfondies, a opéré d'utiles réformes et rencontré souvent des termes qui ont mérité de prendre rang dans la nomenclature médicale. Cependant il n'est pas encore parvenu à les faire accepter tous.

La science médicale n'est pas assez avancée pour qu'on puisse créer une nomenclature semblable à celle qui est justement adoptée en chimie. Il faudrait, pour faire réussir une tentative de ce genre, que la lésion élémentaire de texture et de fonction fût connue pour chaque maladie, ou que l'on s'accordât à tirer les termes uniquement de la phénoménologie.

En admettant que ces premières difficultés fussent vaincues, il resterait à trouver des mots courts, significatifs, euphoniques, et à les faire accepter de tout le monde. Galien qui, en raison de ses vastes connaissances en philosophie, en philologie, en médecine, a dû saisir mieux que personne les défauts de la langue médicale, et qui était par cela même en état d'y porter remède, déclare qu'il préfère employer les mots reçus plutôt que d'en composer d'autres, et il va même jusqu'à désirer qu'ils n'aient aucune signification (1). Les mots *rage*, *morve*, *charbon*, *diabète*, *scrofule*, *cirrhose* et tant d'autres remplissent précisément cette condition (2).

Synonymie. SYNONYMIE. Le désir immodéré de réformer la termi-

(1) Galien, dans le *Methodus medendi*, lib. II, s'est exprimé avec une sagacité extraordinaire sur la terminologie.

(2) La désinence *ite* a été adoptée généralement pour les inflammations (pleurite); *rhée* pour les flux. On désigne aussi par la terminaison *ie*

nologie ou de lui faire exprimer des idées systématiques, a poussé les auteurs à inventer des mots nouveaux pour désigner une maladie déjà dénommée ; il en est résulté une synonymie très-nombreuse dont l'imagination, les doctrines et les prétentions de chacun ont fait tous les frais. Il faut cependant consulter cette synonymie, parce qu'elle nous montre les différents sens attribués au même mot par les hommes qui sont venus à des époques souvent éloignées de nous ; et, ce qui est plus indispensable encore, elle nous apprend que le même mot a changé d'acception suivant les temps ; qu'il a fini quelquefois par désigner toute autre chose que ce qu'il indiquait primitivement. Telle est, par exemple, la synonymie des mots soufre, mercure, pneuma, esprits, phrénitis, lethargus, coma, peste noire, qui ont eu des sens très-différents parmi les anciens et les modernes. Un médecin instruit doit donc posséder à fond la synonymie médicale s'il veut retracer l'histoire d'une maladie ou lire avec fruit les anciens ouvrages.

Étymologie.

Étymologie. Destinée à faire connaître la racine des mots à l'aide desquels on a composé la terminologie médicale, l'étymologie mérite par cela même toute l'attention du médecin. Elle rappelle souvent l'idée première qui a présidé chez les Grecs et les Latins à la formation de la langue nosologique. Elle nous enseigne ainsi les doctrines accréditées, les systèmes philosophiques, l'état des sciences naturelles, et souvent aussi les préjugés régnants qui ont influé sur la composition des mots. Les étymologies, choisies avec discernement, avec goût dans les lan-

certaines classes de maladies (hydropisies, hémorrhagies, phlegmasies). Ce sont là les seuls signes conventionnels qui ont été acceptés généralement.

gues grecque et latine, ont fourni les expressions les plus exactes et les plus vraies de notre vocabulaire médical. Il faut donc que le médecin soit initié à l'étude de ces langues s'il veut enrichir la science médicale de quelques nouvelles dénominations ou réformer celles qui sont défectueuses.

De l'espèce pathologique. Définition.

DE L'ESPÈCE PATHOLOGIQUE. On donne le nom d'espèce, en nosologie, à un état morbide identique à lui-même, irréductible en un autre état morbide, et représentant la collection d'individus pathologiques qui existent dans la nature, ou plutôt des malades chez lesquels nous l'observons, avec nos sens, à l'état concret.

Elle est un archétype abstrait.

Notre intelligence crée ainsi des archétypes qui reproduisent d'une manière abstraite et purement subjective les espèces qui existent réellement dans la nature. Ce sont des *unités pathologiques*, abstraites si l'on veut, mais qui correspondent très-exactement à l'unité matérielle et concrète, que nous appelons le malade. La pneumonie, la pleurésie, sont des espèces nosologiques abstraites que l'esprit a formées au moyen de signes représentatifs. Le pneumonique et le pleurétique sont les malades sur lesquels nous retrouvons plus ou moins complétement ces mêmes signes spécifiques.

De l'individu pathologique; ses propriétés.

Telle est la vraie manière de comprendre la maladie, ce type abstrait qui rappelle à notre mémoire les malades, et nous permet de nous élever des faits particuliers aux faits généraux. C'est en ce sens qu'on dit qu'il n'y avait pas de maladies, mais des malades. Ne revenons plus sur les discussions que ces mots mal interprétés soulèvent encore parmi ceux qui ne sont pas familiarisés avec les doctrines philosophiques. A une époque célèbre de notre histoire, la querelle des nominalistes et des réaux n'a pas eu d'autre objet. On sait que, suivant Aristote, il n'y a de réel que l'individu, et qu'il faut s'étudier à le bien connaître, parce qu'il est le fondement de toute science. Le médecin doit plus que personne poursuivre cette étude pendant sa vie entière de praticien. C'est en vain qu'il aurait dans sa mémoire les archétypes des maladies, l'espèce morbide abstraite, il se trouverait, à chaque instant, en défaut, devant les malades, s'il n'était pas familiarisé par de longues observations cliniques, avec les variétés infinies qui ont fait dire avec juste raison qu'il n'existe dans la nature que des individus (1). « Des maladies du même nom, dit L. Bayle, ne se ressembleront presque jamais comme deux animaux de même espèce, et surtout n'auront jamais entre elles la similitude qu'on observe entre deux cristaux du même sel. » Cependant, pour sortir du dédale inextricable des faits individuels, il faut absolument s'élever par la généralisation à l'idée de l'espèce ; sans elle il n'y aurait point d'art du diagnostic, du pronostic ni de traitement ; sans elle point de science médicale. On n'accorde généralement aujourd'hui qu'une médiocre attention à l'*espèce*, et cependant elle est le seul fondement solide de la pathologie, et la source à laquelle on peut seulement puiser des idées générales et les lois qui régissent la thérapeutique.

Caractères de l'espèce nosologique.

Caractères de l'espèce. Lorsque nous retrouvons un grand nombre de fois une maladie dont le siége, la lésion anatomique, les symptômes et la cause ne varient pas, nous constituons une entité pathologique à laquelle

(1) Voyez sur ce sujet les belles pages que l'on doit à Sauvages, *Nosologia methodica*, § 94; et à L. Bayle, *Considérations sur la nosologie, la médecine d'observation et la médecine pratique.*

nous donnons le nom de maladie ou d'espèce nosologique. Exemples : fracture, luxation, hernie, pneumonie, etc. Pour qu'on ait le droit de créer une espèce, il faut qu'on retrouve constamment une seule ou plusieurs des conditions morbides suivantes :

1° Caractères spécifiques tirés du symptôme.

1° *Identité de symptômes*. Une maladie étant toujours au début un trouble de propriété, d'acte, de fonction ou de structure, il faut s'attacher à bien saisir le phénomène fondamental, primaire, celui qui est l'élément *sine quâ non* de la maladie, parce que bientôt la sympathie et les troubles consécutifs feront une maladie complexe de ce qui n'était d'abord qu'un trouble limité et distinct de tous les autres. Nous conseillons donc de donner pour base à l'entité pathologique l'élément morbide primaire. La convulsion, la douleur, la congestion du sang dans les capillaires, la présence du tubercule, du cancer, constituent, soit des troubles fonctionnels, soit des lésions qu'il faut souvent élever à la dignité de maladie, quand on ne trouve pas un autre état morbide antérieur.

Difficultés extrêmes inhérentes à ce sujet.

Les principes que nous venons de poser sont d'une application difficile en nosologie. Où s'arrêter quand on fonde l'espèce sur le phénomène morbide? Tant de lésions ont des symptômes presque identiques, et réciproquement tant de symptômes différents appartiennent à la même lésion? La convulsion des mâchoires, par exemple, n'est point une maladie distincte de la convulsion des muscles de l'œil, de la face ou du tronc dans le tétanos ; ces trois symptômes ne pourront entraîner que l'idée de variétés et non d'espèces différentes. Cent cinquante pustules doivent-elles constituer une variole ou une varioloïde? Une pneumonie cessera-t-elle d'être une espèce parce qu'elle n'a pour signe que la fièvre et la douleur de côté, ou bien parce qu'on n'y observe que des crachats rouillés et de la dyspnée sans fièvre, etc. L'érysipèle érythémateux, bulleux, ambulant; la fièvre intermittente, quotidienne, simple, avec embarras gastrique, avec état bilieux, seront, aux yeux de tel pathologiste, des variétés d'érysipèle, de fièvre intermittente. Ils constitueront des espèces différentes pour celui qui accorde une valeur extrême aux symptômes. Il faudrait donc qu'on s'entendît à ce sujet et qu'on s'accordât à regarder comme espèce tout état morbide marqué par un symptôme différent de celui qui appartient à l'espèce voisine. Mais alors on multiplierait presque à l'infini les espèces. Y aurait-il utilité à en agir ainsi? Nous répondrons négativement. Le seul avantage qu'on trouverait peut-être serait de pouvoir signaler à l'attention des observateurs les différences et les affinités les plus minimes. On voit donc qu'il est facile d'élever et d'abaisser arbitrairement les espèces dans la hiérarchie nosologique.

2° Caractères spécifiques tirés de la lésion.

2° *Caractères spécifiques tirés de la lésion.* La différence de siége et de lésion commande la création d'une espèce nouvelle bien plus sûrement encore que la différence des symptômes, surtout lorsqu'à chaque changement de *siége*, de *lésion*, quelque minime qu'il soit en apparence, correspond un symptôme essentiel au diagnostic, au pronostic ou au traitement; exemple : 1° Laryngite, trachéite, bronchite A des grosses bronches, B des petites. — 2° Cancer A du pylore, B du cardia; — Laryngite A érythémateuse, B pseudo-membraneuse. — 3° Inflammation : 1re Espèce, hypérémie; 2e Esp., exsudation plastique; 3e Esp., suppuration; 4e Esp., ulcération; 5e Esp., gangrène. — 4° Pneumonie A du sommet, B de la base.

On ne doit pas s'en tenir à la recherche du siége anatomique, mais prendre en considération, quand on peut, la lésion qui porte sur l'élément histologique. Les espèces alors sont mieux définies; exemple : 1° emphysème vésiculaire, 2° extra-vésiculaire. Nous n'avons pas besoin de faire remarquer que la formation d'une nouvelle espèce est commandée par tout changement dans le siége de la maladie lorsque la structure des tissus et les actes les plus minimes ou la fonction ne sont plus les mêmes; exemple : conjonctivite, kératite, iritis, etc.; tubercule de la plèvre, du poumon, des ganglions bronchiques, etc.; paralysie du deltoïde, du biceps, des extenseurs, des fléchisseurs des doigts de la main. On conçoit que le nombre des espèces a dû s'accroître considérablement à mesure que l'anatomie pathologique et l'art du diagnostic se sont perfectionnés, à mesure aussi que les applications physico-chimiques à la médecine se sont multipliés. Toutes les maladies avec altération du sang, de l'urine forment maintenant un très-grand nombre d'espèces nosologiques.

3° Caractères tirés de la causalité.

3° *Caractères spécifiques tirés de la causalité.* Nous trouvons dans la cause appréciable des maladies d'excellents caractères spécifiques. Cette proposition est si évidente qu'il nous suffira de citer les exemples suivants : Délire : 1re Espèce, dél. alcoolique; 2e Esp., dél. saturnin; 3e Esp., dél. quinique, et d'autres. — Vomissement : 1re Esp., vom. nautique; 2e Esp., vom. des femmes grosses. — Névralgie : 1° périodique ou à quinquina, 2° continue, 3° essentielle, 4° symptomatique, etc. Souvent une cause qui ne se révèle que par ses effets (miasmatique, épidémique, endémique, contagieux), exige la formation d'espèces parfaitement caractérisées; exemples : choléra : 1re Esp., sporadique; 2e Esp., épidémique. — Typhus : 1re Esp., non contagieux; 2ᵉ Esp., contagieux. L'hérédité, l'âge, la puberté, la grossesse, l'action de certaines causes locales, donnent en général aux maladies le rang d'espèces nosologiques distinctes (épilepsie héréditaire, puerpérale, albuminurique.)

4° *Complication.* Une variole compliquée d'hémorrhagies, de convulsions, diffère trop d'une variole simple pour qu'on ne doive pas en faire deux espèces distinctes. On peut en dire autant de toutes les maladies qui viennent s'ajouter à la maladie principale, ou, si l'on aime mieux, de toute espèce qui s'ajoute à une autre espèce. Nous n'hésitons pas à dire qu'il faut considérer cette espèce mixte avec complication comme une espèce à part.

4° Caractères tirés de la complication.

5° *Traitement.* Il faut être très-circonspect lorsqu'on veut faire servir le traitement à la constitution des espèces, parce que l'on peut attribuer à l'action curative d'un médicament ce qui est dû à la cause spécifique ou commune de la maladie ou à toute autre influence pathogénique. Ainsi la névralgie, qui guérit par le quinquina ou le mercure, occupe une place distincte, à titre d'espèces, dans les maladies paludéennes et virulentes.

5° Caractères tirés du traitement.

Toute maladie qui présente identiquement même symptôme, même siége, même lésion, même cause, doit former une seule espèce nosologique qu'on devra distinguer de toutes celles qui ne présenteront pas exactement les mêmes caractères. Réciproquement il suffit qu'une espèce semblable à une autre espèce par le siége et par les symptômes en diffère par la nature de la lésion, la marche, la terminaison, les causes, le traitement, pour qu'on soit en droit de les séparer l'une de l'autre et d'en faire deux espèces différentes. Le vomissement gravidique est une espèce distincte du vomissement nautique,

Résumé : Caractères de l'espèce nosologique.

le délire alcoolique du délire saturnin. Toutes ces distinctions faciles à poser en principe sont d'une application extrêmement difficile. Le perfectionnement des sciences conduisant à découvrir des dissemblances entre deux objets qui avaient paru identiques jusque-là, il nous semble que le nombre des espèces doit aller chaque jour en augmentant, et plus les espèces seront multipliées, plus elles seront naturelles et la fidèle image des individualités morbides. Les genres renfermeront tous alors des espèces plus homogènes et formeront des groupes plus dictincts les uns des autres.

Les différences qui séparent l'espèce nosologique de l'espèce en chimie, en botanique et en zoologie, sont si grandes qu'il n'y a aucune assimilation à établir entre elles, et qu'on ne peut tirer de cette étude comparative aucune lumière pour notre sujet (1).

De la variété en nosologie.

Des variétés en nosologie. Dans la *variété*, les individus ne sont séparés que par des différences légères et qui ne portent que sur des caractères secondaires, tels que l'étendue, l'intensité, le siége d'un symptôme. Quelquefois certains symptômes sont modifiés ou manquent entièrement, ou bien quelque circonstance particulière se révèle dans la marche, la terminaison, la causalité. Exemple : érysipèle du nez, des joues, érythème solaire ; varicelle globuleuse ; roséole par l'action du copahu, érythème des moules, etc.

Définition du genre.

Définition du genre. C'est une collection d'espèces réunies par des caractères communs tirés de l'identité de plusieurs symptômes, de siége, de lésions, souvent de

(1) Voyez un travail important de M. Chevreul, *Considérations générales sur l'analyse organique et sur ses applications*, p. 9 et suiv., in-8°. Paris, 1824.

causes et de traitement. Exemples : *phlegmasies :* 1° de la peau ; 2° des membranes muqueuses ; 3° des séreuses ; *névroses :* 1° des nerfs du sentiment ; 2° des nerfs splanchniques. Dans ces genres, on doit trouver un ou plusieurs caractères communs à toutes les espèces. On ne peut pas former un groupe plus naturel que celui qui comprend les phlegmasies des séreuses, les flux ou les hémorrhagies par les membranes muqueuses ?

Qu'on remarque bien que les *genres* les mieux composés, c'est-à-dire ceux dont les espèces sont réunies par les affinités les plus étroites, ne doivent renfermer que les caractères génériques des maladies, mais non leurs caractères spéciaux ; c'est même une preuve que le genre est solidement et naturellement constitué. Ainsi les caractères génériques des phlegmasies des membranes séreuses (genre) étant connus, rien ne peut y faire soupçonner que l'égophonie et l'absence de vibration thoracique sont les signes de l'espèce pleurésie.

La différence de causalité n'entraîne pas, suivant nous, l'idée d'un genre à part. Ainsi l'épilepsie saturnine, puerpérale, le tremblement alcoolique, mercuriel, sont des espèces et non des genres, quoique la spécialité de la cause soit une circonstance étiologique de premier ordre.

L'ORDRE occupe dans la distribution méthodique des maladies et à mesure qu'on s'élève le troisième rang. Il résume les caractères communs aux espèces et aux genres. Il constitue un degré plus élevé de la synthèse nosologique et ne doit renfermer qu'un petit nombre de caractères, mais précis, décisifs. On peut donc dire que *l'ordre* en nosologie est la collection des genres réunis par les mêmes symptômes, le même siége et les mêmes lésions. Exemple : Définition de l'ordre.

névroses (*classe*), du sentiment (ordre), du mouvement (ordre), de l'intelligence (ordre), mixte (ordre). Dans l'ordre premier, on retrouve les caractères communs à toutes les névroses du sentiment : douleur, hypéresthésie, anesthésie, absence de lésions, sans symptôme, utilité des narcotiques et des antispasmodiques.

Lorsque les *ordres* sont formés d'après des affinités, vraiment naturelles, on doit pouvoir dire, sans connaître les genres, quels sont les symptômes, les lésions, la marche, le siége qui leur sont communs à tous; c'est même là un des plus grands services rendus par la nosologie. Et réciproquement on doit pouvoir s'élever aisément des genres à l'ordre qui les contient en lui attribuant le caractère de tous les autres genres.

Définition de la classe.

LA CLASSE OU FAMILLE NATURELLE DES MALADIES est formée par la réunion des ordres, des genres et des espèces. Elle doit renfermer les caractères les plus généraux, les plus tranchés de toutes ces entités morbides.

Ses caractères.

On cherchera toujours à asseoir les classes ou familles naturelles sur l'élément fondamental qui est le même pour les espèces et les genres, ou même encore à lui assigner pour caractère la nature de la maladie quand il est possible de le faire. Ainsi le signe distinctif de la classe des phlegmasies est l'hypérémie avec exsudation plastique et la formation de pus ; celui des hémorrhagies est univoque et consiste dans l'extravasation du sang; celui des hydropisies dans l'extravasation du sérum sans fibrine. La classe si naturelle des névroses se fait reconnaître entre toutes les autres par l'absence de lésion et par le trouble des propriétés vitales. Les produits homologues, hétérologues, les monstruosités, les venins, les parasites, forment de grandes classes qui ont toujours occupé une place importante dans les nosologies.

Des classifications nosologiques.

Classifications nosologiques. On croit généralement aujourd'hui que la classification des maladies n'est point possible et qu'il faut se contenter d'en faire l'étude suivant leur siége, et, à défaut de cette base anatomique, suivant les symptômes ou les troubles fonctionnels prédominants. On doit reconnaître que les nosologies les plus renommées sont loin de présenter, dans un ordre naturel et irréprochable, les faits dont se compose la médecine; que l'ignorance où nous sommes du siége et surtout de la nature d'un grand nombre de maladies, qu'enfin les variations extrêmes que subissent les symptômes, sont autant d'obstacles qui s'opposent à ce qu'on puisse établir une bonne classification. D'une autre part cependant, les meilleurs esprits avouent qu'il est indispensable de coordonner à l'aide d'une méthode, quelle qu'elle soit, le nombre presque infini de descriptions particulières et des faits détaillés dont se compose maintenant la pathologie. Quiconque s'est livré à l'enseignement oral ou écrit n'a pu le faire avec quelque succès qu'en suivant une méthode nosologique et en disposant tous les matériaux, soit suivant leurs affinités naturelles, soit suivant quelque autre procédé emprunté à la philosophie des sciences physico-chimiques.

Elles sont indispensables.

Signalons encore d'autres inconvénients plus graves qui résultent du défaut de méthode. Les élèves, obligés de faire de continuels efforts de mémoire pour retenir la description minutieuse des maladies, ne tardent pas à l'oublier. Plus tard, lorsqu'ils sont devenus praticiens, le vice de leur éducation première a des conséquences plus déplorables encore. Détournés par la clientèle des études suivies et régulières qui seules pourraient vivifier et entrenir, par des acquisitions nouvelles, le feu sacré de l'art médical, ils apprennent et oublient au même instant les faits sans nombre qui passent sous leurs yeux. Au contraire, avec quelle facilité ils les retiendraient, si leur esprit était en possession d'une méthode qui permît de retrouver sans efforts les caractères principaux, les affinités et les différences des maladies! Une classification bonne ou mauvaise leur donnerait ces avantages. Faisons remarquer d'ailleurs que ceux-là mêmes qui la déclarent impraticable aujourd'hui ont soin d'en composer une à leur usage, et que la loi impérieuse de la nécessité les y oblige.

Divisions d'Aristote et de Galien.

Dans l'enfance de la médecine, on rangeait les maladies suivant leur durée (aiguë, chronique); plus tard suivant les régions du corps plus spécialement affectées, et enfin suivant les symptômes. Ce n'est qu'à partir de l'époque où l'anatomie pathologique révéla le siége d'un grand nombre de maladies, que les classifications firent des progrès réels. Cependant il faut reconnaître qu'Aristote a l'honneur d'avoir inscrit dans son *Histoire des animaux* (1) la grande division anatomique des tissus en similaires, simples et composés, et que Galien l'appliqua plus tard à la pathologie. Il a ouvert ainsi une voie qui est restée malheureusement stérile jusqu'à l'époque où l'anatomie morbide reprit et féconda cette donnée. Les œuvres de Galien renferment une division bien autrement importante et qui n'a point encore été dépassée : il admet 1° des maladies primitivement générales, 2° primitivement générales et accompagnées plus tard d'une lésion locale, 3° des maladies locales. Il connaissait aussi

(1) Tome I, page 2, 1783; traduit par Camus.

les lésions des facultés et les altérations humorales (bile, atrabile). Ces divisions se trouvent indiquées dans un grand nombre de ses livres (1).

Classification par les symptômes.

La classification d'après les phénomènes morbides est celle qui a eu le plus de faveur. Sauvages, avec les connaissances étendues qu'il possédait à un haut degré, opéra presque une révolution avec sa nosologie. Assimilée aux méthodes botaniques et zoologiques dont elle diffère toutefois essentiellement, elle leur emprunte une apparente rigueur qui a fait momentanément sa fortune. Sagar, Vogel, ont suivi les mêmes errements et, on doit le dire, avec moins de succès. Cependant il faut savoir reconnaître les services immenses qu'ils ont rendus à la médecine. Si leur méthode n'indique pas la nature des maladies dans un grand nombre de cas, du moins elle nous retrace fidèlement leurs caractères les plus précis, ceux qui ne font jamais défaut, que nous sommes heureux de retrouver et de consulter en l'absence de toute autre donnée positive. Nous pourrions citer un très-grand nombre d'affections internes que nous ne connaissons encore aujourd'hui que par leurs symptômes prédominants. On a dit que la classification par les symptômes ne faisait voir que la superficie des choses, qu'elle ne nous instruisait ni du siége ni de la nature des maladies. Cette objection n'a rien de fondé. Avec les syptômes, nous trouvons le siége du mal presque aussi sûrement qu'à l'aide de l'anatomie pathologique ; et de plus, nous pouvons surtout saisir les analogies et les dissemblances qui nous échapperaient dans toute autre classification.

(1) *De causis morborum; — De sanitate tuendâ; — Ars medica; — Methodus medendi; — De constitutione artis medicæ; — De febribus*, etc.

Classification anatomique.

On ne songe plus aujourd'hui à décrire les maladies que d'après l'ordre anatomique. Il semble en effet plus rigoureux de les classer suivant le siége qu'elles occupent. Les travaux de Bichat étaient faits pour donner une forte impulsion à cette méthode. En montrant que les tissus conservent dans les différentes parties du corps où on les retrouve et la même structure et les mêmes fonctions, il a ouvert aux nosographes une voie toute nouvelle. Les maladies des systèmes muqueux, séreux, musculaire, etc., formèrent des groupes nosologiques parfaitement naturels, et qui subsistent encore aujourd'hui, sauf quelques modifications. Toutefois, les recherches micrographiques ont poussé un peu à l'extrême la classification anatomique des maladies. Des systèmes et des appareils, on est passé à la fibrille et à la cellule, et on en est venu à rapprocher des lésions hétérogènes, uniquement parce qu'elles résident dans le même tissu histologique. Nul doute qu'il ne faille considérer la lésion anatomique comme une des bases les plus sûres de toute classification. Elle donne plus de rigueur à la distinction des espèces morbides, fondées sur la considération des symptômes. Mais les anciens, qui étaient privés de ce moyen d'exploration, n'en sont pas moins parvenus à distinguer d'une manière précise et durable les maladies, et à les rapporter à des types qui subsistent encore aujourd'hui, parce qu'ils reposent sur un rapprochement synthétique naturel.

Elle est impossible dans un grand nombre de maladies.

D'ailleurs, la classification anatomique est insuffisante : 1° lorsque la maladie est générale ; 2° lorsque la lésion est nulle : dans ce cas, on est trop heureux de recourir aux symptômes ; 3° lorsque la lésion, quoique évidente, est tellement secondaire qu'on ne peut la faire servir à classer la maladie (exemple : goutte, rougeole, scarlatine, etc. ; 4° lorsque les lésions sont multiples ou de natures différentes (exemple : scrofule, fièvre typhoïde, etc.). Le nombre des maladies dans lesquelles se présentent une ou plusieurs des conditions que nous venons de relater est assez considérable pour rendre impossible une classification basée exclusivement sur l'anatomie pathologique.

Elle conduit à des idées fausses.

Nous signalerons encore d'autres inconvénients attachés à cette méthode. En se plaçant uniquement au point de vue de la lésion, on ne saurait prendre une idée juste et complète des analogies et des dissemblances qui existent entre les maladies. On se consume en efforts stériles pour remonter de la lésion aux symptômes et pour rattacher ensemble les détails infinis contenus dans la description anatomique. On s'expose enfin à méconnaître les affinités qui existent entre des maladies dont le siége seul a changé, à identifier tellement la lésion avec la maladie qu'on ne peut plus les concevoir l'une sans l'autre. N'est-ce pas d'ailleurs un inconvénient grave que de placer le caractère anatomique avant son caractère clinique, c'est-à-dire que de mettre la lésion avant le symptôme? Nous avouons, toutefois, que nous serions médiocrement touché de ce défaut, si la donnée clinique coexistait toujours avec une lésion. Mais il n'en est pas ainsi, puisque très-souvent une affection, nettement caractérisée par ses symptômes et ses causes, ne peut être rattachée à aucune lésion. Il faut donc regarder celle-ci comme un élément précieux qui ne doit intervenir et prendre place qu'après les symptômes, dans les nosographies.

Classification étiologique.

On a beaucoup parlé dans ces dernières années de la classification des maladies d'après leur cause. Celle-ci fournit, sans doute, un moyen de rapprocher plusieurs groupes de maladies, telles que les virulentes, les venimeuses, les toxiques, les affections produites par les entozoaires et les ectozoaires; mais elle ne peut pas aller au delà. On ne trouve qu'incertitude et erreur quand on veut constituer comme classes de maladies à part les épidémiques, les endémiques, les contagieuses, les sporadiques. Telle maladie endémique devient épidémique dans certains cas (choléra, fièvre jaune, peste); telle autre, qui est ordinairement sporadique, se manifeste à titre d'épidémique; elle peut être contagieuse ou non dans certaines circonstances. Des causes plus facilement saisissables doivent être prises en considération pour instituer les genres et les espèces, mais non des grandes classes de maladies (telles que les maladies saturnines, mercurielles, cuivreuses, des pays chauds, etc.).

Classification physiologique.

Les études et les découvertes dont la physiologie a été l'objet ont inspiré le désir bien légitime de fonder sur elle la classification des maladies. Malheureusement elle nous laisse dans l'incertitude comme les autres, au moment même où nous aurions le plus besoin qu'elle nous guidât dans la coordination des familles. La plupart des nosologies qui ont paru depuis Bichat, et qui sont fondées sur la considération des appareils et de leur fonction, ne nous conduisent pas plus loin que la méthode si bien employée par Sauvage. Elles ont de plus tous les inconvénients de la classification anatomique avec des prétentions plus hautes. Quelle place assigner, d'après la physiologie, aux maladies virulentes, venimeuses, toxiques, aux produits hétérologues? Cependant nous reconnaissons que les données anatomo-physiologiques fournissent de précieux éléments de classification lorsqu'ils sont associés à d'autres.

Pour qu'une classification soit bonne, il faut qu'elle comprenne les maladies médicales et chirurgicales, entre lesquelles il n'existe pas de séparation tranchée.

Conditions d'une bonne classification.

Elle doit rassembler toutes les espèces pathologiques connues, et recevoir au besoin celles que l'on découvrira plus tard. Au milieu des investigations persévérantes dont la médecine est le sujet et des variations continuelles qu'elle subit, la nosologie doit être disposée de telle sorte que les maladies puissent changer de place sans que la classification en soit altérée.

Elle doit reposer, quant à présent : 1° sur les symptômes, 2° sur la lésion, 3° sur la cause, 4° sur la nature.

Elle doit être basée :

1° *Les symptômes*. Rien n'égale en nosologie la valeur des symptômes, et l'on conçoit le succès des classifications qui ont été fondées sur eux. Ils indiquent cliniquement le siége du mal, et souvent sa nature, aussi bien que peut le faire la lésion. Les symptômes qui servent à la classification n'ont pas tous la même importance. Ceux qui consistent en un trouble d'acte vital occupent le premier rang. Ainsi, les troubles de la sensibilité, de la motilité et de l'intelligence, tels que la douleur, la convulsion, la paralysie, le délire, se rencontrent dans une classe très-naturelle de maladies qu'on appelle les névroses. Les symptômes physico-chimiques aident aussi à rapprocher les entités morbides. Les fièvres sont fondées sur l'élévation de la température du corps.

1° sur les symptômes ;

2° *Lésions*. Elles servent à mieux déterminer le siége de la maladie et sa nature. Il faut prendre garde de s'en laisser imposer par elles : mal interprétées ou séparées des symptômes et des causes, elles conduiraient à des erreurs graves. On s'exposerait, par exemple, à ranger dans les maladies de la peau la rougeole, la variole, la

2° sur les lésions ;

morve, les cancers, les cancroïdes, les tumeurs érectiles. Souvent une lésion circonscrite représente une maladie générale. La gangrène de la peau, les pétéchies, les ulcérations morveuses, farcineuses, ne peuvent figurer parmi les affections de la peau; les ulcérations des plaques de Peyer parmi celles de l'intestin, et l'atrophie d'un membre parmi les affections du système musculaire.

3° La cause.

3° *La cause.* Sur la considération de la cause reposent les classes suivantes de maladies qu'il suffit de nommer : 1° maladies venimeuses, 2° virulentes, 3° toxiques, 4° parasites. Nous avons déjà dit qu'il nous semble impossible de grouper les maladies d'après leurs causes, du moins quant à présent. Vouloir créer une classe de maladies épidémiques, infectieuses, contagieuses, endémiques, c'est construire sur le sable. Ce caractère n'est qu'accidentel et passager pour certaines maladies (fièvre typhoïde, choléra, grippe, dysenterie, coqueluche).

4° La nature.

4° *Nature des maladies.* Elle est généralement considérée comme le fondement le plus solide de la nosologie, et nous aurions commis une faute impardonnable en ne plaçant pas cet élément en tête de tous les autres, si nous ne devions pas expliquer ici notre pensée. Nous trouvons dans l'inflammation quatre phénomènes caractéristiques et des actes essentiels qui sont : l'hypérémie, l'exsudation plastique, purulente; le ramollissement, l'ulcération, la gangrène; nous disons alors que la nature de la maladie nous est connue. La sortie du sang à travers les vaisseaux ou du sérum sans fibrine ni hématine, la convulsion, la douleur, le délire, nous suffisent pour nous permettre de ranger les maladies qui nous offrent ces caractères parmi les hémorrhagies, les hydropisies, les névroses. Nous nous montrons également satisfaits quand nous édifions le groupe des fièvres, des altérations du sang et des productions homologues et hétérologues. Si c'est là ce que nous appelons la nature des maladies, nul doute que cet élément ne doive prendre la première place dans une nosologie; mais nous ferons remarquer qu'en allant au fond des choses, c'est par la coïncidence constante d'un certain nombre d'actes morbides, de symptômes et de lésions correspondantes, que nous sommes parvenus à distinguer les phlegmasies, les hémorrhagies, les névroses. Nous n'en savons pas plus, et nous sommes loin d'avoir des notions bien claires sur le mode de production et sur les phénomènes intimes de chacune de ces maladies. Il nous reste à savoir comment le pus est formé dans l'inflammation? Comment la fibrine sort des vaisseaux? Pourquoi c'est de la sérosité sans fibrine qui s'en échappe dans l'hydropisie? Pourquoi du sang dans l'hémorrhagie? et d'autres choses encore. Contentons-nous provisoirement de cette *nature apparente.* Ce que nous en aimons, c'est la fixité, l'évidence des phénomènes morbides, leur ensemble tout à fait caractéristique. Entendue de l'une ou l'autre manière, cette nature a été acceptée par les auteurs de toutes les époques comme pouvant servir à constituer des classes distinctes dans la pathologie. Les groupes des phlegmasies, des congestions, des hémorrhagies, des hydropisies, des flux, des névroses, des altérations du sang, sont aussi anciens que la médecine et antérieurs à l'anatomie pathologique.

Les classes de maladies internes qui ont été reconnues dès la plus haute antiquité, que les ennemis de toute espèce de nosologie acceptent comme les autres, et emploient souvent sans savoir qu'ils font de la nosologie, doivent être disposées de la manière suivante :

1re Classe. *Névroses ou trouble des propriétés vitales.* On doit mettre en tête de tout système nosographique le trouble des facultés vitales ; elles interviennent à chaque instant et à différents degrés dans la production de toutes les maladies.

Énumération des classes nosologiques étudiées dans ce livre.

A cette classe appartiennent les névroses du sentiment, du mouvement, de l'intelligence, qui forment trois ordres distincts. Il serait peut-être préférable, à cause de l'importance de ces facultés, d'en faire trois classes à part sous le titre de *névroses*. Nous placerons en tête de cette classe l'histoire de la sympathie, de l'irritabilité, de la sthénie et de l'asthénie.

2e Classe. *Des altérations du sang.* Après l'altération des propriétés vitales viennent naturellement les maladies du liquide le plus généralement répandu dans l'économie, du sang. L'étude de ses altérations, si intimement liées à la maladie du solide, constitue une classe importante, caractérisée tout à la fois par la lésion du liquide, du solide et des propriétés. On y retrouve la plupart des maladies générales et les cachexies en particulier.

3e Classe. *Pyrexies.* Le trouble de la calorification est caractéristique d'un groupe considérable de maladies qui ont entre elles la plus grande affinité, et qu'on appelle les *pyrexies* ou *fièvres;* nous y comprenons le groupe des *exanthèmes*. Nous voudrions qu'on créât un mot propre à exprimer la lésion de calorification en plus ou en moins, car si elle est accrue dans les pyrexies, elle est diminuée dans le choléra, le sclérème.

4e Classe. *Maladies virulentes.* Dans celles-ci encore, nous trouvons comme dans les pyrexies et les hémies : 1° une altération du sang et des liquides; 2° des lésions d'organe ; 3° des lésions vitales, en un mot tous les caractères des maladies générales.

Il en est de même dans les maladies suivantes :

5e Classe. *Maladies venimeuses ou par venins animaux.*

6e Classe. *Maladies vénéneuses* ou *toxiques;* empoisonnements par des substances tirées du règne minéral, animal et végétal. Exemples : maladies saturnines, mercurielles, cuivreuses, ergotisme gangréneux, maladies alcooliques, etc., etc.

On a réuni à tort, sous le nom de maladies toxiques ou par empoisonnement, les trois groupes précédents, qui n'ont pas le moindre rapport par les symptômes, les lésions, les causes et le traitement. A plus forte raison doit-on en séparer les maladies placées arbitrairement sous le titre de maladies par poison morbide humain, telles que la variole, la rougeole et les affections contagieuses et miasmatiques.

Il nous suffira d'indiquer sans commentaire les maladies suivantes, dans lesquelles l'altération du solide occupe une place importante.

7e Classe. *Phlegmasies.*

8e Classe. *Hémorrhagies.*

9e Classe. *Hétérocrinies*, comprenant les hydropisies et les flux.

10e Classe. *Hétérotrophies* ou altérations de la nutrition : hypertrophie, atrophie, ramollissement, ulcération, etc.

11e Classe. *Homogénie* ou production d'un tissu homologue : fibreux, cartilagineux, osseux, etc.

12e Classe. *Hétérogénie* ou production d'un tissu sans analogue : cancer, tubercule.

13e Classe. *Hétérotaxie.* Nous comprenons sous ce

titre les maladies caractérisées par un trouble des propriétés physiques des organes, tels que : 1° les *rapports* (adhérences, transpositions, déplacements); 2° la *configuration* (états simple, double des organes); 3° le *volume* (augmentation, diminution, oblitération, rétrécissement); 4° la *consistance* (ramollissement, induration); 5° la *couleur*.

14e CLASSE. *Parasitisme*. On trouve dans ce groupe naturel deux sortes de parasites : 1° les animaux organisés et vivants, 2° les végétaux ou épiphytes, les entozoaires et les ectozoaires.

15e CLASSE. *Monstruosités et vices de conformation*.

Avantages de cette classification.

Nous ne présenterons aucune espèce de détail sur chacune de ces classes, puisqu'elles doivent faire le sujet d'une description spéciale. Disons seulement de quelle manière cette étude sera faite. Nous placerons en tête de chaque classe nosologique l'histoire du trouble des propriétés, de la fonction ou de la structure, qui est l'élément simple, primordial des espèces morbides réunies en ordre et en genre. Une fois cette étude fondamentale terminée, nous indiquerons les caractères principaux et la distribution méthodique des genres, espèces et variétés. De cette manière, l'esprit pourra saisir facilement l'ensemble des faits particuliers appris dans les livres et recueillis au lit du malade. La loi des affinités naturelles qui les rattache se gravera aisément dans la mémoire.

Nous devons insister d'autant plus sur cette étude synthétique qu'elle constitue, suivant nous, la partie fondamentale de la pathologie générale. Nous sommes encore à chercher pourquoi les auteurs qui ont écrit sur cette science, au lieu de faire la description des maladies spéciales qui sont du domaine de la pathologie interne, n'ont pas exposé l'histoire complète de chaque classe nosologique. Où trouver une étude générale de l'inflammation, de l'hémorrhagie, de l'hydropisie, des tubercules, du cancer, des altérations du sang, en un mot de nos quinze classes de maladies internes? Est-ce dans les livres de pathologie générale? Ils sont muets. Est-ce dans les traités de pathologie interne? Ils n'en traitent pas pour la plupart.

Il faut en outre que le médecin, qui sait ou qui apprend, relise à propos de chaque espèce nosologique ce que la pathologie générale aurait dû lui enseigner et ce qui est commun à toutes les espèces. S'il l'ignore, il croira, en jetant les yeux sur la description de la pleurésie, de la péricardite, par exemple, que la forme et le siége de l'hypérémie, de l'exsudation plastique, de la suppuration diffèrent, et il sera obligé de faire de grands efforts de mémoire pour retenir mille détails que la pathologie synthétique lui apprendrait, en quelques lignes, dans une histoire générale de l'inflammation. Ce que nous disons de ces maladies s'applique, sans exception, à toutes les autres. Il nous paraît superflu d'insister sur ce point, qui doit frapper les meilleurs esprits.

Quelques auteurs de traités de pathologie interne ont voulu combler cette lacune en plaçant en tête de leurs ouvrages quelque partie de la pathologie générale; mais outre qu'ils ont été contraints de ne présenter que des détails fort insuffisants, ils ont envahi un domaine qui appartient à notre science. D'autres auteurs ont compris ces généralités dans les traités d'anatomie pathologique. Leur tentative n'a pas été heureuse, parce qu'ils ne pouvaient être complets; obligés d'accorder une grande place à la description des altérations de texture, il ne leur en est resté qu'une trop petite pour les symptômes, la marche, le diagnostic, l'étiologie et la thérapeutique. D'ailleurs ces dernières parties sont la propriété exclusive de la pathologie générale. Ni l'anatomie pathologique ni les traités spéciaux ne peuvent les revendiquer. On s'accorde à regarder la pathologie générale comme la science qui a pour mission de rassembler dans une vaste synthèse toutes les généralités dont il vient d'être question. Nous avons cherché, pour notre part, à atteindre ce but dans cette première partie de notre ouvrage qui leur est spécialement consacré.

La classification que nous avons indiquée ne nous appartient pas : elle est celle de tous les pathologistes anciens et modernes. Les noms à l'aide desquels on a désigné les classes, le nombre des espèces qu'on y a placées ou qu'on en a retirées, l'ordre dans lequel on les a disposées, ont changé; mais les divisions fondamentales sont restées sensiblement les mêmes, parce qu'elles sont fondées sur la nature même des choses. Il ne s'ensuit pas que notre classification soit irréprochable : comme toutes celles qui ont été proposées jusqu'à ce jour, elles renferment arbitrairement certaines entités, en laissent d'autres en dehors. Où mettre la goutte, la scrofule, le rachitisme, le choléra, le diabète, le rhumatisme? L'ordre anatomo-physiologique avec son apparente rigueur ne réussit pas mieux que les autres classifications à trouver une place pour ces maladies. D'une autre part aussi plusieurs classes rassemblent sous un titre spécieux des maladies fort différentes et qui n'ont de commun qu'un acte morbide. Tel est le groupe des pyrexies, où nous trouvons : 1° les exanthèmes ; 2° les énanthèmes ; 3° les fièvres paroxystiques; 4° les fièvres continues. Tel encore le groupe des hétérogénies, qui contient deux produits dissemblables, le cancer, le tubercule. Du reste, il ne faut pas se préoccuper outre mesure de ces difficultés; elles ne pourraient arrêter que le médecin qui voudrait absolument donner à la nosologie la belle simplicité et la rigueur de la nomenclature chimique, minéralogique ou botanique.

Quelque imparfaite que soit une distribution nosographique elle est toujours supérieure, pour un traité de pathologie interne, à l'ordre anatomique dans lequel on s'expose à réunir des entités hétérogènes, la rougeole et la scarlatine, par exemple, dans les maladies de la peau, à les passer sous silence ou à s'exposer à des redites sans fin. Cette supériorité est beaucoup plus contestable lorsqu'il s'agit de l'enseignement oral, *de cathedrâ;* on abandonne alors toute préoccupation nosologique pour s'emparer plus vivement de l'attention des auditeurs. On réunit dans un même groupe toutes les maladies du même appareil entre lesquelles existent de nombreuses affinités de symptômes, de causes, de diagnostic, de traitement. Nous avons professé pendant quinze ans la pathologie interne, tantôt suivant l'ordre naturel des maladies, tantôt suivant l'ordre anatomo-physiologique, et après avoir hésité longtemps, nous avons fini par accorder la préférence à cette dernière méthode, en y faisant toutefois des infractions commandées par l'étude des maladies générales qu'on ne sait où placer. Les mêmes raisons n'existent plus dans la pathologie générale exclusivement destinée à la synthèse et à la coordination.

Pérennité et immuabilité des types.

De la pérennité et du degré de fréquence des espèces nosologiques. Les maladies que nous observons aujourd'hui ont-elles existé dès les temps anciens?

Quelques-unes ont-elles disparu? D'autres se sont-elles développées pour la première fois? Telles sont les questions importantes qu'il convient d'agiter et qui ne peuvent l'être avec quelque succès qu'à l'aide de documents pris dans l'histoire de la médecine.

Il faut d'abord remarquer avec Daniel Leclerc que parmi les maladies décrites dans la collection hippocratique les unes ne portent pas de nom propre, mais sont identiques à nos maladies et faciles à reconnaître (cancer de l'estomac); d'autres ont changé de nom (la mélancolie) ou bien ne peuvent plus être rapportées aux maladies observées dans les temps modernes.

Antiquité de certaines maladies.

On peut discuter longtemps sur l'antiquité de certaines maladies sans arriver à une certitude complète. La peste d'Athènes a été identifiée avec la variole; le scélétyrbe avec le scorbut; les épidémies de charbon avec celles de la peste; le phrénitis avec la méningite ou avec la fièvre pernicieuse délirante; tandis que d'autres auteurs se refusent très-positivement à admettre cette assimilation. Il est des auteurs, dit avec raison Grüner, qui regarderaient comme déshonorant pour l'antiquité s'ils ne parvenaient pas à démontrer que toutes les maladies actuelles ont sévi autrefois (1). D'autres, au contraire, veulent qu'elles soient de provenance moderne. On pourra débattre encore longtemps cette question pour un grand nombre de maladies, pour la lèpre, le choléra, la maladie des Scythes, le rachitisme, la chlorose, la gale, la leucée, la lèpre des Juifs, etc., etc. Le doute ne semble plus permis pour la variole, la scarlatine, la rougeole, qui parurent vers la fin du sixième siècle (570), pour la

(1) Grüner. *Antiquitates morborum*, p. 16, in-8°, Vratislav, 1774.

suette anglaise (1486), la syphilis (1494), et surtout pour la vaccine, qui sont de création toute récente (1).

Apparition de plusieurs maladies inconnues

Il ressort de ce premier aperçu que les maladies actuelles n'ont pas toujours existé et qu'elles se sont développées spontanément au milieu de conditions hygiéniques nouvelles dont il est souvent impossible d'indiquer la nature. On pourrait soutenir, il est vrai, qu'elles ont été importées d'une contrée lointaine par voie de contagion ou d'épidémie. Le choléra est l'exemple le plus terrible et le plus saisissant que l'on puisse citer. La fièvre jaune n'a-t-elle pas paru en Espagne, la peste à Marseille et dans d'autres contrées de l'Europe? La peste noire, la suette, la coqueluche, la grippe ont traversé et décimé à plusieurs reprises l'Europe entière, sans laisser pendant quelque temps le moindre vestige de leur passage. Qui nous dit que des affections de cette nature ne se sont pas manifestées à des époques très-reculées et qu'après avoir sévi une ou plusieurs fois elles n'ont pas disparu complétement ou regagné pour toujours les lieux qui leur servaient de berceau? On pourrait donc supposer que les maladies nouvelles ne sont que des espèces morbides inconnues dans les contrées où on les rencontre pour la première fois. La variole, par exemple, aurait été observée, de tout temps, en Chine, si l'on doit en croire quelques auteurs. On pourrait en dire autant du choléra, de la fièvre jaune et de la peste, ces trois maladies endémiques à

Leur origine exotique.

(1) Voyez sur cette matière un grand nombre de traités intéressants : *Mead*, *in opera omnia*, *Medica sacra*, *sive de insigni oribus qui in bibliis memorantur commentarius*, t. II, in-8°, Paris, 1757; — Grüner, *Antiquitates morborum*, déjà cité; — Aug. Krauss, *Disquisitio historico-medica de natura morbi Atheniensium*. Stuttgard, 1831; — Littré, Œuvres complètes d'Hippocrate, t. I, p. 535; — Hecker, *De peste Antonina comment.*, Berlin, 1835.

l'embouchure de trois grands fleuves (Gange, Mississipi, Nil) et étrangères à l'Europe. A ce compte nos maladies récentes ne seraient que des maladies étrangères importées et inconnues seulement dans notre Europe.

Maladies nouvellement produites.

L'origine exotique ne peut être assignée qu'à un petit nombre de maladies. Il faut expliquer par une génération spontanée la plupart de celles que nous considérons comme nouvelles. Les causes de cette génération résident dans les révolutions que subit le cosmos et plus encore dans les conditions hygiéniques mauvaises que l'homme fait naître autour de lui. Au premier ordre de causes appartiennent les grandes épidémies qui dépendent d'un principe morbifique inconnu disséminé dans l'atmosphère, et dont l'apparition, les ravages et souvent la brusque cessation échappent à toute explication plausible. Presque toutes les maladies nouvelles sont nées de cette manière, ont continué à se montrer à différentes époques ou disparu entièrement. La peste d'Athènes et la peste noire sont des maladies de ce dernier genre.

Leurs causes.

L'homme qui ne peut échapper à cette redoutable influence pathogénique reçoit, en outre, les atteintes de plusieurs maladies nouvelles qui dépendent du milieu ambiant. La plus grande partie des affections ignorées des anciens et qui ont sévi avec tant de fureur pendant le moyen âge provenaient des souffrances de toutes espèces que produisait alors la mauvaise constitution des sociétés. Guerres continuelles, fanatisme religieux, violences, émigrations, disette, asservissement et ignorance du peuple, telles sont les causes qui, en troublant l'ordre physique et moral, ont donné naissance à des maladies qui ont cessé ou qui tendent à disparaître avec les causes mêmes qui les ont engendrées. Citons comme exemples :

le mal des ardents, la lèpre des croisés, les convulsions de Loudun, de Saint-Médard, des céréales, la gangrène des extrémités, la chorée épidémique, le tarentulisme. Chaque fois que l'homme donne un libre cours à ses mauvaises passions ou que la nature subit des révolutions profondes, les maladies anciennes se reproduisent ou de nouvelles paraissent. On dit que la goutte est un mal ignoré dans les pays sauvages, et qu'elle s'y manifeste dès que la civilisation introduit l'usage du vin, d'une nourriture succulente, des vêtements et du reste. On assure que les Américains n'ont connu la syphilis qu'après l'arrivée des Espagnols. Les maladies alcooliques, saturnines, mercurielles, sont les produits funestes que l'homme reçoit des arts en échange des jouissances qu'ils lui procurent.

On peut faire disparaître certaines maladies.

Les maladies endémiques, le goître, le crétinisme, le rachitisme, les fièvres paludéennes, peuvent être entièrement supprimés de la pathologie d'une contrée, ou, au contraire, prendre un accroissement très-considérable, selon que les habitants observent ou négligent l'hygiène. Nous voyons des maladies presque inconnues de nos prédécesseurs acquérir un degré de fréquence tel, qu'on pourrait presque les considérer comme des maladies récentes. Les maladies nerveuses les plus variées sont décrites par les auteurs de la seconde moitié du dernier siècle. Le nôtre n'a rien à lui envier sous ce rapport. Et de plus, tous les jours, des espèces pathologiques naissent ou du moins prennent plus d'intensité, plus de fréquence. A-t-on jamais observé plus de chloroses, d'affections utérines, d'anémies, qu'à notre époque? En supposant que l'art plus rigoureux et plus facile du diagnostic nous permette de les découvrir aisément, toujours est-il que les espèces nosologiques, loin de diminuer, se multiplient chaque jour. La pathologie humaine compte, parmi les affections mieux connues, la maladie de Bright, les désordres produits par un grand nombre d'entozoaires, de parasites végétaux, la leuchémie, l'atrophie musculaire et une foule de névroses partielles du sentiment, du mouvement, de l'intelligence. Triste richesse dont la science médicale peut s'enorgueillir, mais qui coûte cher à l'espèce humaine, parce qu'en trouvant la maladie, la médecine est loin d'avoir trouvé le remède !

Distribution des espèces à la surface du globe.

Distribution géographique des espèces pathologiques. Le mode de répartition des espèces morbides à la surface du globe, à la manière des animaux et des plantes, a été étudié par les anciens. Les médecins des écoles grecques étaient périodeutes, c'est-à-dire voyageurs. A ce titre, Hippocrate a pu, mieux que personne, faire connaître les maladies qu'il avait observées non-seulement en Grèce et en Asie, mais en Thrace, en Macédoine et au nord du Pont-Euxin. Aussi pouvons-nous comparer ensemble les maladies dont les Scythes et les autres peuples étaient affectés. Cette pathologie comparée a été faite encore par Galien, Celse, Cœlius Aurelianus, et les éléments en existent dans un grand nombre de monographies. Mais ils n'ont pas été rassemblés de manière à constituer une histoire spéciale, et cependant ce sujet est assez important pour que le médecin y consacre tous ses soins (1).

la géographie médicale.

La géographie médicale est cette partie de la pathologie

(1) On doit à M. le docteur Boudin des travaux nombreux et d'une grande utilité sur cette partie de la pathologie générale. Il faut même reconnaître que lui seul, en France, s'en occupe avec un soin digne d'éloge : *Essai de géographie médicale*, in-8°. Paris, 1843 ; — *Études de géologie médicale, sur la phthisie pulmonaire et la fièvre typhoïde*, in-8, 1845 ; — *Statistique de l'état sanitaire et de la mortalité des armées de*

générale qui traite de la répartition des espèces morbides dans les diverses contrées du globe, de leur degré de fréquence, de leur corrélation avec le climat, les mœurs, les races, et des différences qu'elles offrent suivant les lieux.

Maladies produites par le climat.

On a cru pendant longtemps que l'homme a la faculté de se plier, après un temps variable, aux exigences des climats qu'il vient habiter. Cette opinion est loin d'être vraie, et la pathologie comparée le prouve, d'une façon irrécusable, en nous montrant l'effrayante mortalité produite par les maladies endémiques ou par l'action plus lente, mais non moins sûre du climat qui finit par empêcher la reproduction de l'espèce ou par l'éteindre après un petit nombre de générations.

L'étude de la géographie médicale est trop intimement liée à l'étiologie pour que nous puissions en traiter plus longuement. Établissons seulement que parmi les espèces pathologiques les unes suivent l'homme partout où il va, en se modifiant toutefois dans leurs formes, leur intensité, leur durée, s'atténuant dans un pays, se compliquant, s'aggravant dans un autre. De là, les formes variées des fièvres d'accès, des dysenteries, des hépatites comparées à celles que nous observons dans notre Europe. D'autres fois, l'homme trouve, en arrivant dans certaines contrées, une nouvelle série d'affections, comme il y rencontre aussi des espèces botaniques et zoologiques différentes : le radesyge, le pian en Norwége, le filaire de Médine en Arabie, la chique en Amérique (*pulex penetrans*), la peste dans le delta du Nil, la fièvre

terre et de mer, in-8°, 1846 ; — *Études de physiologie et de pathologie comparées des races humaines* ; — *Études de pathologie comparée*, 1849, et d'autres encore.

jaune à l'embouchure du Mississipi, le choléra dans l'Inde. Les maladies endémiques sont des affections circonscrites dans des localités souvent restreintes; tels sont le goître, le crétinisme, l'hématurie de l'île de France et de l'Égypte, la calenture et la colique sèche si fréquentes dans les mers de l'Indo-Chine. La zone que parcourt la fièvre jaune est assez considérable, puisqu'elle s'étend de Baïa jusqu'au nord de l'Amérique septentrionale.

Ainsi quelques affections offrent une prédilection marquée pour certains climats; d'autres, au contraire, s'en éloignent et y sont rares. L'hépatite suppurée, la dysenterie, la fièvre bilieuse, si communes dans l'Inde et l'Afrique, sont peu fréquentes en Europe. L'antagonisme entre deux maladies est une autre condition créée par le climat et qui doit être étudiée dans l'étiologie. Ces courtes citations suffisent pour mettre en lumière les nombreuses modifications que les espèces pathologiques peuvent subir quand l'homme vient à se transporter d'un lieu dans un autre. C'est alors qu'on voit se développer toute une série nouvelle de maladies. Celles qu'il apporte avec lui se modifient et changent à tel point qu'on éprouve quelque peine à les reconnaître dans leur nouvelle patrie.

DEUXIÈME PARTIE.

DES MALADIES EN GÉNÉRAL.

CHAPITRE Ier.

DES PÉRIODES.

Nous avons étudié jusqu'à présent les caractères propres à la maladie considérée comme espèce nosologique; nous allons dans cette seconde partie nous attacher à donner une idée générale de ce qui est commun aux différents états morbides.

Les maladies ne nous sont connues que par des actes morbides et par leurs phénomènes qui se succèdent dans un ordre régulier et à peu près constant. L'époque où chacun d'eux paraît, leur durée, leur intensité, leur mode de terminaison, offrent des caractères communs, avec lesquels il faut se familiariser d'abord, si l'on veut plus tard pénétrer la cause de leurs variations. Nous devons donc consacrer d'utiles développements à l'étude : 1° *des périodes en général;* 2° *de l'incubation;* 3° *de l'invasion;* 4° *des périodes d'état*, *d'accroissement et de déclin*; 5° *de la marche naturelle des maladies*; 6° *de la périodicité*, *de la rémittence et de la continuité*; 7° *de la terminaison des maladies*.

Des périodes dans les maladies.

§ I. **Des périodes dans les maladies.** La maladie n'existe pour l'observateur qu'à partir de l'instant où les phénomènes deviennent sensibles pour lui ou pour le malade. Elle se compose d'un ensemble d'actes qui se suivent dans un ordre régulier, prévu et indiqué dès les temps les plus anciens. Les espèces nosologiques ne sont pas des entités arbitraires et changeantes. Si elles se cachent sous mille formes diverses, la perspicacité du médecin sait les y découvrir et les ramener à des types uniformes et constants. Elles ont des périodes distinctes que nous allons d'abord étudier.

Définition de la période morbide.

La période est une époque quelconque de la maladie marquée par des troubles de fonction et de structure qui diffèrent notablement de ceux qui les ont précédés et de ceux qui vont les suivre. Il faut s'attacher à caractériser les périodes bien plus par l'ensemble des phénomènes locaux et généraux que par une seule lésion, soit de texture, soit de fonction. Sous ce rapport, elles ressemblent aux époques de l'histoire. L'écrivain, qui veut en donner une juste idée, les caractérise, non par un homme ou un événement, mais par des faits de plusieurs genres. Il en est de même de la période ; elle est pour ainsi dire la date des divers événements pathologiques qui s'accomplissent dans l'organisme à un moment donné et qu'elle doit rappeler fidèlement à notre mémoire. On tâchera donc de rassembler dans les périodes les événements pathologiques principaux et d'en établir le synchronisme avec ceux qui se passent dans le reste du corps. Si ces conditions sont remplies, l'étude des périodes conduira à une juste appréciation diagnostique et pronostique, et surtout à un traitement rationnel et efficace. L'indication doit changer avec la période, puisque celle-ci repré-

Semblable à la période dans l'histoire.

sente elle-même très-exactement les changements survenus dans la maladie.

Manière de les établir.

Les principaux éléments sur lesquels on doit fonder la distinction des périodes sont : 1° la lésion de texture ; 2° de fonction ; 3° le symptôme. La manière la plus exacte de déterminer la période est de lui donner pour caractère ces trois éléments réunis. C'est ce qu'on a fait pour l'inflammation dans laquelle les périodes de congestion, d'exsudation plastique, de suppuration, de ramollissement, ont chacune leur lésion et leurs symptômes correspondants. L'hypérémie pulmonaire, l'hépatisation rouge, l'induration grise, avec leurs symptômes spéciaux, marquent également les trois périodes de la pneumonie. Même corrélation exacte entre la lésion et les symptômes dans les phases de la phthisie pulmonaire et de la variole. Les époques connues sous le nom de périodes de crudité et de ramollissement sont devenues célèbres, à juste titre.

Sur l'anatomie pathologique.

L'anatomie pathologique est un point d'appui nécessaire, mais, très-souvent, insuffisant pour asseoir la division des maladies en périodes, surtout dans les maladies chroniques où la délimitation est plus difficile. Cependant nous devons dire qu'avec les caractères tirés de la lésion et des symptômes, on est beaucoup plus sûr de marquer ainsi les étapes que fait le mal à mesure qu'il s'avance vers la guérison ou vers une terminaison funeste. Nous avons besoin, pour l'étude clinique des maladies et pour leur traitement, de consulter les troubles d'actes et les symptômes qui nous indiquent les mutations les plus importantes de la maladie.

Sur les troubles fonctionnels.

Le trouble des actes est certainement l'élément qui sert le mieux à indiquer la période; exemple : hypérémie avec ou sans flux; spasme ou relâchement dans les convulsions; délire et coma dans les maladies aiguës du cerveau; algidité et réaction dans le choléra.

Sur les symptômes.

Quelquefois c'est à l'aide des symptômes seuls, à défaut de lésion de structure et d'actes, que les différentes époques de la maladie doivent être distinguées. Le froid, la chaleur et la sueur marquent, comme on le sait, les trois stades de la fièvre intermittente; à l'existence et à la cessation de la fièvre correspondent le paroxysme fébrile et l'apyrexie. C'est encore sur cette même considération que sont fondées les périodes de rémission et d'exacerbation, de pyrexie, de convulsion, etc.

Il faut s'attacher à donner aux périodes des noms significatifs qui rappellent la lésion, le trouble d'actes ou enfin les symptômes les plus essentiels. Telle est la source des dénominations suivantes : crudité et ramollissement dans les productions hétérologues; congestion, suppuration, exsudation plastique dans les phlegmasies; frisson, chaleur et sueur dans les fièvres intermittentes; éruption, suppuration, dessiccation, dans les exanthèmes.

La division en périodes difficile dans quelques maladies.

Toutes les maladies ne s'accommodent pas également de la division en périodes, et alors celles que l'on établit sont arbitraires. Il est difficile d'en trouver de distinctes dans la fièvre typhoïde, dans les névroses, telles que l'hystérie, la gastralgie, la nosologie, dans un grand nombre de lésions traumatiques, et surtout de maladies chroniques, telles que le cancer de l'estomac, l'atrophie progressive, la chlorose, etc. Pour vaincre cet obstacle, on a proposé dans ces derniers temps de partager les fièvres typhoïdes et d'autres en plusieurs septenaires. Aucune raison plausible ne légitime cette distinction, à moins que ce ne soit, comme l'a dit plaisamment Bordeu, parce qu'il y a sept jours par semaine, sept branches au candélabre sacré, sept portes au ciel, etc. Qu'on vienne ensuite se moquer des nombres pythagoriciens !

Division générale en quatre périodes.

Les anciennes écoles admettaient dans les maladies quatre périodes : celles d'invasion, d'accroissement, d'état et de déclin. Cette division est digne de nos respects. Elle est fondée sur l'observation de tous les phénomènes de la nature et de ceux de la maladie en particulier : mais elle a l'inconvénient d'indiquer le degré d'intensité du mal plutôt que les événements pathologiques; d'être trop générale; de s'appliquer à toutes les maladies sans désigner aucun phénomène propre. Ces époques manquent d'ailleurs dans les maladies chroniques; aucune limite exacte ne sépare les intensités différentes d'un même mal, et il serait souvent impossible de dire si l'affection est à sa période d'accroissement ou d'état. On comprend mieux ce qu'on veut dire lorsqu'en parlant du choléra on annonce qu'il est à sa période prémonitoire, d'algidité, de réaction, d'adynamie. Au contraire, on aurait sous les yeux un tableau moins fidèle et moins expressif si l'on substituait aux périodes précédentes celles d'invasion, d'état ou de déclin.

La période distincte du degré.

On a souvent confondu le degré avec la période. Ces dénominations expriment deux idées différentes : la première désigne l'intensité du symptôme plutôt que la nature des changements survenus dans la maladie. On est parvenu à en altérer le sens et à la faire synonyme de période lorsqu'on dit : premier, second degré de la phthisie, de la pneumonie. On a même été jusqu'à l'employer pour rendre des lésions dont le siége est très-différent, comme lorsqu'on appelle degrés de la brûlure les altérations plus ou moins profondes des divers éléments de la peau et des parties sous-jacentes. Répétons donc que la période ne doit servir qu'à désigner les conditions morbides qui se succèdent depuis le commencement jusqu'à la terminaison de la maladie.

On doit comprendre sous le nom d'*époque*, de *phase*, de *période*, de *stade* de la maladie : 1° l'incubation, 2° l'invasion, 3° la période d'augment et d'état, 4° de déclin, 5° la terminaison. Elles feront chacune l'objet d'une étude spéciale.

Symptômes des périodes.

Les symptômes qui servent à caractériser une période offrent à noter les particularités suivantes. 1° Ils se développent et apparaissent pour la première fois à un moment donné et cessent ensuite. 2° Ils persistent durant tout le cours de la maladie, mais varient en intensité. Comme exemples des symptômes du premier genre, nous citerons les diverses formes de l'éruption cutanée dans la variole, la rougeole et d'autres exanthèmes; le vomissement dans la méningite; les crachats rouillés dans la première période de la pneumonie; le froid, la chaleur, la sueur dans l'accès de fièvre intermittente.

La régularité des périodes dans la maladie sera étudiée plus loin, lorsque nous examinerons les types nosographiques. Disons seulement que les complications, la réaction trop forte ou insuffisante de l'organisme, l'intervention inopportune du traitement, viennent souvent troubler la marche de la maladie et par conséquent ses périodes naturelles.

De l'incubation.

§ II. **De l'incubation.** Il est rare que les maladies se manifestent immédiatement après la cause productrice. Souvent il se passe entre celle-ci et ses effets un temps variable, durant lequel un observateur attentif et même prévenu ne découvre absolument aucun phénomène appréciable. On l'appelle *incubation*. Cependant la semence morbifique s'incorpore à la substance des tissus, puisque la maladie se révèle bientôt par les symptômés qui lui sont propres. On ne saurait donc méconnaître l'existence d'une modification toute spéciale qui s'opère dans l'organisme affecté, et constitue un état morbide général sur lequel nous reviendrons plus loin.

Définition.

Il est bien difficile de dire en quoi consiste la modification indiquée, l'espèce de diathèse, comme le dirait Galien, qui n'est plus la santé et qui n'est pas encore la maladie. Un virus, tel que le rabique, le syphilitique inoculé et circulant dans les vaisseaux, doit altérer les propriétés physico-dynamiques de la matière vivante; cependant cette altération reste latente, ignorée du malade, qui n'en éprouve aucune espèce de malaise, et du médecin, qui n'en trouve aucun symptôme et ne peut par conséquent soupçonner l'existence de la maladie. Celle-ci, a-t-on dit, est en puissance (*in potentia*).

Sa nature entièrement inconnue.

Les maladies dans lesquelles l'incubation est évidente sont les affections virulentes, venimeuses, les exanthèmes, les fièvres et toutes les maladies générales qui se développent spontanément ou de toute autre manière. Nous voyons figurer dans cette classe la fièvre intermittente, jaune, le typhus, la suette et toutes les affections épidémiques, accidentelles ou saisonnières (grippe, dysenterie, choléra, etc.)

Maladies à incubation.

Une seconde classe renferme des maladies locales dans lesquelles l'incubation est encore manifeste : telles que l'érysipèle, le rhumatisme, la pneumonie, et peut-être toutes les phlegmasies, les flux.

Elle n'a pas lieu dans les maladies traumatiques.

On ne retrouve plus cette période dans les affections externes caractérisées par la seule lésion des propriétés physiques, et surtout les maladies chirurgicales qui surprennent le corps au milieu de la santé la plus parfaite (plaies, fractures, luxations). Si l'on en excepte cette classe de maladies, presque toutes les affections internes sont marquées par une période d'incubation. Citons pour exemple la pneumonie produite par le froid. Avant les signes locaux se développent la période d'incubation, pendant laquelle ont lieu des modifications dynamiques dont notre intelligence ne peut se former la moindre idée. Nous ignorons la nature des changements qui se passent dans l'organisme et qui aboutissent tantôt à une phlegmasie du poumon, tantôt à celle de la plèvre, des bronches, des jointures, à un flux, à une névralgie, sans que nous sachions pourquoi.

L'incubation ne peut pas être locale.

L'incubation implique toujours l'idée d'un état général antérieur à la maladie, que celle-ci soit générale ou locale. On doit se demander s'il n'y aurait pas pour quelques maladies locales une incubation également locale. On l'observerait dans le chancre syphilitique, dans la pustule maligne, où le virus ne produit d'abord qu'une maladie locale que l'on peut guérir sur place par la cautérisation, tant que l'absorption et l'infection du virus n'ont pas eu lieu. Il faut revenir sur ces idées qui commencent à être fortement ébranlées depuis quelque temps. On ne doit réserver le nom d'incubation qu'au temps qui s'écoule entre l'absorption du virus et la manifestation des symptômes locaux.

De quelques modes particuliers d'incubation.

Il faut encore distinguer d'autres modes d'incubation. Entre la cicatrisation du chancre et l'apparition des accidents secondaires d'une part, ou entre ceux-ci et les tertiaires d'une autre part, il se trouve une incubation souvent de plusieurs mois ou de plusieurs années, durant laquelle on ne peut soupçonner la présence du virus syphilitique. Il faut bien donner à ces époques silencieuses, latentes de la maladie, le nom d'incubation qu'elles méritent à tous égards.

Ce serait aller un peu loin que de considérer comme des incubations de maladies l'apyrexie des fièvres intermittentes ou l'intervalle qui sépare les attaques d'épilepsie, de catalepsie, d'hystérie.

Maladies à courtes et à longues incubations.

On a proposé encore d'appeler incubation le temps qui s'écoule entre la naissance de l'individu et le développement d'une maladie incontestablement transmise par voie d'hérédité; exemple : l'épilepsie, la folie, la phthisie, le cancer. Cette doctrine conduit à admettre que les semences de ces maladies sont apportées en naissant, et qu'elles restent à l'état latent jusqu'à ce qu'une cause tout accidentelle et secondaire les en fasse sortir. Ce fatalisme pathologique n'est pas sans fondement; l'expérience nous montre les redoutables maladies que nous venons de nommer se développant chez les enfants souvent à la même époque que chez le père, la mère ou un autre ascendant. De même la syphilis héréditaire ne se déclare souvent qu'après une assez longue période d'incubation. Sans nous prononcer d'une manière absolue sur l'assimilation que l'on a prétendu établir entre toutes ces espèces d'incubations, nous ne pouvons cependant nous empêcher de reconnaître qu'il existe la plus étroite analogie entre les maladies à courtes et celles à longue incubation.

L'incubation est tantôt très-courte, tantôt fort longue. Elle est de quelques heures dans le rhumatisme, la pneumonie ; de sept à huit jours dans les exanthèmes ; de une à trois semaines dans la syphilis ; de plusieurs semaines à deux mois dans la rage, peut-être dans la morve et le farcin, etc. Elle est nulle dans une brûlure, une luxation, une fracture.

Causes qui raccourcissent ou allongent la durée de l'incubation.

Plusieurs causes interviennent pour raccourcir ou allonger la période d'incubation.

1° Spécificité de l'agent.

1° *La nature propre de la maladie.* La spécificité inconnue de chaque cause morbifique entraîne avec elle une durée qui est différente dans chaque maladie. On sait qu'en moyenne l'incubation dure de cinq à huit jours pour les exanthèmes, la syphilis, etc. Semblable en quelque sorte à la graine des plantes, la semence morbifique exige pour germer un temps qui est subordonné à la nature de chaque germe et du terrain qui le reçoit et va le féconder. Il faut donc faire jouer un rôle important au support de la maladie.

2° Action de l'organisme.

2° *L'organisme*, suivant son degré d'énergie, suivant certaines aptitudes, retarde ou accélère l'évolution morbifique, et partant change la durée de l'incubation. La résistance que le corps oppose au développement de la maladie peut en retarder l'apparition.

3° Action de plusieurs causes de nature spécifique.

D'autres causes agissent encore, probablement en vertu de leur spécifité, pour diminuer ou accroître la durée de l'incubation. On ne saurait refuser cette toute puissance aux épidémies, aux constitutions médicale et saisonnière, qui raccourcissent ou abrégent la durée de l'incubation, comme celle des autres phases des maladies. On voit débuter parfois ces affections avec une rapidité foudroyante et s'annoncer par des symptômes si violents qu'on ne peut faire qu'une des suppositions suivantes : 1° ou l'agent spécifique est si énergique qu'à peine absorbé il déter-

des états épidémiques et sporadiques.

mine, presque sans incubation, la maladie et souvent la mort, comme on l'observe dans les épidémies de choléra, de fièvres typhoïdes, de méningites cérébro-spinales, etc.; 2° ou bien, ce qui est moins probable, l'incubation est très-longue et a eu le temps d'attaquer les sources de la vie lorsque débutent les premiers symptômes. Si nous comparons à ces formes épidémiques de l'incubation celles qu'on observe dans les mêmes maladies lorsqu'elles règnent à l'état sporadique, nous constatons de grandes différences. Dans celles-ci l'incubation est longue et suivie également de symptômes prodromiques distincts. Nous ne devons donc pas repousser comme entachées d'inexactitude les descriptions anciennes de maladies qui offraient une longue incubation que nous n'observons plus aujourd'hui. Nous voyons les mêmes changements s'effectuer sous nos yeux, dans la même affection, pendant des épidémies différentes.

L'incubation est très-distincte de la période prodromique.

L'incubation ne se révèle par aucun signe appréciable. Les auteurs qui y ont placé les symptômes précurseurs ne s'en font pas une juste idée. Elle est mesurée par l'intervalle qui sépare l'action même de la cause morbifique et l'apparition du premier symptôme qui indique et fait reconnaître la maladie. Elle fait réellement partie de l'*affection*, c'est-à-dire de l'état général qui prépare et détermine *la maladie* (voyez les différences qui existent entre la maladie et l'affection). C'est en ce sens qu'on aurait pu ranger l'incubation dans la première période de l'affection. Faisons remarquer que l'action d'une cause morbifique sur l'économie ne suffit pas pour faire déclarer qu'il y a maladie, car nous voyons tous les jours des hommes exposés à un foyer infectieux ou épidémique, recevoir, à coup sûr, l'influence du miasme contagieux ou infectieux sans contracter pour cela la maladie. Il faut donc que l'organisme soit apte, disposé à conserver d'abord et à couver ensuite (*incubare*) le germe spécifique jusqu'à ce que celui-ci *éclose*. N'allons pas plus loin sur ce sujet, qui est devenu, sous la plume des médecins métaphysiciens, un sujet inépuisable de rêveries indignes d'esprits sérieux.

Influence réciproque des maladies à incubation.

Quand une maladie à période d'incubation se développe pendant le cours d'une autre maladie dans laquelle celle-ci manque, on acquiert la certitude que l'organisme a subi une influence spéciale. On voit la maladie primaire s'arrêter dans sa marche, s'exaspérer, ses symptômes devenir anormaux, se compliquer de phénomènes insolites jusqu'au moment où la maladie à incubation produit ses signes caractéristiques. Si ce sont deux maladies à incubation, elles s'influencent réciproquement à un haut degré, ainsi qu'on le voit lorsqu'un exanthème se complique d'un autre exanthème. Cependant il ne faut pas croire, et c'est un fait de la plus haute importance que nous signalons ici, que deux maladies ne puissent avoir, en même temps, sur le même sujet, chacune leur incubation. Nous avons vu la varioloïde se développer concurremment avec la vaccine, par conséquent après une période d'incubation qui a dû exister à la fois pour les deux maladies. On sait également que l'incubation syphilitique n'empêche pas l'incubation rabique de s'effectuer régulièrement. Ainsi, de même que l'organisme peut servir de support à deux maladies, de même aussi les germes de celles-ci peuvent se développer en même temps. Remarquons qu'il résulte toujours de leur influence réciproque des changements dans la durée de l'incubation, et plus tard dans la violence des symptômes. Il reste beaucoup à faire sur ce sujet, qui offre un vaste champ à l'expérimentation et à l'étude clinique.

Les symptômes qui mettent fin à la période que nous venons d'étudier sont ordinairement généraux, et consistent surtout dans les troubles du système nerveux (adynamie, convulsions, délire) ou des troubles de la calorification (fièvre). Une seconde catégorie de maladies donne lieu à des symptômes locaux de prime abord; exemple : chancre dans la syphilis; pustule dans la morve; ce qui revient à dire que, parmi les maladies générales, les symptômes d'invasion ou prodromes sont généraux, beaucoup plus rarement locaux.

§ III. **De la période d'invasion.** Que la maladie soit précédée ou non de ce temps pendant lequel la cause morbifique agit d'une manière latente sur l'organisme et prépare l'explosion des premiers symptômes, elle est marquée par une période constante qui mérite d'être conservée et qu'on appelle période d'invasion, de début. *De la période d'invasion.*

Nous désignons ainsi le temps qui s'écoule depuis l'apparition du premier phénomène morbide jusqu'au développement du symptôme qui nous fait reconnaître l'espèce nosologique. On appelle cette période, le prodrome, (πρὸ, *avant*, et δρόμος, *course*), la période initiale, de début, d'invasion. Les symptômes ont reçu le nom de symptômes précurseurs, avant-coureurs de la maladie, prémonitoires (médecins anglais). Que de subtilités, de distinctions puériles ou fausses introduites dans un sujet si lumineux quand on ne consulte que l'observation ! *Définition.*

Elle nous apprend d'abord que le prodrome est un véritable état morbide et non un état imaginaire que l'on a comparé à la convalescence. Il est marqué par des phénomènes faciles à constater. Souvent pénible et même *C'est un état morbide bien caractérisé.*

mortel, il peut, durant les épidémies, faire périr des malades tout à fait au début.

Symptômes précurseurs.

Cherchons d'abord en quoi consistent les symptômes d'invasion. Chez les hommes intelligents qui savent rendre compte de leur état, on voit qu'une partie des symptômes avant-coureurs appartient à cette catégorie des sensations internes qui nous révèlent notre existence et le mode suivant lequel s'accomplissent nos fonctions. Le malade a déjà conscience de l'état morbide qui commence, et dont les premiers signes sont le malaise général, une sorte d'inquiétude, d'inactivité des fonctions, surtout de celles qui sont dévolues au cerveau et à la moelle; d'où la tristesse, la crainte, l'insomnie, les rêves pénibles, la lassitude, la courbature portée jusqu'à l'endolorissement, les troubles de la sensibilité générale et spéciale; la céphalalgie, la pesanteur de tête, l'assoupissement.

Troubles : °De la sensibilité et de l'intelligence.

° De la motilité.

A côté de ces troubles, nous trouvons ceux de la motilité qui ne leur cèdent en rien pour la fréquence et l'intensité. On observe des convulsions générales ou partielles; la chute des forces portée au point de forcer le malade à prendre le lit.

3° De la calorification.

Parmi les symptômes précurseurs figurent, en troisième ligne, dans un grand nombre de maladies, la fièvre marquée par un frisson vague ou général, léger ou intense, la chaleur cutanée, l'accélération du pouls, la congestion des capillaires, les sueurs.

° De la digestion.

Les fonctions de l'appareil digestif sont troublées de bonne heure et à un haut degré chez un grand nombre de malades. On voit l'appétit diminuer ou cesser; la soif, les vomissements, la diarrhée survenir. Les troubles digestifs sont remarqués de bonne heure par les sujets attentifs à leur santé ou qui savent obéir aux impulsions de l'instinct; très-tard, au contraire, chez ceux qui leur résistent par défaut d'instruction ou par gourmandise. En résumé, les symptômes d'invasion appartiennent presque tous à la catégorie des troubles généraux.

Il faut, pour fixer la durée d'une maladie, s'entendre sur la détermination des symptômes qui doivent en marquer le début. Sans ce point de départ, on ne peut rien dire de précis sur la marche naturelle des maladies; sur le degré d'efficacité des traitements, ni sur l'action comparée des diverses médications et de l'expectation.

Manière de fixer l'époque de l'invasion.

On a proposé de faire dater la maladie du moment où se montre la fièvre; mais celle-ci ne peut servir qu'à marquer le début des maladies fébriles, et encore est-elle un signe fort incertain. Le malaise, la diminution des forces, l'alitement qui annonce un degré plus marqué de la faiblesse, sont d'excellents signes de tout état morbide, mais ils appartiennent aussi bien au prodrome qu'à la maladie constituée. Un peu tardif chez les artisans, chez les hommes d'une grande énergie morale ou pressés par la nécessité, l'alitement indique souvent la fin de la période d'invasion; chez d'autres, moins résistants, elle en est le premier signe. Nous dirons donc, d'une manière générale, que la chute des forces, la cessation du travail, l'alitement, l'abstinence volontaire, constituent des degrés de plus en plus intenses de l'état morbide précurseur et appartiennent bien à cette période des maladies.

Il y a des symptômes précurseurs locaux, à siége bien déterminé et même assez caractéristiques pour que l'on puisse annoncer la nature et le siége de la maladie future, sans que ces symptômes cessent pour cela d'appartenir à la période d'invasion. Ordinairement ils sont trop vagues pour qu'ils puissent faire soupçonner la nature de la maladie imminente. Exemple : céphalalgie, fourmillements, bluettes dans la congestion et l'hémorrhagie cérébrale.

Tantôt les symptômes précurseurs persistent pendant toute la durée de l'affection. Exemple : la fièvre, la courbature, la faiblesse intellectuelle et musculaire, l'anorexie dans toutes les maladies générales.

Tantôt ils ne font qu'une courte apparition. Exemple : douleur lombaire dans la variole : les vomissements dans un grand nombre de maladies. Quand les symptômes prémonitoires persistent pendant toute la durée de l'affection, ils ne prennent d'ordinaire un notable accroissement que pendant la période d'augment et d'état. Plus rarement ils diminuent ou même cessent. Nous reviendrons ailleurs sur la valeur des signes prodromiques au point de vue de la diagnose et de la prognose. Nous n'avons en ce moment qu'à étudier leur marche générale.

La période d'invasion se confond [s]ouvent avec la période [d'a]ccroissement.

La période d'invasion caractérisée par les symptômes précédents se continue d'ordinaire, sans transition appréciable, avec les périodes ultérieures de la maladie, ou bien elle est interrompue par l'arrivée d'un signe qui fait reconnaître de suite l'espèce pathologique : tel est l'exanthème dans les fièvres éruptives. Si la maladie est avec lésion, le premier symptôme statique ou dynamique, qui en révèle l'existence, annonce la fin de la période d'invasion. Un trouble fonctionnel bien limité aura la même valeur. On éprouve plus d'embarras quand la maladie reste générale. On doit regarder comme arbitraires et incertains les signes de la période d'invasion dans la fièvre typhoïde, le typhus, la fièvre bilieuse et un grand nombre de maladies primitivement chroniques, telles que la chlorose, la pléthore.

Limites de la période d'invasion.

Une fois que les altérations locales de structure ou de fonction sont appréciables dans les maladies, la période d'invasion cesse. Le rhumatisme est caractérisé par l'apparition de douleurs articulaires, l'inflammation par l'accroissement de la fibrine et par la congestion. On peut en dire autant de l'écoulement sanguin dans les hémorrhagies par cause générale.

Maladies qui on[t] cette période.

On observe une période d'invasion : 1° dans toutes les maladies générales ; 2° dans toutes les maladies locales qui sont évidemment ou très-probablement le résultat d'une affection (phlegmasie, cancer, tubercule, goutte). Les maladies tout à fait locales n'ont pas de période prémonitoire ; il en est de même des maladies chirurgicales. Nous avons dit que les maladies à incubation se traduisent souvent, d'une manière violente et caractéristique et sans signes avant-coureurs : telles sont les maladies virulentes, venimeuses, inoculées. Cependant avant que se déclarent les symptômes convulsifs qui caractérisent la rage, on observe de l'insomnie, de l'inquiétude, de l'agitation et des rêves pénibles pendant plusieurs jours. Dans la vaccine, dans la variole inoculée, la fièvre d'éruption est précédée de quelques symptômes souvent fort légers.

Durée de l'invasion.

La durée de la période d'invasion est très-variable ; elle comprend quelques heures seulement ou plusieurs jours. Dans la phlegmasie du poumon, le frisson, la fièvre, la courbature se montrent peu de temps avant le point de côté et les crachats sanglants. Dans la fièvre typhoïde, les symptômes précurseurs durent souvent huit jours et plus. Cette période est de quelques minutes dans les maladies qui règnent sous forme épidémique et chez certains malades, tandis qu'elle est de plusieurs jours dans d'autres conditions étiologiques. Dans le premier cas, la maladie est dite sans invasion ou foudroyante. L'invasion paraît quelquefois manquer dans des cas où la marche du mal est insidieuse, mal dessinée, et fait explosion tout à coup avec ses caractères spécifiques (exemple : perforation spontanée, étranglement interne, rupture cardiaque). Nous voyons l'invasion s'allonger, d'une manière presque indéterminée, dans les maladies chroniques, parce que les symptômes précurseurs et propres se touchent et se confondent. Cependant il est encore possible de les séparer en prenant pour limite la lésion ou le trouble localisé le plus significatif.

Pour résumer les caractères de l'invasion, on peut dire que presque toutes les maladies de cause interne et générales ont des symptômes précurseurs ; que ceux-ci sont presque toujours généraux, qu'ils sont communs à un grand nombre de maladies. Ils ont un prix inappréciable aux yeux du praticien, parce qu'il peut dans quelques cas diagnostiquer de bonne heure la maladie, l'empêcher de se développer ou en atténuer la gravité. Il importe de les chercher, parce qu'ils contre-indiquent l'emploi de toute médication qui pourrait entraver la marche des phénomènes et troubler les opérations de la nature. On voit trop souvent des médecins inexpérimentés saigner ou faire vomir dans le prodrome d'une fièvre éruptive.

§ IV. **Des périodes d'accroissement, d'état, de déclin** (incrementum, status, decrementum).

De la période d'accroissement.

1° *Période d'accroissement.* Une fois que la maladie est caractérisée par ses symptômes propres, on la voit s'accroître plus ou moins rapidement et marcher d'un pas tantôt égal et régulier, tantôt par saccades et par bonds jusqu'à ce qu'elle ait atteint un maximum d'intensité. En général, c'est par l'ensemble des phénomènes plutôt que par un seul, quelque important qu'on le suppose, qu'il convient de caractériser la période d'accroissement. On doit tenir grand compte de l'élément fondamental de la maladie ; à lui seul appartient le droit de représenter l'affection et d'en marquer la période. Si c'est une fièvre, par exemple, l'augment correspond très-exactement au temps durant lequel la chaleur et la fréquence du pouls s'élèvent à leur maximum. Si c'est une phlegmasie, on dira qu'elle est dans sa période d'accroissement tant que la fibrine n'aura pas atteint son chiffre le plus élevé, ou bien encore on lui assignera pour caractères les divers changements que l'état morbide local peut offrir. Dans l'hémorrhagie, l'hydropisie, le flux et l'intensité croissante de l'acte morbide essentiel suffisent pour faire admettre que la maladie n'est pas parvenue à son apogée. Dans une lésion organique, dans le cancer, les tubercules, il est encore facile de trouver l'augment. En un mot, il faut toujours mesurer la période de la maladie aux progrès de la lésion matérielle d'abord, et, en son absence, à l'intensité de l'acte ou enfin des symptômes si ce sont eux qui constituent la maladie.

Manière de la caractériser.

Ces données si simples aujourd'hui étaient inconnues des anciens, du moins pour un grand nombre de maladies. L'étude des lésions anatomiques et un diagnostic local précis nous permettent d'établir une ligne de démarcation entre les divers états pathologiques, et de les considérer comme des périodes différentes du même mal. L'induration rouge dans la pneumonie est la période d'augment par rapport à l'engouement, et l'induration grise ou suppuration par rapport à l'hépatisation rouge.

L'accroissement d'une maladie se manifeste d'une autre manière encore. Limitée d'abord à un point de l'organe, elle s'étend à sa totalité et va même jusqu'à envahir les tissus similaires. La phlegmasie rhumatismale se propage à l'endocarde, au péricarde, à la plèvre et même aux membranes du cerveau. Les anciens faisaient intervenir, comme moyen de découvrir les périodes, les signes de coction, la fièvre, les tendances naturelles vers les crises. Sans négliger les symptômes généraux, nous préférons aujourd'hui fonder sur l'étude anatomo-pathologique et le diagnostic local les périodes des maladies. En effet, nous ne pourrions pas les calculer autrement pour les maladies chroniques (tubercule, cancer). Cependant, il s'en faut de beaucoup que ces divisions soient applicables à tous les cas.

Période d'état. 2° *Période d'état, status,* ἀκμή. La limite entre la période précédente et celle-ci est souvent établie, d'une façon arbitraire, dans les maladies violentes, de courte durée et qui tuent en un petit nombre de jours. L'état stationnaire est surtout manifeste dans les maladies chroniques; il persiste pendant longtemps, plusieurs mois, même plusieurs années. Il finit par faire croire aux médecins inattentifs que la maladie est guérie. Il se retrouve dans la phthisie, le cancer et d'autres affections internes. Les anciens attendaient avec anxiété la période d'état, parce qu'ils y voyaient se préparer les efforts de la nature, et les événements heureux et malheureux qui devaient juger la maladie.

Période de déclin. 3° *Période de décroissance, de déclin; decrementum.* Les symptômes suivent une marche inverse à celle qu'ils affectaient pendant l'augment : 1° Ceux qui existaient perdent de leur violence. 2° Quelques-uns cessent complétement, et cette disparition est un des meilleurs signes de la décroissance du mal. Le souffle tubaire disparaît dans la résolution de la pneumonie. 3° Il n'est pas rare enfin d'observer des symptômes tout à fait nouveaux ou qui n'existaient point dans la période d'augment et d'état : tels sont les râles crépitants dans la résolution de la pneumonie, le souffle tubaire qui remplace le silence respiratoire lorsque l'épanchement pleural diminue. Les symptômes généraux et les locaux ne vont pas toujours du même pas; en sorte qu'il faut les consulter tous si l'on veut fixer l'âge et l'intensité de la maladie.

CHAPITRE II.

DE LA MARCHE NATURELLE DES MALADIES.

Définition.

On désigne sous le nom de marche naturelle des maladies la libre évolution des actes et des phénomènes morbides, qui n'est troublée par aucune cause inhérente, soit à l'organisme, soit au milieu ambiant. Les anciens ont saisi et retracé mieux que personne les traits principaux de cette étude. Avec les ressources précieuses que nous offre aujourd'hui l'art du diagnostic, nous pourrions la compléter et la rendre plus précise encore; mais personne aujourd'hui ne tente de faire servir l'observation clinique à élucider tout ce qui concerne la marche naturelle des maladies. Nous ne pouvons donc mettre en œuvre que des matériaux qui appartiennent à une époque déjà éloignée de nous. Nous puiserons aussi, avec de grandes précautions toutefois, aux sources impures de l'homœopathie.

Les anciens l'ont étudiée avec succès.

Là nous apprendrons que les maladies peuvent parcourir, d'une manière heureuse, leurs différentes phases sans que la thérapeutique ait besoin d'intervenir.

Autocratisme de la nature.

Pour que les révolutions naturelles d'une affection puissent s'accomplir librement et se montrer distinctement à l'observateur, il faut que la maladie soit simple, abandonnée à elle-même, qu'elle se développe sur un sujet assez robuste pour que la synergie s'y fasse librement; et dans un climat tempéré ou chaud où les agents hygiéniques favorisent les mouvements naturels. On objectera que ces conditions se trouvent rarement remplies. Cependant les écrits de l'école grecque et d'un grand nombre d'auteurs qui ont admis et respecté l'autocratisme de la nature, et parmi les modernes, les vitalistes, Stahl, Barthez, l'école de Montpellier, un très-grand nombre d'observateurs de notre époque, aussi habiles par leur expectation que d'autres sont dangereux par leur activité thérapeutique, ont recueilli des documents à l'aide desquels on peut essayer d'écrire sur le cours naturel des maladies. Il nous semble d'autant plus utile de le faire que l'on donne aujourd'hui dans des excès fâcheux. On croit généralement que l'anatomie pathologique nous a révélé la cause de presque toutes les maladies, et que nous possédons dans notre arsenal de médicaments de quoi dissiper l'inflammation, la congestion, le flux, l'hydropisie; de quoi combattre les maladies organiques; lever les obstacles matériels au cours des liquides; ôter à ceux-ci les principes nuisibles, leur rendre ceux qui manquent; diminuer ou augmenter à volonté les doses de la stimulation nerveuse. L'esprit enthousiaste des médecins entrés récemment dans la carrière donne un certain crédit à cette opinion, qui a pris naissance dans un enseignement erroné et

Respecté par un grand nombre de médecins distingués.

dangereux. « Il est, dit Bordeu, bien plus ordinaire de trouver des amateurs de remèdes parmi les jeunes médecins, qui n'ont d'autre science que celle des écoles, où l'on a souvent dit qu'on guérissait toutes sortes de maladies (1). » Ce travers médical, qui prend aujourd'hui des proportions déplorables, est dangereux pour les néophytes, mais ridicule seulement aux yeux des hommes vieillis dans leur art. Il rappelle beaucoup l'époque où fleurissait l'école d'Alexandrie. Alors l'anatomie, soigneusement cultivée, en imprimant une forte impulsion à la pathologie, aurait dû faire naître une thérapeutique plus éclairée, plus physiologique, en même temps qu'elle aurait dû confirmer la sage expectation de l'école de Cos, en rectifiant ce qu'elle avait parfois d'exagéré. Il n'en fut pas ainsi : une polypharmacie confuse, barbare, sans direction, fut mise en vogue par les disciples d'Hérophile et d'Érasistrate. A Rome, les méthodistes renouvelèrent les mêmes excès et les mêmes erreurs. Pourquoi faut-il que nous retombions à notre tour dans des fautes pareilles? L'anatomie pathologique, dont personne ne songe à contester les services, nous a précipités dans une exagération qui est devenue funeste à un grand nombre de médecins. Persuadés que tout est dans la lésion, ils inventent et prodiguent toute espèce de drogue. S'ils ne réussissent pas, ils tombent dans le découragement, attendant la mort pour se confirmer dans leur désolante doctrine de l'incurabilité du mal. C'est à eux plutôt qu'à Hippocrate qu'il faut adresser le reproche d'Asclépiade, « que leurs écrits sont une méditation sur la mort. » Il est temps de revenir à de plus saines doctrines.

L'activité thérapeutique souvent déplorable.

(1) Bordeu, Œuvres complètes, t. II, p. 599.

Guérison spontanée de la plupart des maladies.

Établissons d'abord une vérité que les médecins réellement dignes de ce nom savent reconnaître, et qui est aussi consolante pour le malade que pour eux, « c'est qu'il est incontestable que sur dix maladies il y en a les deux tiers au moins qui guérissent d'elles-mêmes. En pareil cas, les médecins doivent se contenter de surveiller la marche du mal lorsqu'il parcourt ses périodes et ses degrés avec précision, et essayer de le ramener à sa marche naturelle lorsqu'il paraît s'en écarter (1). » Ajoutons à ces sages paroles de Bordeu, qu'aujourd'hui mieux encore qu'à l'époque où il les prononçait, l'art du diagnostic conduit à admettre qu'il existe un nombre assez grand de maladies graves, à marche aiguë ou chronique, sur lesquelles nous avons peu de prise, et que nous pouvons seulement retarder, atténuer ou rendre moins pénibles et moins rapidement mortelles. Il est curieux d'en dresser la liste approximative, afin de ne pas disserter dans le vague et de mettre cette vérité essentielle dans tout son jour.

Affections incurables.

Parmi les affections incurables, où sur lesquelles le médecin exerce peu d'empire, il faut citer l'inflammation aiguë ou chronique des méninges du cerveau, de la moelle; les hémorrhagies des mêmes parties, les névroses cérébro-spinales, telles que la folie, la démence, l'idiotie, l'épilepsie; quelques maladies contagieuses, infectieuses ou épidémiques, telles que la fièvre jaune, la peste, le choléra, le typhus, la rage, la morve; presque toutes les affections chroniques des viscères, comme celles du cœur, des gros vaisseaux, l'emphysème, la cirrhose, la maladie de Bright, la goutte, la gravelle; toutes les altérations des viscères, et enfin l'innombrable

(1) Bordeu, Œuvres complètes, t. II, p. 595.

catégorie des cancers de tous les tissus possibles, sans excepter non plus la tuberculisation des poumons, de la plèvre et de presque tous les tissus; les hypertrophies, les atrophies, les gangrènes d'un grand nombre d'organes, la goutte, la scrofule, etc., etc. A côté de ces maladies incurables viennent se placer celles qui, légères ou graves, se terminent heureusement, à la condition que la main du médecin, chargée de drogues, ne s'appesantira point lourdement sur le malade et ne viendra pas troubler le mouvement naturel des fonctions, en changer l'heureuse direction.

Nature médicatrice.

Nature médicatrice. Dans l'état physiologique, le consensus que l'on remarque entre tous les organes porte à admettre qu'il existe un principe d'action qui empêche les fonctions d'empiéter les unes sur les autres, d'excéder certaines limites; d'où une harmonie générale, un équilibre dont personne ne peut mettre en doute la réalité. On peut construire, à ce sujet, les plus séduisantes hypothèses, et donner carrière à la sentimentalité médicale, qui n'est pas inférieure à toutes les autres rêveries du même genre. On ne parlera jamais plus sagement que Galien du principe vital et de son unité d'action. Quand on voit, dit-il, tous les organes et toutes les petites pièces d'un appareil agir toujours de la même manière et dans un sens déterminé, on ne peut s'empêcher de croire à l'existence d'un principe inné qui a un but final, bien arrêté, et y pousse toutes les forces comme toutes les parties de la matière organisée. Il compare tous les organes du corps à ces machines que l'on voyait dans les forges de Vulcain se mouvoir dans des sens différents, façonner la matière de mille façons, et qui, en définitive, recevaient leur impulsion de la main même

Idée qu'il faut s'en former.

du divin ouvrier. De même une force inconnue pousse, gouverne, harmonise toutes les forces et le jeu de toutes les pièces de la machine humaine. On l'appellera intelligence supérieure ou nature, peu importe; ses effets sont incontestables.

J'entends par nature, dit Galien, une certaine force qui réside dans le corps vivant qu'elle anime et qu'elle dirige, et dont il est inutile de rechercher l'essence autant que de s'efforcer de connaître celle de l'âme (1). Imitons cette sage réserve.

Rôle de la nature médicatrice dans les maladies.

Dans la maladie, nous pouvons suivre le trouble de ces mouvements consensuels qui appartiennent à l'état de santé. A travers les fonctions troublées, on aperçoit encore au début les actes normaux de plusieurs fonctions. Plus tard, lorsque le mal est général, il se manifeste un grand désordre auquel échappent à peine quelques actes partiels; mais bientôt l'ordre tend à se rétablir, et l'on peut, à l'aide d'une observation attentive, deviner sur quels organes la maladie exerce le plus d'action. Ce n'est point au hasard, mais au contraire après une série d'actes pathologiques, qui restent à peu près les mêmes pour chaque maladie, que s'effectuent les terminaisons heureuses, les seules dont nous nous occupons en ce moment. On les a placés sous l'empire d'un principe que l'on a appelé de différents noms : nature médicatrice, principe réparateur, conservateur. On a donné à la force, en vertu de laquelle ils agissent, les dénominations de *naturisme* et d'*autocratisme*. Il est nécessaire de s'entendre sur ces mots, afin de ne pas tomber dans les personnages allégoriques, dans les puissances invisibles

(1) Galien, *Methodus medendi*, lib. V, 10, et lib. VII, 2.

dont on a tant abusé. On fait trop souvent de la nature médicatrice le dieu qui vient, à l'improviste et fort à propos, dénouer la situation critique dans laquelle se trouve engagé le praticien, et d'où il ne croit pouvoir sortir sans cette puissante intervention : c'était le *Deus ex machinâ* à l'époque où le diagnostic n'était pas encore éclairé suffisamment par l'anatomie physiologique et les applications physico-chimiques à la médecine. On croyait alors l'organisme toujours en lutte avec le cosmos et les causes morbifiques. La vie était sans cesse harcelée par un principe de destruction qu'elle devait expulser au dehors lorsqu'elle était victorieuse. Aujourd'hui nous nous bornons à dire que l'on ne saurait méconnaître, dans le cours des maladies aiguës principalement, des efforts sympathiques, conservateurs et réparateurs qui vont dans une direction déterminée, dont le siége est évidemment le système nerveux et la cause le principe vital; qu'il n'y a aucun inconvénient à faire intervenir dans ce cas la nature médicatrice. Ses effets sont visibles dans les maladies; le médecin doit s'attacher à les connaître de bonne heure, afin de les respecter, de laisser la nature agir toute seule. S'il est sûr qu'elle a besoin d'être aidée, il lui prêtera son concours, en se rappelant qu'elle fait toujours bien et souvent mieux que lui.

Fausse doctrine accréditée à ce sujet.

On appelle *expectateurs* ou *naturistes* ceux qui professent un respect éclairé pour les mouvements naturels. » Ils ont toujours fait le petit nombre parmi les médecins, surtout chez les peuples naturellement vifs, impatients et craintifs. Ils en conviennent et s'en glorifient même; ils aiment à être les médecins des gens qui pensent, ceux de cette partie de l'humanité distinguée par sa fermeté, sa

De l'expectation.

Acceptée seulement par les esprits sages et éclairés.

patience, son sens droit (1). » Nous n'avons pas à rechercher si cette médecine est destinée à faire fortune parmi les gens du monde, si le médecin qui la pratique ne sera pas accablé par la concurrence redoutable des gens à globules homœopathiques, à passes magnétiques, à amulette, à la démarche inspirée : nous parlons science et art, et non spéculation mercenaire. Nous allons voir que les maladies ont une marche naturelle qui mène souvent à la guérison sans l'intercession de drogues et seulement sous l'habile direction du médecin.

Étude de quelques maladies livrées à elles-mêmes.

Partons d'abord d'un fait incontesté, savoir qu'une maladie aiguë, légère, une inflammation, une congestion, une névralgie, un trouble purement fonctionnel et limité d'un tissu peuvent affecter une marche courte, régulière, et arriver à une solution heureuse sans aucun traitement. Disons même qu'il est du devoir du médecin de ne pas intervenir dans un grand nombre de cas de ce genre, à moins qu'il ne sache par l'expérience des autres et la sienne propre que cette maladie est la preuve écrite d'une autre plus grave ou plus rebelle.

Quelquefois la maladie s'arrête dès sa période d'invasion. Tous les symptômes caractéristiques devaient faire supposer qu'elle parcourrait les autres périodes, et cependant elle ne va pas plus loin, comme si la cause morbifique étant trop légère, n'avait agi qu'un temps très-court, ou avait trouvé un organisme résistant, réfractaire, déjà éprouvé par la maladie. C'est ainsi qu'on voit souvent, en temps de grande ou de petite épidémie, des malades qui en sont quittes pour les symptômes précurseurs. Dans d'autres cas la maladie avorte parce

(1) Bordeu, *loc. cit.*, p. 597.

qu'une autre affection s'oppose à son libre développement, soit qu'elle naisse en même temps qu'elle, soit qu'elle l'ait précédée dans son évolution. Faisons d'ailleurs remarquer que dans les maladies dont les périodes sont les plus régulières, dans les exanthèmes, par exemple, il n'est pas rare de voir les maladies ne présenter que les symptômes d'invasion (variole, rougeole, scarlatine sans éruption). Si les maladies générales s'arrêtent ainsi en chemin, à plus forte raison des lésions purement locales présenteront-elles cette marche courte et avorteront-elles. Il est difficile au praticien même le plus consommé dans son art de pouvoir dire à l'avance quels seront la durée exacte et le mode de terminaison de la maladie.

Explications hypothétiques.

Quand une maladie est générale, accompagnée de l'altération des humeurs ou produite par une cause interne spéciale (fièvres essentielles, maladies du sang, virulentes), les phénomènes morbides principaux sont à peu près les mêmes, à l'intensité et à la durée près, et affectent une marche régulière dans laquelle on a cru remarquer deux périodes distinctes qui témoignent d'un travail d'élaboration, de sécrétion et d'expulsion de la matière morbifique. De là sont nées les explications hypothétiques sur le rôle de la fièvre, de l'inflammation, des flux, etc. On conçoit très-bien que les faits aient donné lieu à des interprétations diverses. Avec l'imagination, la tournure d'esprit et la doctrine dont chaque écrivain était pourvu, il lui était facile, une fois sorti du domaine des faits positifs, de risquer, suivant sa fantaisie des hypothèses tantôt sur la force vitale et son pouvoir réparateur, tantôt sur les humeurs qu'il croyait altérées, ou sur les obstacles que les conduits et les pores opposaient au liquide qui devait les traverser. Nous nous garderons bien de soumettre à une révision les théories vitalistes humorales ou solidistes qui ont la prétention d'expliquer les maladies.

Dans les révolutions des maladies comme dans les fonctions naturelles, quelle que soit la torture à laquelle on soumette le phénomène observé, on ne pourra jamais y trouver que des lésions des propriétés vitales, du solide et des liquides, et l'on sera toujours embarrassé, du moins dans un grand nombre de cas, pour savoir si ces lésions sont causes ou effets des maladies.

Expulsion d'un principe morbifique.

Un premier groupe de maladies est caractérisé par des troubles dynamiques qui y jouent le principal rôle : telles sont les fièvres essentielles. On ne voit pas trop pourquoi se produit ce travail morbide général dans les fièvres typhoïde, inflammatoire, puerpérale; car il n'aboutit à l'expulsion d'aucun principe, et cependant dans toutes ces affections l'altération générale est bien évidente. Dans la fièvre jaune on ne trouve pas davantage le principe morbifique à éliminer, non plus que dans la fièvre paludéenne, où il est plus facile de l'imaginer que de le montrer. Ainsi donc, sans nous affliger de la faiblesse de notre esprit, disons que, dans ce groupe de maladies, la nature affecte une marche très-régulière, qui est contenue dans des périodes d'une forme et d'une durée identiques. Avouons que nous ne saurions en pénétrer le véritable but.

On s'est imaginé qu'on y voyait plus clair dans les exanthèmes parce que certaines déterminations morbides se portent à la surface de la peau, des membranes muqueuses, pulmonaires ou intestinales.

On a également argué de la reproduction de ces mêmes

maladies par l'inoculation des matières expulsées, et surtout du danger qu'il y a à interrompre leur marche naturelle. Sans aucun doute ces maladies nous offrent un exemple d'une série d'actes morbides se succédant avec régularité et se terminant d'une manière ordinairement favorable; mais on ne peut pas y trouver une preuve certaine que ces maladies sont des opérations salutaires et en quelque sorte des fonctions momentanées qui ont pour but de délivrer le corps de matières nuisibles. Nous nous sommes expliqué sur ce point en traitant de la maladie. Remarquons seulement ici, pour ce qui concerne la marche naturelle des maladies, que ces exanthèmes nous offrent, d'une manière tranchée, des actes pathologiques qu'on peut modérer, raccourcir jusqu'à un certain point, mais jamais arrêter. Il faut donc frapper de réprobation toutes les tentatives dangereuses et fort heureusement stériles que l'on a faites pour empêcher leur développement. La nature elle-même prend soin de nous montrer le péril dans lequel tombent les malades chez lesquels quelque complication vient enrayer l'évolution des différents actes de la maladie; à plus forte raison toute perturbation apportée par une médication active serait-elle funeste.

Intervention de l'art nuisibl

Les maladies à leur première origine sont mal dessinées et difficiles à distinguer les unes des autres, parce qu'elles donnent lieu d'abord à des troubles généraux qui expriment la souffrance de tout l'organisme. Bientôt on voit se le grouper les symptômes et les actes morbides plus ou moins intimement liés qui constituent la maladie.

Des différents troubles qui peuvent se montrer dans l'état morbide.

Des différences assez nombreuses se présentent. 1° Les actes se succèdent suivant l'ordre habituel et ont leur durée ordinaire depuis le commencement jusqu'à leur fin. 2° La maladie est constituée par le premier et le second acte et s'arrête là. Ainsi dans les exanthèmes la fièvre peut paraître et l'éruption manquer; dans la pneumonie la fièvre et l'engouement exister seuls 3° Un ou plusieurs actes pathologiques paraissent tardivement, mais à leur place et dans leur ordre habituel. 4° Enfin les actes sont intervertis, et l'on dit alors que la marche de l'affection est anormale. Ainsi dans l'accès de la fièvre, les stades de frisson, chaleur et sueur ne se succèdent pas dans l'ordre habituel. Il peut exister encore un certain ordre dans cette irrégularité. 5° Enfin les différents actes sont mêlés, empiètent les uns sur les autres, ou se confondent tellement ensemble qu'il en résulte un désordre extrême dans la marche de la maladie (marche anormale, ataxique, irrégulière).

État latent.

6° Enfin un degré plus grand encore d'irrégularités dans l'évolution détermine ce qu'on appelle l'état latent de la maladie. C'est à peine si l'on arrive parfois à en soupçonner l'existence à l'aide d'un symptôme fugace, incertain et souvent commun à plusieurs affections. Cependant les actes pathologiques s'accomplissent dans l'organe absolument comme si les symptômes ordinaires en révélaient la présence. L'anatomie pathologique ne nous apprend pas toujours la cause de cette particularité.

Marche anomale.

7° L'ataxie, l'irrégularité peut aussi dépendre des symptômes qui sont modifiés dans leur forme, leur siége, quelquefois même leur nature, sans que le fond de la maladie soit pour cela changé. On voit par exemple des éruptions cutanées vésiculeuses dans la rougeole; des pétéchies, des papules dans la variole; quelquefois un phénomène insolite, nerveux ou d'autre nature, tel que la sueur, des douleurs dans les jointures. Nous trouvons enfin chez quelques malades des symptômes très-différents de ceux qui appartiennent à l'affection principale, dans sa forme ordinaire, et qui cependant ne peuvent être provoqués que par elle. La pneumonie donne lieu seulement dans quelques cas au délire; la fièvre typhoïde à des douleurs arthritiques ou à des convulsions qui peuvent en imposer à cause de l'absence ou de la faible intensité des symptômes caractéristiques.

De la régularité ou de l'ataxie des actes morbides se déduisent des signes pronostiques importants. En général, la gravité est beaucoup plus grande en de telles circonstances. Au contraire, tout fait présager une terminaison heureuse quand les actes pathologiques suivent régulièrement leurs phases naturelles.

Causes qui troublent la marche naturelle.

Cherchons les causes qui perturbent la marche naturelle des maladies. Nous les trouvons : dans le sujet lui-même; dans la maladie; dans les conditions ambiantes; dans l'action des remèdes.

Maladie de l'enfance.

Il est une vérité pratique reconnue par tous les médecins, savoir que la marche des maladies est moins régulière chez les enfants nouveau-nés, chez les jeunes sujets et les vieillards que chez l'adulte. Cette cause rend le diagnostic plus difficile, le pronostic plus incertain et la thérapeutique souvent vacillante. La suractivité de la vie dans les premiers âges, la mobilité nerveuse, l'énergie, la prédominance de certaines fonctions, la forte sympathie de presque tous, déterminent dans les actes pathologiques des perturbations très-grandes. Alors les symptômes ont de la tendance à se transformer, à se dissimuler, d'autres à prédominer. De là résulte une physionomie spéciale pour la même maladie, aux différents âges. Si quelques médecins ont exagéré l'importance des pathologies spéciales des nouveau-nés, des enfants, des vieillards, elle ne saurait être mise en doute ; il suffit de la réduire à de justes proportions.

Nouveau-nés. Les différences dans la marche de la maladie chez le nouveau-né dépendent du mode suivant lequel s'accomplissent les fonctions d'hématose, de circulation, de calorification, d'innervation et de nutrition. Ainsi, l'accélération extrême des mouvements du pouls, de la respiration, la fréquence des convulsions, du coma, l'absence de délire, l'imperfection de l'hématose, les flux muqueux sont autant d'éléments morbides qui interviennent en proportions diverses dans les maladies de l'enfance, et qui, sans constituer des complications dont nous n'avons pas à nous occuper ici, introduisent des modifications profondes dans l'ordre des symptômes, et donnent lieu à des formes irrégulières plus communes que chez l'adulte. Plus tard, le travail de la dentition et du système osseux viennent modifier encore la marche des maladies.

Vieillesse. Dans la vieillesse, des changements non moins notables se remarquent aussi. Considérez la marche intermittente et variable de la congestion bronchique et pulmonaire et comparez-la à la pneumonie franche de l'adulte ; mettez en parallèle le catarrhe chronique des bronches, l'emphysème, la gêne de la circulation cardiaque, chez le vieillard, et vous reconnaîtrez combien la marche des maladies est modifiée par toutes les conditions organiques et dynamiques qu'amènent les progrès de l'âge. L'irrégularité des actes morbides, leurs transformations et surtout l'absence d'un grand nombre d'entre eux, impriment aux maladies de la vieillesse une marche toute particulière. Ajoutons enfin que la plupart des sympathies s'affaiblissent, et que les troubles de la nutrition et de la circulation sont ceux qui prédominent et donnent à la maladie une tout autre physionomie.

Les changements que nous venons de retracer d'une manière générale ne sont rien encore en comparaison de ceux que la puberté amène dans la marche des maladies qui s'emparent des jeunes filles pendant les premiers temps de la menstruation, et chez la femme pendant la grossesse et l'âge critique. Les exemples que nous venons de citer suffisent pour donner une juste idée des causes capables de modifier le cours naturel des maladies. Puberté.

On dit qu'une maladie suit une marche régulière quand les actes morbides et les symptômes se montrent, se succèdent, et cessent dans un ordre qui est à peu près le même pour tous les cas particuliers de la même maladie ; quand ils durent le même temps, et s'avancent ainsi vers une terminaison heureuse ou malheureuse. Marche régulière des maladies.

La régularité est toujours une circonstance favorable parce qu'elle prouve que l'organisme fait des efforts pour mener la maladie à bonne fin, parce qu'elle permet de choisir le temps le plus favorable pour agir en même temps qu'elle indique le véritable sens dans lequel doit être dirigé le traitement.

On doit distinguer plusieurs sortes d'irrégularité dans l'évolution des symptômes. Quelquefois la maladie est de si courte durée, qu'après avoir pris tout d'un coup son maximum de développement elle tue les sujets, ou cesse brusquement par métastase, par délitescence. Dans d'autres cas les symptômes précurseurs manquent, mais les autres phénomènes se montrent dans leur ordre accoutumé, ou bien les signes principaux et caractéristiques font défaut. D'autres fois enfin, le développement Irrégulière.

prématuré ou intempestif des phénomènes perturbe l'évolution de la maladie, en altère la physionomie plus que ne le fait l'absence même des symptômes habituels. L'irrégularité se voit plus souvent dans les affections aiguës que dans les chroniques, parce que dans ces dernières les actes pathologiques se développent graduellement.

CHAPITRE III.

DE LA PÉRIODICITÉ.

Division des maladies en continues, rémittentes et intermittentes.

§ I. **De la périodicité.** Les maladies offrent dans leur évolution trois formes principales qui ont été parfaitement connues, à toutes les époques de la médecine. Les unes s'avancent d'un pas égal et sans interruption depuis le début jusqu'à la fin : ce sont les *maladies continues.* Les autres sont caractérisées par des alternatives régulières ou irrégulières d'accroissement et de diminution : elles s'appellent *maladies exacerbantes ou rémittentes.* D'autres, enfin, se montrent et disparaissent à des époques régulières, et ont reçu le nom d'*intermittentes* ou de *périodiques.* Nous allons en présenter une histoire détaillée en commençant par les dernières.

Absence complète de documents dans les livres.

L'intermittence n'a été étudiée nulle part d'une manière générale ; on s'en est occupé seulement à l'occasion des fièvres paludéennes. Mais en se plaçant à un point de vue aussi restreint, on a fini par en donner une idée très-fausse. La pénurie des matériaux nous a contraint de faire une étude spéciale de ce sujet qu'on trouve à peine mentionné dans les traités généraux de médecine. Toutefois, l'école de Montpellier en a senti toute l'importance, et nous lui devons des travaux marqués au coin de la bonne observation, sur les formes rémittentes des maladies.

De l'intermittence.

L'intermittence est constituée essentiellement par la répétition à certaines époques du jour, de la nuit, du mois, de l'année et même de la vie, de phénomènes physiologiques ou morbides qui ont une durée déterminée et qui cessent ensuite complétement. L'intermittence *physiologique* s'observe dans les états normaux connus sous le nom de sommeil et de veille, dans la menstruation ; l'intermittence *morbide* dans un grand nombre de maladies.

De l'accès.

Le temps durant lequel les symptômes persistent constitue l'accès, l'attaque, le paroxysme : ces trois mots sont synonymes. Le paroxysme reçoit ordinairement son nom du symptôme le plus grave, le plus caractéristique, ou de celui qui est prédominant. Exemple : paroxysme de fièvre, de douleur, de convulsion, de délire, de coma.

De l'intermittence; sa définition.

Chaque accès est séparé du suivant par un temps dont la durée est variable, et pendant lequel tous les symptômes se dissipent et le malade est rendu à la santé. On doit lui donner le nom d'*intermittence* ou d'*intermission*. Quand il s'agissait de la fièvre, les anciens employaient le mot *apyrexie* et réservaient le nom plus général de *dialeimma*, en grec διάλειμμα, à toutes les autres intermissions (1). Quelques auteurs ont voulu réserver le nom de *périodicité* à l'intermittence parfaite, régulière, qui arrive pour ainsi dire à heure et à jour fixes.

(1) Dictionnaire de Castelli, art. *Dialeimma*.

Ce type, pris dans un sens encore aussi rigoureux, n'appartient qu'aux phénomènes physiques, tels que le mouvement des astres, le retour des saisons, les phases lunaires, le flux et le reflux, etc. Nous nous servirons indifféremment des mots *intermittence* et *périodicité*. Loin de n'étudier que les phénomènes à intermittence régulière et plus ou moins longue, nous comprendrons tous ceux qui se manifestent à des intervalles même très-rapprochés et très-inégaux.

De la périodicité en général.

Le corps de l'homme, le microcosme, est soumis comme le macrocosme aux mêmes lois générales. Si l'on perd un instant de vue cette vérité, il est impossible de rien comprendre à l'intermittence pathologique. Pour saisir l'influence réciproque que l'organisme et le milieu ambiant exercent l'un sur l'autre, il faut se représenter la vie comme une force indivisible, sans cesse agissante dans un organisme qui s'avance vers son terme fatal avec des alternatives d'intensité et d'affaiblissement, régulières ou irrégulières. Il n'existe pas de repos absolu dans les fonctions, même pendant le sommeil. L'hibernation chez les animaux, le sommeil des plantes, ne sont que les degrés très-affaiblis de l'existence qui continue encore.

Périodicité due aux forces vitales ou périodicité fonctionnelle.

Chez l'homme, on trouve d'abord une *périodicité* qu'on peut appeler *vitale*, parce qu'elle est inhérente à la vie et indépendante du cosmos : telle est la nature du sommeil et de la veille, de la contraction et du relâchement musculaire, des mouvements du cœur et des artères, de la respiration, de la menstruation, de la sécrétion et de l'excrétion. A la périodicité vitale ou fonctionnelle appartiennent les changements naturels qui se passent dans le corps de l'homme pendant les différents âges tels que l'évolution, la croissance des os, la dentition, dont la cause ne doit être cherchée que dans les forces propres de l'organisme. Il arrivera peut-être un temps où l'on démontrera que cette périodicité est sous l'empire des lois qui régissent l'univers. Mais jusqu'à présent nous devons en faire hommage au principe vital.

Il faut rattacher encore à la périodicité fonctionnelle les modifications apportées par l'habitude qui exerce, en santé et en maladie, une influence si considérable. Il nous suffira de citer l'heure du repos, du lever et du coucher, l'action de priser et de fumer.

Périodicité due au cosmos.

La seconde périodicité est celle que nous appellerons *cosmique*. Elle dépend presque uniquement des forces physiques qui agissent sur l'homme aussi bien que sur la planète qu'il habite : telle est la périodicité diurne et nocturne du mouvement de la terre à laquelle correspondent les deux états connus sous le nom de veille et de sommeil. On distingue dans cette période de vingt-quatre heures quatre périodes de six heures chaque, pendant lesquelles la température, la pesanteur, l'humidité, l'électricité, la lumière, offrent d'assez grandes variations. L'activité des fonctions n'est pas non plus la même aux différentes heures du jour et de la nuit. On peut établir deux points tropiques dans le nycthéméron : ceux de midi et de minuit.

Du jour médical.

On s'est beaucoup occupé de la détermination précise du jour médical. Il ne saurait y avoir dans les maladies d'autre jour que celui usité en astronomie. Il concorde avec des changements physiques que présentent l'intensité de la lumière, le calorique, la pesanteur, les quantités d'eau répandue dans l'air. Tous ces agents déterminent dans le corps de l'homme des modifications que l'hygiène a pour mission de faire connaître. Leurs effets sont contre-balancés jusqu'à un certain point par les lois de la vie, mais jamais en opposition avec elle, quoiqu'on ait dit le contraire.

De la périodicité annuelle ou saisonnière.

La périodicité annuelle, qui se traduit par des phénomènes si tranchés chez les animaux (la mue, l'hibernation, le rut, l'émigration, etc.) ; dans les plantes, par la chute des feuilles, l'ascension de la séve, le sommeil et la veille, ne produit pas des phénomènes moins sensibles sur l'homme malade. Les quatre saisons de l'année sont marquées par des phénomènes physiologiques et morbides qui ont été aperçus dès la plus haute antiquité, et qui sont d'autant plus tranchés que le climat est lui-même moins variable. L'hiver ramène la suractivité de l'hématose et les fluxions vers les membranes muqueuses. Au printemps, en été, en automne, ce sont d'autres influences et partant d'autres maladies qui prédominent. L'action puissante des agents hygiéniques excite dans toutes les fonctions et dans les propriétés vitales des modifications périodiques qui attestent tout à la fois l'empire des agents physiques et l'intervention des lois de la vie. Cette influence réciproque qui se traduit tantôt par des phénomènes physiologiques, tantôt par des maladies, constitue une manière d'être de l'intermittence qui peut jeter une vive lumière sur les causes qui la produisent. Il y aurait avantage à faire rentrer dans l'étude de la périodicité l'ensemble des maladies qui se développent ainsi pendant les quatre saisons de l'année. On peut leur comparer les accidents que l'on observe dans les vingt-quatre heures.

Pour prendre une juste idée de la périodicité dans les maladies, il faut la considérer comme étant en quelque sorte la résultante de l'action combinée : 1° des agents hygiéniques dont l'intensité est variable aux différentes heures du jour et de la nuit; 2° de l'activité des fonctions qui est également variable; 3° de la réaction des organes souffrants et plus ou moins lésés par la maladie. Il serait intéressant pour l'histoire de la périodicité morbide de placer en regard les unes des autres ces trois sortes d'influence. Mais cette étude nous ferait pénétrer dans le domaine de la physiologie et de l'hygiène. Contentons-nous de rappeler que les fonctions offrent une activité plus grande à certains moments de la journée. La circulation, la température, la sensibilité, les facultés intellectuelles, n'ont pas la même intensité le jour et la nuit. On a dit que la vitesse du pouls augmentait du matin au soir, et que la température s'élevait de la même manière. On concevrait dès lors pourquoi la fièvre, la congestion et les hémorrhagies se montrent plus souvent et acquièrent plus d'intensité à cette dernière époque.

Différentes manières de considérer l'intermittence.

Une autre manière plus générale de considérer l'intermittence pathologique consisterait à y voir une série d'affections qui se déclarent chez l'homme, à certaines époques, depuis sa naissance jusqu'à sa mort. Soumis à la périodicité fonctionnelle et cosmique, l'homme, malgré l'énergie et la continuité d'action du principe de vie, parcourt une ligne ondulée dont les courbes plus ou moins grandes correspondent à des maladies qui le menacent d'une manière plus spéciale à chaque âge; malgré les recherches nombreuses dont la pathologie a été l'objet, on est encore peu avancé sur ce point. On sait seulement qu'en raison de l'activité de certaines fonctions, il y a des maladies plus spéciales à chaque temps de la vie.

Les crises appartiennent-elles à la périodicité?

On peut envisager l'intermittence à un autre point de vue. Les maladies aiguës se terminent, en général, à des époques régulières, et à peu près les mêmes pour chaque espèce nosologique, au septième, au douzième jour, à la fin du mois ou à d'autres moments. Quand cette terminaison a lieu d'une manière heureuse, est-ce à un moment prévu à l'avance et marqué par des phénomènes morbides particuliers? On voit que nous voulons parler des crises et des phénomènes critiques. C'est qu'en effet ceux-ci ont été et sont encore considérés par un grand nombre de médecins comme arrivant à des périodes fixes ou à peu près. La théorie des crises est une émanation directe de l'école de Pythagore, consacrée par l'école de Cos, par Galien, Stahl et d'autres qui veulent que la nature médicatrice procède avec un certain ordre et non au hasard. Nous nous en occuperons plus loin. (Voyez *Terminaison.*)

De l'intermittence.

L'intermittence a des caractères assez tranchés, qui varient toutefois lorsqu'on les étudie dans la généralité des affections internes. Dans l'intermittence vraie, dont les fièvres de marais et certaines névroses nous offrent un type bien tranché, on voit les phénomènes morbides apparaître et cesser aux mêmes heures. Il en résulte un accès ou paroxysme et un temps d'intermission. On se règle sur l'accès qui représente en réalité toute la maladie pour distinguer différents types ou modes d'intermittence. Si les symptômes paraissent une fois en vingt-quatre heures, on a le type quotidien, et l'accès est dit diurne ou nocturne, suivant qu'il arrive le jour ou la nuit. On a de la même manière les types tierce, quarte, quintane, lorsque les accès se montrent le deuxième, le troisième ou le quatrième jour qui suit le premier accès. On les observe aussi le septième, le huitième, tous les mois, tous les deux, tous les trois mois (types septima-

Des différents types.

Intermittence régulière.

naire, mensuel, bimensuel), tous les ans, le printemps, l'été, l'automne, l'hiver. Ces derniers types à longue intermittence sont tout aussi réels que les autres. (Voyez *Pyrexie*, où les autres types de l'intermittence sont indiqués.)

On n'aurait qu'une fausse idée de l'intermittence si on ne l'envisageait que dans la forme pure que nous venons d'indiquer. Le tort des auteurs qui l'ont décrite est de l'avoir faite à l'image de celle qu'on observe dans la fièvre paludéenne; or nous allons voir qu'elle s'écarte assez notablement de ce type dans d'autres maladies.

Il ne faut pas oublier que depuis l'intermittence parfaite jusqu'au type continu on observe dans les phénomènes des degrés nombreux. En examinant toutes les maladies du cadre nosologique on s'assure facilement que la continuité parfaite, absolue, est très-rare. De même qu'une affection quelconque présente des périodes d'invasion, d'accroissement, de déclin, de même on observe dans les troubles fonctionnels et les symptômes étudiés à part, des intermittences ou des rémittences plus ou moins parfaites et qui deviennent sensibles soit pendant un nycthéméron (un jour et une nuit, de νὺξ, *nuit*, et ἡμέρα, *jour*), soit pendant une période beaucoup plus longue. En un mot, on trouve partout l'intermittence plus ou moins nettement accusée par les symptômes et les différentes phases des maladies.

Intermittence irrégulière.

L'intermittence d'un phénomène morbide, d'un trouble de fonction ou d'une maladie se manifeste sous des formes diversifiées à l'infini, que nous allons nous efforcer de bien saisir parce qu'elles sont d'une grande importance dans la pratique. Ce n'est plus à heure et à époque fixes que les accidents vont se montrer, mais à des intervalles irréguliers soit le jour, soit la nuit, dans l'espace de vingt-quatre heures. Dans les cas les plus ordinaires un symptôme complétement absent pendant la journée se montre le soir ou pendant la nuit : telle est, par exemple, l'épistaxis dans la fièvre typhoïde. La douleur de la névralgie prend une nouvelle intensité ou se manifeste seulement la nuit ou le matin. La douleur hépatique, néphrétique, quelle qu'en soit la cause, éprouve les mêmes vicissitudes. Nous avons vu presque constamment la fièvre absente pendant la journée paraître le soir ou pendant la nuit dans certaines formes de congestion simple du foie, qu'on a considérée très-souvent comme apyrétique précisément parce que le mouvement fébrile vient seulement aux époques que nous venons d'indiquer. Mêmes remarques pour la sueur, pour les flux en général, pour des troubles purement nerveux, tels que le prurit de la peau, la pleurodynie, la céphalalgie.

Elle a lieu dans les maladies les plus différentes.

Dans le rhumatisme chronique des muscles la douleur est souvent nocturne et disparaît entièrement pendant le jour. Un grand nombre de malades atteints d'emphysème pulmonaire sont pris de dyspnée le matin ou pendant la nuit seulement. Dans l'hypertrophie du cœur avec lésion valvulaire, dans la syphilis, la goutte, dans la cirrhose, dans les affections saturnines, en un mot dans les maladies les plus différentes par leur nature et leur siége, plusieurs symptômes sont franchement intermittents, nous ne disons pas rémittents. Il sera question plus loin de ce dernier type.

Accès irréguliers intermittence courte ou longue, régulière ou irrégulière.

L'intermittence d'un symptôme est souvent très-courte, et alors il se montre plusieurs fois dans les vingt-quatre heures : telles sont, par exemple, les fièvres erratiques que l'on observe souvent dans l'état gastrique ou bilieux, les accès douloureux de la névralgie, du rhumatisme musculaire et du fibreux.

Cette intermittence des symptômes est toujours irrégulière, c'est-à-dire que ceux-ci ne reparaissent pas à des intervalles égaux. On remarque aussi que les accès sont tantôt très-éloignés, tantôt très-rapprochés. Ainsi dans l'éclampsie des enfants et des femmes en couche, dans la contracture idiopathique, il survient tantôt trente ou quarante accès dans les vingt-quatre heures; tantôt on n'en observe qu'un très-petit nombre; d'autres fois enfin ils finissent par se toucher, et alors les symptômes, d'intermittents qu'ils étaient, deviennent tout à fait continus. Dans ce dernier cas on donne le nom d'accès subintrant à la manifestation des phénomènes morbides qui passent ainsi à la continuité.

Accès sub-intrants.

On a proposé de regarder comme autant d'accès les convulsions toniques d'une même attaque d'épilepsie, d'hystérie, de chorée, de contracture idiopathique. Chaque attaque convulsive se composerait ainsi d'un nombre incalculable de mouvements alternatifs de contraction et de relâchement qui seraient comme autant de petits accès dont l'ensemble constituerait l'attaque d'hystérie, d'épilepsie, de chorée. Cette manière de voir est une vue de l'esprit dont les conséquences sont nulles pour la séméiologie aussi bien que pour la thérapeutique. (Voyez *Névrose*.)

La maladie trouble les phénomènes intermittents physiologiques

L'intermittence est accusée par des phénomènes différents qui sont de deux ordres : tantôt la maladie empêche ou trouble, d'une autre manière, l'intermittence physiologique d'un organe. C'est ainsi que le sommeil, la menstruation restent rarement sans subir quelque modification durant le cours des affections internes. Quelquefois cependant elles échappent à l'influence pathogénique. Dans d'autres cas certaines fonctions irrégulièrement intermittentes affectent une régularité parfaite : tel est le caractère de la pollution nocturne.

Elle en crée de pathologiques.

Dans un second groupe nous trouvons des phénomènes morbides intermittents tout à fait insolites qui ne correspondent à aucun acte physiologique. La fièvre, l'hémorrhagie, la douleur sont des accidents de ce genre.

Symptômes de l'intermittence pathologique.

L'intermittence dans les maladies se traduit toujours par un des phénomènes qui suivent : 1° par de la fièvre; 2° par un trouble de la sensibilité; 3° de la motilité; 4° de l'intelligence; 5° par un flux; 6° par une hémorrhagie.

1° Trouble intermittent de la calorification : Fièvre.

A. Dans les pyrexies paludéennes.

1° *Intermittence de la fièvre.* Un des principaux groupes des pyrexies paludéennes a pour caractère essentiel la manifestation parfaitement intermittente des deux signes de la fièvre, à savoir l'accroissement de la température et l'accélération du pouls. La fièvre reparaît avec une régularité très-grande qui a servi de modèle à toutes les autres formes de périodicité. Ce caractère séméiologique a suffi pour rapprocher, d'une manière étroite et parfaitement naturelle, les fièvres de marais et quelques autres maladies de même origine, telles que des névralgies et des flux franchement intermittents; mais en même temps il a empêché, pendant longtemps, de reconnaître que les rémittentes et les continues des marais sont dues à la même cause.

B. Dans d'autres pyrexies.

Indépendamment de cette fièvre à accès réguliers nous trouvons d'autres maladies dans lesquelles le mouvement fébrile se présente encore sous le type intermittent, tantôt régulier, tantôt irrégulier. Ainsi dans la gastricité, ou état saburral des premières voies, dans la congestion non inflammatoire du foie avec ictère, on observe des accès quotidiens ou tierces, réguliers, ou sans type bien distinct. Nos observations très-multipliées aujourd'hui nous portent à considérer un grand nombre d'ictères simples comme des hypérémies du foie, avec mouvement fébrile franchement intermittent. Ces fièvres bilieuses intermittentes nous paraissent être de la même famille et seulement un degré plus affaibli et atténué des fièvres rémittentes ou continues bilieuses. Nous fondons cette manière de voir toute nouvelle sur les faits que nous avons recueillis depuis huit ans, et surtout dans la dernière épidémie d'ictère qui a régné à Paris pendant les années 1855, 1856, et qui continue encore.

C. Dans les maladies avec lésion.

Tous les jours on observe des accès intermittents fébriles dans des maladies organiques; dans la phthisie pulmonaire à son début, lorsqu'il n'existe encore aucun symptôme appréciable; dans les suppurations viscérales, lorsque du pus a pénétré dans le sang; dans les abcès des reins, de la prostate; enfin dans l'otite interne, dans les affections calculeuses des reins et des voies d'excrétion de la bile, etc. Dans tous ces cas la fièvre peut se montrer, tout à coup, sans autre symptôme, avec une violence extrême et se reproduire si régulièrement qu'on est bien souvent tenté de la prendre pour une fièvre à quinquina. L'introduction d'une sonde dans la vessie peut produire le même effet.

Pour constater les formes fugaces et très-légères de la fièvre, il faut observer le malade plusieurs fois dans la journée, particulièrement le soir ou pendant la nuit. Nous avons été souvent fort étonné de constater ainsi un mouvement de fièvre dont nous n'avions pas d'abord soupçonné l'existence. Nous recommandons cette exploration surtout à ceux qui veulent avoir une idée précise de la marche naturelle des maladies.

2° Trouble intermittent de la sensibilité.

2° *Intermittence dans les phénomènes de sensibilité.* La plupart des névroses des organes du sentiment donnent lieu à des symptômes si complétement intermittents qu'on est souvent tenté de croire à l'existence d'une maladie d'origine paludéenne. Il faut s'attendre à retrouver cette forme curieuse dans un grand nombre de névralgies (faciale, sciatique, intercostale), dans la migraine, l'amaurose, l'héméralopie.

L'intermittence atypique est beaucoup plus commune. La douleur revenant par accès caractérise essentiellement la colique saturnine et végétale, toutes les formes imaginables de gastralgie et d'entéralgie, et même des maladies avec lésion d'organe, comme les concrétions des voies de la bile, le cancer du foie, de la mamelle, la phthisie pulmonaire. Les sujets atteints de ces maladies accusent des coliques, de l'hépatalgie, de la névralgie pectorale ou abdominale, soit le soir, soit pendant la nuit. Nous avons observé bien souvent le prurit de toute la surface cutanée, pendant la nuit seulement, chez des ictériques qui n'avaient, du reste, aucune maladie appréciable de la peau.

Nous ne ferons que noter en passant les douleurs si différentes par leur siége et par leur nature qui reparaissent régulièrement ou irrégulièrement dans le cours des maladies organiques du cœur, du poumon, du cerveau, dans le rhumatisme articulaire, musculaire fibreux, et dans la syphilis constitutionnelle, où l'intermittence est souvent parfaite.

3° Trouble intermittent de la motilité.

3° Intermittence des mouvements dans l'état pathologique. La convulsion clonique ou tonique, soit qu'elle représente toute la maladie (convulsion idiopathique), soit qu'elle ne fasse qu'accuser une lésion d'organe, est essentiellement intermittente. Il suffit de citer les attaques d'épilepsie, de catalepsie, d'hystérie, pour rappeler que toutes les névroses du mouvement sont périodiques. N'est-ce pas encore ainsi que s'annoncent les affections spasmodiques des muscles animés par le trisplanchnique, tels que le spasme laryngien, la dyspnée, les palpitations, la structure de l'anus, de la vessie, la coqueluche, le spasme de la glotte, etc.? A côté des maladies idiopathiques se placent toutes celles qui lèsent la substance du cerveau, de la moelle, de leurs membranes, et dans lesquelles un grand nombre de troubles du mouvement, la contracture, la paralysie paraissent, disparaissent, augmentent, diminuent souvent avec une régularité assez grande pour faire croire à une guérison prochaine qui n'arrive pas.

4° Trouble intermittent de l'intelligence.

4° Intermittence des troubles de l'intelligence. Les fonctions cérébrales échappent encore moins que les autres à la loi de la périodicité dans l'état morbide aussi bien que dans l'état physiologique. Les hallucinations, les diverses formes de monomanies, la nosomanie affectent parfois, dans leur marche, un type franchement intermittent. Quelquefois même elle se montre avec une régularité complète pendant la nuit ou le jour. On sait également que dans le délire alcoolique, saturnin ou sympathique d'une lésion traumatique, dans la fièvre typhoïde et la pneumonie, le délire ne se manifeste souvent que pendant la nuit.

Faisons remarquer que les symptômes de la plupart

des névroses que nous venons de passer en revue affectent la forme intermittente sans type régulier, que souvent ensuite, à mesure que le mal fait des progrès, il devient rémittent et enfin continu : ce qui occasionne alors la mort, ainsi qu'on le voit chez les malheureux épileptiques ou les femmes en couche qui périssent asphyxiés.

5° Trouble intermittent des sécrétions.

5° *Intermittence des hypercrinies.* Les maladies s'accompagnent souvent de flux périodiques, sans que les organes sécréteurs soient altérés. Les troubles purement dynamiques qui les provoquent s'observent dans la sueur des phthisiques, dans la sueur quotidienne ou mensuelle des pieds, dont quelques sujets ont offert des exemples, enfin, dans les pollutions nocturnes. On a aussi consigné dans les annales de la science des faits non moins curieux de polyurie, de syalorrhée intermittente. On a considéré comme un flux critique et intermittent l'émission par l'urine de concrétions d'acide urique, dans la goutte et la gravelle, et même dans quelques autres maladies aiguës. Les flux bronchique, diarrhéique, bilieux se montrent aussi sous le type intermittent dans plusieurs maladies. Certains sujets atteints d'emphysème pulmonaire ou d'affection cardiaque, rendent tous les matins une quantité considérable d'un mucus aqueux qui met fin à leur accès d'asthme. D'autres éprouvent de temps à autre une diarrhée séreuse qui les délivre de leurs souffrances passagères.

6° Des hémorrhagies intermittentes.

6° *Intermittence des hémorrhagies.* L'exhalation du sang par les capillaires, sans aucune lésion des tissus, est trop voisine des hypérémies pour qu'on ne la rencontre pas, à peu près, dans les mêmes circonstances pathologiques. Elles peuvent affecter une périodicité parfaite chez les femmes dont les règles sont supprimées ou dérangées, et qui rendent le sang par le nez, la bouche, les bronches ou l'intestin. D'autres sujets pléthoriques sont affectés d'hémorrhoïdes, d'épistaxis qui coulent chaque mois très-régulièrement. Dans une autre catégorie de cas, se trouvent les maladies dont un écoulement sanguin intermittent et sans type est l'effet ordinaire. Il suffit de mentionner la phthisie pulmonaire, le cancer utérin, les néphrites et les dégénérescences rénales, enfin les maladies chroniques du foie. Le flux sanguin intermittent s'effectue dans les organes qui sont altérés. Dans le scorbut, tous les tissus sans exception peuvent en devenir le siége.

Les congestions sanguines peuvent-elles être intermittentes?

7° *Intermittence des congestions.* Les congestions sanguines ne sont vraiment intermittentes que quand elles précèdent et préparent l'hémorrhagie ou un flux; c'est le cas des fluxions goutteuses et rhumatismales, et encore doit-on les considérer plutôt comme des maladies rémittentes, car elles ne cessent pas entièrement après la sécrétion pathologique. Il faut faire une exception formelle pour les hypérémies des fièvres intermittentes. Ces hypérémies se font, comme on le sait, avec une promptitude extrême, vers un viscère tel que la rate, le foie, le cerveau ou la moelle. Elles se dissipent avec la même rapidité; cependant après un certain nombre d'attaques du même genre il reste un peu de congestion dans l'intervalle; l'apyrexie se raccourcit, devient nulle : de là la rémittence, et enfin la continuité des fièvres paludéennes. Nous ne sommes pas éloigné de croire qu'il en est ainsi dans plusieurs maladies congestionnelles, par exemple dans les fièvres typhoïdes et les hypérémies dites apyrétiques du foie avec ictère.

En est-il de même de l'inflammation ?

L'hypérémie phlegmasipare peut-elle se développer et cesser d'une manière périodique ? Présentée ainsi, la question doit être résolue négativement. Mais il arrive assez souvent que des phlegmasies nées sous l'empire du génie épidémique ou influencées par le miasme des marais présentent des exacerbations et des rémissions. Alors la marche de l'inflammation en est singulièrement modifiée. (Voyez *Inflammation.*)

Il existe des phénomènes intermittents dans toutes les maladies.

Terminons par une indication sommaire des principaux symptômes intermittents qui peuvent se manifester dans le cours des maladies même continues. Qu'on remarque d'abord que presque tous les symptômes des maladies ou même les troubles d'actes qui les constituent sont intermittents, c'est-à-dire qu'ils se manifestent, un nombre de fois variable, après lequel ils disparaissent. Il est dans l'essence même de la maladie d'offrir cette succession ; elle-même, depuis son début jusqu'à la fin, n'est-elle pas composée des périodes d'invasion, d'accroissement et de déclin ? Ainsi donc, dans les maladies les plus continues, les plus dissemblables, entièrement étrangères à l'intermittence vraie, on rencontre néanmoins des symptômes intermittents : quelques exemples mettront ce fait hors de doute. Au début des maladies, le frisson et la chaleur se présentent plusieurs fois jusqu'à ce que les signes caractéristiques se déclarent. Lorsque le mal est constitué, on observe, sous forme intermittente atypique, les douleurs, l'agitation nocturne, le délire, les mouvements convulsifs, une hémorrhagie, un flux, en un mot les différents troubles d'actes que nous avons vus plus haut affecter l'intermittence sans que la maladie elle-même en offre le moindre caractère. Tous les praticiens savent que les phénomènes intermittents peuvent dépendre d'une maladie organique. La céphalalgie, l'otalgie, la névralgie faciale, sciatique, périodique sont souvent liées à une maladie commençante des os du crâne, du cerveau, de l'orbite, du bassin ; les crampes et la contracture périodique, à une maladie de la moelle, etc. Ce qui revient à dire que, dans les affections de différente nature et continues, les symptômes peuvent être intermittents.

Causes de la périodicité.

Causes de la périodicité. Avant de nous livrer à la recherche ardue des causes de la périodicité, étudions d'abord les conditions appréciables au milieu desquelles nous la voyons se développer. La plus remarquable de toutes est l'action d'un agent miasmatique inconnu dans sa nature qui prend naissance au milieu des marais. Notre esprit ne peut comprendre pourquoi, lorsqu'il a été reçu dans le sang, une perturbation générale du système nerveux survient, et la calorification générale se modifie si singulièrement ; pourquoi il se traduit tantôt par la fièvre intermittente, tantôt par la rémittente, la continue, ou enfin par une névralgie ou une hypérémie cérébrale mortelle. Cependant toutes ces maladies si diverses sont bien de même nature, car elles guérissent par le quinquina.

Empoisonnement miasmatique.

Altération du sang par le pus.

La difficulté augmente encore lorsque nous voyons une intermittence pareille se montrer chez un sujet dont le sang a reçu quelques globules de pus. La lésion matérielle ici est manifeste, et cependant nous ne saisissons pas davantage la filiation des accidents.

Lésions organiques.

Voici maintenant les tubercules pulmonaires, un ramollissement cérébral, une simple hypérémie hépatique, splénique ou telle autre lésion organique qui déterminent des accès très-réguliers de fièvre. D'une autre part, le même effet est provoqué par l'introduction d'une sonde dans la vessie, par un calcul qui descend du rein ou de la vésicule du fiel. Comment trouver une explication qui soit commune à tant de causes expérimentales diverses?

Diverses théories de l'intermittence.

Presque toutes les théories plus ou moins obscures que l'on a proposées tour à tour, et dont nous ferons grâce au lecteur, reposent sur l'étude des phénomènes de la fièvre intermittente. M. Piorry a placé la cause de la périodicité dans la rate dont les fonctions sont également intermittentes. Il a cherché à étayer sa doctrine à l'aide de faits et d'aperçus ingénieux qui ne peuvent s'appliquer qu'aux fièvres intermittentes et aux maladies de la rate. Il faudrait, d'ailleurs, prouver que les lésions matérielles de cet organe, les névralgies et d'autres troubles nerveux ne sont pas l'effet, mais bien la cause de la fièvre intermittente. On a démontré, dans ces derniers temps, que l'hypertrophie hépatique était presque aussi fréquente que celle de la rate, surtout dans les fièvres intermittentes rebelles et dans les cachexies paludéennes. Ajoutons que les congestions simples et les lésions soit aiguës, soit chroniques du foie, s'accompagnent de phénomènes intermittents et rémittents. On pourrait donc faire jouer à ces organes, dans la production de la périodicité, un rôle pareil à celui que l'on a assigné à la rate. Disons qu'un voile épais recouvre encore la cause de l'intermittence pathologique aussi bien que de la périodicité naturelle. Ni la position verticale de l'homme, ni le travail de la digestion, ni l'habitude, ni la dose du poison paludéen, ni les émanations qui sortent de la rate dont on a fait un marécage, ne peuvent en rendre un compte satisfaisant.

Elle réside dans le système nerveux.

Tout porte à croire que dans le système nerveux réside la cause de l'intermittence. Des faits nombreux semblent le prouver. Ainsi la plupart des névroses se présentent sous cette forme, et lors même qu'elles ont sévi avec force elles peuvent disparaître entièrement sans laisser après elles aucune altération. Il en est de même des fièvres intermittentes lorsqu'elles ont été violentes et ont duré plusieurs mois. Comme tous les troubles du système nerveux, l'intermittence débute instantanément et finit de même sans que, dans l'intervalle, les fonctions en soient sensiblement lésées. Ces troubles peuvent seuls servir à expliquer l'intensité des phénomènes intermittents, qu'on ne saurait rapporter ni à une lésion de la circulation générale, ni à celle d'un viscère en particulier. Ce qui donne encore un grand poids à cette théorie, c'est que les fonctions d'innervation cérébro-spinale sont elles-mêmes intermittentes, rapidement épuisées et réparées avec la même promptitude, et que l'action des causes extérieures qui leur sont plus spécialement destinées présente aussi une périodicité bien réelle; qu'enfin le quinquina, qui constitue l'antipériodique par excellence, agit sur le système nerveux. Tous les modificateurs qui excitent et entretiennent les sensibilités spéciales, générales, le mouvement, les facultés, l'intelligence, agissent d'une manière intermittente.

Si le système nerveux est l'instrument à l'aide duquel s'opère la périodicité, il faut qu'il existe en dehors de l'organisme une cause qui, par ses effets essentiellement intermittents, détermine également des effets dont la durée doit correspondre aux paroxysmes. On ne peut guère en imaginer d'autre que la rotation de la terre qui ramène la lumière et les ténèbres, le jour et la nuit. Il serait hors de propos de rappeler ici les faits d'ordre physiologique et physique qui prouvent d'une manière irrécusable la part qu'ont l'insolation et le mouvement diurne et nocturne dans la production des phénomènes qui se passent chez l'homme, les animaux et les plantes. Nous trouverions au besoin des arguments décisifs dans la pathologie humaine et surtout dans l'histoire des névroses, de ces douleurs nocturnes que les malades font cesser en éclairant vivement le lieu qu'ils occupent, de ces attaques de catalepsie, de somnambulisme naturel qui commencent à l'instant où le soleil descend au-dessous de l'horizon, etc. Pour rester dans le domaine des hypothèses plausibles, admettons seulement que le système nerveux est bien l'appareil dans lequel a lieu l'action vitale qui produit l'intermittence, et que les vicissitudes du jour et de la nuit en sont la cause.

Indications thérapeutiques.

Indications thérapeutiques. On doit, dans le traitement des maladies, distinguer deux sortes d'intermittence : l'une qui cède sûrement à l'action du quinquina, l'autre qui y résiste. Mais comme il est souvent impossible de les distinguer l'une de l'autre avant le traitement, la première de toutes les indications consiste à essayer ce médicament lorsqu'on voit paraître une intermittence bien tranchée. On doit, en outre, établir en règle que l'intermittence dans les maladies doit être traitée de bonne heure, afin que le corps n'en contracte pas l'habitude.

L'intermittence régulière ou la périodicité réclame l'emploi des agents capables de modifier le système nerveux. Le quinquina paraît agir de cette manière. On doit citer encore l'opium et les antispasmodiques, les affusions froides, l'hydrothérapie rationnelle, des médications perturbatrices, le vomissement, etc.

L'intermittence anormale et sans type, n'offre aucune

indication spéciale. On peut essayer l'antipériodique par excellence ; mais on le voit échouer le plus ordinairement ; quelquefois cependant il réussit pendant quelques jours.

Une dernière indication consiste à éloigner l'élément morbide qui entrave l'action du quinquina ; nous voulons parler des états gastriques, muqueux et bilieux, qui doivent être attaqués, avant toute chose, par les éméto-cathartiques.

De la rémittence.

§ II. **De la rémittence.** La rémittence est un état morbide caractérisé par l'accroissement et la diminution, à des époques régulières et à peu près constantes, des phénomènes d'une maladie qui prend alors le nom de maladie rémittente. Le temps pendant lequel les symptômes acquièrent plus d'intensité correspond à l'accès des maladies intermittentes, et a reçu le nom d'exacerbation ou de paroxysme ; pendant la rémission, les symptômes s'affaiblissent, mais sans cesser.

La rémittence offre quelquefois une régularité aussi grande que l'intermittence vraie. On y observe le même type, quotidien, tierce, quarte, mais dans les fièvres des marais seulement. Dans les maladies que nous indiquerons plus loin, la rémission a lieu une ou deux fois par jour, quelquefois plus encore ; on y rencontre d'autres types bien tranchés.

Symptômes des accès.

Quelques auteurs semblent croire que la rémittence n'existe que dans les fièvres, et qu'elle doit toujours produire, à chaque exacerbation, un frisson, de la chaleur et de la sueur. Rien n'est plus faux. Dans le groupe des fièvres à quinquina ou paludéennes, les phénomènes se passent souvent ainsi ; mais on trouve dans ces mêmes fièvres des accès qui sont loin d'avoir leurs trois stades. D'ailleurs, ce caractère est loin d'être constant, puisque dans les maladies pyrétiques compliquées d'état bilieux et surtout dans la fièvre du même nom, la rémittence s'offre aussi avec ces trois stades. Cependant elle n'a rien de commun avec les rémittentes des marais. Nous dirons donc que les maladies rémittentes ont une exacerbation marquée tantôt par le frisson ou la chaleur sans sueur, tantôt par un autre symptôme tel qu'une forte céphalalgie, un vomissement, etc.

Manière d'envisager la rémittence.

On a considéré la rémittence comme une intermittence avortée, incomplète, ou, ce qui est plus vrai, comme un type continu, affaibli, et qui tend à perdre de son intensité. Il faut qu'il existe une bien grande affinité entre les types continu, rémittent, intermittent, puisqu'on voit les mêmes causes les produire; le miasme paludéen provoquer, sans que nous sachions pourquoi, tantôt l'une et tantôt l'autre de ces fièvres. Beaucoup d'auteurs ont soutenu que la fièvre rémittente était composée d'une fièvre intermittente qui fait le fond de la maladie, et de phénomènes morbides continus, dont il faut placer la cause dans la maladie permanente de quelques viscères. Tandis que celle-ci détermine la continuité, l'autre agit pour atténuer l'intensité des accidents, et n'y parvient que très-imparfaitement pendant la rémittence.

Dans les fièvres paludéennes qui ont servi à tracer l'histoire de la rémittence, on ne sait pas pourquoi, sous l'empire du même agent toxique, la fièvre est intermittente, rémittente ou continue. On a prétendu expliquer leur développement par la dose de plus en plus considérable de l'agent spécifique; mais c'est là une hypothèse dont rien ne prouve la validité. On a aussi soutenu que la rémittence tient à ce qu'il s'est formé dans le cours des accès intermittents une lésion viscérale qui entretient le mouvement fébrile et lui laisse par moments un répit manifeste; mais souvent on ne trouve aucune lésion, et d'ailleurs on sait qu'une fièvre peut rester parfaitement intermittente, quoique dans l'espace des accès les lésions de la rate et du foie subsistent, à un degré très-prononcé. Ces maladies viscérales devraient la faire passer à l'état rémittent et même à la continuité. Il n'en est rien. Nous ne pouvons jusqu'à présent imaginer aucune cause plausible pour nous rendre compte de la rémittence.

Causes pathologiques de la rémittence.

La rémittence se retrouve à peu près dans les mêmes conditions que la périodicité. Parlons d'abord de la rémittence vraie, de celle qui a, avec l'intermittence paludéenne, une telle affinité qu'elles cèdent toutes les deux aux préparations de quinquina. L'école de Montpellier en a fait une étude pleine d'intérêt, et a montré les rapports qui existent entre elle et d'autres éléments des maladies, les états bilieux, putride et nerveux plus spécialement. Nous n'avons pas à nous occuper exclusivement de la rémittence vraie, des maladies à quinquina. Rappelons que ses principaux caractères consistent : 1° dans la forme tranchée et nette de ses types qui sont assez nombreux; 2° dans l'action puissante du quinquina; 3° dans l'emploi des médications qui dégagent l'élément rémittent des complications bilieuses, muqueuses ou inflammatoires capables d'obscurcir le diagnostic et le traitement.

Maladies du foie.

La rémittence des accidents se rencontre également dans un grand nombre de maladies; mais alors le type en est un peu altéré, quoique facilement reconnaissable. Commençons par les maladies qui la présentent à un haut degré : nous voulons parler des affections soit aiguës, soit chroniques du foie. La fièvre, la douleur hépatique, la céphalalgie, l'ictère même, présentent le soir et la nuit le plus ordinairement, quelquefois cependant à d'autres époques de la journée, une exacerbation très-prononcée. Nous en dirons autant de la pneumonie avec ictère qui se rattache, suivant nous, à une congestion évidente du foie, et de toutes les fièvres, gastriques simples, bilieuses, et de la fièvre rémittente bilieuse, dans laquelle le paroxysme a une intensité qu'on ne peut imaginer si l'on n'a pas vu les malades au moment de l'exacerbation.

Congestions sanguines atoniques.

Les congestions sanguines affectent souvent la même marche chez les sujets épuisés par des maladies chroniques et surtout dans le cours des pyrexies. On les voit chez les typhiques occuper toute la face qui devient rouge, les poumons, les différentes parties de la peau. Vers le matin ces symptômes diminuent. Nous avons fait la même remarque chez des malades atteints d'affections du cœur, de cirrhose, de phthisie pulmonaire et dans bien d'autres maladies. Nous avons été surpris d'abord de voir, à nos visites du soir, les congestions faciales, pulmonaires augmenter : la sérosité épanchée en quantité plus grande dans le péritoine et le tissu cellulaire des membres. Plus tard, ces faits se sont reproduits avec une telle fréquence que nous n'hésitons pas à proclamer que la rémittence des troubles de la circulation dans les capillaires est un fait presque constant à une certaine époque des maladies soit aiguës, soit chroniques.

Exacerbation d'un très-grand nombre d'accidents.

De la rémittence : 1° Dans les fièvres continues.

Avec un peu d'attention, on s'assure également que les symptômes des fièvres continues présentent une marche rémittente. Elle est très-marquée dans toutes les formes de la fièvre typhoïde, dans le typhus, la fièvre bilieuse, gastrique simple ou compliquée. Quoi de plus commun dans notre fièvre typhoïde que d'observer, chaque soir et pendant la nuit, le redoublement de la fièvre ou l'apparition du délire, de l'agitation générale, des mouvements convulsifs. Outre ces symptômes rémittents, on en rencontre d'autres que nous avons déjà signalés, et qui sont intermittents et purement passagers : l'épistaxis, le délire, la rougeur faciale, les hémorrhagies par l'intestin.

2° Dans les exanthèmes.

Nous ferons la même remarque pour les exanthèmes. L'agitation, le délire, le vomissement, la diarrhée, sont plus intenses la nuit que le jour. Les médecins qui visitent leurs malades le soir sont surpris du changement considérable survenu, dans l'intensité des symptômes, pendant l'espace de douze heures.

3° Dans les inflammations.

Les inflammations, maladies essentiellement continues, subissent aussi bien que les pyrexies l'influence du nycthéméron. La fièvre offre un redoublement marqué tous les soirs; les symptômes locaux, en particulier la douleur, la tuméfaction et la rougeur augmentent; le délire, l'aridité des membranes muqueuses attestent la modification éprouvée par les accidents locaux. On a prétendu que l'inflammation pouvait revêtir le type intermittent. Cela est vrai si l'on veut parler seulement de l'accroissement de la congestion ou de la forme hypérémique. Il n'en est plus de même lorsque le mal est parvenu à la période d'exhalation plastique et purulente. Nous nous expliquerons plus longuement sur ce sujet. (Voyez *Inflammation.*)

4° Dans les maladies convulsives.

Nous ne pourrions épuiser la liste des affections dans lesquelles les symptômes ont une marche rémittente prononcée. Nous appellerons seulement l'attention du lecteur sur quelques formes curieuses à étudier : telle est par exemple celle qu'on rencontre dans les convulsions toniques ou permanentes d'un groupe de muscles. On serait tenté de croire que dans le tétanos et la contracture des doigts de la main la convulsion musculaire est continue. Il n'en est rien ; en y portant une grande attention on peut s'assurer que la contraction musculaire n'a pas toujours la même intensité. On peut faire la même remarque sur la contraction du pharynx et de l'œsophage chez les enragés.

Terminons en disant qu'une lésion organique grave d'un viscère, les tubercules, provoquent des exacerbations et des rémissions si prononcées jusque dans la période ultime de la phthisie pulmonaire, qu'on ne peut concevoir comment, avec une pareille désorganisation, les symptômes ne présentent souvent que la marche rémittente au lieu de cette continuité qu'on observe dans tant de lésions aiguës. Notre étonnement cessera si nous jetons un coup d'œil sur d'autres maladies. En général, on peut dire que toutes les aiguës, de courte durée, marchent rapidement vers une terminaison heureuse ou funeste, tandis que les affections chroniques ont une marche essentiellement rémittente. On peut s'en convaincre en jetant un coup d'œil sur les cancers de l'estomac et du mésentère, sur les productions homologues et sur d'autres maladies.

Indications thérapeutiques.

Indications thérapeutiques. 1° Féconde en indications thérapeutiques, la rémittence réclame souvent l'antipériodique par excellence. 2° S'il échoue, elle exige l'emploi des éméto-cathartiques destinés à combattre l'élément bilieux, qui, après le miasme paludique, provoque le plus ordinairement la rémittence. 3° Elle conduit également à porter remède au trouble du système nerveux souvent lésé dans les maladies à forme rémittente. 4° Lorsque ces médicaments échouent, on doit chercher s'il n'existe pas quelque part une congestion permanente ou une phlegmasie qui entretient les phénomènes rémittents.

Des maladies continues.

§ III. **De la continuité.** Il n'existe pas de continuité parfaite dans les maladies aiguës, à moins que celles-ci ne soient tellement courtes qu'elles fassent périr les malades en quelques heures ou dans un petit nombre de jours. Ces cas exceptés, ce qui distingue la maladie continue des autres, c'est moins son intensité toujours égale (maladie continente proprement dite), qui ne se rencontre guère que dans les livres, que la persistance, pendant plusieurs jours, des mêmes symptômes, groupés à peu près de la même manière et correspondant à des changements organiques et fonctionnels qu'on appelle période des maladies. A tous les points de vue la continuité n'existe pas, nous avons besoin de le redire. Prenez un symptôme depuis son apparition jusqu'au moment où il cesse, prenez la maladie elle-même, et toujours vous leur verrez parcourir des lignes à courbes inégales qui vous représenteront l'invasion, l'augment, l'état, le déclin du symptôme aussi bien que de la maladie. On peut ainsi étudier et analyser chaque symptôme; on trouvera qu'il n'est pas plus continu que la période même à laquelle il appartient.

Nous n'avons pas besoin de dire que dans les maladies chroniques, l'intermittence et même la suspension momentanée de quelques-uns de leurs symptômes en constituent le caractère essentiel.

CHAPITRE IV.

TERMINAISONS.

TERMINAISONS. Il arrive souvent qu'une maladie qui parcourt ses périodes d'une manière lente, graduelle, se termine sans excrétion sensible et sans laisser aucune trace de son passage. Anciennement, on disait alors

Par résolution.

qu'il y avait résolution (*lusis*, *solutio*, résolution, λύσις, de λύω, je résous). Tel est le sens attribué à ce mot par Galien, par Van Swieten et par beaucoup d'autres. La résolution peut encore avoir lieu avec ou sans aucune sécrétion pathologique qu'on puisse qualifier du nom de crise. On l'observe tantôt lorsque la maladie traverse ses périodes avec régularité, aidée par l'art et plus encore par la nature, tantôt lorsque des accidents graves ont dérangé cette marche et fait craindre un instant qu'il existât quelque altération irremédiable dans la contexture des parties.

Par crise.

D'autres fois, la guérison arrive au moment où l'on avait encore à redouter de fâcheux accidents, où le mal n'avait pas encore accompli toutes ses périodes, ou bien encore lorsqu'il était sur le point de se terminer. S'il se manifeste à une de ces trois époques, et dans un autre point que celui où siége le mal, un acte pathologique quelconque qui paraisse exercer une salutaire influence sur la marche et la terminaison de la maladie, on lui donne le nom de *crise*. Nous en traiterons plus loin.

Passage à l'état chronique.

Tous les jours, le médecin voit malgré ses efforts l'organisme céder peu à peu à l'action de la cause morbifique; les tissus s'altèrent graduellement et un *état chro-*

nique remplace l'aigu. Ce passage s'effectue par l'effet de causes que nous étudierons plus loin.

Un autre changement non moins essentiel s'observe dans le cours ou à la fin des maladies. L'affection première, singulièrement atténuée, est remplacée par une autre qui a avec elle une relation si intime qu'on ne peut s'empêcher d'admettre qu'elles sont toutes les deux produites par la même cause et qu'elles ont même nature. Dans ce cas, on disait anciennement qu'il y avait *métaptose* (de μετὰ et de πίπτω, je tombe), *diadoche*, quand le changement était favorable et amenait la guérison, *métastase*, quand au contraire il était funeste ou menaçant pour la vie du sujet : nous avons conservé ce dernier terme pour exprimer cette transformation dangereuse de la maladie en une autre (voyez *Métastase*).

Des transformations dans les maladies.

Métaptose.

Diadoche.

Métastase.

La dernière mutation que la maladie puisse subir, tient au développement d'une ou de plusieurs maladies consécutives à la première ayant avec elle une relation plus ou moins directe ou lui étant tout à fait étrangère. Celle-ci est la complication. Les anciens avaient pour distinguer la première une expression spéciale, *épigénèse*. La méningite ou l'érysipèle survenus dans le cours d'une pneumonie constituent une complication, parce que jusqu'à présent nous n'avons pu découvrir aucune connexion évidente entre ces deux maladies. L'hydropisie survenant après des hémorrhagies répétées, ou dans le cours de la maladie de Bright, est une épigénèse, parce que nous saisissons un rapport de cause à effet (voyez *Complication*).

Complication.

Épigénèse.

Un changement que nous voulons encore signaler dans le cours d'une maladie est celui qui résulte de la modification qu'elle imprime à une autre maladie ou qu'elle en reçoit. Si cette modification est salutaire et que l'une tende à diminuer, à atténuer l'autre, à en prévenir le développement, on dit qu'il y a *antagonisme pathologique.* Les symptômes mixtes et l'affection complexe qu'engendre cette double influence pathogénique méritent d'être étudiés soigneusement.

Après toutes les péripéties variées que nous offre la scène pathologique, nous voyons enfin la maladie arriver à cet état que l'on appelle la convalescence ; ou bien la mort vient terminer cette pénible trilogie, dans laquelle le médecin, la maladie et le malade ont plus ou moins bien joué leur rôle.

Crise.

§ I. **Terminaison par crise.** Le mot crise est dérivé de κρίσις, jugement, *judicium*, *judicatio*. Quand on emprunte un terme médical à l'antiquité et qu'il représente toute une doctrine, il faut ou l'accepter avec son ancienne signification et les idées qui en sont inséparables, ou le changer entièrement et lui donner un sens nouveau en rapport avec les opinions régnantes et les progrès de la médecine. Nous prendrons ce dernier parti (1).

Définition.

La crise est un acte morbide qui, survenu dans le cours d'une maladie, coïncide avec une amélioration très-notable des symptômes ou une guérison qu'on est en droit de lui rapporter en partie ou en totalité. Ce changement heureux peut s'effectuer graduellement ou en un temps très-court, avec ou sans matière humorale, mais toujours d'une manière sensible pour l'observateur. Ainsi compris, l'acte morbide judicatoire ne saurait être nié

(1) Nous avons consacré une grande partie de notre article *Crise* du *Compendium de médecine* à l'exposition des doctrines antiques. Nous ne pouvons reproduire ici cette étude, qui appartient à l'histoire de la médecine.

par personne. Mais il importe de dire en quoi il consiste, afin d'en apprécier le rôle dans la marche naturelle des maladies.

Des jours indicateurs.

Caractères généraux des crises. Suivant les anciens, les crises étaient annoncées, à l'avance, par des symptômes qui avaient reçu le nom d'*indicateurs* et qui faisaient prévoir le siége, la nature et même le jour de la crise. Ce n'est qu'à l'aide d'une série de subtilités et d'un système fort commode, d'interprétation des jours *indicateurs*, *intercalaires*, *vides* et *décrétoires*, qu'on est arrivé à supputer l'époque de la crise, et encore fallait-il distinguer les *bonnes* et les *mauvaises crises*. Passons sur ces erreurs de quelques grands génies. On ne saurait le plus ordinairement prévoir par l'observation la plus attentive des phénomènes l'arrivée prochaine des phénomènes critiques. Cependant il faut reconnaître que, dans un certain nombre de cas, des symptômes précurseurs se manifestent. Tantôt ils consistent dans des actes morbides propres à la maladie qui acquièrent une certaine prédominance, une intensité insolite, se prolongent au delà de leurs termes naturels ou paraissent d'une façon imprévue. On voit la sueur dans la fièvre intermittente, dans la pneumonie, la fièvre typhoïde, se présenter avec les caractères que nous venons d'indiquer. Tantôt le phénomène précurseur est tout à fait étranger à la maladie, et ne peut être pris alors que pour un épiphénomène; citons comme exemple, la pesanteur anale ou la céphalalgie et la rougeur de la face annonçant l'imminence d'un flux sanguin par l'anus ou par les fosses nasales, etc., ou bien des symptômes généraux tels que la fièvre. Au moment où nous écrivons ce chapitre, nous avons sous les yeux, à l'hôpital Necker, une jeune fille aménor-

Symptômes précurseurs ou indicateurs de la crise.

rhéique depuis quatre mois, qui nous a présenté pendant quatre jours tous les symptômes soit d'une fièvre éruptive, soit d'une congestion encéphalique, soit d'une fièvre typhoïde commençante. Tout a cessé après l'apparition des règles qui, d'ailleurs, n'étaient annoncées par aucun symptôme local. La fièvre était donc le signe précurseur d'un travail physiologique analogue à celui de la fièvre de lait, et qui a fini par l'éruption menstruelle dont il n'était que le premier acte. Nous ne pourrions pas trouver un meilleur exemple de symptôme critique et de crise en même temps. La fièvre de lait est un acte physiologique du même genre auquel on peut comparer l'acte génératoire.

Des phénomènes critiques.

Des phénomènes critiques. Il est difficile de fournir, autrement que par l'étude clinique, la preuve que les crises existent réllement. Nous ne craignons pas de faire appel, à ce sujet, à tous ceux qui ont observé un grand nombre de malades, et qui, pleins de confiance dans les ressources de la nature médicatrice, savent en attendre et en favoriser les effets par une sage expectation. Tous ont vu se passer, quoique dans un nombre de cas assez restreint, les phénomènes dont nous allons retracer les phases principales. Voici en quelques mots la physiologie pathologique des crises.

Pathogénie des crises.

Dans une maladie quelque générale qu'on la suppose, toutes les fonctions ne sont pas troublées au même degré. Si un ou plusieurs appareils sont le siége de troubles fonctionnels intenses, d'autres moins lésés ou même exempt de maladies continuent à fonctionner plus ou moins complétement. Ils peuvent même, dans certaines circonstances pathologiques, acquérir momentanément plus d'énergie, suppléer les autres et contre-balancer, jusqu'à un certain point, les fâcheux effets provoqués par la maladie. Nous avons montré, en parlant de la marche naturelle des maladies, que l'intervention des forces vitales convergeant vers un même but pouvait amener une terminaison heureuse. C'est précisément en donnant à certaines fonctions, ou à des organes restés intacts ou moins lésés que les autres, une suractivité salutaire que la nature médicatrice opère la solution heureuse des maladies. Presque toujours elle a lieu à l'aide d'actes pathologiques qui ne sont que l'exagération ou la perversion des actes naturels, comme lorsqu'une diarrhée séreuse ou un flux sudoral viennent juger une maladie. Ordinairement ce sont des troubles fonctionnels ou une maladie qui servent de crises : comme des hémorrhagies nasales ou hémorrhoïdales, la suppuration de la parotide, le développement de furoncles, d'abcès, etc. Nous avons montré dans une autre partie de cet ouvrage que la sympathie jouait un grand rôle dans la coordination de phénomènes critiques (voyez *Sympathie*). Nous allons d'abord les décrire.

Symptômes généraux de la crise.

Les crises n'étant que des actes morbides développés sympathiquement, elles s'annoncent souvent par des symptômes généraux et surtout par un mouvement fébrile marqué. Si l'affection dans le cours de laquelle elles surviennent, est elle-même fébrile, on voit la chaleur et l'accélération du pouls acquérir une grande intensité : souvent des phénomènes d'excitation nerveuse, et même une sorte de fièvre physiologique, se développent passagèrement, lors même que la crise n'est pas fébrile par elle-même. C'est ce qui arrive lorsque des hémorrhoïdes se mettent à fluer ; lorsque l'éruption des règles retardées va se faire, ou même lorsque la sécrétion du lait ou une diarrhée s'établissent.

En général, les phénomènes propres de la maladie s'accroissent d'abord au moment du travail critique, puis diminuent et cessent avec une rapidité extrême.

Symptômes locaux.

Les phénomènes locaux des crises sont trop variables pour que l'on puisse en traiter d'une manière générale; toutefois, on peut dire que, comme celles-ci consistent: 1° dans des flux, 2° des hémorrhagies, 3° des hydropisies, 4° des névroses, elles sont annoncées ordinairement par des symptômes d'hyperémie, par l'apparition d'un liquide homologue (sang, urine, mucus, sperme) ou bile hétérologue tel que le muco-pus, ou même de matière solide comme l'acide urique, les urates de soude, de chaux (concrétions goutteuses).

Troubles fonctionnels critiques.

On peut classer dans deux groupes principaux les actes judicatoires: 1° ceux qui consistent dans l'accroissement et la perversion d'un acte physiologique; 2° ceux qui sont constitués par une maladie.

Ordinairement la peau et les membranes muqueuses sont les deux parties sur lesquelles on voit se manifester les phénomènes critiques. Sur *la peau*, ce sont des sueurs générales ou partielles, aqueuses, visqueuses, qui continuent pendant plusieurs jours et qui sont intermittentes, diurnes, nocturnes, etc.

Flux muqueux.

Sur les membranes muqueuses, il s'établit des flux séreux et muqueux, tels que le coryza, la bronchorrée. Les *glandes* fournissent à elles seules plus de phénomènes critiques que tous les autres organes réunis. Il nous suffira de nommer les flux *salivaires*, *biliaires*, *urinaires*, *intestinaux*, *spermatiques*, *leucorrhéiques*. L'écoulement plus abondant des menstrues ou leur apparition, hors de l'époque habituelle, servira quelquefois aussi à juger la maladie.

Les sueurs critiques se voient dans le cours des maladies aiguës, dans la pneumonie, la pleurésie et dans quelques affections catarrhales des bronches. Les anciens les croyaient communes dans les fièvres graves; mais, au lieu de les considérer comme critiques, on ne doit y voir que des symptômes de la maladie. Dans les fièvres typhoïdes, intermittentes, gastriques, bilieuses, la sueur, quoique souvent abondante, ne paraît pas exercer une influence sensible sur la terminaison du mal. Nous avons vu plusieurs anasarques diminuer rapidement après une sueur copieuse provoquée par les bains de vapeur. Sueurs.

L'évacuation d'une grande quantité de bile par les selles coïncide avec une amélioration très-prononcée dans les fièvres bilieuses, l'hépatite aiguë et chronique, quelquefois dans les dysenteries et les fièvres intermittentes avec gastricité. On a fait la même observation pour la pneumonie, l'érysipèle, la fièvre typhoïde et le typhus.

Nous ne devons pas omettre l'influence du flux bronchique sur l'heureuse terminaison de quelques maladies des voies respiratoires et circulatoires, telles que l'emphysème pulmonaire, les lésions chroniques du cœur et des gros vaisseaux. Il n'est pas un observateur qui n'ait vu des malades en proie à une suffocation extrême, d'abord soulagés en un temps très-court, guérir de leur pénible attaque après une expectoration copieuse de plusieurs litres de sérosité. On pourrait même considérer, comme une crise quotidienne, cette bronchorrhée abondante que nous présentent chaque matin les asthmatiques et les malades atteints de catarrhe chronique. On a cité de rares exemples d'épanchements pleuraux qui Flux bronchiqu ont disparu après une expectoration critique. Une communication pleuro-bronchique peut servir à expliquer un certain nombre de faits de ce genre que l'on trouve mentionnés dans des recueils anciens.

Flux menstruel. Le flux menstruel mérite bien la réputation que la médecine antique lui a faite, en lui attribuant la terminaison heureuse d'un grand nombre de maladies. Les études cliniques modernes démontrent pleinement l'influence salutaire de cette hémorrhagie soit qu'elle vienne à son temps, soit qu'elle devance l'époque où elle était attendue. Pour notre part, nous l'avons vu juger, en peu de jours, des métrites puerpérales intenses, la phlegmasie des ligaments larges et de l'ovaire, un érysipèle facial, etc., apporter une subite amélioration dans les phénomènes propres aux maladies aiguës et chroniques.

Diurèse critique. *Flux urinaire.* Les anciens regardaient le flux d'urine comme la crise d'un très-grand nombre de maladies. Cette opinion s'explique par la fréquence des altérations physiques qu'offre ce liquide. La couleur, les dépôts, les sédiments, l'énéorème, le nuage, la pellicule, leur paraissaient autant de signes indicateurs des changements heureux ou funestes qu'ils rencontraient dans les maladies. Ils y ajoutaient une confiance aveugle. Toute leur théorie des jours critiques, indicateurs des bonnes, des mauvaises crises, repose en grande partie sur l'inspection de l'urine. Il n'a fallu rien moins que les données positives et les expériences rigoureuses de la chimie moderne, que les observations patientes et éclairées des cliniciens de notre époque, pour ruiner de fond en comble l'édifice élevé à grands frais par les écoles anciennes. Dehaen a dit, et nous devons répéter avec lui, que c'est se tromper grossièrement que de vouloir prévoir l'issue de maladies aiguës et chroniques par la seule inspection de l'urine (1). Malgré les nombreuses analyses que l'on a faites de ce liquide, il est impossible de signaler une seule altération de ses propriétés chimiques que l'on puisse considérer comme critique.

Il n'en est pas de même de la quantité d'urine. On la voit augmenter rapidement et devenir si considérable, au moment où certaines affections guérissent, qu'on ne peut mettre en doute l'influence salutaire d'une pareille évacuation.

On a parlé des pollutions nocturnes répétées, survenues à la fin des maladies; mais il ne faut voir dans ce flux spermatique que l'effet de la convalescence et le retour de l'énergie fonctionnelle dans des organes un moment affaiblis.

Maladies critiques. Un second groupe, plus nombreux que le premier, renferme des états morbides qui, venant à se développer dans le cours d'une autre maladie, exercent sur elle une telle influence qu'ils en amènent la guérison rapide, ou atténuent promptement ses symptômes graves. Les maladies-crises sont : 1° des *hémorrhagies* par le nez, par l'estomac, par l'intestin, par le poumon, par les hémorrhoïdes; 2° des flux intestinaux; 3° des phlegmasies cutanées, du tissu cellulaire, des glandes, de la parotide, du testicule spécialement; 4° des gangrènes. Maladies critiques.

Hémorrhagies. L'épistaxis était pour les anciens l'hémorrhagie qui se montrait le plus fréquemment comme phénomène critique. Galien et Hippocrate l'avaient souvent vue mettre fin à la fièvre ardente ou Hémorrhagies.

(1) *Ratio medendi*, t. I, pars I, cap. 5, p. 43, in-12, Paris, 1761.

causus. Leurs successeurs nous ont légué ce dogme qu'ils ont entouré d'un respect que nous partageons. Cependant il faut en écarter quelques causes d'erreur, que nous allons d'abord signaler. Nous avons observé un grand nombre de fois l'épistaxis, et en ce moment encore nous en avons trois exemples sous les yeux chez des malades atteints d'érysipèle de la face. L'écoulement sanguin est venu à la fin de la phlegmasie, lorsque celle-ci était en voie de résolution sur le visage et qu'elle avait déterminé probablement une congestion pareille sur la membrane muqueuse des fosses nasales. On ne peut donc pas considérer ce flux sanguin comme critique, non plus que celui dont parlent Hippocrate, Galien, Bianchi et d'autres encore, et qui survient dans le cours des maladies du foie, de l'hépatite subaiguë ou aiguë, de la cirrhose, du cancer, de l'ictère grave. Nous ne voyons guère l'épistaxis critique que dans la fièvre inflammatoire, la pneumonie, les fièvres éphémères, les maladies de croissance chez les jeunes sujets, au moment de la puberté; que dans celles qui se compliquent de chlorose, d'hystérie; enfin, que dans la pléthore principalement, qui est le type des affections qui peuvent être jugées par une épistaxis. (Voyez *Hémorrhagie.*) Quant à l'hémorrhagie dans la fièvre typhoïde, le scorbut, les cachexies, les affections du cœur, etc., elle ne peut être qualifiée de critique à aucun titre. Nous en dirons autant de l'hémoptysie ou de l'hématémèse, qui se montrent souvent chez les sujets robustes, pléthoriques, chez les femmes mal réglées. Loin d'être une crise dans ces conditions, elles annoncent, longtemps à l'avance, tantôt une altération commençante du sang ou d'un organe, ou tantôt, ce qui n'est pas moins grave, une de ces hémorrhagies supplémentaires dont les

Cette épistaxis réputée critique.

organes contractent l'habitude, et qui finissent par amener une grave perturbation dans tout l'organisme.

Diarrhée.

La *diarrhée* passe pour être salutaire dans la variole chez les enfants (Sydenham), quelquefois dans la rougeole, pendant le travail de la première dentition. On a vu une diarrhée séreuse mettre fin à une ascite (1), à un épanchement de la plèvre, suspendre momentanément la marche du diabète sucré et de l'anasarque albuminurique, etc.

Quelques autres maladies.

Nous admettons avec peine qu'une phlegmasie de la peau, un érysipèle de la face, un impétigo du cuir chevelu, une herpes labialis, et à plus forte raison un exanthème cutané, la roséole, l'érythème, l'urticaire, puissent être placés parmi les accidents critiques d'une autre maladie, par exemple d'une pneumonie, d'une fièvre typhoïde, d'une cirrhose, par cela seul qu'on aura noté une amélioration ou un arrêt subit dans le phénomène propre ou l'affection primitive. De pareils phénomènes critiques ressemblent beaucoup plus à des complications.

Des parotides et des charbons.

On a aussi très-longuement agité la question de savoir si le développement d'une parotide, d'une escarrhe gangréneuse dans le cours des maladies ataxo-adynamiques, d'abcès multiples dans la convalescence de la variole ou d'une fièvre grave, devait être regardé comme une crise. Si l'on exige, avec nous, pour qu'il y ait crise, que la maladie se termine heureusement, ou du moins qu'elle perde de son intensité, on ne peut alors donner ce nom à la parotide, à la gangrène et aux abcès dans les maladies indiquées ; car, le plus ordinairement, les sujets meurent, ou leur état s'aggrave, et, dans tous les cas, devient plus

(1) Andral, *An antiquorum doctrina de crisibus et diebuscriticis admittenda*; thèse de concours, p. 29, in-4°, Paris, 1824.

pénible. La guérison coïncide rarement avec le développement des parotides et des gangrènes, du moins dans nos climats. Nous en dirons autant des suppurations profondes des membres, de la gangrène des lèvres, des hémorrhagies sous-cutanées, etc., etc.

Des jours critiques.

Les crises dont nous venons d'admettre avec restriction l'heureuse influence reviennent-elles à des époques prévues et toujours les mêmes pour chaque maladie? Nous ne rappellerons pas ici les efforts incroyables, les subtilités et les erreurs sans nombre que des hommes du plus grand mérite, des génies immortels, ont accumulés pour faire triompher la doctrine des jours décrétoires. Placer Hippocrate, Galien, Paracelse, Van-Swieten, Stahl, Cullen, parmi ses défenseurs, c'est lui donner une autorité bien grande; mais heureusement qu'on peut leur opposer des hommes tels qu'Hérophyle, Asclépiade et les méthodistes, Celse, Van Helmont, Bordeu, Corvisart, sans compter les incertains, ceux qui, après avoir approuvé les jours critiques, comme Galien, ont fini par s'écrier avec lui : « Ce que j'ai dit sur cette matière, je l'ai dit comme malgré moi, et pour me prêter aux vives instances de quelques-uns de mes amis (1). » Combien de gens se décident pour des motifs semblables, mais n'ont pas la franchise de l'avouer comme Galien! Répétons donc avec Corvisart : « que la distinction des jours est imaginaire, chimérique et mensongère, et qu'on ne peut établir sur cette doctrine aucune règle pratique, et qui soit justifiée par l'observation (2). »

(1) Extrait d'un admirable travail de Bordeu dont on ne saurait trop recommander la lecture : *Recherches sur les crises*, OEuvres complètes, t. I, p. 216, in-8°, Paris, 1818.

(2) Corvisart, *Recherches sur les crises*; — *De la percussion*, par Avenbrugger; In *Encyclopédie des sciences médicales*, p. 229, in-8°, Paris, 1838.

Les crises ne se manifestent pas avant la période d'état des maladies ; ordinairement c'est dans leur décroissance et aux approches de la terminaison qu'alors la nature médiatrice reprend le dessus, parce que les fonctions le moins troublées retrouvent leur énergie, que celles qui l'étaient fortement, n'agissant plus par sympathie sur les autres avec autant de violence, leur permettent de revenir à l'état normal ou du moins à celui qui en est le plus rapproché.

Les crises distinctes de la complication.

Des phénomènes morbides distincts des crises. On a abusé étrangement du mot crise en l'appliquant à des phénomènes morbides qui lui sont étrangers. On a considéré comme critiques tantôt les symptômes mêmes de la maladie, tantôt des épiphénomènes ou des complications. On a voulu voir, par exemple, des crises dans les éruptions cutanées, l'épistaxis de la fièvre typhoïde, dans la sueur de la suette et du rhumatisme, dans les gangrènes et les hémorrhagies des fièvres graves. On s'est appuyé, pour soutenir cette opinion, sur les changements heureux qui surviennent au moment où ces phénomènes se manifestent. Qu'y a-t-il d'étonnant à ce que des signes d'amélioration coïncident avec les symptômes mêmes de la maladie, à une époque souvent variable de son développement ?

Les déterminations morbides propres à une affection peuvent prendre une intensité fort grande sans être considérées pour cela comme critiques. L'apparition d'un érysipèle en un point du corps peut coïncider avec la disparition de la même maladie sans être réellement critique. Il en est de même d'une violente arthrite rhumatismale qui fait cesser les douleurs dans les autres jointures, et à plus forte raison de l'endo-péricardite ou de la pleurésie, à l'apparition desquelles les autres phénomènes locaux du rhumatisme se taisent parfois complétement. Dans tous ces cas et dans d'autres semblables le rôle des crises est nul.

De la complication.

Le développement d'une maladie intercurrente est souvent suivi de l'apaisement, de la cessation même des phénomènes morbides antécédents. Cette influence réciproque exercée par deux maladies l'une sur l'autre n'a aucun rapport avec les crises.

On ne doit pas non plus regarder comme critique la propagation d'une maladie par voie de continuité ou de toute autre manière dans un autre lieu. Ainsi l'arthrite, l'orchite ou l'ophthalmie succédant à une blénorrhagie ne sauraient être réputées critiques.

La métastase est une manière d'être de la crise.

La métastase ou le transport d'un lieu dans un autre de la cause morbifique et l'amélioration qui peut s'en suivre sont des formes que peut revêtir l'acte judicatoire. Nous en retracerons l'histoire plus loin. (Voyez *Terminaison.*) Disons seulement ici que, d'après la définition que nous avons donnée de la crise, il faut que la métastase s'opère d'une partie importante sur une partie qui l'est moins, et que l'échange entre les deux maladies soit à l'avantage du malade. Cette métastase était appelée par les anciens *diadoche*, mot pour lequel nous demandons l'indulgence du lecteur. La métastase heureuse n'est pas autre chose que la crise.

1o Maladies réfractaires aux crises.

Maladies qui ne peuvent être jugées par une crise. Il ne faut pas croire que toutes les maladies puissent se terminer par *jugement.* Parmi celles qui y sont absolument réfractaires, citons d'abord toutes les maladies organiques, le tubercule, le cancer, les productions homologues; en second lieu, les lésions physico-chimiques, comme les déplacements, les ruptures, ou bien encore les maladies vermineuses. Nous n'avons pas besoin de prouver que des mouvements critiques seraient impuissants pour améliorer, et à plus forte raison pour guérir des affections aussi profondément enracinées. Nul doute cependant que la nature ne travaille à en arrêter parfois les progrès pour quelque temps, mais il ne faut pas voir là une crise.

Un second groupe renferme les maladies générales dans lesquelles la lésion est aiguë, passagère, profonde ou légère, et qui peuvent rapidement cesser sous l'empire de la nature médicatrice. Celles qui se prêtent le mieux à ces changements sont d'abord les fièvres continues, les hydropisies, les hypercrinies des membranes et des glandes, les hémorrhagies, les phlegmasies et les névroses. Cherchons si l'on peut établir quelques relations générales entre la nature et le siége de la maladie productrice de la crise, et la nature des phénomènes critiques. Quelques exemples nous permettront de résoudre plus nettement les questions qui se rattachent à cette étude difficile.

2° Maladies qui ont tendance à se terminer par crise.

Les fièvres, ces maladies de toute la substance, nous présentent plus souvent que d'autres des terminaisons qu'on peut rapprocher des crises. Ainsi, la fièvre éphémère, l'inflammatoire cessent souvent après un ou plusieurs jours de sueurs copieuses; les fièvres bilieuse et gastrique après un flux bilieux abondant, et après des évacuations alvines composées d'une bile âcre et irritante. Nous imitons souvent, sans nous en rendre bien compte, cette tendance naturelle de la maladie, quand nous traitons la fièvre bilieuse et la gastrique par des purgatifs et des vomitifs.

Fièvres.

Flux. Souvent c'est sur l'organe vicaire de celui qui est malade que s'effectue le mouvement critique. Ainsi, les maladies de la peau peuvent être jugées par une diarrhée intense, un flux biliaire ou d'urine. Il en est de même de l'hydropisie du tissu cellulaire. On observe la même solidarité fonctionnelle et pathologique entre la peau et les séreuses, et entre celles-ci et les membranes muqueuses. L'épanchement pleural et ascitique disparaît dans quelques cas avec une grande promptitude, après des selles séreuses, abondantes, ou un flux d'urine considérable.

Hémorrhagies. Les hémorrhagies sont très-rarement jugées par les crises, et si les anciens ont rapporté tant d'exemples d'une terminaison aussi heureuse, c'est qu'ils ont pris pour telle ou la reproduction, dans un organe moins important, de l'hémorrhagie, d'un phénomène plus grave ou quelque complication ; car on sait que pour eux la crise pouvait être heureuse ou funeste. Aujourd'hui, avec nos connaissances plus précises sur la cause des hémorrhagies, nous avons peine à admettre qu'une altération du sang ou une lésion d'organe assez grave pour produire le flux sanguin puisse s'arrêter par l'effet d'un autre acte pathologique judicatoire. Nous en excepterons toutefois le flux hémorrhoïdal et nasal, qui peut être l'agent de la crise dans les congestions encéphaliques, pulmonaires et utérines.

Inflammations. Tant qu'une inflammation n'est encore qu'à sa période d'hypérémie, elle peut être rapidement modifiée par une hémorrhagie ou une hypercrinie des membranes muqueuses ou séreuses survenues spontanément. Plus tard, dans la période de la suppuration, la même terminaison peut s'effectuer encore, quoique plus difficilement. Nous examinerons plus loin la doctrine des métastases, et nous chercherons alors si le pus en nature peut être transporté d'un point dans un autre. Nous devons cependant ne pas laisser le lecteur sous le coup de cette mauvaise doctrine, et déclarer que jamais le passage du pus dans le sang ne peut avoir lieu sans produire les accidents les plus terribles, et qu'il n'est permis, à aucun point de vue, de le faire rentrer dans l'histoire des crises. (Voyez *Pyémie*.)

Névroses.

Les névroses sont, après les fièvres, les maladies qui nous offrent le plus fréquemment des transformations critiques. Ne voit-on pas un accès de névralgie faciale jugé tout à coup par l'apparition des menstrues chez une aménorrhéique ou une femme bien réglée; la névralgie, la convulsion ou la paralysie rhumatismales cesser après une sueur abondante ou tout autre flux; le délire saturnin alcoolique ou belladonique après une transpiration copieuse; une violente névralgie de la cinquième paire après un flux de larmes ou une sialorrhée?

Goutte. Rhumatisme.

Nous réservons une mention spéciale à la goutte et au rhumatisme parce qu'ils sont plus sujets que toute autre maladie à des terminaisons critiques. L'urine se charge d'acide urique en grande abondance et le malade est souvent délivré de son accès. Cependant disons que depuis quelque temps on considère cette diurèse comme habituelle, et que l'on attribue précisément les accidents à ce qu'elle cesse chez les goutteux. Les dépôts calciques autour des jointures ont paru aussi, à quelques auteurs, offrir le caractère critique.

Le retour de l'écoulement des lochies ou du lait supprimé pendant une fièvre puerpérale ou toute autre maladie, chez une femme récemment accouchée, peut être mis au nombre des crises. Cependant on a beaucoup abusé de cette intervention de la nature médicatrice en lui rapportant à tort ce qui est l'effet de la diminution même des accidents puerpéraux.

Ces exemples suffisent pour montrer que ce n'est pas au hasard et indifféremment que l'acte judicatoire s'établit sur tel ou tel tissu. Veut-on saisir quelques lois générales qui président au choix que fait, en quelque sorte, le phénomène critique? On ne peut rien dire de général à cet égard. Les études cliniques ne sont plus faites dans cette direction et la thérapeutique active et souvent inopportune, trop souvent mise en usage, rend rares les occasions qu'on a d'étudier la marche naturelle des maladies.

On est porté à supposer que trois conditions organico-dynamiques influent sur le siége et la nature des crises : 1° La première consiste dans l'intégrité ou l'énergie accrue d'un appareil qui, respecté par la maladie, supplée aux fonctions troublées ou suspendues. Il serait difficile d'admettre qu'un appareil affaibli par une maladie antérieure, par la maladie actuelle ou par toute autre cause, pût s'élever à la dignité et à la force nécessaires pour opérer une crise. 2° La seconde, plus importante encore, est représentée par les connivences sympathiques de chaque maladie. Celui qui tracerait pour un ou plusieurs appareils le tableau des sympathies que la maladie des autres organes peut y provoquer ferait une œuvre profitable à la thérapeutique et surtout à l'histoire des crises. Celles-ci sont commandées dans chaque affection par les nouvelles sympathies qui s'établissent entre les divers appareils. 3° La troisième condition consiste dans la synergie normale des organes; celui qui sympathise le plus avec l'organe affecté devient le siége naturel, et, en quelque sorte obligé physiologiquement, du mouvement critique.

La crise et la maladie provocatrice sont souvent de nature très-différente. Ainsi une phlegmasie peut être jugée par un flux d'urine. Cependant, d'ordinaire, une hydropisie se termine par un flux urinaire ou muqueux; une phlegmasie par une hémorrhagie ou une hypérémie, maladies qui s'en rapprochent sous plus d'un rapport.

Des crises parfaites et imparfaites.

On a distingué les crises en *parfaites* et *imparfaites*, suivant que la maladie est jugée définitivement ou seulement améliorée par le travail morbide critique. Celui-ci aboutirait souvent à une entière solution du mal si le médecin ne venait pas le troubler ou même l'arrêter par une médication inopportune. En pareil cas, l'expectation est non-seulement la meilleure, mais aussi la plus nécessaire de toutes les thérapeutiques.

De la cause des crises.

Deux doctrines opposées peuvent être soutenues au sujet du mode de production des crises. Les anciens, étonnés de voir un certain nombre de maladies se terminer par des flux abondants, par des évacuations de pus, de bile, de sang, ont été conduits à en placer la cause dans la présence d'une matière morbifique qui devait être expulsée de l'organisme, et ils se sont appuyés sur des raisons fausses que nous n'avons pas besoin de relater. Il faut seulement remarquer que, jusqu'à une époque très-rapprochée de nous, on a dû être frappé de l'écoulement abondant et rapide qui survient, avec tous les signes d'une grande amélioration, dans la période de déclin des phlegmasies, soit qu'elles occupent les membranes séreuses et muqueuses ou les tissus glandulaires. On a été porté tout naturellement à expliquer leur formation à l'aide des doctrines humorales que l'antiquité nous avait léguées. Bichat et Broussais ont prouvé que l'irritation inflammatoire ou sécrétoire fait naître sur place les prétendues humeurs qu'on supposait arriver de très-loin. Cependant la théorie physiologique des crises est encore à trouver.

La crise opère une révulsion ou une déversation.

L'hypercrinie succédanée, supplémentaire d'un travail pathologique quelconque, peut se développer dans tous les tissus sécréteurs du corps et se substituer ainsi à ce travail morbide. Tantôt il se fait dans les tissus élémentaires semblables et à une très-courte distance des parties malades, tantôt dans un point très-éloigné. Dans ce dernier cas, il s'opère une véritable révulsion au profit de la maladie et de l'organisme. Il se passe ainsi des changements identiques à ceux que nous observons quand nous plaçons un vésicatoire pour enlever un épanchement pleural, ou quand nous provoquons une forte diarrhée dans une hydropisie. On est étonné que des faits aussi vrais, aussi irréfragables aient été niés récemment au sein d'une société savante; on s'en console, il est vrai, en pensant que ce sont des hommes entièrement étrangers à la pathologie interne qui ont soutenu de pareilles hérésies.

Les adversaires de la doctrine des crises ne lui ont porté aucune atteinte sérieuse quand ils sont venus dire qu'elles ne sont pas nécessaires à la terminaison des maladies, qu'on a pris des symptômes et des épiphénomènes pour des mouvements critiques, ou bien que leur apparition annonce seulement le rétablissement d'un acte pathologique supprimé par la maladie, comme lorsqu'on voit, dans le cours des accidents puerpéraux, le flux lochial ou lacté, reparaître et ce retour coïncider avec l'amélioration ou la guérison. Toutes ces objections sont fondées et ne peuvent, au contraire, que corroborer la doctrine des crises lorsqu'on donne à ce mot le sens rigoureux que nous lui avons assigné, et surtout lorsqu'on fait reposer son étude sur des documents certains empruntés à l'art du diagnostic moderne et à la physiologie.

§ II. **De la métastase** (en grec, μετάστασις, de μεθίστημι, *je change de place*). Résultat nécessaire de la théorie des crises telle que la comprenaient les anciens, et surtout de leur doctrine sur la nature première de la maladie, la métastase représentait pour eux le transport de la matière morbifique d'un point du corps dans un autre, tantôt à l'avantage du malade lorsque la matière quittait un organe essentiel pour en gagner un autre moins important (*diadoche*), tantôt au grand détriment du sujet, parce qu'elle se jetait sur un appareil dont la fonction ne pouvait être lésée sans un danger immédiat (*métastase*). Faisons toutefois remarquer que Galien donnait ce nom à toute espèce de changement déterminé par les efforts de la nature, et qu'il y comprenait toutes les crises et toutes les transformations d'une maladie en une autre.

De la métastase. Définition.

Sens de ce mot pour Galien.

Aujourd'hui on appelle ainsi le développement rapide d'une maladie dans un point plus ou moins éloigné du lieu qu'occupe actuellement la maladie qui s'est manifestée la première. Il faut, en outre, que l'affection ainsi métastasée dépende évidemment de l'affection primitive, et que, de plus, celle-ci cesse ou diminue notablement. En d'autres termes, la métastase est la répétition sympathique de la même affection dans deux endroits différents; exemple : la métastase de la goutte, des doigts du pied, sur l'estomac ou le cœur; du rhumatisme musculaire sur les jointures, sur les tissus fibreux, sur les nerfs, ou de l'arthrite sur les membranes du cerveau, etc.

Manière de la comprendre et de la distinguer de tout autre état morbide.

On éprouve de la difficulté à distinguer, dans quelques cas, la métastase d'avec la propagation de la même maladie à des organes qu'elle peut fort bien envahir, uniquement parce qu'elle acquiert une plus grande intensité. A une époque peu éloignée de nous, on considérait comme une métastase la péricardite et la pleurésie rhumatismales. M. Bouillaud a prouvé par ses belles recherches sur le rhumatisme qu'il ne faut voir là que des déterminations plus intenses de la même maladie. Chez quelques sujets morts rapidement avec des accidents cérébraux, on n'a trouvé aucune lésion. Le mot de métastase s'appliquerait alors rigoureusement à des cas de ce genre. Quoi qu'il en soit, les faits bien observés de métastase sont assez nombreux aujourd'hui pour que l'on ne conserve aucun doute sur ce mode de conversion des maladies.

Maladies qui peuvent se métastaser.

Voici les maladies dans lesquelles on a noté la métastase :

1° Phlegmasies.

1° *Phlegmasies.* C'est surtout dans celles qui sont de nature spécifique que ce transport s'effectue le plus souvent. L'érysipèle facial se métastase sur les méninges; on voit quelquefois dans la péritonite, dans la brûlure un peu étendue de la peau, la phlogose se porter au cerveau ou sur les plèvres. On a prétendu même que l'entéro-colite simple ou ulcéreuse pouvait être le résultat d'une affection chronique de la peau (eczéma, impétigo, lichen, etc.). Dans cette catégorie viendraient se ranger les faits nombreux de phlegmasie des yeux, de la peau, des plèvres, causée par la guérison intempestive d'exutoires anciens, d'ulcères ou de quelques maladies chroniques de la peau. Il ne faut accepter qu'avec réserve les cas de ce genre; il en existe cependant des exemples bien avérés.

La répétition du travail morbide se fait par les lois de la sympathie fonctionnelle. L'identité de structure et de fonctions joue certainement le plus grand rôle dans son développement. Dans quelques cas, on s'est assuré que cette prétendue métastase était due à la communication établie entre les réseaux capillaires des organes, et que c'était ainsi que l'inflammation se transmettait, de proche en proche, souvent à de grandes distances. L'irritation sympathique, dont le rôle a été si bien indiqué, quoique avec un peu d'exagération par Broussais, est la véritable cause des métastases inflammatoires.

2° *Hypérémies et hémorrhagies.* Les congestions ont aussi une grande tendance à se montrer dans plusieurs organes sous l'influence d'une cause commune qui les y pousse, telles que l'altération du sang, l'adynamie et les causes spécifiques. On voit chez les femmes, dont les règles se sont arrêtées brusquement sous l'influence du froid ou de quelque autre cause, des congestions s'effectuer vers l'extrémité céphalique, le rectum, le poumon, l'estomac, et y produire des hémorrhagies. Ainsi agissent encore la suppression d'un flux sanguin habituel par les hémorrhoïdes, le nez, une plaie, un ulcère, un exutoire. 2° Hypérémies et hémorrhagies.

3° *Hypercrinie.* Après les phlegmasies et les congestions, il n'y a pas d'affections qui soient plus sujettes à exciter des métastases que les flux aigus ou chroniques. Il existe des exemples nombreux d'hydropisies du ventre ou de la poitrine qui se sont rapidement résorbées en même temps qu'on voyait paraître le délire, le coma et tous les symptômes d'un épanchement révélé par l'autopsie. De même on a vu des malades périr suffoqués par 3° Flux.

suite de l'exhalation continuelle d'une grande quantité de mucosités dans tout l'appareil bronchique. Dans l'hydropisie liée à l'albuminurie, des accidents cérébraux se développent sous l'empire des mêmes causes.

4° Maladies générales.

4° *Maladies générales.* C'est surtout dans les maladies générales qu'apparaissent fréquemment de subites métastases. Il nous suffira de rappeler que la goutte, dans sa forme chronique et asthénique, se transporte souvent des jointures affectées sur l'estomac, le cœur, le cerveau, et que la mort en est le résultat très-ordinaire. Aucune lésion ne peut l'expliquer.

Théorie humorale des métastases.

Les faits de ce genre ont conduit naturellement les médecins à des doctrines humorales. Ils ont supposé que la matière morbifique pénétrait en nature dans le sang, et qu'au lieu d'être exhalée par ses émonctoires naturels, la peau, les reins, l'intestin, le tissu cellulaire ou la partie affectée, elle se jetait sur un organe important et y provoquait un trouble grave des fonctions. Il ne faut voir dans ces théories que de pures spéculations destinées à expliquer des faits irrécusables. Ceux-ci resteront, parce qu'ils sont vrais; seulement leur pathogénie est encore à trouver. Le rhumatisme chronique, qui occupe les tissus musculaires et fibreux, souvent le névrilème, va produire des effets funestes, soit qu'il se métastase sur le tissu charnu du cœur, et y détermine des palpitations, des lipothymies, des syncopes mortelles, soit qu'il envahisse le diaphragme, peut-être même les poumons et d'autres viscères. Les exanthèmes, la rougeole, la scarlatine, la variole, l'eczéma, le lichen et d'autres ont été souvent accusés à tort de se transporter sur les membranes internes ou sur d'autres points. Quoiqu'il faille n'accepter qu'avec réserve des faits de ce genre, ils méritent cependant d'être soumis à un nouvel examen.

La métastase est un événement pathologique toujours fâcheux, qui se fait au détriment de l'organisme, qui trouble la marche naturelle des maladies et souvent détermine la mort. La crise, au contraire, est un acte favorable qui prépare et amène une solution heureuse et rapide de la maladie. Nous avons donné ce sens au mot crise, qui se trouve ainsi différencié de la métastase.

Différence entre la métastase et la crise.

Il faut se représenter la métastase comme un état morbide général, en d'autres termes, comme une *affection* qui prépare et amène l'acte par lequel se traduit cette métastase. Entre la maladie qui la provoque et la détermination locale à l'aide de laquelle elle se manifeste, s'effectue un travail morbide général dont nous ignorons la nature et le siége. Fait-il partie de l'affection primitive qui se métastase ? En est-il distinct et constitue-t-il alors un nouvel état pathologique ? Tout porte à croire qu'il consiste dans la perturbation des actes propres à la maladie primitive. La métastase comme toutes les affections ne se rencontre que dans les maladies générales, c'est-à-dire à la production desquelles les liquides et les solides, la matière et les forces prennent part ; exemple : les inflammations, les congestions, les hémorrhagies, le rhumatisme, la goutte, la syphilis. Qu'on remarque en outre qu'elle est très-fréquente dans les maladies qui donnent naissance à des produits morbides, liquides ou solides, et l'on comprendra que l'hypothèse d'une matière morbifique se transportant d'un point dans un autre se soit offerte naturellement à l'esprit des anciens. Ce qu'il y a de sûr, c'est que la métastase appartient aux *affections* par le travail morbide général qui la précède, aux *maladies* par l'accident local.

La métastase n'est annoncée par aucun symptôme propre : rien ne peut en faire soupçonner l'imminence. On peut en craindre le développement, quand la maladie ne suit pas ses phases ordinaires; quand sa marche est insidieuse, quand ses phénomènes propres se déplacent ou disparaissent subitement. Mais souvent ces mutations morbides ne s'opèrent que parce que la métastase est déjà accomplie.

Un médecin prudent se gardera surtout de troubler la marche des maladies que nous avons indiquées plus haut, en employant une médication inopportune, et à plus forte raison les remèdes qui ont reçu les noms de répercussifs et d'abortifs.

CHAPITRE V.

DE LA PROPAGATION DES MALADIES.

Les maladies locales peuvent se transmettre à des distances plus ou moins grandes de leur siége primitif, soit par continuité, soit par contiguïté de tissus.

Propagation par continuité.

1° *Par continuité.* Les phénomènes morbides se propagent ainsi, sous nos yeux, dans l'érysipèle ambulant qui envahit tour à tour toute la surface, ou du moins une grande partie du corps. Quand cette continuité est parfaite, comme à la peau, il est rare que les côtés droit et gauche ne soient pas occupés en même temps ou successivement. L'érysipèle, l'eczéma, l'impétigo, se transmettent de cette manière. Il en est de même des maladies qui affectent les voies respiratoires et le tube digestif.

Tantôt la maladie chemine des parties supérieures vers les inférieures, comme lorsque la laryngite devient trachéite et bronchite ; tantôt elle suit une marche inverse et se dirige de bas en haut. C'est ce qui a lieu dans la dysenterie et la colite qui parcourent tout l'intestin, et finissent même par se propager au foie, par les conduits cholédoque et hépatique. Nous pourrions multiplier les exemples de ce genre. Le même fait explique pourquoi la pleurésie est rarement partielle pour peu qu'elle soit intense, et pourquoi la phlegmasie du péritoine se propage presque toujours à toute la membrane séreuse. Ordinairement les limites naturelles d'un organe servent de barrière aux maladies.

Propagation par contiguïté.

2° *Par contiguïté.* Quand deux tissus voisins reçoivent les mêmes vaisseaux ou sont alimentés par des branches partant d'un même tronc, ou bien encore lorsqu'ils concourent à l'accomplissement d'une même fonction, ils ont une grande tendance à participer à la maladie qui ne s'était d'abord attaquée qu'à l'un d'eux. M. Gerdy a montré que les rétractions musculaires tiennent souvent à l'inflammation qui s'est transmise jusqu'aux tissus blancs. Il en résulte alors de l'inextensibilité et du raccourcissement dans les tissus fibreux qui ont reçu l'irritation développée dans leur voisinage (1).

Cette transmission tient à l'action exercée par la maladie première sur les parties environnantes, et se manifeste dans un grand nombre de maladies. Il n'est pas toujours facile de séparer cette influence de voisinage de celle qui est due à la sympathie. Telle est la cause de la douleur intercostale dans la pleurésie aiguë et chronique,

(1) *Chirurgie pratique*, t. II, p. 94, in-8, Paris, 1852.

dans la phthisie. Les branches nerveuses finissent par participer au travail morbide dont la plèvre est devenue le siége, leur névrilème s'enflamme ou se congestionne. Souvent aussi la douleur tient uniquement à la sympathie.

Influence de la structure anatomique.

Une autre influence du même genre, et qui d'ailleurs marche presque toujours avec elle, consiste dans la nature même des tissus frappés par la maladie. On peut dire, en général, que celle-ci reste confinée dans le tissu où elle a pris naissance, et ne va pas envahir celui qui possède une organisation différente, lors même qu'il lui est étroitement uni. Les maladies de la peau n'ont pas de tendance à se propager à la muqueuse gastro-intestinale. Cependant une opinion contraire a été soutenue par des hommes dont le nom fait autorité. Ils veulent que les diarrhées rebelles, les douleurs intestinales, les troubles considérables de la digestion qu'on observe si souvent chez les malades atteints d'affection chronique de la peau tiennent à une cause de ce genre. Nous sommes peu disposés à admettre qu'il en soit ainsi; nous ne nions pas la propagation de certaines maladies de la peau à la membrane muqueuse des fosses nasales, car nous avons vu fréquemment l'érysipèle et l'impétigo l'envahir, y déterminer des hémorrhagies et des écoulements purulents; mais ces cas exceptés, nous ne voyons pas d'autres maladies se continuer ainsi du tégument externe à la membrane intestinale.

Action de la maladie sur les tissus ambiants.

Quand un organe se compose d'un très-grand nombre de tissus élémentaires, il est important d'y suivre la marche des maladies et d'indiquer, d'une manière générale, comment elles se comportent à l'égard de chacun d'eux. On peut rapporter à quatre types principaux les changements que subissent les tissus dans le voisinage de la maladie.

1° Atrophie.

1er *cas.* Elle reste dans l'élément primitif qu'elle a d'abord attaqué et ne fait qu'écarter, refouler les tissus voisins qui alors s'atrophient, s'amincissent, disparaissent ou se réduisent à une quantité très-minime de substance. C'est ce qui a lieu lorsqu'un kyste se développe au milieu ou à la surface du foie, de la rate ou du poumon. Les tubercules, le cancer, agissent de cette même manière sur les organes qu'ils envahissent.

2° Participation de tous les tissus à la même maladie.

2e *cas.* Elle se propage aux autres tissus avec une grande facilité, et alors tantôt elle s'y continue avec ses mêmes caractères, tantôt se modifie par l'effet même du changement de structure et de fonction, augmentant ou diminuant d'intensité, affectant même une autre marche et un autre mode de terminaison. La phlegmasie nous offre un exemple bien tranché de ces modifications nombreuses. Aiguë et suppurative, dans un point elle provoque au pourtour une simple congestion ou des indurations chroniques, des ramollissements, des infiltrations séreuses ou sanglantes.

3° Changement de nature dans la maladie.

3e *cas.* Elle est arrêtée dans son siége primitif par un autre travail morbide, tantôt plus favorable, tantôt plus grave. Une gangrène peut être circonscrite par une phlegmasie aiguë, réparatrice et réciproquement ; un tubercule par une fausse membrane ou une sécrétion calcaire. Dans d'autres cas, la gangrène ou une hémorrhagie s'effectuent autour d'une phlegmasie, d'un tubercule, ou d'une masse cancéreuse, et entraînent des accidents mortels.

4° Dissémination des lésions locales.

4e *cas.* Elle se reproduit dans un point assez éloigné du tissu qu'elle occupait d'abord. Il existe alors presque toujours un élément morbide général qui domine la maladie locale, comme dans les cas de rhumatisme, de goutte, de scrofule où l'on voit les douleurs, les phlegmasies, les congestions, les flux, se manifester en même temps ou successivement dans plusieurs endroits. Quelques influences épidémiques agissent de la même manière. Il faut donc se garder de confondre la propagation d'une seule et même *maladie* avec les accidents multiples et mobiles d'une *affection* ou maladie générale.

CHAPITRE VI.

DE LA TRANSFORMATION DES MALADIES.

De la mutation des maladies.

De la transformation des maladies. On doit désigner par ce mot la conversion d'une maladie en une autre. Ce changement est-il possible? Prenons quelques exemples qui montrent cette question sous son véritable jour. Demandons-nous si la pneumonie peut se convertir en tubercule; une fièvre intermittente ou gastrique bilieuse en une fièvre typhoïde; un noyau apoplectique en un tubercule, etc. Une réponse négative sera faite promptement par le lecteur pour les maladies que nous venons de citer. Il en sera de même pour beaucoup d'autres, et surtout pour les productions morbides, soit homologues, soit hétérologues. Ce point important mérite une sérieuse attention et ne peut être éclairé qu'à l'aide des études cliniques et anatomiques.

Elle n'est point admissible pour les produits homologues et hétérologues.

Broussais supposait que le tubercule naît de l'inflammation, et par conséquent que la pneumonie et la bronchite peuvent engendrer le tubercule. Il croyait aussi que les métamorphoses continuelles que subissait l'irritation, en se propageant à des tissus différents, pouvaient suffire pour expliquer, sinon tous, du moins la plupart des états pathologiques. Les milliers de faits qui ont passé sous les yeux des meilleurs observateurs ont prouvé surabondamment que l'irritation inflammatoire ne peut jamais aboutir à de pareilles productions morbides; que le plasma concret ou le pus déposé dans un organe ne subira jamais la transformation tuberculeuse; que le caillot sanguin ne pourra pas non plus changer de nature ni de forme. Nous en dirons autant de tous les produits homologues, des tissus fibreux, épithéliaux; jamais ils ne deviendront cancer, tubercule ou mélanose. Ceux-ci à leur tour ne pourront pas non plus se changer en concrétion calcaire, en tissu adipeux ou autre. Ainsi donc, il faut établir en loi qu'une lésion organique ne peut pas changer de nature; qu'elle reste jusqu'à la fin ce qu'elle était au commencement (Voyez *Produits homologues* et *hétérologues*).

Les fièvres ne se transforment pas davantage.

Les métamorphoses s'observent-elles dans d'autres maladies? On a parlé de fièvres intermittentes qui, après avoir sévi pendant un certain temps, sont devenues des rémittentes et des continues. Il n'est point rare, en effet, de rencontrer des faits de ce genre; mais, loin de prouver la mutation des maladies, ils démontrent au contraire que le changement de type est dû à une complication viscérale intercurrente, qui, après avoir apporté avec elle ses symptômes propres, a fini par faire prédominer la rémission d'abord, et enfin la continuité de la fièvre. Il serait encore plus difficile de citer des exemples avérés de synoque, de fièvres rémittentes gastriques transformées en fièvre typhoïde. Quand on entend dire que, sans un traitement énergique, la fausse pneumonie se serait changée en pneumonie vraie, la fièvre gastrique ou l'entéro-colite en une fièvre typhoïde, c'est qu'il y a eu erreur de diagnostic, confusion volontaire ou involontaire opérée entre des maladies différentes les unes des autres, et qui resteront toujours telles jusqu'à la fin.

Loi générale : Les espèces pathologiques sont immuables.

Nous pourrions passer ainsi en revue toutes les entités morbides du cadre nosologique, nous n'en trouverions pas une seule dont on puisse admettre la transformation, nous ne disons pas, en une entité différente, mais même en une espèce pathologique très-rapprochée. Érigeons donc en loi cette proposition, à savoir : que les espèces nosologiques des maladies sont invariables et qu'elles ne peuvent se convertir en d'autres, dans aucun cas, pas plus du reste que les tissus normaux ne peuvent se transformer en d'autres tissus anormaux. La théorie de la substitution est rigoureusement applicable à l'une et à l'autre. Si les maladies paraissent changer de forme, de nature, de degré, il faut s'en prendre à ce que d'autres lésions sont venues se surajouter à la maladie principale, la défigurer, et mettre ainsi à une rude épreuve la sagacité et l'habileté du médecin. Répétons avec Bordeu que « l'espèce est immuable comme les » divers poisons et comme les plantes et leurs semen- » ces (1). »

(1) Bordeu, OEuvres complètes, t. II, p. 605, in-8, Paris, 1818.

CHAPITRE VII.

PASSAGE DE L'ÉTAT AIGU A L'ÉTAT CHRONIQUE.

Des maladies chroniques.

Terminaison des maladies par l'état chronique. Les maladies affectent une marche aiguë ou chronique. Cette division si naturelle n'est point nettement indiquée dans la collection Hippocratique. Thémison en est le véritable fondateur; Thessalus, Soranus (d'Éphèse) et Cœlius Aurelianus la reçurent de lui. Ce dernier auteur a fait des maladies chroniques le sujet de son immortel ouvrage.

Définition tout à fait arbitraire.

Que doit-on entendre par maladie aiguë? Ce mot renferme-t-il seulement l'idée du temps qui sert à en mesurer la durée ou quelque chose de plus, par exemple, la nature et la gravité de l'affection, la rapidité de ses terminaisons? La durée d'une affection aiguë n'a rien de fixe et peut embrasser une période de temps, tantôt fort courte, d'une à deux semaines, ou s'étendre de quarante à soixante jours et plus encore. Dira-t-on qu'elle est aiguë quand elle est accompagnée d'une fièvre intense; chronique quand celle-ci est faible, nulle, rémittente ou périodique? Mais cette distinction, fort contestable, ne pourrait, dans tous les cas, s'appliquer qu'aux maladies fébriles. Dira-t-on qu'une maladie est aiguë lorsque les symptômes se développent avec ordre et régularité; lorsque la nature paraît tout préparer pour une terminaison heureuse, ou enfin lorsqu'elle finit par la destruction des organes? Il ne peut en être ainsi; car les maladies aiguës les plus courtes ont souvent une marche irrégulière. Quant aux modes de terminaison, ils ne peuvent entrer en ligne de compte ; tous sont possibles dans la même maladie. On ne peut pas dire non plus que les périodes soient plus marquées dans les maladies aiguës que dans les chroniques ; cependant ce caractère différentiel ne manque pas de valeur.

Enfin, comme pour multiplier encore les difficultés, une affection, ordinairement aiguë, peut revêtir une forme chronique, et réciproquement les maladies les plus chroniques marchent quelquefois à la façon des plus aiguës. Nous citerons la phthisie, le cancer de l'estomac ou de l'utérus, la cirrhose, le diabète, l'affection granuleuse des reins, qui peuvent tuer en quelques semaines lorsqu'elles mettent ordinairement plusieurs mois, et souvent plusieurs années, avant d'amener cette funeste terminaison. On ne trouve pour expliquer cette marche prompte que l'énergie de la cause morbifique et la réaction trop faible des organes qui accélèrent la terminaison du mal. Cependant on peut dire qu'en général les maladies aiguës ont une invasion courte, des périodes distinctes, très-nettement accusées par des symptômes particuliers ; qu'elles provoquent rapidement la sympathie des autres viscères, des troubles fonctionnels intenses ; qu'elles lèsent les propriétés vitales plus souvent et à un plus haut degré que les autres ; qu'enfin elles arrivent, après des péripéties plus courtes, à la guérison ou à la mort. Les maladies qui appartiennent à cette classe sont les phlegmasies, les fièvres, les exanthèmes, les flux, les hydropisies, les maladies virulentes.

Caractères des maladies aiguës.

Des maladies chroniques.

Les maladies chroniques causées et entretenues par la lésion des propriétés physiques et chimiques du solide et des liquides, marchent en général très-lentement. Le tubercule, le cancer, la mélanose, l'hypertrophie, le dépôt de matière calcaire, ne peuvent déterminer que des maladies chroniques. L'altération lente du sang dans la chlorose et certaines hémorrhagies offrent aussi cette marche. Il en est de même de presque toutes les dégénérescences des organes connues sous le nom de cirrhose, d'altérations granuleuses des reins et des concrétions lithiques, quel qu'en soit le siége. Une autre classe se compose de maladies caractérisées par un simple trouble fonctionnel, soit continu, soit revenant à des périodes plus ou moins éloignées. On peut citer comme exemples de ce genre le diabète, la polyurie, un très-grand nombre de névroses, l'épilepsie, la chorée, la paralysie, les convulsions idiopathiques.

Il est facile de voir que les affections les plus disparates sont réunies sous le type aigu et chronique; ajoutons qu'il n'est pas une seule affection qui ne puisse revêtir l'une ou l'autre de ces formes. Il ne faut donc attacher qu'une médiocre importance à cette division des maladies en aiguë et en chronique.

Durée des affections aiguës et chroniques.

La durée d'une maladie doit être calculée à partir de l'invasion jusqu'à la convalescence inclusivement. Nous reviendrons plus loin sur ce sujet intéressant; nous devons faire remarquer que cette manière de mesurer la durée d'une affection est la seule qui ait quelque rigueur. Si l'on veut absolument connaître la marche naturelle des maladies et le degré d'efficacité des traitements, il faut suivre les règles que nous venons de tracer.

CHAPITRE VIII.

RECHUTE ET RÉCIDIVE.

De la rechute.

Rechute ou recrudescence. Lorsque la maladie est presque entièrement terminée et que le sujet entre en convalescence, on voit reparaître parfois tous les symptômes de l'affection que l'on croyait terminée. On dit alors qu'il y a rechute. Celle-ci est donc la reproduction du mal avant qu'il soit complétement guéri.

Elle a lieu à différentes époques de la maladie.

On doit distinguer plusieurs espèces de rechutes, suivant la période de la maladie pendant laquelle elles arrivent : tantôt c'est au moment où l'affection est en décroissance, tantôt lorsqu'elle est en voie de résolution, au milieu, ou même à la fin de la convalescence. La condition indispensable pour qu'il y ait rechute, c'est que le mal ait dépassé la période d'état et qu'il soit dans celle de déclin. Cette distinction est de la plus haute importance en clinique, parce qu'elle force le médecin à rechercher la cause de l'aggravation survenue dans les symptômes au moment même où il croyait le malade guéri. De là découlent aussi des remarques utiles sur la cause des rechutes.

Les symptômes caractéristiques reparaissent.

Sans qu'on puisse indiquer, d'une manière générale, les symptômes communs à toutes les rechutes, on peut, du moins, établir qu'ils ne diffèrent pas de ceux qui se manifestent pendant l'invasion, la période d'état, d'accroissement ou même de déclin. Souvent la maladie recommence avec les symptômes caractéristiques de l'invasion. Une rechute de pneumonie, par exemple, est marquée par le souffle et la bronchophonie ; quelquefois cependant l'engouement reparaît, et avec lui le râle crépitant et le frisson initial. Si c'est une maladie générale, à détermination locale, comme le rhumatisme ou la dysentérie, la rechute entraîne avec elle la réapparition des phénomènes caractéristiques, de la douleur articulaire, des selles sanglantes, dans les affections citées.

On peut prendre pour une rechute une complication ou une aggravation du mal.

On est souvent porté à croire qu'il existe une rechute, par cela seul qu'on aperçoit une aggravation dans la maladie ou de nouveaux symptômes. Ils dépendent souvent de complications obscures ou déjà patentes qu'il faut se garder de confondre avec la rechute, ou bien encore de l'extension du mal qui, après avoir quitté son premier siége, s'est propagée plus loin, comme on le voit dans la bronchite et la pleurésie. Celles-ci, d'abord partielles, s'étendent à d'autres points des bronches et de la plèvre.

Maladies qui exposent le plus aux rechutes.

Les rechutes ne sont pas également fréquentes dans toutes les maladies. Celles qui y exposent le plus sont certainement les maladies aiguës et locales, dans lesquelles il existe des périodes marquées. Les congestions, les flux, les phlegmasies, sur le point de se terminer, se ravivent tout d'un coup et avec une force nouvelle ; exemple : diarrhées, dysenterie, pneumonie, bronchite. Les névroses, surtout celles qui ont pour caractères la douleur et la convulsion, reparaissent avant d'être entièrement guéries. On peut observer dans la convalescence de la fièvre typhoïde ou de la variole des accidents aigus, mais ils tiennent à d'autres causes qu'à la recrudescence de ces maladies.

De la rechute dans les maladies chroniques.

La rechute n'appartient pas seulement aux maladies aiguës ; elle se montre plus fréquemment encore dans les chroniques. On pourrait considérer une maladie chronique comme une maladie aiguë, dans laquelle des rechutes continuelles viennent empêcher la résolution. En effet, si l'on observe attentivement la marche d'une affection de ce genre, d'une phlegmasie, d'un ramollissement, d'une induration, par exemple, on voit les symptômes diminuer graduellement d'intensité, comme si le mal allait finir, puis reparaître de nouveau pour cesser et recommencer encore un grand nombre de fois et de la même manière. Cela est si vrai que les causes les plus légères font repasser le mal de la forme chronique à la forme aiguë, et que si l'on parvient à soustraire complétement les malades à leur action morbifique, on peut, sinon guérir, du moins amender toujours les phénomènes et prolonger pendant longtemps l'existence. Quel est le praticien qui n'a pas observé ces rechutes dans les affections de l'estomac, dans l'entéro-colite, la bronchite chronique, les congestions du foie? Elles ne reconnaissent pas toujours pour cause une infraction aux lois de l'hygiène. Il faut la chercher souvent dans l'affaiblissement de l'organisme qui, après avoir épuisé une partie de ses forces, est impuissant à continuer plus longtemps la lutte.

Une rechute est-elle plus grave que la première attaque de la maladie? On peut répondre affirmativement pour la majorité des maladies. Le sujet, affaibli par le mal et souvent par un traitement énergique et débilitant, ne résiste pas aussi bien à la nouvelle atteinte qu'il vient de subir. Une rechute, d'ailleurs, doit faire supposer ou que la cause morbifique n'est point épuisée, ou qu'elle a repris une nouvelle force, ou enfin que l'organisme ne réagit plus aussi bien. Dans tous les cas, la situation du malade n'est plus aussi bonne; il est moins apte à combattre le mal.

RÉCIDIVE. On nomme ainsi la réapparition d'une maladie terminée entièrement et qui a dépassé la période de la convalescence. La rechute, ainsi que nous venons de le dire, suppose l'imparfaite solution de la maladie. Il est donc facile de les distinguer l'une de l'autre.

Différences entre la récidive et les accès de certaines maladies.

Une difficulté plus grande nous arrête lorsque nous voulons séparer la récidive des paroxysmes ou accès qui caractérisent certaines maladies, comme la fièvre intermittente, l'épilepsie, la chorée, les convulsions, le délire et d'autres névroses. Dans une fièvre intermittente qui reparaît au bout d'un mois, faut-il voir une rechute ou une récidive? Des accès d'épilepsie, une chorée reviennent après un an; des convulsions se manifestent tous les mois sans régularité. Y a-t-il récidive ou rechute? On ne peut pas invoquer l'intervention nouvelle des causes qui ont provoqué la première attaque, car ces maladies reparaissent lors même que le sujet est soustrait depuis longtemps à des influences de ce genre. On ne peut pas dire non plus que le malade a rechuté, puisque deux, trois ou quatre accès ont manqué. Il nous semble que, pour sortir d'embarras, il faut tenir compte de la nature de la maladie; si elle est périodique, il faut qu'un très-grand nombre d'accès aient manqué, et surtout que rien n'indique dans l'état général ou dans les viscères une souffrance, quelque petite qu'elle soit. On sait qu'une épilepsie peut ne donner lieu qu'à une seule ou trois attaques par an. On n'appellera pas celles-ci des récidives ou des rechutes d'épilepsie; le mot serait impropre et introduirait une fâcheuse confusion en nosologie.

Maladies qui ne récidivent pas.

Les maladies doivent être partagées en deux groupes distincts : 1° celles qui ne récidivent jamais; 2° celles qui récidivent. Toutefois, il ne faut pas prendre cette distinction dans un sens trop rigoureux; car il n'existe pas une seule maladie qui ne puisse récidiver. Celles qui possèdent la propriété spéciale de ne se montrer qu'une fois dans la vie sont : 1° les exanthèmes tels que la variole, la rougeole, la scarlatine, les grandes pyrexies, la fièvre typhoïde, le typhus, la peste, la fièvre jaune. Tout le monde s'accorde à déclarer qu'une certaine immunité est acquise aux hommes qui ont été atteints de ces affections, mais qu'elle n'est point indélébile. Il n'est pas un médecin qui n'ait observé des récidives de variole et même de fièvre typhoïde ; pour notre part, nous en possédons huit cas. On a vu également la peste, la fièvre jaune frapper deux et trois fois le même individu; mais ces exceptions n'infirment point la règle que nous avons posée.

Maladies qui récidivent.

La seconde catégorie se compose des maladies qui sont très-sujettes à récidiver. Nous citerons entre autres le rhumatisme articulaire aigu et chronique, les fièvres intermittentes, les fièvres gastriques simples et bilieuses, toutes les névroses, les congestions encéphaliques, plusieurs phlegmasies, la pneumonie, l'angine, l'érysipèle, les maladies de la peau.

Il ne faut pas ranger dans les maladies à récidives celles qui, liées à un état général, ne se montrent qu'à des époques plus ou moins éloignées, telles que la scrofule, la goutte et peut-être le rhumatisme, qu'il faudrait alors retirer du nombre des affections à récidives. On ne doit pas non plus y faire figurer celles que des causes endémiques ou des constitutions médicales ramènent chaque année : la dysenterie, la diarrhée, la grippe, les flux bilieux, etc.

Les récidives ont lieu quelquefois à des époques assez rapprochées (angine tonsillaire, érysipèle), deux ou trois fois durant la vie entière, ou à des intervalles de douze ou quinze années (rhumatisme, érysipèle, pneumonie). On ne saurait établir en loi que dans les attaques successives le même mal va en s'atténuant ou en s'aggravant. S'il est vrai que l'érysipèle devient de plus en plus léger à mesure qu'il se reproduit, et qu'on puisse en dire autant de la pneumonie, cependant le contraire se remarque aussi. Il n'est pas rare de voir un malade succomber à une troisième ou quatrième attaque de pneumonie. Le rhumatisme qui se développe pour la seconde fois est souvent plus violent que le premier. Il faut cependant reconnaître que les maladies vont ordinairement en s'affaiblissant à mesure qu'elles récidivent. Nombre des récidives.

CHAPITRE IX.

DE LA COMPLICATION.

L'étude des complications en général, si indispensable pour la médecine clinique, a été tellement négligée que c'est à peine si l'on en parle dans les traités généraux. Il nous a fallu, pour en tracer l'histoire, tirer nos documents soit de nos propres observations, soit des descriptions particulières de maladie. Efforçons-nous d'abord de donner une idée bien nette de ce qu'on entend par complication.

On appelle ainsi le développement d'une ou de plusieurs maladies dans le cours d'une autre maladie. Les Définition.

anciens lui avaient donné le nom assez heureux d'*épigénèse*, d'*épigennema*, comme qui dirait maladie surajoutée (dérive de επι, sur, et γίνομαι, *supervenio*, *accedo*), entée sur une autre. On les a aussi appelées maladies *intercurrentes*. Quelques exemples nous serviront à faire mieux saisir le sens de ces mots.

Des différentes époques auxquelles se montre la complication.

Un malade atteint de cirrhose depuis trois mois contracte un érysipèle facial; un autre dans la convalescence d'une fièvre typhoïde est pris d'une pleurésie intense; un phthisique succombe à une attaque de choléra. Les complications dans ces cas se sont manifestées longtemps après la maladie principale. Mais dans d'autres elles ont lieu peu de temps après, comme lorsqu'on voit une congestion cérébrale compliquer une pneumonie, une pleurésie, une bronchite, une entérocolite ulcéreuse, une angine pseudo-membraneuse ou un muguet, etc. Un troisième cas s'offre à notre observation. Les maladies de complication se manifestent presque en même temps que l'affection primitive, et l'on a quelque peine à dire quelle est la première en date. Cependant la nature, le siége, la cause en sont si différents qu'on ne peut conserver aucun doute sur la réalité de la complication. Il n'est pas rare de voir se développer ainsi presque parallèlement une vaccine et une varioloïde, une rougeole et une variole, une pneumonie et une dysenterie. Voilà donc trois conditions morbides très-différentes qu'il faut soigneusement distinguer l'une de l'autre.

Des complications : 1° Dans les maladies chroniques.

Il faut former un premier groupe de complications pour celles qui surviennent dans le cours des maladies chroniques, et qui sont aiguës ou chroniques : ce dernier cas est le plus rare. Ordinairement, la complication des maladies chroniques est une lésion locale, aiguë, plus rarement une maladie générale. Cependant un phthisique peut être enlevé par une fièvre typhoïde ou par le choléra. On voit dans la chlorose, dans le scorbut, se déclarer des phlegmasies et des exanthèmes.

Dans un second groupe se trouvent les complications développées durant le cours d'une affection aiguë. Ce cas se présente plus rarement que le premier, comme si l'organisme violemment occupé par une affection aiguë n'admettait que difficilement l'invasion d'une maladie semblable. Nous citerons comme exemples d'*épigénèse* presque toutes les maladies aiguës. 2° Dans les maladies aiguës.

Nous placerons dans un troisième groupe les complications formées par une maladie générale qui en accompagne une autre également générale ; deux exanthèmes, deux pyrexies peuvent coexister. Il en est de même d'une altération du sang, de la chlorose, par exemple, avec la syphilis, ou de celle-ci avec la scrofule, du tubercule avec le cancer. Nous ferons plus loin l'histoire des antagonismes. Deux maladies générales se compliquent.

Un quatrième groupe doit rassembler les complications constituées par une maladie locale entée sur une maladie générale. Exemples : pneumonie et fièvre bilieuse ; méningo-encéphalite et scorbut ; métro-péritonite et chlorose. Maladie locale compliquant une maladie générale.

Enfin, un cinquième et dernier groupe comprend les complications qui consistent en une maladie générale qui vient se surajouter à une lésion locale. Maladie générale compliquant une maladie locale.

Si le praticien n'a point présentes à l'esprit les cinq grandes divisions que nous venons de tracer, il court risque de se perdre au milieu des éléments complexes de la maladie.

Pour distinguer la complication d'avec tout autre élément Caractères de toute complication.

morbide, il faut absolument lui donner pour base les caractères suivants. 1° Elle doit être constituée par un acte morbide essentiellement différent de celui qui constitue la maladie principale : être par conséquent d'une autre nature qu'elle ; 2° ou alors avoir un siége différent ; 3° ou provenir d'une cause différente.

L'acte morbide qui complique doit être d'une autre nature que la maladie principale.

1° *Acte morbide différent.* Quand la complication est située très-près de la maladie principale ou la touche, il est nécessaire alors que les deux éléments morbides soient différents l'un de l'autre. Ainsi, l'érysipèle de la jambe sera dit compliqué d'œdème, d'escarre ou d'hémorrhagie sous-cutanée, lorsqu'on observera, outre les signes de l'érysipèle, les actes morbides connus sous le nom d'hydropisie, de gangrène, d'hémorrhagie. Si autour du tubercule pulmonaire, au premier ou au second signe, vous trouvez tous les signes et les lésions d'une pneumonie, vous qualifierez cette dernière de complication, parce que la phlegmasie est un acte pathologique essentiellement différent du travail morbide qui accompagne le produit hétérologue, et que d'ailleurs cette phlegmasie n'est pas la conséquence nécessaire du tubercule.

On a appelé maladies secondaires, consécutives, intercurrentes, les complications de ce genre, et la confusion que ces mots ont introduite en pathogénie ne cessera qu'à la condition d'admettre pour caractère différentiel la dissemblance même des actes pathologiques. Nous ne saurions trop insister sur ce point, si l'on veut saisir le véritable sens du mot complication.

Lorsque la complication réside loin du lieu qu'occupe la maladie principale, on n'éprouve plus d'embarras ; mais il faut encore que l'acte pathologique soit d'une autre nature, car deux maladies locales peuvent tenir à la même *affection*. Les tubercules du péritoine ne compliquent pas la phthisie pulmonaire, ils sont les deux localisations d'une maladie commune appelée cachexie tuberculeuse. Il en est de même des tubercules méningés.

Avoir un siége différent.

2° *Avoir un siége différent.* Deux actes morbides de même nature doivent être réputés complication l'un de l'autre, quand ils sont situés dans des tissus ou des organes différents et à une assez grande distance. Une phlegmasie de la plèvre peut compliquer une angine tonsillaire ou une arthrite rhumatismale. Il en est de même si la phlogose s'est propagée du tissu pulmonaire à la plèvre, ou de la bronche au tissu pulmonaire. Cette propagation constitue une véritable complication, et l'on peut dire avec toute sorte de raison que la pneumonie s'est compliquée de pleurésie et la bronchite de pneumonie.

A plus forte raison, un acte morbide sera considéré comme la complication d'une maladie lorsqu'il aura pour siége un organe éloigné, à moins qu'ils ne se rattachent l'un et l'autre à une cause morbifique commune. Une ophthalmie purulente n'est pas la complication d'une carie scrofuleuse des os ou d'une adénite cervicale suppurée. Une endo-péricardite n'est pas la complication, mais une des déterminations morbides les plus graves du rhumatisme; l'angine n'est pas la complication de la scarlatine.

Dépendre de deux causes différentes.

3° *Dépendre de deux causes différentes.* Souvent ce caractère distinctif fait entièrement défaut, mais lorsqu'il existe il est d'une grande valeur et doit faire admettre la complication. On appellera de ce nom une diarrhée intense développée chez un sujet atteint de colique saturnine ; les pustules ou les pétéchies qui apparaissent sur la peau pendant la durée de la rougeole et de la scarlatine ; l'emphysème qui se montre dans le cours d'une bronchite ou d'une coqueluche, etc.

En résumé, pour établir qu'il y a complication dans une maladie, il faut que la première ne soit pas une des dépendances plus ou moins immédiates de la seconde ; qu'elle soit constituée par un acte morbide essentiellement différent ; enfin qu'elle occupe un autre tissu, sinon un autre organe. Nous devons reconnaître que le plus ordinairement la réunion de ces trois ordres de caractère est indispensable pour qu'on puisse déclarer qu'il existe une complication ; et encore est-on contraint parfois de rester dans le doute, pour certaines affections.

Distinction à établir entre la complication et d'autres états morbides.

On se gardera bien de regarder comme une complication : 1° *les déterminations multiples de la même affection.* Exemple : la lésion locale de la scrofule, de la goutte, les phlegmasies disséminées du rhumatisme, les désordres qui suivent les exanthèmes, la fièvre typhoïde ; 2° *les symptômes propres, soit locaux, soit généraux, de la maladie.* Exemple : tous les troubles occasionnés par des névroses, tels que la gastralgie, l'hyponcondrie, ou par une altération du sang ; 3° *les organopathies liées à une seule et même maladie*, et qui deviennent plus nombreuses à mesure que celle-ci fait plus de progrès : telle est la véritable nature de la congestion du poumon, du foie, des reins, des épanchements séreux de la plèvre, du péricarde, du péritoine dans la période ultime d'une lésion profonde des valvules et du tissu charnu du cœur ; ou bien encore du ramollissement, de la gangrène, des hémorrhagies que l'on observe dans la plupart des maladies générales.

Malgré les développements dans lesquels nous venons d'entrer, on a quelque peine encore à distinguer la complication d'avec les accidents propres à la maladie. Appellera-t-on l'hémorrhagie et la perforation intestinales des complications de la fièvre typhoïde? Nous répondrons par l'affirmative, de même que pour la perforation de la plèvre dans le cas de tubercule pulmonaire, de même que pour la suppuration de la parotide et la gangrène des lèvres dans la fièvre typhoïde. On nous objectera, d'après notre propre témoignage, que tous ces actes morbides, quoique différents, tiennent à la cause même qui produit les autres symptômes de la maladie. Nous avouerons qu'on peut donner plusieurs solutions à la question ainsi posée; mais il nous semble qu'il faut faire intervenir aussi, comme élément, le degré de fréquence d'une maladie quand il s'agit de lui donner le nom de complication. A ce titre encore, les hémorrhagies, les perforations, la gangrène dont nous venons de parler, doivent être réputées complications.

La complication est distincte de certaines lésions presque fatales.

On ne doit pas dire qu'une maladie en complique une autre, quand celle-ci est la cause immédiate de la première. Ainsi la péritonite qui suit la perforation de l'intestin, quelle que soit la cause de celle-ci, ne peut pas en être réputée la complication, pas plus que l'asphyxie ne l'est du croup ou la péritonite de l'étranglement herniaire. Nous ferons la même remarque au sujet de la rétention d'un liquide et des accidents qu'elle produit lorsque les conduits excréteurs sont fermés par un obstacle ou par la convulsion des parties qui sont le siége d'une violente névralgie, etc. Avant de prononcer qu'il y a complication, il est indispensable de connaître la physiologie pathologique de la maladie, et de s'assurer que les actes morbides auxquels on veut imposer ce nom ne sont pas commandés nécessairement par les autres actes qui constituent les éléments essentiels, fondamentaux de la maladie.

Différences entre les maladies compliquées, composées, et simples.

Nous avons soigneusement établi dans une autre partie de ce livre (voyez *Éléments de la maladie*) les différences radicales qui séparent la maladie composée de la compliquée et de la simple. Nous rappellerons seulement ici que les espèces nosologiques auxquelles nous donnons le nom de maladie sont très-rarement simples, c'est-à-dire formées par un seul acte morbide, comme la congestion, la convulsion ou la douleur. Elles sont presque toutes *composées* de trois ou quatre actes qui se commandent et se succèdent dans un ordre si bien déterminé que nous pouvons en prédire le développement à l'avance. Tout ce qui ne rentre pas dans cet ordre qu'on trouve indiqué par tous les auteurs, depuis les temps les plus anciens, peut être considéré, d'une manière générale, comme une complication. Pour n'en citer qu'un exemple, nous dirons que l'inflammation est une maladie *composée*, puisque ses actes constitutifs essentiels sont au moins la congestion et la formation de plasma; plus souvent encore l'exsudation plastique et la suppuration, le ramollissement et l'ulcération. Si l'œdème, l'hémorrhagie, la convulsion des parties ambiantes ou éloignées s'y joignent, nous dirons alors que l'inflammation est compliquée d'hydropisie, d'hémorrhagie, de convulsions, etc. Telles sont les différences essentielles qu'on trouve entre la maladie simple, composée et compliquée.

On a dit avec juste raison qu'il n'existe pas de maladies, mais des états organopathiques superposés, ou en d'autres termes, se compliquant en nombre considérable et toujours variable. On dit vrai quand on veut peindre les variations extrêmes qui se présentent dans les actes morbides les plus essentiels d'une maladie. En effet, le nombre, la prédominance et l'intensité de chacun d'entre eux changent suivant chaque malade. Cependant il faut mettre des limites à ces mutations. Une phlegmasie, prise au hasard, offrira toujours une hypérémie, une exsudation plastique ou purulente, sans quoi elle ne serait pas l'inflammation. Le degré de composition d'une maladie ne change donc pas autant qu'on pourrait le croire, au premier abord.

Les maladies sont-elles aussi souvent compliquées qu'on l'a prétendu? Si l'on a soin de distinguer, ainsi que nous l'avons fait, les maladies compliquées des maladies composées, on trouve alors que les véritables complications sont rares quand on exige, pour les admettre, qu'elles soient indépendantes de la maladie principale et des causes qui créent la diathèse et l'*affection*.

Symptômes et marche des complications. Ils diffèrent notablement suivant que la complication se développe en même temps que la maladie principale ou après elle. Il faut d'abord s'entendre sur ces différents points qui n'ont pas été suffisamment examinés.

Symptômes; marche des complications.

1° La *complication* peut être *antérieure* à la maladie principale; une pneumonie survenue chez un scrofuleux, un anémique, une chlorotique, sera dite compliquée de scrofule, d'anémie, de chlorose. Dans ces cas, on considère la maladie aiguë comme l'affection principale, quoique dans l'ordre régulier du développement pathologique la pneumonie soit consécutive à la chlorose, à la

Complication antérieure à la maladie principale.

scrofule, et puisse être dès lors regardée comme une complication, par rapport à la maladie générale.

Complication contemporaine.

2° La complication, que nous appellerons *contemporaine* ou *coïncidente*, accompagne si exactement l'autre maladie qu'on a peine souvent à décider laquelle des deux est maladie primitive ou consécutive. Cependant il est rare que l'on ne trouve pas, soit dans la période d'incubation, soit dans celle d'invasion, des caractères qui permettent d'assigner à chacune son véritable rang dans l'évolution morbide. On éprouve surtout cette difficulté quand la nature des deux maladies est identique, comme lorsque deux exanthèmes, deux phlegmasies se compliquent. La distinction devient, au contraire, aisée dans les affections dont le siége, la nature, et par conséquent les symptômes, sont différents. Toutefois, leur marche est tellement modifiée, leurs périodes si distinctes, qu'il ne faut pas s'attendre à retrouver, dans de pareilles conditions morbides, l'ordre et la régularité qui existent dans les maladies isolées et dégagées de toute complication.

Complication consécutive.

3° La *complication consécutive* est plus commune que les deux précédentes. Elle se montre à des époques variables de la maladie principale; le plus ordinairement pendant la période d'état et surtout de déclin ou même pendant la convalescence, parce qu'alors l'organisme affaibli résiste moins aux causes morbifiques, ou que l'action de ces dernières a été momentanément retardée par la maladie. Aussi les complications ne sont-elles, le plus ordinairement, que l'effet d'une cause épidémique ou accidentelle. La maladie primitive, ou plutôt le trouble général qu'elle provoque, joue alors le rôle de cause prédisposante. Nous avons tous vu le choléra compliquer la fièvre typhoïde, l'entéro-colite, une pneumonie, etc. On pourrait distinguer par des noms l'ordre dans lequel se développent deux ou trois complications. La première, qui suit la maladie principale, porterait le nom de maladie *secondaire*, et les suivantes celui de *tertiaire*, *quaternaire*, etc.

On peut dire, d'une manière générale, que les symptômes de la maladie qui complique diffèrent beaucoup de ceux qui caractérisent la même maladie lorsqu'elle est simple. Ils peuvent être entièrement dissimulés par les signes de l'affection principale. Tous les praticiens savent qu'on ne découvre souvent, qu'à grand'peine et en surveillant très-attentivement les malades, les symptômes des affections intercurrentes. Elles restent latentes, et souvent leur marche insidieuse ne se révèle qu'au moment où elles ont acquis une grande intensité et où il n'est plus temps d'agir. Dans d'autres cas, les symptômes se mêlent, s'influencent réciproquement; il en résulte des symptômes assez différents que nous allons étudier. Forme insidieuse des complications.

Antagonisme. De l'influence réciproque de deux maladies l'une sur l'autre. On a désigné sous le nom d'antagonisme l'action que certaines causes endémiques, épidémiques neutralisantes, exercent sur l'organisme humain et qui ont pour effet d'empêcher le libre développement de certaines maladies. Ainsi agiraient les miasmes marécageux, s'il était vrai qu'ils préservent de la fièvre typhoïde et de la phthisie; même antagonisme dans l'influence des constitutions saisonnières et des grandes épidémies. Nous ôterions à l'histoire des épidémies, de l'endémie et des constitutions médicales toute son importance si nous parlions ici des faits qui lui appartiennent (voyez *Étiologie*). D'ailleurs, nous n'avons pas à étudier l'antagonisme de causalité, mais celui qui tient De l'antagonisme pathologique.

à l'action réciproque de deux maladies actuellement existantes l'une sur l'autre; ce qui est tout à fait différent.

Influence réciproque de deux maladies.

On a fait cette étude pour un grand nombre de maladies. Celles qui présentent des modifications sensibles dans leur marche sont les affections aiguës. On a observé, à ce point de vue, la variole compliquée de rougeole ou de vaccine, et la grossesse survenue durant le cours de la phthisie pulmonaire.

Phthisie ou grossesse.

Les modifications exercées par une maladie sur une autre ne sont pas toujours évidentes, puisque les observateurs ont été conduits à des conclusions assez différentes sur le degré d'influence réciproque de la grossesse et de la phthisie; les uns assurent que celle-ci en reçoit une notable impulsion, les autres que sa marche est notablement ralentie et même suspendue. Nous ne voulons pas rechercher de quel côté est la vérité dans ce cas spécial, parce qu'il importe peu pour la question générale que nous agitons de la décider dans un sens plutôt que dans un autre. Ce qu'on est unanime à reconnaître, c'est que la phthisie est modifiée soit en bien, soit en mal.

Coïncidence de deux exanthèmes.

On peut voir plus distinctement encore les changements qu'éprouvent deux maladies coïncidentes, en étudiant l'influence de la variole sur la vaccine lorsqu'elles se développent simultanément. On s'est assuré que les pustules vaccinales sont modifiées dans leur forme pendant toute la durée de leur évolution; qu'à son tour la variole est altérée, mitigée, et d'autant plus que la vaccine est plus avancée au moment où la variole apparaît (1). Très-rarement les deux éruptions marchent

(1) Voyez sur ce sujet intéressant : Cousture, *Des varioles modifiées*,

sans s'influencer réciproquement. Il en est de même de beaucoup d'autres maladies.

Marche simultanée et à peu près égale de deux éruptions.

Voici ce que l'on peut établir de plus général sur l'action mutuelle d'une maladie et de sa complication. 1° Un cas très-ordinaire est celui où les deux affections se développent avec leurs symptômes propres, et presque parallèlement sans que leur marche soit troublée. Elles s'ajoutent, en quelque sorte, les unes aux autres, et acquièrent alors une plus grande intensité, comme lorsqu'une phlegmasie ou une fièvre viennent compliquer une autre inflammation, une autre fièvre.

Deux modifications : prédominance de la complication sur la maladie; influence contraire.

2° Dans d'autres circonstances les deux maladies se modifient l'une l'autre : plusieurs cas peuvent alors se présenter. A. La maladie primitive déclarée bien avant l'autre reste tellement prédominante que les symptômes de la complication en sont presque effacés. Telle est la cause pour laquelle celle-ci affecte si souvent une marche latente et insidieuse. B. La maladie primitive, au contraire, peut céder presque entièrement sa place à la complication, et alors tous les symptômes de celle-ci occupent la scène pathologique, et peuvent faire croire à un observateur peu attentif qu'il n'existe qu'une seule maladie. C. Le troisième cas, le plus fréquent de tous, consiste dans l'absence d'un ou plusieurs symptômes de la maladie principale et de la complication. Il en résulte dans la forme des deux affections quelque chose d'insolite, qui doit faire précisément songer à une complication cachée

Absence des symptômes les plus tranchés de l'une et de l'autre affection.

thèse n° 14. Paris, 1849 ; — Herpin, *Mémoire sur l'influence réciproque de la vaccine et de la variole;* Gazette médicale, 1832, p. 849 ; — Clerault, *Des développements simultanés de la variole et de la vaccine*, thèse n° 183. Paris, 1845.—On trouvera dans ce dernier travail une bibliographie complète.

et profonde. Prenons pour exemple la pleurésie avec épanchement qui complique la pneumonie. Le bruit de souffle et la bronchophonie diminuent, puis disparaissent à mesure que les signes de l'épanchement deviennent plus intenses; ce qui pourrait faire croire à la guérison de la phlegmasie pulmonaire, tandis que celle-ci s'accroît et s'aggrave derrière les symptômes de la pleurésie.

Aggravation des symptômes de la maladie principale.

Si la maladie primitive est générale et la complication locale, les symptômes de la première l'emportent de beaucoup sur la seconde. On peut prendre une juste idée de cette coïncidence, en observant ce qui se passe dans une fièvre typhoïde compliquée de pneumonie. Les symptômes sont dissimulés, larvés par ceux de la fièvre continue; les signes locaux très-obscurs, quelquefois nuls, tandis que tous les symptômes généraux prennent une grande intensité. La fièvre, la chaleur générale, l'adynamie, l'ataxie, les symptômes abdominaux même s'accroissent, et font penser à un observateur superficiel que la fièvre typhoïde s'exaspère ou qu'il y a une rechute. En y regardant de plus près, il s'assurera que l'accroissement des symptômes généraux ne fait, dans ce cas, que traduire le développement de la maladie locale.

On pourrait croire *à priori* qu'une complication dont la nature est toute différente, nous dirions presque opposée à celle de la maladie principale, peut annihiler les symptômes de cette dernière. Il n'en est rien. Qu'on étudie, par exemple, la pneumonie compliquée de chlorose, et l'on ne tardera pas à se convaincre que la fièvre et les autres symptômes ne sont ni moins intenses ni moins durables. Une inflammation qui complique un scorbut provoque de la chaleur, de la fièvre, et élève la quantité de la fibrine normale d'abord abaissée au-dessous de son chiffre physiologique. Il est impossible de citer un fait plus probant en faveur de l'action exercée par la complication sur la maladie principale.

On conçoit quelle variété de symptômes doivent engendrer deux ou trois complications qui se développent presque simultanément ou l'une après l'autre. Il faut une grande attention pour démêler ce qui appartient à chacune d'elles, et pour arriver, dans le traitement, jusqu'à la maladie qui a influencé les autres dans leur développement.

CHAPITRE X.

DE LA CONVALESCENCE.

De la convalescence.

DE LA CONVALESCENCE. On aurait une idée fausse de la convalescence, si on la considérait comme un état intermédiaire entre la maladie et la santé. Une pareille disposition du corps n'existe pas. La convalescence est un état général, diathésique, créé par la maladie, et qui en constitue la dernière période. Il faut y examiner la marche, la nature, et le mode de terminaison des symptômes, absolument comme dans toutes les autres phases de la maladie. Les auteurs des traités de pathologie générale et d'hygiène en font une courte mention, et ne l'étudient d'ailleurs sous aucune des faces que nous allons plus spécialement considérer. L'école grecque avait sur ce sujet des idées générales très-justes, que l'on trouve reproduites, en grande partie, dans leurs livres sur la diététique.

Définition ; état général ou diathésique du corps.

Quel moment de la maladie prendre pour point de départ? La durée d'une maladie doit être mesurée par le temps qui s'écoule depuis l'invasion jusqu'au moment où le malade a repris ses forces physiques et morales, et où il est rendu au libre exercice de toutes ses fonctions. Si l'on ne veut pas comprendre la convalescence dans les périodes mêmes de la maladie, il faut alors spécifier nettement l'époque à laquelle ont cessé les symptômes locaux et généraux qui dépendent de la maladie, s'attacher à bien déterminer si son élément essentiel a complétement disparu, à décrire enfin les symptômes qui subsistent encore. Nous croyons que pour donner une date certaine à la convalescence, il convient de ne la calculer qu'à partir de l'instant où l'acte essentiel et constitutif de la maladie et ses symptômes caractéristiques ont disparu. Citons quelques exemples. Est-ce une phlegmasie, une hémorrhagie pulmonaire qui a existé? Le sujet ne doit être réputé convalescent qu'à la condition de ne plus présenter les phénomènes locaux, physiques et fonctionnels de l'induration et de la congestion pulmonaire. Cependant les symptômes généraux, sympathiques peuvent subsister encore pendant un certain temps. Si la maladie est générale, ou, du moins, si ses déterminations morbides locales sont secondaires, les symptômes locaux se dissipent, mais les généraux continuent encore, tout en s'atténuant.

La convalescence est si bien un état morbide qu'elle a ses symptômes. Ils varient dans les trois conditions morbides suivantes : maladies 1° *locales;* 2° *générales;* 3° *aiguës* ou *chroniques.*

Convalescence des maladies locales. 1° La convalescence des maladies locales est marquée par la cessation complète de la lésion de structure et des phénomènes physico-chimiques qui en dépendent. On observe encore pendant quelque temps des troubles fonctionnels légers, qui prouvent que la fonction n'a pas récupéré toute sa force. Une fois que le souffle, l'égophonie, la matité ont disparu dans une pleurésie la convalescence s'établit; cependant la respiration n'est pas encore vésiculaire, et l'ampliation thoracique ne se fait pas comme dans l'état normal.

Dans les maladies générales.

2° Dans les maladies générales il faut, pour qu'on puisse regarder la convalescence comme terminée, que l'acte ou les actes morbides essentiels et les symptômes qui les traduisent aient cessé; 2° que les actes morbides secondaires successifs, immédiatement enchaînés aux premiers, aient à leur tour disparu; 3° enfin que les troubles généraux aient perdu la plus grande partie de leur intensité. Un typhique est convalescent lorsqu'il ne présente plus de météorisme, de diarrhée, de congestion splénique, et surtout quand il n'a plus de fièvre ni de troubles ataxo-adynamiques; mais il n'est pas guéri puisqu'il lui reste de l'amaigrissement, de l'insomnie, une certaine faiblesse générale et des sens spéciaux.

Dans les maladies chroniques.

3° La convalescence se présente encore avec d'autres caractères, suivant que la maladie est aiguë ou chronique. Dans le premier cas il faut absolument que la fièvre ait cessé entièrement, qu'elle ne reparaisse plus, même d'une manière erratique ou passagère, soit le jour, soit la nuit, pour qu'on puisse dire que le malade est convalescent. En général, la marche prompte des affections aiguës permet aux symptômes de la période que nous étudions de se dessiner plus nettement que dans la forme chronique, parce que les fonctions, surprises, en quelque sorte, dans un état d'intégrité parfaite, se rétablissent plus vite une fois que la lésion est dissipée; au lieu que dans la chronique, le travail lent de la maladie amène dans les autres viscères, en connexion sympathique avec l'organe souffrant, sinon des lésions, du moins des troubles fonctionnels qui ne cessent que plus difficilement et plus lentement. Telle est là principale cause pour laquelle les signes de la convalescence des affections chroniques sont moins exactement circonscrits que ceux des maladies aiguës. L'altération concomitante du sang, sur laquelle nous allons revenir plus loin, retarde aussi beaucoup la marche de la convalescence.

La convalescence fait partie de la maladie.

Il est de la plus haute importance de déterminer l'époque exacte de la convalescence dans les maladies, afin de pouvoir préciser la durée totale de celles-ci et le degré d'influence des médications employées. La convalescence, nous ne saurions trop le répéter, fait partie essentielle de la maladie; elle en constitue la dernière période. Un convalescent n'est pas un homme guéri.

Causes qui la retardent ou l'allongent.

La durée d'une maladie, calculée depuis l'apparition du premier symptôme d'invasion jusqu'à la fin de la convalescence, n'est pas la même suivant plusieurs circonstances qu'il faut spécifier. Parmi celles qui sont inhérentes à la maladie et qui en allongent la durée, il faut placer la coexistence d'une ou de plusieurs complications, la marche irrégulière, incertaine, des accidents; les rechutes et l'action spéciale de certaines causes. Les conditions individuelles, comme la force de la constitution, la jeunesse, raccourcissent cette période; les conditions inverses lui donnent plus de durée.

Inhérentes au malade et à la maladie.

A la nature de la maladie; à son traitement.

La nature du traitement exerce aussi une grande influence. Les médecins qui soumettent leurs malades à des émissions de sang, répétées, abondantes, ou à des évacuations d'une autre nature, ceux qui abusent de la diète et du régime débilitant prolongent la convalescence;

la rendent parfois interminable, et alors quand ils supputent la durée des maladies qu'ils ont traitées de la sorte, ils ont soin de ne pas y faire figurer la convalescence. Nous signalons ce point important à l'attention de ceux qui veulent établir, d'une manière rigoureuse et à l'aide de la statistique, la durée d'une maladie. Les médications abortives ont un effet inverse à celui que détermine les traitements indiqués.

Symptômes de la convalescence. Il faut distinguer plusieurs cas : 1° la maladie est locale : dans ce cas, la convalescence sera marquée surtout par la cessation des symptômes locaux; quelques symptômes généraux persistent encore; 2° la maladie est générale, mais elle provoque des lésions partielles dans le solide et les liquides; comme dans le cas précédent, il faut, pour que la convalescence soit terminée, que les accidents locaux se soient dissipés et que les généraux aient perdu la plus grande partie de leur intensité. On voit donc qu'il faut toujours tenir compte, pour juger si la convalescence est parfaite ou imparfaite, des signes locaux et généraux de la maladie. Seulement on accordera plus de valeur aux signes locaux qu'aux généraux, suivant que la lésion caractéristique aura été locale ou générale.

Signes locaux de la convalescence.

Symptômes. Les symptômes *locaux* de la convalescence varient autant que le siége et la nature de la maladie. En général, on doit regarder comme un critérium certain du retour à la santé le rétablissement des propriétés statiques des tissus. Quand un organe a repris son volume, sa couleur, sa densité, sa forme, sa contexture naturels, quand les liquides ont leur composition chimique normale, on peut dire que le malade est guéri. Avant que ces changements se soient effectués, les symptômes commencent à perdre de leur intensité, quelques-uns disparaissent. Il reste encore, pendant un temps variable, des troubles fonctionnels qui caractérisent la convalescence. Ces troubles sont de trois ordres; ils tiennent : 1° à une surexcitation des propriétés vitales de l'organe spécialement affecté; 2° au trouble de sa motilité; 3° au trouble de l'absorption et des sécrétions. Il arrive souvent qu'on ne peut plus constater la moindre lésion de texture dans les parties malades; et cependant, si c'est un réservoir, un organe sensible ou contractile, qui est le siége du mal, les mouvements s'accompagnent encore de gêne, de douleur; les sécrétions qui lubrifiaient les tissus restent taries ou diminuées, et il est facile de voir qu'un ou plusieurs actes de la fonction ne sont pas encore revenus à leur type normal. Si c'est le larynx qui a été affecté, les symptômes locaux se dissipent, mais la voix reste faible, se fatigue aisément; le malade ressent dans l'organe vocal, lorsqu'il parle pendant quelque temps, de la sécheresse, de la chaleur, de la gêne, parce que les sécrétions normales ne sont pas rétablies, et que la contraction musculaire est encore douloureuse. Un autre caractère de la convalescence consiste dans le rétablissement incomplet des actes partiels qui concourent à la fonction principale. Tantôt les sécrétions sont diminuées ou taries, tantôt un peu de sensibilité se manifeste encore. En un mot, si l'acte principal de la fonction, celui qui était spécialement lésé, est revenu à son type normal, les autres laissent encore à désirer.

La convalescence distincte des lésions consécutives persistantes.

Il faut se garder de confondre avec les symptômes locaux de la convalescence les signes qui se rattachent à une altération persistante causée par la maladie. L'absence de bruit respiratoire, de vibration thoracique à la suite d'une pleurésie adhésive, la persistance d'une induration fibreuse ou autre après une inflammation, constituent des *états consécutifs* étrangers à la convalescence. On doit encore la distinguer de la rechute. On serait tenté parfois de rapporter à la convalescence les congestions, les flux, les inflammations, qui tiennent à la réapparition sinon du même état pathologique, du moins de quelques-uns de ses actes. C'est pour avoir opéré cette confusion que quelques auteurs ont admis des convalescences *parfaites* et d'autres *imparfaites*. Celles-ci ne sont autre chose que des récidives d'un ou de plusieurs phénomènes morbides.

On doit également en séparer les états morbides généraux qui dépendent de la maladie. Tous les signes de l'anémie se montrent dans la convalescence des maladies qui portent obstacle à la nutrition ou qui altèrent profondément le sang. On ne doit donc pas ranger parmi les signes de la convalescence d'une fièvre intermittente, d'une affection saturnine ou d'une gastralgie hypochondriaque, les symptômes de l'anémie qui leur est consécutive. De pareils accidents sont l'effet immédiat de ces maladies qui joue, à leur tour, le rôle de cause de maladies.

Symptômes généraux de la convalescence.

Les symptômes généraux suivent ordinairement dans leur disparition une marche à peu près semblable à celle qu'ils affectent dans leur mode de développement; en sorte que les symptômes de convalescence ont une grande analogie avec ceux de la maladie même, du moins dans les affections aiguës et de courte durée. Les premiers symptômes sont ordinairement généraux, et consistent en troubles de la sensibilité, de la motilité, de la calorification, de l'intelligence. Ce sont les mêmes qui persistent pendant la convalescence. Ainsi la diminution des forces, le malaise, la céphalalgie, la courbature, l'insomnie, la faiblesse et l'inactivité des fonctions intellectuelles, de la calorification, de la digestion, le refroidissement facile, correspondent assez exactement au brisement de forces, à la céphalalgie, à la prostration, à l'hébétude, au frisson, à la chaleur, à l'insomnie, qui marquent généralement l'invasion des maladies. En un mot, les symptômes généraux sont les premiers à paraître, et ils persistent encore après que tous les autres ont cessé. On les retrouve à différents degrés, pendant la convalescence. Les plus violents, les plus graves, ceux qui ont joué le rôle principal dans la maladie sont encore ceux qui sont le plus nettement accusés. Ils vont ensuite en s'affaiblissant jusqu'à ce que la santé soit rétablie.

La convalescence peut durer quelques jours, quelques semaines et souvent plusieurs mois, suivant la nature, l'intensité du mal et surtout son siége. A peine avons-nous besoin de rappeler que les appareils qui sont incessamment en fonction et qui jouent un rôle indispensable dans la nutrition générale, comme le tube digestif, le cerveau, les poumons, ne peuvent être affectés d'une manière aiguë ou chronique sans que les forces et les liquides ne soient à leur tour profondément lésés. On conçoit dès lors qu'il se passe souvent un temps fort long avant que tout soit rentré dans l'ordre.

Les symptômes de la convalescence doivent être surtout étudiés dans les appareils de la sensation, du mouvement, de l'intelligence, de la calorification et de la nutrition. C'est là que se réfugient, en dernier lieu, les symptômes de la maladie.

Trouble de la sensibilité.

Les malades conservent une excitabilité qui se traduit

tantôt par des hypéresthésies siégeant à la peau, dans l'épaisseur des muscles et quelquefois dans les tissus fibreux des parties profondes; tantôt par des crampes, par la sensibilité immodérée de la vue, de l'ouïe, de l'odorat. Quelquefois, au contraire, la sensibilité générale et spéciale devient plus obtuse; le malade trouve un goût qui n'existe pas aux substances sucrées et acides, au vin et à quelques espèces d'aliments.

Trouble de la motilité.

Dans la convalescence des maladies graves, la contractilité est singulièrement altérée. Les malades ne peuvent pas se soutenir; on voit même la faiblesse portée au point d'empêcher la station verticale pendant plusieurs semaines. Dans tous les cas, la marche reste longtemps incertaine et vacillante. L'amaigrissement des masses musculaires ne suffit pas pour rendre compte d'une pareille faiblesse; la diminution très-réelle de la contractilité en est certainement la cause. Quoique à peine lésée dans quelques cas, cette faculté l'est cependant, d'une manière si constante, qu'on doit ranger la débilité musculaire parmi les symptômes les plus caractéristiques de la convalescence.

Trouble de l'intelligence.

Les facultés intellectuelles offrent également des troubles marqués. Disposé à la tristesse, aux pleurs, au rire, passant de l'un à l'autre avec une mobilité extrême, le malade jouit cependant de toutes les facultés de son esprit. Souvent il a perdu la mémoire; il est obligé de rapprendre ce qu'il savait; il s'amuse à des jeux puérils et insignifiants; il ne s'applique qu'avec peine, souvent sans résultat, à des pensées sérieuses. En un mot, l'intelligence est notablement amoindrie comme les autres facultés du système nerveux, mais pour un temps, en général, assez court. Cette influence exercée par le physique sur le moral pendant la convalescence a été signalée des temps les plus anciens. Elle se montre même chez les hommes d'un esprit cultivé, même à un degré plus considérable que chez les hommes adonnés aux arts manuels.

Ralentissement du pouls.

Les fonctions de la vie végétative restent ordinairement troublées moins longtemps que les autres. Tantôt le pouls conserve une fréquence anormale, en même temps qu'il est petit, faible, inégal; tantôt il se ralentit, surtout dans certaines affections telles que les fièvres, les lésions du foie. Très-rarement on y observe des intermittences.

Altération du sang.

L'altération du sang consiste dans la diminution des globules et l'accroissement des quantités d'eau du sérum. L'état anémique qui en est le résultat peut servir à expliquer la pâleur, la décoloration de la peau, le refroidissement facile des extrémités, les bruits de souffle intermittents ou continus qu'on entend sur le trajet des vaisseaux au cœur, les palpitations, et par-dessus tout la plus grande partie des phénomènes nerveux que l'on observe alors (gastralgie, névralgie, bourdonnements d'oreilles, etc.). Nous avons déjà fait remarquer que ces symptômes appartiennent à un état morbide consécutif et non à la convalescence proprement dite.

Appétit vrai.

Rien n'est plus variable que les symptômes offerts par le tube digestif; tantôt la langue perd ses enduits et reprend sa netteté normale, tantôt elle reste sale, chargée d'une couche grise ou blanchâtre. L'appétit *vrai* est lent à revenir ; l'appétit *raisonné* se montre, au contraire, de bonne heure, et le médecin doit se défier des assertions du malade. Cependant la faim se manifeste ordinairement, de bonne heure, comme le signe positif de la convalescence. C'est au médecin à savoir distinguer cet appétit réel de l'autre. Du reste, la facile digestion d'aliments d'abord légers, puis nourrissants et copieux, est la meilleure preuve que l'appel instinctif fait par les fonctions est dans un rapport exact avec les besoins de l'organisme. Parfois l'appétit est vorace, continuel, et occupe sans cesse le malade; tantôt il reste languissant. Souvent la digestion gastrique est lente, pénible, jusqu'à ce que les sécrétions gastro-intestinale et biliaire se soient rétablies. Ordinairement l'élaboration digestive s'accompagne d'un peu de froid, surtout aux extrémités, bientôt après de chaleur générale, de moiteur, d'accélération du pouls, en un mot d'une *fièvre de digestion* qui s'explique par la faiblesse extrême de tous les systèmes. Le besoin de manger revient quelquefois à des intervalles très-rapprochés; on se trouve bien alors de le satisfaire. Le choix des aliments mérite d'être surveillé; ils occasionnent souvent des indigestions et mettent la vie en péril. Les anciens ont traité ce sujet avec toute la supériorité qu'ils avaient dans la diététique. On observe plus souvent la constipation que la diarrhée dans la convalescence franche; ce qui s'explique à la fois par l'activité même de l'absorption intestinale qui laisse peu de résidu, par l'affaiblissement de la contractilité musculaire et par la diminution des quantités de mucus et de bile sécrétés.

Évacuations alvines.

On remarque des changements notables dans les quantités et les qualités de l'urine. Rare d'abord et par conséquent dense, chargée de sels, qu'elle laisse déposer avec le mucus et souvent une grande quantité d'épithélium, l'urine devient ensuite plus abondante, plus pâle, plus aqueuse. Quelquefois les malades ont de la difficulté à la rendre ou éprouvent une forte douleur.

État de l'urine.

Le réveil des organes génitaux n'est pas un phénomène aussi fréquent que l'ont prétendu quelques auteurs.

Des fonctions génératrices.

Si l'on observe chez les jeunes gens et les sujets robustes des pollutions nocturnes et l'érection, l'atonie de ces mêmes organes s'observe chez un plus grand nombre de malades. Chez les femmes, la menstruation ne revient, d'une façon régulière ou irrégulière, qu'après plusieurs mois.

Amaigrissement.

Le trouble de la nutrition générale est le caractère le plus marqué de toutes convalescences. Il ne saurait y avoir de maladie un peu aiguë et d'une certaine durée sans amaigrissement général. La résorption de la matière grasse déposée dans le tissu cellulaire de tous les organes, y compris ceux de la vie végétative, détermine, lorsqu'elle est portée à un très-haut degré, un marasme tel que le corps exténué a de la peine à revenir à son poids ordinaire. Il faut souvent plusieurs mois pour que toute trace de la maladie se soit effacée. On voit quelques sujets ne sortir, qu'à grand'peine et après plusieurs mois, de l'état de marasme dans lequel ils sont tombés, comme si l'économie ne pouvait se refaire entièrement qu'à la condition de ne pas avoir dépassé une certaine limite compatible avec les lois ordinaires de la nutrition.

Modifications de la structure et des fonctions de la peau.

La chute des cheveux, la desquamation de l'épithélium sur toute la surface du corps ou dans quelques points seulement, aux mains surtout, la souplesse que reprend la peau après avoir été longtemps aride, écailleuse ou baignée d'une sueur abondante, l'éruption de vésicules miliaires, quelquefois de papules, la démangeaison due uniquement à l'hypéresthésie du derme, la déformation des doigts et des ongles par suite de l'amaigrissement, tels sont les phénomènes qui complètent le tableau des symptômes propres à la convalescence.

Chaque maladie, en raison de sa nature, de son siége,

de ses sympathies spéciales, apporte de nombreuses modifications dans les symptômes que nous venons de retracer. Il nous serait impossible de les indiquer sans faire irruption dans le domaine de la pathologie spéciale et sans présenter les caractères propres à chaque espèce de convalescence.

CHAPITRE XI.

TERMINAISON DES MALADIES PAR LA MORT.

La terminaison des maladies par la mort doit être étudiée, en pathologie générale, au point de vue des causes qui la produisent, et de la physiologie pathologique qui doit retracer les principaux modes suivants lesquels la mort s'effectue. Nous laisserons de côté les considérations qui appartiennent à la physiologie et à la médecine légale, pour nous occuper exclusivement des faits généraux qui intéressent le pathologiste.

Définition de l'agonie.

On donne le nom d'agonie (ἀγών, combat) à un état morbide qui précède la mort et qui est caractérisé par l'ataxie de toutes les fonctions. Elle peut durer plusieurs jours et même plusieurs semaines.

De la mort rapide.

La mort rapide, foudroyante, qui anéantit l'existence en quelques minutes, est très-rare. On ne l'observe que dans les ruptures du cœur, de l'aorte, dans l'hémorrhagie qui divise la protubérance cérébrale ou la partie supérieure de la moelle, au niveau du nœud vital, ou par l'effet d'une violente émotion morale. Nous ne parlons pas des lésions traumatiques. La mort, la plus subite, est toujours préparée par un travail morbide sourd, latent, et annoncée par quelques symptômes auxquels le malade n'a pas fait attention. Le malheureux, frappé tout à coup, porte depuis longtemps une affection chronique déjà constatée par le médecin, ou une maladie pour laquelle il n'a jamais réclamé l'assistance de l'art. L'expression de mort subite n'implique pas l'idée que la mort survient au milieu de la santé, et sans qu'on en ait prévu l'issue funeste et plus ou moins éloignée. Tous les médecins savent qu'une affection du cœur peut occasionner une mort rapide; ils ne peuvent cependant ni en déterminer l'époque, ni assurer que telle sera la terminaison du mal. On peut dire qu'une affection sera promptement mortelle quand elle attaque un organe essentiel à la vie, quand elle est de nature à produire une désorganisation profonde dans une grande partie ou dans la totalité de cet organe, quand le sujet offre peu de résistance vitale, etc.

La mort est l'anéantissement du principe vital et des actes qui en dépendent, spécialement de l'intelligence, de l'excitabilité et de la motilité. A peine ces facultés sont-elles éteintes, que la matière organisée rentre immédiatement sous l'action des lois physico-chimiques qui s'exercent sur toute matière inorganique.

Signes de l'agonie.

Les signes qui annoncent la mort prochaine varient trop, suivant la nature de la maladie, pour qu'on puisse en offrir un tableau général qui reproduise exactement ce qui se passe chez tous les agonisants. Les derniers jours d'un malade atteint de phthisie pulmonaire ou d'affection cardiaque ne ressemblent pas à ceux d'un moribond qui périt de fièvre typhoïde, de choléra ou de cancer gastrique. On peut dire, tout au plus, que l'on observe chez la plupart des agonisants la fréquence, la petitesse ou l'absence du pouls radial, le refroidissement, l'altération du visage, l'affaiblissement ou l'abolition des facultés intellectuelles, la contraction pupillaire, la perte de la voix, le râle trachéal, la difficulté de la déglutition, les selles et la miction involontaires, les sueurs visqueuses partielles ou générales.

L'agonie est longue lorsqu'elle dépasse un à deux jours; courte quand la mort arrive après quelques heures. On voit des patients qui perdent et retrouvent connaissance plusieurs fois, en sorte que l'agonie peut se prolonger pendant plusieurs semaines avec la rémission et l'exacerbation des symptômes. Combien de fois avons-nous observé ces pénibles péripéties chez les sujets qui succombent à la phthisie pulmonaire, à des affections cardiaques chroniques. On fait souvent dater l'agonie de la perte de connaissance; mais rien de plus variable que ce symptôme, qui manque dans un assez grand nombre de maladies. Il serait cependant à souhaiter que l'on trouvât parmi les symptômes de l'agonie un signe qui annonçât, à coup sûr, la mort et indiquât l'époque à laquelle elle a lieu. Les hommes les plus versés dans l'étude clinique commettent sur ce point des erreurs continuelles. Ils croient que la mort est imminente, et elle n'arrive que plusieurs jours après.

Les symptômes de l'agonie diffèrent suivant le genre de mort à laquelle succombent les malades. Il faut repousser l'opinion des médecins qui prétendent que ces symptômes sont toujours les mêmes, quelle que soit la maladie, qu'ils tiennent à une cause unique, à la lésion du système nerveux cérébro-rachidien. Cherchons, non pas la cause première de la mort, mais les principaux troubles fonctionnels qui peuvent en être regardés comme la cause expérimentale.

Le travail si souvent cité et si intéressant de Bichat, *sur la vie et la mort*, a sans doute jeté une vive lumière sur les causes de la mort, mais non sur son mécanisme réel. Sans pénétrer dans les profondeurs d'un sujet qui touche aux plus graves questions de la psychologie, efforçons-nous de prendre une idée générale de la mort dans les maladies internes. Une opinion répandue et cependant erronée tend à faire croire que la mort est le résultat violent d'une lutte engagée entre la maladie et le principe de vie. Cette pensée doit être restreinte dans de certaines limites. La matière du corps de l'homme, comme celle des corps organisés, des animaux et des végétaux, est une forme éminemment transitoire, mobile de la matière. Celle qui est immuable, qui se perpétue sans changement, au milieu des différents âges du monde, c'est la matière inorganique. Dès que les forces qui sont surajoutées à l'organisme humain faiblissent ou cessent d'animer la substance organisée, celle-ci reprend immédiatement son état naturel, et alors on voit s'y accomplir les actions physiques et chimiques qui régissent tous les corps : telles sont les réactions de l'oxygène sur le carbone, l'hydrogène et l'azote des matières organisées. Dire que le corps de l'homme tend à retourner vers la terre est non-seulement une pensée philosophique vraie, mais une interprétation légitime de cette loi, à savoir que les corps organisés qui sont à la surface du globe y sont momentanément, et doivent bientôt subir une métamorphose en substance inorganique qui servira elle-même à d'autres transformations.

Causes de la mort.

Causes de la mort dans les maladies. Lorsqu'on envisage, à un point de vue tout à fait général, les causes de la mort, on ne tarde pas à se convaincre que les maladies amènent cette terminaison funeste en lésant : 1° le système nerveux encéphalo-rachidien ; 2° circulatoire ; 3° l'appareil respiratoire ; 4° en altérant le sang ; 5° en causant l'inanition..

1° Mort par le système nerveux.

1° *Mort par le système nerveux encéphalo-rachidien.* Nul doute que les maladies aiguës ou chroniques qui suspendent tout à coup ou épuisent, à la longue, l'innervation ne puissent causer la mort par le seul fait du trouble primitif ou consécutif du système nerveux. Ainsi agissent 1° la douleur extrême que déterminent une opération, une brûlure, une vaste mutilation ; 2° les émotions morales, subites et violentes, ou longues et dépressives, comme les appelle Broussais ; 3° la foudre ; 4° toutes les lésions aiguës ou chroniques qui siégent sur le système nerveux et qui troublent soit isolément, soit simultanément le principe des facultés intellectuelles, du sentiment et du mouvement. Une névralgie violente et ancienne, une simple névrose sans lésion matérielle, comme l'hystérie, l'épilepsie, la nostalgie, la gastralgie hypocondriaque tuent les malades. Des poisons tels que l'éther, le chloroforme, le curare, produisent le même effet.

Parmi ces causes, les unes, comme les dernières que nous venons de citer, s'attaquent uniquement au système nerveux ; les autres agissent d'abord sur lui, et amènent ensuite une syncope, peut-être l'apoplexie.

Nous devons encore rapporter à la mort par l'innervation celle qui enlève les sujets affaiblis par des excès vénériens, par la masturbation ou par des pertes séminales. On a attribué au trouble de l'innervation la mort qui survient dans un grand nombre de maladies générales, telles que la fièvre typhoïde, la fièvre jaune, les pernicieuses, les continues paludéennes, le choléra.

2° Mort par le trouble de la circulation.

2° *Mort par l'appareil circulatoire.* Comme type des maladies qui causent la mort en suspendant les mouvements du cœur, nous citerons spécialement la syncope (mort par hémorrhagie) et toutes les affections du centre circulatoire, soit primitives, soit consécutives, celles des gros vaisseaux et mêmes des capillaires. Ainsi périssent les malades chez lesquels des caillots se développent dans le cœur, ou de l'air s'introduit par les veines.

Dans ce cas, les désordres fonctionnels ont quelque chose de caractéristique ; des congestions se forment dans les capillaires généraux et dans tous les viscères, puis des hydropisies, des troubles de sécrétions, des flux ; la température s'abaisse ; la respiration ne tarde pas à s'embarrasser, et une agonie longue, souvent interrompue, marque le dernier terme des maladies qui altèrent primitivement ou consécutivement la circulation.

3° Mort par l'appareil circulatoire.

3° *Mort par l'appareil respiratoire* ou *par asphyxie.* Que la maladie ait son siége dans cet appareil ou ailleurs, qu'elle soit locale ou générale, elle donne lieu à des symptômes qui finissent toujours par prédominer du côté des voies respiratoires. La petite circulation s'embarrasse, la membrane muqueuse bronchique s'hypérémie, laisse exsuder des liquides séro-muqueux qui encombrent les bronches et ne peuvent en être expulsés à cause de la faiblesse de la contractilité pulmonaire et de toutes les puissances expiratrices. La composition du sang s'altère, parce qu'à son tour l'hématose ne peut plus avoir lieu aussi librement, et cette altération du sang devient, à son tour, la cause de nouvelles congestions et d'une exhalation séro-muqueuse. M. Piorry a donné une description fort belle de tous ces accidents et de la mort qui arrivent en pareille circonstance (asphyxie par écume bronchique) (1). Tous les actes vitaux s'affaiblissent et s'éteignent; la sensibilité est plus obtuse; la motilité singulièrement diminuée, ainsi que l'intelligence. Un fait assez singulier, au premier abord, est l'augmentation de la température du corps pendant l'agonie, en même temps que la diminution très-forte de la quantité d'acide carbonique expiré (expériences de M. Doyère). Il est facile d'expliquer ce résultat, en apparence contradictoire, par l'obstacle que les mucosités bronchiques opposent au libre échange des gaz dans les poumons. Malgré cette suspension de l'hématose, la combustion qui s'opère au moyen de l'oxygène qui circule dans les capillaires continue à s'effectuer. On voit souvent des agonisants dont la peau est très-chaude.

Citons quelques exemples de maladies dans lesquelles la mort survient par diminution ou par suspension de l'hématose. Dans le tétanos, dans la rage, dans les convulsions de l'enfance, dans l'éclampsie des femmes en couche, les muscles respirateurs en proie à des contractions énergiques ne permettent plus à la poitrine de se dilater librement, et l'asphyxie, d'abord lente et graduelle, finit par faire périr les sujets. Dans d'autres cas, c'est par le système nerveux cérébral ou rachidien que la mort commence. Ainsi succombent les malades frappés d'hémorrhagie, de phlegmasie ou de ramollissement du cerveau et de la moelle.

Les symptômes de l'agonie causée par une maladie qui

(1) *Du rôle de l'asphyxie par l'écume bronchique.* — *Du procédé opératoire, de la percussion*, etc., in-8°, Paris, 1831. — Voyez aussi *Traité des altérations du sang*, art. *Anhématosie par écume bronchique.*

lèse les fonctions respiratoires sont les suivants : fréquence extrême, irrégularité des mouvements du thorax, dyspnée à différents degrés, toux, expectoration difficile, de crachats séreux et spumeux, plus tard visqueux, souvent très-abondants, ronchus sonore dans tout l'arbre aérien, couvrant le bruit respiratoire et plus fort pendant l'expiration, puis râle muqueux, gargouillement entendu à distance, râle trachéal. Les veines du cou se gonflent; tous les capillaires sont congestionnés, et il en résulte une teinte cyanique de la peau et principalement des membranes muqueuses; la face se tuméfie, et la mort, après une lutte de plusieurs jours, vient mettre fin à la scène pénible qui se passe sous les yeux de l'observateur. En général, l'agonie de la mort par asphyxie est longue. Le sang peu oxygéné ne porte plus au système nerveux céphalo-rachidien la stimulation nécessaire, ainsi que Bichat l'a si bien établi dans son travail à jamais célèbre. Alors le malade tombe dans un assoupissement, dans un délire tranquille ou dans un coma profond. Ainsi s'éteignent la plupart des sujets atteints d'affections générales.

4° Mort par altération du sang.

4° *Mort par altération du sang.* On doit attribuer la mort à cette cause, lorsqu'à la fin d'une maladie on voit se développer un ensemble de symptômes annonçant une grave altération de tous les liquides et du solide. Citons comme exemple de mort, causée par des maladies de ce genre, celle qui enlève les amputés minés par une suppuration longue ou qui succombent avec des abcès multiples dus à une phlébite des grosses ou des petites veines. L'érysipèle traumatique, la gangrène, la pourriture d'hôpital, la fièvre puerpérale, la lymphangite, l'infection purulente et toutes les maladies marquées par la résorption de liqueurs septiques, entraînent la mort par une altération du sang qui va provoquer dans tout le système nerveux une prostration funeste. De là viennent tous les désordres généraux si graves dont le point de départ ne saurait être cherché ailleurs que dans le liquide en circulation.

Symptômes de l'agonie dans les altérations du sang.

Dans l'agonie de la mort dont nous venons d'étudier les causes existent tous les signes de l'état ataxo-adynamique le plus grave, dont la fièvre puerpérale et la phlébite nous offrent le type le plus redoutable : frissons, fièvre intermittente, puis continue et rémittente, face altérée, peau couverte d'une sueur visqueuse, ictère, fuliginosités labiales et dentaires, soubresauts des tendons, délire, fréquence extrême du pouls, chaleur cutanée très-grande, soif vive, météorisme, diarrhée, respiration accélérée, ronchus sibilants, hémorrhagies et tous les signes de la congestion des principaux viscères, etc. D'autres fois, les hémorhagies par différentes voies attestent une autre espèce d'altération du sang, dont le scorbut et les fièvres bilieuses sont des exemples tranchés. En réalité, la mort arrive par l'effet de la perturbation du système nerveux ; mais la cause réside évidemment dans l'altération primitive des liquides.

5° Mort par inanition.

5° *Mort par inanition.* La classification si ingénieuse et si naturelle que Bichat a introduite dans la science, en rapportant les différents genres de mort à celles qui ont lieu par le cerveau, par le poumon et par le cœur, nous paraît insuffisante pour expliquer la terminaison de certaines maladies qui étaient imparfaitement connues à l'époque où vivait cet illustre écrivain. De ce nombre sont les altérations du sang dont nous avons parlé. Il existe encore un autre genre de mort sur lequel M. Chossat a jeté la plus vive clarté à l'aide de son beau mémoire sur l'inanition (1). Cette mort, par l'appareil digestif, a lieu non-seulement dans le cas d'inanition absolue, mais encore d'alimentation insuffisante ou grossière. Elle est beaucoup plus commune qu'on ne se l'imaginerait au premier abord. Les médecins qui exercent, dans les hôpitaux, en trouveront de fréquents exemples, s'ils veulent bien en chercher attentivement les signes, à travers les symptômes des différentes affections viscérales dont sont frappés les malheureux qui ont subi de longues privations.

Des causes de cette mort.

La mort par inanition doit s'appliquer, suivant nous, à celle qui provient de la diminution des matériaux réparateurs que le sang doit contenir pour exercer sur tous les tissus une stimulation physiologique. Un malade atteint de cancer gastrique ou de gastralgie meurt par inanition; un phthisique, une chlorotique, périssent souvent de la même manière. Que ce soient les globules, le fer ou l'albumine, qui manquent au sang, la mort n'en est pas moins due à cette soustraction des matériaux alibiles.

Personne ne contestera que la mort arrive par inanition chez les sujets dont l'estomac est cancéreux, affecté d'une névrose non moins dangereuse quelquefois (gastralgie, nosomanie) ou de tumeurs situées dans le ventre qui gênent la digestion et l'assimilation, au même degré. On aura peut-être plus de peine à admettre qu'un phthisique meurt d'inanition. Cependant, comme le fait remarquer M. Chossat, le jour où il succombe, le poumon n'est ordinairement pas plus lésé qu'il ne l'était la veille, et la veille il suffisait encore à l'oxygénation du

(1) *Recherches expérimentales sur l'inanition*, mémoire de l'Académie royale des sciences, t. VIII, p. 438, in-4°, Paris, 1843.

sang. Nous en dirons autant de certains sujets qui meurent d'une de ces anémies profondes causées par des hémorrhagies incessamment renouvelées. Qui n'a été témoin de ces morts par consomption chez de malheureuses femmes en proie à des cancers ou des corps fibreux de l'utérus ? N'est-ce pas encore, par une véritable inanition, qu'arrive la mort chez des sujets atteints de glucosurie qui succombent dans le marasme le plus avancé, ou les albuminuriques qui perdent tous les jours une quantité considérable d'un principe immédiat, si nécessaire à la nutrition?

Les trois symptômes principaux qui annoncent l'inanition et qui deviennent si tranchés aux approches de la mort sont l'amaigrissement, la perte en poids et l'état anémique. Les masses musculaires s'atrophient à un degré extrême en même temps que la graisse est résorbée. Le poids du corps diminue, et l'on a remarqué que si cette diminution est très-grande, comparativement au poids normal de l'individu, la mort ne tarde pas à survenir. Le sang altéré perd non-seulement une partie de ses globules, mais encore de son albumine. Cette double lésion se retrouve, à la fin d'un très-grand nombre de maladies par inanition, et en constitue l'élément essentiel.

Symptômes de ce genre de mort.

Les névroses, telles que l'hystérie et la catalepsie, les viscéralgies, la nostalgie, l'hypocondrie, se terminent quelquefois par la mort par inanition.

6° Mort par trouble de la calorification.

6° *Mort par trouble de la calorification.* Sans remonter jusqu'à la cause de la calorification, il nous suffira d'établir qu'il existe quelques maladies dans lesquelles le trouble de la calorification est l'élément morbide principal. Le choléra, les fièvres intermittentes algides, le sclérème, en sont des types bien marqués. La mort dans le choléra arrive infailliblement lorsque la température s'est abaissée de cinq ou six degrés. La réfrigération, certains agents toxiques, l'arsenic, l'antimoine, abaissent la température. Leur action prolongée peut déterminer la mort en tarissant les sources de la chaleur.

Les six genres de mort que nous venons de distinguer comprennent la terminaison de toutes les maladies internes. Faisons remarquer toutefois qu'il n'est pas toujours facile de dire dans quelle classe on doit ranger tel ou tel cas particulier. S'il est vrai, d'une manière générale, qu'une maladie du cœur, des poumons, que la fièvre typhoïde fassent mourir, suivant des lois physiologiques connues à l'avance, il arrive souvent que le malade que vous observez meurt d'une façon toute différente. Vous attendiez la mort par le poumon, elle a lieu par le cerveau ou par le cœur. L'enchaînement des phénomènes morbides pendant l'agonie est encore plus sujet à des perturbations que pendant les autres périodes de la maladie.

Signes de la mort.

Nous ne ferons que mentionner les signes principaux de la mort, afin de compléter le tableau des accidents ultimes. Le cœur cesse de battre, ses bruits de se faire entendre; plus de pouls dans les grosses artères, même les plus rapprochées du cœur; pâleur de la peau à cause de l'état de vacuité des capillaires généraux; perte de transparence des doigts à la lumière artificielle; absence de mouvements et de bruits respiratoires; dilatation de la pupille qui reprend plus tard ses dimensions normales; affaissement et teinte mate de la cornée transparente; immobilité de tous les muscles; relâchement des sphincters de l'anus et de la vessie; flexibilité des jointures promptement suivie de la rigidité cadavérique; perte complète de la sensibilité générale et spéciale; abaissement de la température du corps au niveau de celle de l'air ambiant; signes de putréfaction commençante.

TROISIÈME PARTIE.

ÉTUDE GÉNÉRALE DES PRINCIPAUX ÉLÉMENTS DES MALADIES.

Disposition des matières.

Disposition générale des matières. Dans cette troisième partie de notre livre, nous nous proposons de faire l'histoire générale des quinze classes de maladies qui forment le sujet de la pathologie interne. Cette histoire, si difficile à retracer, doit comprendre 1° l'étude des éléments morbides qui entrent, comme partie essentielle, dans la constitution des différents ordres, genres et espèces dont se compose une classe nosologique ; 2° les caractères des principaux ordres et genres ; 3° le rapprochement synthétique des espèces.

Des éléments de la maladie.

Nous accorderons surtout de grands développements à la description des éléments morbides. Nous nous sommes suffisamment expliqué sur le véritable sens que l'on doit attacher à ce mot (page 87). Nous rappellerons seulement que ces éléments consistent en une lésion des propriétés vitales ou de la structure : lésion qui doit être primitive et dominer toutes celles qui se développeront ultérieurement dans le cours de la maladie. Celui qui connaît ces éléments morbides est, seul, en état de

Leur importance, leur rôle dans la pathologie.

saisir le mode de production, l'ordre de génération des phénomènes, d'en comprendre l'influence sur les autres éléments, et ce qui est plus important encore, d'en tirer des indications fondamentales pour la thérapeutique. Sans la notion bien nette des éléments pathologiques on ne peut parvenir à asseoir un traitement rationnel, et si nous voyons tant de tâtonnements, tant d'hésitations chez le praticien, c'est parce qu'il n'a pas appris à analyser la maladie, à la décomposer en un petit nombre d'éléments, à connaître la valeur et le degré d'importance de chacun d'eux, enfin à ne pas s'en laisser imposer par des états morbides secondaires ou complexes qui dépendent de l'acte pathologique primordial. Il faut rendre cette justice à l'École de Montpellier que ses plus illustres représentants ont toujours su pénétrer, par une analyse approfondie, dans l'étude que nous recommandons, en ce moment. C'est dans leurs ouvrages qu'on retrouvera quelques-unes des traditions antiques auxquelles il serait d'autant plus équitable de rendre hommage que les travaux de la physiologie moderne sont venus souvent leur prêter un solide appui. Qu'il nous suffise de rappeler que les principaux éléments morbides tirés des lésions des propriétés vitales, du solide et des liquides, sont fondés aujourd'hui sur des expériences et des faits scientifiques dont la valeur ne saurait être contestée.

Comment on les considérait chez les anciens; à Montpellier.

Nous avons dû nous attacher avec d'autant plus de soin à la description des principaux actes des maladies considérés comme éléments morbides, qu'on ne s'en est point occupé jusqu'à ce jour dans les traités généraux et spéciaux de pathologie. A force d'envisager les troubles fonctionnels comme des symptômes et de les étudier, à ce point de vue unique et restreint, on est arrivé à ne

Manière fausse et insuffisante d'envisager les éléments.

On ne voit partout que des symptômes.

plus en avoir aucune idée générale. Si la paralysie est le symptôme d'une hémorrhagie cérébrale et de tant d'autres maladies, elle peut être aussi l'élément essentiel d'une névrose, de l'hystérie, d'une grossesse, d'une altération chlorotique du sang, d'une perte d'albumine. N'en retracer l'histoire que dans la séméiotique en traitant de la paralysie, n'en donner que cette seule idée, savoir, qu'elle peut dépendre d'une hystérie, d'un ramollissement, etc., c'est réduire à peu de chose l'étude d'un élément aussi essentiel. On s'est condamné ainsi volontairement à placer l'accroissement de la température et le refroidissement, l'adynamie et la sthénie, la convulsion et la douleur, uniquement parmi les symptômes de la fièvre, du choléra, des névroses. Si l'on en dit quelques mots avant la description de chaque trouble de fonction, c'est pour l'examiner comme symptôme, comme signe, et non pour en faire une description générale et synthétique que l'on poursuivra ensuite dans toutes les espèces morbides. Et cependant telle est la seule méthode profitable si l'on veut connaître autrement, qu'à titre de symptômes, tous les troubles grands ou petits dont les actes et les fonctions sont le siége. En convertissant tout en signes, on croit peut-être que l'on donne à la pathologie générale toute l'importance qu'elle doit avoir. C'est là une erreur. Nous espérons montrer, dans la séméiotique, que l'étude approfondie des principaux éléments d'une maladie peut seule servir de guide, dans le plus grand nombre de cas, soit pour diagnostiquer, soit pour pronostiquer; que l'énumération des symptômes, quoique faite avec soin, n'a pas toute la valeur qu'on lui attribue lorsqu'on la sépare de l'étude simultanée des autres troubles fonctionnels.

Le travail auquel nous allons nous livrer est une préparation naturelle et indispensable à la séméiotique. Il a surtout pour but de faire saisir au médecin les faits généraux autour desquels viennent se grouper les faits particuliers que l'observation clinique lui montre chaque jour. Ce qui est nécessaire et ce qui manque le plus au médecin, c'est de savoir reconnaître immédiatement, au lit du malade, en quoi la maladie diffère de son type habituel, en quoi elle s'en rapproche, afin d'en prévoir la marche, l'issue, et d'établir la thérapeutique qui lui convient le mieux. Lorsqu'il est privé de ces notions générales, il ne trouve pas une seule raison décisive pour choisir une médication plutôt qu'une autre. Il erre à l'aventure, et la thérapeutique incertaine et vacillante offre, depuis le commencement de la maladie jusqu'à la fin, le reflet du doute qui assiége le médecin. Pour prendre un parti, il faut absolument assigner à chaque acte morbide son véritable rôle et la part qu'il prend dans la maladie, en un mot raisonner le traitement et ne jamais se laisser guider par cet aveugle empirisme qui applique le remède à la maladie, et non au malade.

Utilité pratique de l'étude des éléments.

Elle est la base fondamentale de toute thérapeutique.

Cette troisième partie de notre livre renferme les divisions suivantes : ARTICLE Ier. *Des éléments prochains qui consistent dans un trouble des propriétés vitales*; chap. Ier, des névroses en général; chap. II, des troubles de l'irritabilité; chap. III, de la sensibilité; chap. IV, de la motilité; ch. V, de l'intelligence. — ARTICLE II. *Des éléments qui consistent dans une altération du sang*, chap. Ier, des maladies du sang en général; chap. II, de chaque élément en particulier. — ARTICLE III. *Troubles de la calorification*; Pyrexies. — ARTICLE IV. *Maladies virulentes.* — ARTICLE V. *Maladies venimeuses.* — ARTICLE VI. *Empoisonnements.* — ARTICLE VII. *Des éléments qui consistent dans*

Divisions générales.

une altération mixte du solide et des liquides; chap. Ier, état puerpéral; chap. II, pyémie; chap. III, bilieux; chap. IV, rhumatismal; chap. V, goutteux; chap. VI, scrofuleux. — ARTICLE VIII. *Éléments qui consistent en une altération spéciale du solide;* chap. Ier, lésion de circulation; 1° Phlegmasie; 2° Hémorrhagies; chap. II, lésion de sécrétion; Hétérocrinie; chap. III, lésion de nutrition; Hétérotrophie; chap. IV, formation d'un produit morbide homologue; Homogénie; chap. V, d'un produit hétérologue; Hétérogénies; chap. VI, lésions des propriétés physico-chimiques; Hétérotaxie; chap. VII, surorganisme ou addition d'un être organisé; Parasitisme animal et végétal; chap. VIII, lésion de la *force génératrice;* Monstruosités.

ARTICLE PREMIER.

DES ÉLÉMENTS PROCHAINS QUI CONSISTENT DANS UN TROUBLE DES PROPRIÉTÉS VITALES.

Nous plaçons en tête des autres classes de maladies les troubles des propriétés vitales, parce qu'ils interviennent, à chaque instant, dans la production de toutes les maladies et qu'ils en constituent toujours un ou plusieurs éléments essentiels. Les nosographes anciens leur ont assigné, avec juste raison, un rang élevé dans leur classification. Ils le méritent encore plus aujourd'hui que les recherches physiologiques et pathologiques ont révélé l'existence de faits nouveaux et éclairé plusieurs parties obscures de l'histoire des névroses.

Division générale. Pour décrire avec ordre les éléments morbides constitués par les troubles des propriétés vitales et des fonctions à l'accomplissement desquelles celles-ci président, nous adopterons les divisions suivantes, et nous ferons l'étude : 1° *des névroses en général*; 2° *des altérations qui portent sur l'irritabilité*; 3° *sur la sensibilité*; 4° *sur la motilité*; 5° *sur l'intelligence.* Nous présenterons ainsi successivement l'histoire générale des trois ordres de maladies connues sous le nom de névrose de la sensibilité, du mouvement, de l'intelligence.

CHAPITRE Ier.

DES NÉVROSES EN GÉNÉRAL.

Définition. Les névroses sont des maladies apyrétiques, rémittentes ou intermittentes des systèmes nerveux encéphalo-rachidien et trisplanchnique, caractérisées par des troubles partiels ou généraux qui portent sur la sensibilité, la motilité, l'intelligence, sur les actes qui en dépendent, et par l'absence complète de toute lésion appréciable du solide et des liquides (1). Définition.

(1) Nous mettons sous les yeux du lecteur la définition de Cullen, parce qu'elle a définitivement introduit dans la science les idées nettes et précises que l'on doit se former, des névroses : « Je propose, dit-il, de comprendre sous le titre de névroses ou maladies nerveuses toutes les affections contre nature du sentiment ou du mouvement, où la pyrexie ne constitue pas une partie de la maladie primitive, et toutes celles qui ne dépendent pas d'une affection topique des organes, mais d'une affection plus générale du système d'où dépendent plus spécialement le sentiment et le mouvement. » *Éléments de médecine pratique*, t. II, p. 312, in-8°, Paris, 1819.

Véritable sens du mot névrose.

Tel est le véritable sens que l'on doit attacher au mot névrose, avec Cullen et la plupart des auteurs qui ont écrit récemment sur ces maladies. Cependant comme on a souvent confondu avec elle des affections qui doivent en être distinguées, nous croyons devoir reprendre chacune des parties de notre définition, et en déduire les caractères essentiels qui appartiennent à toutes les névroses.

Les névroses sont des troubles idiopathiques des propriétés vitales.

A travers les manifestations morbides les plus variées dont nous parlerons plus loin, on découvre d'une manière constante le trouble d'une ou de plusieurs des propriétés vitales qui sont tellement inhérentes à la matière organisée qu'on ne peut les comprendre sans l'intervention de celle-ci. Ainsi, la faculté qu'a le muscle de se contracter, les nerfs du sentiment de sentir, le cerveau de penser, offre des désordres considérables qui nous forcent d'abord à admettre que les propriétés vitales des tissus sont souvent altérées. La seconde pensée qui a dû naître également dans l'esprit des observateurs, c'est que ces facultés sont troublées uniquement parce que la matière organisée qui leur sert de support est elle-même altérée. Cette opinion est confirmée par les recherches anatomo-pathologiques qui nous permettent en effet de découvrir ces lésions. Mais à côté de ce second ordre de faits en surgit un troisième. On trouve les mêmes aberrations de ces facultés sans aucune espèce de changement appréciable dans la contexture des parties. C'est pour cet ordre de faits qu'on a dû constituer une classe à part de maladies qui ont reçu et doivent conserver le nom de *névrose*, jusqu'à ce qu'on ait prouvé qu'elles se rattachent à une maladie du solide ou des liquides. On s'est beaucoup élevé contre ces entités morbides ; on a parlé, on parle encore d'ontologie, mais ce mot ne nous effraye pas. Nous sommes tout prêts à soutenir que le trouble des propriétés vitales doit suffire pour caractériser un état morbide dont nous ne pouvons trouver la raison d'être nulle part ailleurs. Quand on a prouvé, par exemple, qu'il existe des hystéries liées à l'altération chloro-anémique du sang, à la pléthore, à une affection utérine, s'ensuit-il que l'hystérie n'est pas une névrose indépendante de toute maladie, dans un très-grand nombre de cas? Nous pourrions en dire autant de toutes les névroses, sans en excepter une seule. Elles constituent des maladies très-réelles, et non de simples manifestations d'autres états morbides.

Division des névroses en idiopathiques et en sympathiques.

Il faut prendre garde de confondre les phénomènes nerveux avec la névrose. Il ne peut y avoir de névroses symptomatiques; aussi la seule division qu'il soit possible d'admettre dans leur histoire consiste à les partager en *idiopathiques* et en *sympathiques*. Dans les premières, on n'aperçoit aucune maladie que l'on puisse accuser d'agir par voie de sympathie sur le système nerveux; dans les secondes, cette influence est plus ou moins manifeste, et quoiqu'elle nous éclaire très-peu sur la nature de la névrose, nous devons cependant en tenir grand compte, à cause du traitement de ces maladies. Nous y trouvons des indications spéciales que nous sommes heureux de saisir au milieu de l'incertitude et de l'obscurité qui couvre l'étiologie des névroses.

Classification des névroses.

Classification des névroses. La classification doit évidemment reposer sur une base anatomo-physiologique. Il faut, avec les auteurs les plus anciens, établir trois classes de névroses : les névroses des organes de l'intelligence, du sentiment et du mouvement. On éprouve une difficulté plus sérieuse et même insurmontable lorsqu'on veut aller plus loin, et rapporter chaque névrose à la lésion de l'une ou de l'autre de ces trois grandes facultés. La solidarité qui relie entre elles toutes les parties du système nerveux, force à reconnaître l'existence de névroses mixtes dans lesquelles l'intelligence, la sensibilité et la motilité sont altérées simultanément.

Névroses : 1° De la sensibilité.

1° *Névrose des organes de sensibilité.* Névroses des sens spéciaux (œil, oreille, nez, langue, tégument externe) : névralgie, hypéresthésie, anesthésie, analgésie, névropathie générale. (Voir *Sensibilité*).

2° De la motilité.

2° *Névroses des organes du mouvement.* Souvent les maladies nerveuses attaquent exclusivement les tissus doués de motilité. Il faut les étudier : 1° dans les muscles volontaires (convulsions générales et partielles); 2° dans les muscles involontaires (ou fibres lisses); 3° dans différents viscères (convulsions internes).

3° de l'organe de l'intelligence.

3° *Névroses des organes de l'intelligence.* Elles comprennent les différents délires, la folie, l'hallucination, la démence, la nosomanie, la nostalgie, le somnambulisme.

4° Mixtes.

4° *Névroses mixtes.* Dans lesquelles l'intelligence, la sensibilité et le mouvement sont lésés au même degré; telles sont : l'épilepsie, l'hystérie, la catalepsie.

Les recherches nombreuses dont elles ont été l'objet et surtout les investigations des physiologistes donnent lieu d'espérer que bientôt on sera en mesure de mieux classer ces maladies. On arrivera peut-être à les ranger suivant le siége et les fonctions spéciales de chaque partie du système nerveux. On aurait ainsi pour le cerveau, organe dont les actes sont si nombreux, des névroses de telle ou telle faculté principale (intellectuelle, morale, instinctive, affectionivité, etc.). La pluralité des organes et des fonctions, dont la découverte constitue un progrès très-réel, a conduit de la même manière à établir non-seulement des névroses de la sensibilité et de la motilité, mais encore des névroses de telle ou telle paire de nerfs sensitifs ou moteurs. On est même sur la voie d'une localisation plus délicate encore, lorsqu'on cherche à distinguer les paralysies cérébrales, médullaires, des nerfs, etc. (Marshall-Hall). Peut-être pourrait-on admettre des névroses qui ne s'attaquent qu'aux filets excito-moteurs, aux nerfs sensitifs, aux branches trophiques du grand sympathique? Certaines paralysies dites rhumatismales sont tout à fait circonscrites. Quelques formes d'atrophie musculaire partielle semblent aussi militer en faveur des travaux que l'on doit aux physiologistes modernes.

Des névroses en général.

Symptômes.

Symptômes des névroses. Une névrose s'annonce constamment : 1° par le trouble d'une des facultés suivantes : sensibilité, motilité, intelligence; 2° par le trouble de l'acte qui provient de la mise en jeu de ces facultés, ou enfin de la fonction à laquelle elles prennent part. Souvent, au début des névroses, les troubles restent limités à la propriété vitale. On doit reconnaître autant de névroses qu'il existe de propriétés ou facultés. On a distingué de tout temps des névroses : 1° des facultés intellectuelles; 2° de la sensibilité; 3° de la contractilité. Mais il en existe un nombre plus considérable si l'on étudie ensuite le trouble partiel de chacune de ces trois grandes fonctions du système nerveux. Les sensibilités particulières de chaque sens, de la vue, de l'ouïe, de la peau, peuvent être lésées séparément ou ensemble. Ces lésions sont, en outre, plus ou moins mêlées à des désordres de la motilité ou de l'intelligence, en sorte qu'à chaque instant, on est obligé d'admettre des névroses mixtes du sentiment, du mouvement, et de reconnaître que nos divisions systématiques emprisonnent difficilement la nature. Cependant il faut les maintenir pour apporter quelque ordre dans l'étude des maladies du système nerveux.

Troubles isolés de chaque faculté.

Dans la névrose des organes de l'intelligence, on observe des symptômes qui annoncent la lésion d'une ou de plusieurs facultés, les autres étant tout à fait normales. Les délires partiels de la folie n'excluent, en aucune manière, l'intégrité des autres facultés de l'intelligence.

La névrose, qui consiste dans le trouble d'une seule propriété vitale, peut échapper à l'attention de l'observateur s'il ignore les fonctions spéciales de chaque partie. La localisation du symptôme, et par conséquent de la névrose qu'il représente, peut être portée à un degré extrême que nous ne retrouvons pas dans les maladies avec matière. Dans celles-ci, presque toujours un acte partiel, au moins, et très-souvent toute la fonction, sont troublés. Leurs symptômes frappent aisément nos sens et sont faciles à étudier et à reconnaître. Il n'en est plus de même dans les névroses.

On trouve le même isolement dans les phénomènes de sensibilité soit tactile, soit spéciale. La peau ne sent plus la douleur, et cependant elle peut rester sensible à la chaleur, au chatouillement, au moindre contact, à la piqûre, à la pression.

Les névroses des organes du mouvement s'annoncent par des troubles de la contractilité qui peuvent être partiels, limités à quelques fibres musculaires ou étendus à tout un appareil locomoteur.

Enfin, dans les viscères animés par les nerfs sympathiques, on retrouve à la fois les troubles les plus marqués de la sensibilité et des mouvements propres à chaque tissu (viscéralgies).

Ce serait donner une idée fort incomplète des névroses que de limiter leurs symptômes aux seuls troubles dynamiques dont nous venons de parler. Le rôle que joue le système nerveux, dans toutes les fonctions, a une telle importance qu'on ne peut le supposer altéré, sans que les actes physiques, mécaniques ou chimiques ne participent bientôt à ce trouble. Souvent la localisation de la névrose ne dure que peu de temps. Elle ne tarde pas à altérer les sécrétions, la nutrition, la circulation, la température. Les liquides habituellement exhalés par les tissus malades perdent leurs qualités physiologiques, stagnent dans les conduits excréteurs paralysés ou s'en échappent prématurément par l'effet de la convulsion. Le tissu s'atrophie comme dans les membres paralysés, s'hypertrophie, comme après les convulsions épileptiques. Ailleurs, la circulation du sang se ralentit; des congestions se forment; les tissus s'infiltrent de sérosités; leur température s'accroît ou diminue ; en un mot tous les actes de la fonction, à l'accomplissement de laquelle les facultés lésées prennent part, sont plus ou moins troublés.

Lésions des actes physiques et chimiques.

Les symptômes ne se bornent pas là. Le rayonnement sympathique du système nerveux sur les viscères et de ceux-ci sur le cerveau, entraîne des troubles dont le siége, la forme et l'intensité sont tellement variables, mobiles, qu'elles lassent l'attention de l'observateur le plus vigilant, souvent même lui donnent le change sur le siége et la nature de la maladie. Il suffit de nommer l'hystérie, l'hypocondrie, les gastralgies, pour donner une idée de

Nombreuses irradiations sympathiques.

l'étendue, de la variété et du nombre des symptômes qui peuvent surgir à l'occasion d'une névrose.

Ainsi, d'une part, la localisation d'un symptôme, d'un trouble fonctionnel portée à l'extrême, et d'une autre part, la dissémination des phénomènes dans toutes les parties du corps : tels sont les deux résultats fréquents de la névrose. La névralgie d'un filet nerveux et l'hystérie en sont des exemples saisissants.

Absence de fièvre.

Apyrexie. Le pouls reste naturel même au moment des accès les plus intenses et pendant toute la durée des névroses. On est surpris de voir, au milieu d'une violente attaque de névralgie sciatique, sus-obitaire, d'hystérie, d'épilepsie, le pouls conserver sa régularité normale, à moins que la respiration ne soit gênée. Il devient parfois un peu dur et irrégulier, mais d'une façon passagère. La température du corps reste à l'état normal. L'intégrité de la calorification et de la circulation nous semble un des traits les plus caractéristiques des névroses. Il suffit pour empêcher qu'on y range la fièvre intermittente, dont quelques médecins ont voulu faire une affection de ce genre.

Aucune altération du sang.

On ne trouve dans le sang aucune altération que l'on puisse rapporter à la névrose. Si un grand nombre de

Chloro-anémie consécutive.

malades offrent les symptômes de la chloro-anémie et l'altération correspondante du sang, il faut l'attribuer ou à un état constitutionnel antérieur, ou à la névrose qui trouble à la longue l'hématose, la nutrition générale, et, par les nerfs vasculaires, la circulation capillaire. On conçoit que la gastralgie, l'hystérie, une névralgie faciale, violentes ou de longue durée, ne puissent exister quelque temps sans appauvrir bientôt le sang. On observe alors tous les symptômes de la chloro-anémie, tels que bruits de souffle, frémissement vibratoire, palpitations, décoloration de la peau, etc.

L'urine présente, au moment du paroxysme et après, une couleur pâle, une faible densité; elle est anémique ou crue, comme le disaient les anciens.

Enchaînement des symptômes.

Les névroses affectent ordinairement une marche franchement intermittente. Tout à coup ou lentement, et après des symptômes précurseurs d'une durée variable, éclatent les troubles de l'acte qui caractérise la maladie, la douleur, la convulsion, la paralysie ou le délire. Ils se montrent à l'improviste, à une heure variable de la journée ou de la nuit : acquièrent rapidement une intensité telle qu'ils semblent mettre la vie du malade en danger (accès d'épilepsie, d'hystérie, de catalepsie, de folie furieuse), puis cessent avec la même promptitude, sans laisser d'autre trace de leur passage qu'un peu de fatigue, de courbature, de faiblesse ou de névropathie générale. On donne le nom de paroxysme ou d'accès à la manifestation des symptômes qui caractérisent la névrose. Dans l'intervalle qui sépare chaque manifestation morbide, les accidents se dissipent entièrement; mais, à la longue, le système nerveux ne reprend pas toute son intégrité physiologique, surtout si les accès se rapprochent : ce qui arrive presque toujours, même pour les névroses à paroxysmes bien tranchés, telles que l'épilepsie, l'hystérie, la catalepsie, la nymphomanie, les névralgies.

Marche intermittente et paroxysmes.

L'intermittence parfaite est rar

Les accès les mieux caractérisés n'ont en général rien de régulier, ou du moins de comparable à l'intermittence des fièvres palustres, à moins que la névrose ne soit elle-même une manifestation de l'empoisonnement paludique, comme dans les maladies qu'on a appelées, à tort, fièvres larvées (névralgie faciale, contracture, héméralopie, délire intermittents). Prévenons toutefois le praticien que les névroses parfaitement simples peuvent affecter une marche intermittente parfaite, sans être pour cela d'origine miasmatique, et que les auteurs rapportent un grand nombre d'exemples de ce genre.

Passage des névroses à la forme rémittente.

La marche des névroses finit par être plutôt rémittente qu'intermittente. En observant avec attention les malades dans l'intervalle des accès d'épilepsie, d'hystérie ou de névralgie, par exemple, on se convaincra aisément que plusieurs troubles nerveux subsistent ou qu'il s'en est formé de nouveaux; que l'intelligence est modifiée dans quelques-unes de ses facultés; que la peau est atteinte d'hyperesthésie ou d'anesthésie; que la digestion se fait mal; que le sommeil est agité; en un mot, que des organopathies diverses survivent à l'accès. Pour peu que la névrose ait duré quelque temps et que les accès soient violents, la marche du mal est exacerbante : c'est ce qu'on observe dans les névralgies, les viscéralgies, la chorée, la convulsion, la folie, l'hypocondrie.

Mobilité extrême des accidents nerveux.

La mobilité extrême des symptômes qui changent de siége et de forme caractérise assez bien les névroses. Examinez tous les jours un hypocondriaque, une femme hystérique ou atteinte de névralgie, de névropathie, vous pourrez à peine saisir le tableau changeant de tous les symptômes. Tantôt c'est la convulsion ou la douleur, tantôt les troubles d'une sécrétion qui prédominent; le lendemain c'est la faiblesse, la paralysie, la céphalalgie ou le délire. Si vous prenez un symptôme en particulier, les variations ne seront pas moindres. Le malade accusera une douleur qui ira en convergeant vers les centres nerveux; puis celle-ci sera remplacée par une douleur qui suivra un trajet différent ou opposé; l'anesthésie succédera à l'hyperesthésie, la paralysie à la convulsion.

Longue durée de ces maladies.

Intégrité des fonctions de la vie de nutrition.

La durée des névroses est en général très-longue; elles sont essentiellement chroniques et mettent rarement en danger la vie des malades, du moins d'une manière prochaine. Les plus graves même, y compris l'épilepsie, la folie, permettent aux malheureux qui en sont atteints de fournir une longue carrière. On est tout surpris de voir qu'une douleur violente ou des accès répétés d'hystérie ou d'épilepsie, qui sembleraient devoir épuiser les forces et ruiner la constitution, sont supportés facilement par les malades. Les organes de la vie végétative échappent longtemps à cette fâcheuse influence; la nutrition se fait bien et l'embonpoint persiste, malgré les souffrances auxquelles est en proie le sujet, malgré la triste situation de fortune et les conditions hygiéniques mauvaises, au milieu desquelles ils languissent souvent.

Incurabilité d'un grand nombre de névroses.

Les névroses, après avoir offert un nombre variable de paroxysmes, peuvent se terminer par le retour à la santé. Il est rare qu'elles n'aient qu'un accès; il s'en manifeste presque toujours un grand nombre avant la guérison du mal; elles sont en outre très-sujettes à récidiver. On ne peut regarder leur guérison comme définitive que lorsqu'il s'est écoulé plusieurs années depuis leur entière disparition. On sait que les attaques d'épilepsie, de folie, de névralgie, de convulsion, suspendues pendant longtemps, reparaissent au moment où l'on s'y attendait le moins. Parmi les névroses les unes, sans être prochainement funestes, ne laissent pas que de menacer la vie des sujets, en raison de leur incurabilité et de la perturbation qu'elles finissent par apporter dans un grand nombre de fonctions (toutes les névroses cérébrales, l'épilepsie, la folie). Elles sont en général d'une guérison radicale très-difficile. Lorsqu'elles out cédé au traitement, elles peuvent reparaître à des intervalles très-éloignés; dans tous les cas elles laissent après elles une fâcheuse susceptibilité, soit dans les viscères affectés, soit dans les autres parties du système nerveux.

Absence de toute espèce d'altération.

L'absence de toute lésion que l'on puisse rapporter aux névroses est un caractère excellent de ces maladies. On est surpris de voir tous les organes conserver leur intégrité chez des sujets qui ont été violemment éprouvés par des névroses violentes, par l'épilepsie, la folie, le tétanos, l'hystérie. On est donc porté à croire que la modification matérielle des tissus, si elle existe, est bien légère et fugace, puisqu'on ne peut en découvrir le moindre vestige sur le cadavre. Parfois l'on rencontre des congestions, des ramollissements ou bien les organes deviennent pâles, exsangues, s'atrophient, s'indurent, s'hypertrophient. Ces altérations, purement secondaires, s'expliquent par le trouble que les névroses occasionnent dans la nutrition des parties. On a pu les considérer comme la cause des symptômes nerveux, en se plaçant au point de vue exclusif des doctrines anatomo-pathologiques, mais une telle opinion ne compte plus aujourd'hui que de rares partisans.

Des névropathies viscérales. Définition.

§ I. **Des névropathies viscérales** (névrose du trisplanchnique, viscéralgie). Sous le nom de névropathie viscérale nous comprenons toutes les névroses des appareils respiratoire, digestif, hépato-splénique et génito-urinaire, qui sont sous la dépendance du nerf trisplanchnique. La douleur n'étant pas un phénomène constant, la dénomination de viscéralgie ne convient qu'à un certain nombre d'entre elles ; nous lui préférons le nom de névropathie viscérale.

Par ses filets sensitifs, moteurs et trophiques, le grand sympathique distribue à tous les viscères le mouvement, la sensibilité, et préside aux fonctions de circulation et de nutrition. On doit donc s'attendre à voir figurer parmi les symptômes de ces névroses des phénomènes morbides variés, et, en première ligne, les troubles de la sensibilité, du mouvement. Voici l'indication des principales névroses viscérales : Névroses *des voies respiratoires :* spasme laryngien ou de la glotte, dyspnée, asthme, toux convulsive, hoquet ; de l'*appareil circulatoire :* douleurs cardiaques, palpitations, syncope, angine de poitrine, irrégularité de la circulation ; de l'*appareil digestif :* spasme œsophagien, dysphagie, vomissement, crampes, régurgitation, entéralgie, névralgie du rectum ; des *voies génito-urinaires*, névralgie vésicale, utérine, nymphomanie, satyriasis, anaphrodisie, impuissance.

Énumération des névroses viscérales.

Trouble de la sensibilité ; douleur. Un des effets les plus constants des névroses est le développement d'une sensibilité anormale, d'une véritable névralgie dans les tissus privés de toute sensibilité physiologique. Il suffit de citer les douleurs, si différentes par leur forme, leur nature et leur intensité, de l'estomac, dans la gastralgie, du foie, des reins, de l'utérus, dans les névroses de ces divers appareils. Le cœur, le poumon, le larynx en sont souvent affectés. Quand la douleur constitue le signe unique ou prédominant de la névrose, celle-ci prend le nom de névralgie, et l'on y ajoute la désignation du viscère affecté (névralgie cardiaque, laryngée, anale, utérine). Souvent cette douleur égale, surpasse même, en violence, la névralgie des nerfs céphalo-rachidiens. Les crampes d'es-

Symptômes locaux : Trouble de la sensibilité.

Douleurs violentes.

tomac, les douleurs cardiaques, celles de l'angine de poitrine occasionnent une souffrance si vive qu'elles font perdre connaissance au malheureux qui les éprouve. En général la douleur est répartie dans tout l'organe; elle n'augmente pas par la pression. Celle-ci, au contraire, en soulage un certain nombre, comme dans l'entéralgie, l'angine de poitrine, la névralgie du plexus gastro-hépatique.

La douleur s'accompagne presque toujours de la convulsion continue, rémittente ou intermittente des muscles ou des tissus contractiles. Le contact des modificateurs naturels, de l'air sur le larynx et le poumon, des aliments sur l'estomac, suffit pour exciter ou ramener les douleurs.

Retentissement sympathique.

Un effet très-ordinaire de la douleur viscérale est de retentir sur d'autres organes animés par les nerfs encéphalo-rachidiens. La gastralgie, les coliques sèches provoquent ainsi des convulsions, du délire, d'affreuses migraines, des troubles de la vision. Réciproquement, il n'est pas une névrose des nerfs céphalo-rachidiens qui ne puisse exciter sympathiquement les viscéralgies. Il nous suffira de nommer l'hystérie, l'épilepsie, la névralgie de la cinquième paire qui finissent toujours par amener des désordres marqués dans la digestion, les sécrétions, la circulation capillaire et la nutrition générale. Ainsi se généralisent dans presque toutes les parties du système nerveux les maladies qui étaient d'abord circonscrites dans un seul organe.

Troubles de la motilité.

Troubles du mouvement. Le sympathique qui, par ses fibres motrices, préside aux mouvements des principaux conduits sécréteurs, est le siége de névroses qui exagèrent ou abolissent ces mouvements. De là les convulsions toniques et cloniques, les paralysies qui se traduisent par des symptômes différents suivant les organes. La convulsion se manifeste, dans l'entéralgie, par le rétrécissement du calibre de l'intestin et la constipation; dans la névrose du cœur par des palpitations, des syncopes; dans celle du poumon et du larynx par la dyspnée, la suffocation. Dans les réservoirs et leurs conduits d'excrétion la rétention ou l'expulsion des liquides a souvent lieu, suivant que telle ou telle partie vient à se contracter plus fortement ou à être frappée de paralysie; c'est ce qui arrive dans la vessie dont le corps ne reçoit que des filets du grand sympathique, et dont la convulsion morbide peut l'emporter sur la contraction du col vésical soumis à la volonté, par ses nerfs rachidiens. Dans ce cas, l'antagonisme cesse au profit de la convulsion pathologique, et alors l'urine est expulsée involontairement; d'autres fois la rétention a lieu parce que cette même partie du réservoir est frappée de paralysie. On observe ces différents phénomènes dans l'hystérie et dans d'autres névroses. Un spasme tonique plus ou moins persistant les accompagne plus souvent que la paralysie. On conçoit que suivant les fonctions des conduits et des réservoirs les liquides seront retenus ou rejetés prématurément, avant d'avoir subi l'élaboration physiologique.

Convulsions internes.

Les névroses viscérales apportent des changements tout aussi grands dans la composition chimique des produits sécrétés. Dans la névrose gastrique, les liqueurs de l'estomac deviennent plus abondantes ou plus rares, fortement acides ou neutres, muqueuses, etc. (gastrorrhée). Dans les attaques de colique nerveuse, l'urine est pâle, aqueuse, abondante, rendue fréquemment; les sécrétions bilieuses, muqueuses, taries ou réduites à peu de chose.

Lésions de sécrétion.

Dans l'anaphrodisie, souvent le fluide spermatique présente des altérations de qualité auxquelles se rattache l'inaptitude à la reproduction.

Lésion de nutrition.

La nutrition générale n'est pas ordinairement modifiée par les viscéralgies, à moins qu'elles n'aient leur siége dans l'estomac et l'intestin. L'embonpoint persiste : cependant le sang finit par s'altérer, et l'on voit paraître tous les signes de la chloro-anémie.

Le trouble de la nutrition se révèle aussi par des changements notables dans la calorification. Les malades se plaignent d'éprouver fréquemment des frissons, des bouffées de chaleur au visage, du refroidissement aux extrémités, de la sécheresse à la peau.

Troubles cérébraux.

Le système cérébro-spinal n'est pas moins influencé que les autres parties. On observe de la tristesse, de l'hypocondrie, de l'insomnie; les membres sont brisés par la fatigue, surtout après la digestion ou le matin au réveil; la mobilité des impressions, l'inaptitude pour le travail intellectuel, témoignent de l'action sympathique étendue que provoque la névrose des organes desservis par le trisplanchnique. L'appétit est nul ou capricieux, la digestion troublée à chaque instant; le ventre serré, la fièvre nulle.

L'ensemble des symptômes qui constituent chaque névrose affecte une marche paroxystique ou rémittente. Ordinairement le contact des stimulants physiologiques, ramenant l'activité fonctionnelle dans l'appareil affecté, y reproduit les symptômes. Ceux-ci au contraire peuvent cesser entièrement si la fonction est intermittente, comme dans l'estomac, l'intestin, l'utérus, etc. Dans l'intervalle des accès les symptômes perdent de leur intensité ou disparaissent même entièrement.

Leur durée est en général longue en ce sens qu'elles sont très-sujettes à récidiver, à la moindre occasion. Alors, tout en perdant de leur intensité, elles ne laissent pas que de produire des troubles notables dans toute la constitution ; c'est alors que les digestions s'altèrent, que le sang s'appauvrit, que les fonctions de l'organe névrosé se troublent, que la fièvre et l'amaigrissement surviennent, et qu'une complication intermittente enlève souvent le malade. On trouve les organes dans toute leur intégrité, et si l'on y découvre parfois l'atrophie, la congestion ou quelque autre lésion, nul doute qu'elles ne soient consécutives aux désordres causés par les troubles de l'innervation.

Durée très-longue.

Étiologie générale des névroses. Nous devons étudier, avec le plus grand soin, l'étiologie générale des maladies nerveuses, parce que nous serons obligés, à chaque instant, d'y renvoyer le lecteur, à mesure que nous décrirons les altérations de la sensibilité, de la motilité et de l'intelligence. Les causes communes à toutes ces maladies étant une fois connues, nous n'aurons plus qu'à indiquer celles qui produisent plus spécialement chaque espèce de névrose.

Causes des névroses en général.

Il faut chercher la cause des névropathies 1° dans les conditions organico-dynamiques; 2° dans le cosmos ; 3° dans les maladies antécédentes ou actuelles.

Division générale des causes.

Ces divisions nous semblent préférables à celles qu'établissent les auteurs qui distinguent des causes prédisposantes et déterminantes, et y rangent arbitrairement une foule de modificateurs, dont la manière d'agir nous est totalement inconnue. D'ailleurs, la plupart de ces causes étant prédisposantes dans un cas, occasionnelles dans d'autres, il est impossible de les rapporter aux deux divisions systématiques dont nous venons de parler.

Causes des névroses et non des accidents nerveux.

Il ne saurait être question, dans l'étiologie des maladies nerveuses, des différents états morbides dont les accidents nerveux sont les symptômes. L'intoxication par le plomb, le mercure, l'arsenic, l'alcool, le tabac, constitue des maladies qui s'annoncent par des convulsions, du délire, des paralysies. Nous en dirons autant de toutes les maladies dont le trouble nerveux est le signe habituel. Nous mettrons au contraire parmi les causes des névroses tout ce qui peut imprimer une modification importante à l'organisme. Ainsi, pour nous, l'hystérie restera une névrose lors même que l'état puerpéral, la pléthore, l'anémie, l'inanition, les excès vénériens ou le travail intellectuel nous paraîtraient en avoir provoqué le développement. Il nous répugnerait de dire que l'hystérie est *symptomatique* de la grossesse, de la pléthore, de l'insomnie, d'une vive frayeur ou d'une forte contention d'esprit. Que des causes aussi différentes, aussi opposées dans leur manière d'agir, y aient quelque part, nous le concevons facilement; mais nous ne pouvons pas refuser aux névroses qu'elles provoquent le nom de troubles nerveux idiopathiques ou sympathiques, suivant les cas.

1° Conditions organiques et dynamiques.

1° *Conditions organico-dynamiques congénitales.* Sous ce titre nous désignons les différences de structure et d'organisation apportées par chaque individu, en naissant, ainsi que l'exercice exagéré, diminué, ou perverti de certaines fonctions. De ces deux sources proviennent d'abord un très-grand nombre de névroses. L'*hérédité* intervient au plus haut degré dans leur développement. Celles qui affectent les facultés intellectuelles sont surtout soumises à cette funeste influence. La transmission

Hérédité.

héréditaire consiste ou dans le germe même de la maladie que le sujet reçoit de ses parents (épilepsie, folie, hystérie), ou dans une simple prédisposition qui lui vient de la même origine. Il peut également l'apporter, au moment de la naissance, sans qu'il l'ait reçue de ses parents. Dans tous les cas, elle ne se manifeste, le plus ordinairement, qu'à l'occasion d'une autre cause qui prend le nom de déterminante.

Sexe féminin et fonctions génitales.

Le sexe féminin crée une forte prédisposition aux névroses à raison de plusieurs causes : 1° de la prédominance du système nerveux que l'éducation ne fait qu'accroître encore ; 2° de l'excitation fonctionnelle de l'utérus, soit à l'époque de l'établissement ou de la cessation des menstrues, soit pendant le cours de la grossesse et des accidents nerveux qui en sont la suite. Il en est de même des tempéraments nerveux et bilieux, qui ont paru à tous les auteurs, favoriser la formation de ces maladies.

Affaiblissement par l'exercice immodéré du système nerveux.

Les autres causes consistent dans l'exercice exagéré ou insuffisant de certaines fonctions. A cet ordre, il faut rattacher et mettre, en première ligne, tout ce qui est capable d'exciter le système nerveux : les travaux de l'esprit, les affections morales, la frayeur subite, le chagrin, les excès vénériens, la masturbation. La diminution de la dose des stimulants nécessaires à la vie peut, tout aussi bien que leur excès, avoir le même résultat. L'affaiblissement causé par le défaut d'aliments de bonne qualité, par des travaux excessifs de corps et d'esprit, par les veilles, par l'exercice musculaire, produit les mêmes effets. Toutes ces causes donnent lieu à une sur-excitation nerveuse qui n'a, d'abord, aucun caractère morbide, mais qui finit par une véritable névropathie générale d'où découlent ensuite des névroses dont la forme et le siége sont différents.

Inanition.

L'inanition, quelle qu'en soit la cause, est souvent suivie de la manifestation d'une névropathie. Il suffit que la réparation ne soit point proportionnée à la dépense, comme on le voit chez les sujets épuisés par une alimentation insuffisante, par des pertes séminales, par une lactation trop prolongée, par un flux diarrhéique ou bronchique ancien, pour qu'il se développe une maladie nerveuse. La surexcitation fonctionnelle de certains appareils à l'époque de la puberté chez l'homme et la femme ou pendant la première et la seconde enfance, la dentition, l'âge critique prédisposent fortement aux névropathies. La constitution délicate, molle et efféminée chez l'homme, est une cause du même genre.

2° Causes cosmiques.

2° *Causes cosmiques.* Elles n'agissent guère qu'à titre de causes déterminantes sur des sujets déjà prédisposés. Ce sont : la chaleur, l'humidité, l'insolation, un écart de régime. On a dit que les névralgies ganglionnaires appartenaient aux régions tropicales plus spécialement, et celles du système cérébro-spinal aux régions polaires; mais il ne faut pas prendre cette proposition dans un sens trop absolu. L'entéralgie, désignée sous le nom de colique sèche des contrées méridionales, paraît être sous l'influence presque exclusive d'un brusque abaissement de température. Les convulsions, le tétanos, naissent dans les mêmes conditions atmosphériques. Le délire nerveux, la calenture, les hallucinations du mirage, se développent sous l'empire d'une température excessive. L'humidité est favorable à la production des névralgies.

3° Des maladies comme causes des névropathies.

3° *Maladies.* Elles fournissent à elles seules un nombre plus grand de névroses que toutes les autres causes réunies.

Influence sympathique des névroses sur la production d'autres névroses.

Les névroses sympathiques sont dues à des maladies très-différentes par leur nature et par leur siége. Il serait même assez difficile d'épuiser la liste des affections dont les névroses sont le retentissement sympathique. Nous indiquerons les principales. Il faut placer en première ligne les névroses qui peuvent devenir à leur tour l'origine d'autres névroses. Nous avons déjà signalé l'influence des viscéralgies, et spécialement de la gastralgie, de l'entéralgie, des névroses utérines sur le développement des troubles de la sensibilité et de la motilité. Réciproquement, il faut aller chercher la cause des viscéralgies dans la névrose des organes du mouvement et du sentiment. Il faut souvent une exploration bien attentive pour remonter ainsi jusqu'aux sources premières de la maladie.

Développement d'un très-grand nombre de maladies.

Plaçons à côté des maladies précédentes les lésions, soit aiguës, soit chroniques des viscères et les pyrexies. On observe la convulsion, la paralysie, le délire dans le cours ou la convalescence des fièvres typhoïdes, de la variole, de la rougeole, de la scarlatine, de l'érysipèle, pendant le travail de la dentition, de l'accouchement, à la suite des plaies, des brûlures, d'un grand nombre de lésions traumatiques. Les maladies aiguës du thorax, la pneumonie exceptée, développent peu d'accidents nerveux. Les traités de pathologie renferment beaucoup d'exemples de névroses du mouvement, du sentiment et même de l'intelligence, causées par des affections aiguës et surtout chroniques de l'estomac, des intestins, du foie, des reins et des organes génito-urinaires. Un cancer de l'estomac, une désorganisation des reins ou de la vessie peuvent amener une paralysie des membres inférieurs. La présence des vers dans l'intestin est souvent suivie de convulsions générales, de délire, de perte de connaissance, de trismus des mâchoires, de strabisme. On observe plus rarement ces désordres nerveux dans les affections du cœur, du foie et de la rate.

Chlorose; anémie.

La diminution des globules du sang est une cause généralement admise aujourd'hui de tous les accidents qui caractérisent les névroses. On les retrouve à différents degrés dans la chlorose et l'anémie. Il faut donc mettre ces deux affections parmi les influences morbifiques qui président au développement d'un grand nombre de névroses. Appellera-t-on celles-ci des phénomènes nerveux symptomatiques ou bien des névroses proprement dites. Nous pensons qu'on doit leur donner le nom de troubles nerveux symptomatiques toutes les fois que l'altération du sang en est la cause évidente. Les névralgies, les hyperesthésies, les viscéralgies des chlorotiques, tiennent à cette altération dans un grand nombre de cas. Mais ne peut elle pas aussi jouer le rôle de cause prédisposante et préparer le développement des névroses qui n'éclatent alors qu'à l'occasion d'une autre cause inconnue? Cette opinion, fondée sur l'observation des faits, ne saurait être mise en doute. L'altération du sang ne fait que concourir à la production de la maladie, et n'en est pas la cause unique. On en trouve la preuve, d'une part, dans la persistance de l'affection nerveuse, lors même qu'on est parvenu à guérir la chlorose, et de l'autre, dans l'absence de toute névrose proprement dite chez le plus grand nombre de femmes atteintes des pâles couleurs. Il faut donc qu'il y ait une cause morbifique autre que l'altération du sang pour que la névrose puisse se développer. Il est impossible, par exemple, de ne pas faire entrer en ligne de compte l'influence sympathique

que les troubles de la menstruation ne manquent pas d'apporter dans le système nerveux. On voit donc que des causes morbifiques très-complexes agissent dans la production des troubles nerveux chloro-anémiques qu'on a déclarés, un peu trop à la légère, symptomatiques de l'altération du sang, et qui nous paraissent appartenir, dans bien des cas, à des causes qui restent inconnues.

État puerpéral.

L'état puerpéral dans lequel nous comprenons la grossesse, l'accouchement et ses suites peut être considéré avec la chloro-anémie comme une des causes les plus ordinaires des névroses. Tous les observateurs en rapportent de nombreux exemples. On les trouve indiqués par les auteurs les plus anciens. Les troubles de la sensibilité, de la motilité, de l'intelligence, tiennent souvent au trouble de l'innervation utérine. (Voyez *État puerpéral.*)

Cachexies; albuminurie.

Les cachexies paludéennes, syphilitiques et l'albuminurie, nous paraissent également agir en débilitant l'organisme, en altérant le sang, en l'appauvrissant, de la même manière qu'un cancer utérin ou gastrique. Ces maladies entraînent avec elles des modifications profondes dans le solide et dans les liquides. S'il était démontré que l'altération du sang en fût la seule cause, il faudrait ranger les névroses dont nous venons de parler parmi les accidents nerveux symptomatiques. Mais nous avons de fortes raisons de croire que ces cachexies ne font, comme les autres maladies du sang, que préparer l'apparition des névroses vraies.

Rhumatisme.

Il en est de même des névroses d'origine rhumatismale. Les convulsions, les paralysies, les hypéresthésies qui en dépendent, sont spécifiques. Nous les rangeons parmi les névroses proprement dites.

Le traitement doit être rationnel.

Indications thérapeutiques. Le traitement des névroses doit reposer exclusivement sur la connaissance raisonnée de leurs causes, et ce n'est que quand elle nous fait entièrement défaut qu'il doit être permis de recourir à une médication empirique.

Traitement des névroses sympathiques.

Il faut avant tout établir si la névrose que l'on cherche à combattre est sympathique ou non. Dans le premier cas, on dirigera le traitement contre la maladie primitive, et, si elle est au-dessus des ressources de l'art, on agira alors sur les troubles nerveux, absolument comme s'ils constituaient toute la maladie. Ces troubles nerveux sont trop pénibles, souvent même trop menaçants pour qu'on ne doive pas chercher, à tout prix, à les dissiper par le traitement ordinaire des névroses.

Traitement des névroses.

Les indications thérapeutiques doivent être tirées de l'étiologie même des névroses autant qu'on peut le faire.

Indications : Combattre 1° l'état d'éréthisme causé par le trouble des fonctions génitales ;

1° Il importe de s'enquérir, par un examen approfondi des symptômes, si la maladie du système nerveux ne tiendrait pas à une de ces névropathies sur lesquelles nous avons tant insisté ; la puberté, l'établissement imparfait ou difficile de la menstruation, l'aménorrhée, l'état puerpéral, l'âge critique, requièrent une médication spéciale dont la diététique doit faire presque exclusivement tous les frais.

2° La chlorose, l'anémie et d'autres états diathésiques.

2° Une seconde indication est fournie par certains états morbides généraux qu'il faut, avant tout, combattre, parce qu'ils sont souvent l'unique cause des névroses. De ce nombre, sont la chloro-anémie, le rhumatisme, la syphilis et la névrosthénie, soit congénitale, soit provoquée par tous les agents capables de surexciter et de perturber le système nerveux. On trouvera surtout, dans les médicaments qui reconstituent le sang et qui fortifient tous les systèmes, les agents curatifs par excellence. Ils ne sauraient réussir sans un régime diététique approprié.

Des conditions étiologiques toutes spéciales conduiront aussi à employer avec succès les agents curatifs du rhumatisme, de la syphilis, de la goutte (bains de vapeurs, mercure, alcalins). On a vu des états bilieux, des complications gastriques, entretenir des névroses qui ont cédé aux médications appropriées à la nature de ces complications.

3° La surexcitation du système nerveux;

3° En l'absence de ces états morbides généraux, on doit chercher s'il n'existe pas, quelque part, une surexcitation fonctionnelle qui produit, à son tour, dans le système nerveux, une irritation sympathique. C'est ainsi qu'on est appelé parfois à neutraliser les effets de la prédominance trop forte des fonctions cérébrales et génitales qui jouent un si grand rôle dans l'étiologie des névroses (folie, épilepsie, nymphomanie).

4° Les viscéralgies.

4° Quoique les névroses viscérales soient ordinairement l'effet de quelque névrose cérébro-spinale, cependant elles peuvent être l'origine de celles-ci, et alors la médication devra être dirigée exclusivement contre l'irritation nerveuse du système ganglionnaire.

Indication tirée de quelques symptômes particuliers.

Il arrive souvent que le médecin ne sait plus sur quelles indications étiologiques il doit baser le traitement. Il observe une névrose qui n'est due à aucune lésion plus ou moins éloignée, à aucune diathèse : en un mot, à aucune des causes générales que nous avons signalées. Les désordres nerveux sont tout, il n'aperçoit rien au delà. En étudiant, avec soin, le trouble de la sensibilité, du mouvement, de l'intelligence, il sera assez heureux, dans quelques cas, pour surprendre une condition morbide toute spéciale : tantôt elle consistera dans l'intermittence, et dès lors le quinquina ou un agent perturbateur lui donnera

1° De l'intermittence.

2° De la douleur. 3° Du spasme. les moyens de guérir ; tantôt la violence de la douleur ou de la convulsion ayant été réprimée par l'opium ou la belladone, il verra céder tous les autres accidents de la névrose. Il faut donc s'attacher à décomposer ces maladies en leurs principaux éléments. On en aura ainsi plus facilement raison que si l'on tentait de traiter l'ensemble des symptômes et la maladie tout entière.

Traitement empirique. Enfin, quand nous ne pouvons plus découvrir dans les causes, dans l'état diathésique du sujet, dans la forme, dans la marche des symptômes quelque source d'indications spéciales, nous sommes alors forcés de combattre la maladie d'une manière empirique. Il faut reconnaître qu'alors nous errons dans les ténèbres; que si nous y trouvons par hasard la guérison, ordinairement notre thérapeutique échoue entièrement. Quoi qu'il en soit, on doit alors administrer les médicaments dits antispasmodiques, la belladone, l'opium, l'oxyde de zinc, la valériane, des toniques fixes, ou enfin des irritants spéciaux du système nerveux, comme la strychnine, l'électricité. Malheureusement, la réputation d'incurabilité faite à la plupart des névroses est justement méritée.

CHAPITRE II.

ALTÉRATIONS DE L'IRRITABILITÉ.

Synonymie. *Irritabilité de Glisson; sensibilité de Boerhaave; force organique; sensibilité organique de Bichat.*

Définition. L'excitabilité est une propriété vitale commune à l'homme, aux animaux et aux végétaux, inhérente à la matière organisée, lui donnant le pouvoir d'entrer en action, au contact des modificateurs, et de réagir sur eux.

Le modificateur qui met en jeu l'excitabilité s'appelle l'excitant ou le stimulant; l'action qu'il provoque dans un tissu, l'excitement ou l'excitation.

Il faut se représenter l'excitabilité comme une propriété générale qui existe dans la matière vivante à deux états différents : 1° à l'état latent, d'inertie, de repos, prête à manifester ses effets et n'attendant pour cela que le modificateur; 2° à l'état dynamique, c'est-à-dire en action et réagissant sur l'excitant : l'excitement est cet état dynamique. Il implique l'existence nécessaire de trois conditions : d'un support, qui est la matière organique; d'une force, qui est l'excitabilité; d'un agent propre à la développer qui s'appelle l'excitant. Si une de ces trois conditions vient à être troublée, il en résulte un état de maladie. Les mots : irritabilité, irritant, irritation, doivent être employés pour désigner l'état pathologique.

De l'excitement.

De l'irritation.

Toute molécule organisée jouit de la faculté d'être vivifiée par les excitants extérieurs et intérieurs et de faire servir cette stimulation à la conservation de l'existence.

Le seul fait de l'organisation donne à la matière cette propriété générale, tandis qu'il lui faut une contexture toute spéciale pour sentir et se contracter. Tous les tissus sont excitables, quelques-uns seulement sensibles et contractiles. L'endocarde est excitable par le sang, l'ovule par la liqueur spermatique, la rétine par la lumière. A l'excitabilité se trouvent constamment réunies chez l'homme la contractilité et souvent la sensibilité. Les trois actes les plus indispensables à la vie sont l'excitation, la sensation, le mouvement. Cependant ces

Tous les tissus sont excitables.

propriétés ne dépendent pas l'une de l'autre, puisqu'on peut, à l'aide de certains agents toxiques, les anéantir séparément, et que la maladie détermine souvent le même effet.

Les phénomènes d'ordre chimique et physique ne pourraient s'accomplir si les tissus n'étaient pas excitables.

Actes dus à l'excitation.

C'est aussi, en vertu de cette force, qu'ont lieu la fécondation de l'ovule par la liqueur spermatique, le nisus formativus, le mouvement d'absorption et d'élimination, la nutrition, la réparation des organes, la dissémination des influences sympathiques, l'activité organique générale mesurée par le degré de force, la résistance aux agents nuisibles et aux causes morbifiques.

Sens très-général et philosophique assigné par Tiedmann à ce mot.

Tiedmann donne à l'excitabilité ce sens général lorsqu'il la considère «comme une propriété dévolue à tous les corps vivants, animaux et végétaux, à toutes leurs parties, et même déjà à leurs germes, de se montrer impressionnables par les agents ou influences du dehors, ainsi que par les excitations qu'eux-mêmes produisent; et de se laisser déterminer par ces influences et excitations à des manifestations d'action et des changements continuels.» Cette manière large et philosophique de concevoir l'excitabilité est celle que nous adoptons.

Giacomini.

Giacomini y voit une propriété spéciale en vertu de laquelle l'application des choses extérieures détermine des changements naturels ou désordonnés auxquels on attribue la santé ou la maladie.

Broussais.

Broussais en fait la faculté qu'ont les tissus de se mouvoir par le contact d'un corps étranger, ce qui veut dire que «les tissus ont senti le contact.» Cette définition est évidemment trop restreinte. Il est utile, en clinique, de pouvoir rapporter les troubles qui surviennent dans tout l'organisme ou seulement dans certains systèmes à des troubles correspondants de l'excitabilité qui se traduisent toujours par des changements anormaux du mouvement, de la sensation, de la nutrition, de la circulation, des sécrétions, de la chaleur et des forces générales. On ne pourrait pas étudier synthétiquement ces désordres, si l'on se bornait à décrire séparément les lésions de la motilité, de la sensibilité.

Division et plan du travail.

Divisions. Nous présenterons successivement l'histoire de l'excitabilité et de ses quatre modalités pathologiques : 1° l'irritation; 2° l'asthénie; 3° l'ataxie; 4° la sympathie. Cette dernière est un élément morbide général qui se rattache naturellement à l'étude de l'excitabilité.

Des irritants.

Des irritants. Une des plus graves erreurs que l'on puisse commettre en médecine, c'est de croire, avec Brown, que tout ce qui agit sur le corps vivant est stimulant ou contre-stimulant, que la maladie n'est due qu'au défaut ou à l'excès des puissances excitantes. Cette doctrine a eu, pour la pathologie, les conséquences les plus funestes, et n'a dû son étonnant succès qu'à l'état peu avancé des connaissances physiques et chimiques, et au petit nombre d'applications qu'on pouvait en faire à la médecine. Aujourd'hui l'on sait que le corps humain est le siége d'actes chimiques et physiques qui ne peuvent être expliqués ni par la propriété générale qu'on appelle l'excitabilité, ni par la sensibilité, ni par la contractilité, pas plus que, dans le monde physique, tous les phénomènes ne sont réductibles en une seule force, la pesanteur, l'électricité, ou en une seule action chimique, l'oxydation, par exemple, comme le voulait Dutrochet.

Sources de l'irritation.

Les excitants physiologiques et les excitants pathologiques ou irritants doivent être cherchés : 1° dans le cosmos; 2° dans l'organisme sain; 3° dans l'organisme malade; 4° dans des causes dites spécifiques; 5° dans des agents employés à titre de moyens curatifs.

1° Des modificateurs cosmiques considérés comme irritants.

1° *Excitation causée par les modificateurs cosmiques ou extérieurs*. Le calorique, la lumière, l'électricité, la pesanteur, l'air avec ses diverses qualités physiques et chimiques; enfin, les aliments et les boissons agissent, en qualité d'excitants locaux et généraux.

Pour qu'ils deviennent des irritants, il faut ou qu'ils agissent à trop forte dose, trop longtemps, ou sur des tissus mal préparés à les recevoir. Un mot d'abord sur leur action physiologique. Les uns agissent, d'une manière physique, comme le rayon lumineux sur la rétine, l'onde sonore sur la membrane du tympan; d'autres, d'une manière chimique, comme la particule odorante sur la membrane olfactive, l'air sur le sang à travers les vésicules pul-

Ils n'agissent pas tous en stimulant.

monaires, ou l'aliment sur l'estomac. Il faut distinguer soigneusement, dans les effets produits, ceux qui appartiennent réellement à l'excitabilité et ceux qui dépendent d'une action purement physique ou chimique. L'air dans le poumon agit sur le sang, en vertu de propriétés physiques et chimiques. Tout autre tissu humide et renfermant du sang deviendrait le siége du même échange entre ce liquide et les gaz. L'excitation ne commence qu'à partir de l'instant où l'action chimique s'est produite, et où le sang modifié est allé vivifier, exciter les tissus. Il en est de même pour l'aliment, qui provoque une excitation dans la membrane gastrique, une hypérémie, la sécrétion d'un suc spécial, des mouvements. L'action chimique distincte de l'excitation la suit immédiatement.

Les excitants peuvent agir par les propriétés physiques

dont ils sont pourvus. Les frictions, le massage, la percussion, l'échauffement avec le calorique, le fluide électrique, exercent une excitation normale quand on les reçoit à un certain degré, et une irritation souvent très-vive, à dose plus élevée. Le froid modéré excite; plus considérable, il diminue, éteint même l'irritabilité, comme on le voit chez les animaux hibernants. Les deux effets ont lieu sans que la contexture des tissus soit altérée.

Irritants locaux et généraux.

Les irritants comme les excitants sont généraux ou locaux, c'est-à-dire qu'ils portent l'irritation à peu près sur tous les systèmes ou plus spécialement sur quelques-uns d'entre eux. La chaleur s'adresse à toutes les fonctions : la lumière, les particules odorantes, le son à des organes spéciaux. Cependant il faut noter qu'en faisant agir un excitant sur un organe auquel il n'est pas destiné normalement, on pourra obtenir une excitation. Les irritants mécaniques ou l'électricité, agissant sur le nerf auditif, produisent des sons; sur le nerf olfactif, des sensations olfactives; la pression sur l'œil, des rayons lumineux. Il semble donc que c'est l'excitabilité propre à chaque tissu qui détermine l'excitation spéciale bien plus que l'action spéciale de l'agent lui-même, et que la nature du stimulant ne joue qu'un rôle secondaire dans la production des effets spéciaux.

Il existe une excitabilité spéciale pour chaque organe.

2° Du dynamisme comme cause d'irritation.

2° *Irritation causée par l'exercice exagéré des fonctions.* On trouve quatre grandes sources d'irritation : 1° l'innervation cérébro-spinale ou divergente, à laquelle il faut rapporter les travaux excessifs de l'esprit, les émotions morales; 2° l'excitation convergente et diffuse du système nerveux sensorial et du nerf sympathique; 3° l'excitation qui part du système musculaire; 4° la stimulation envoyée par les organes de la génération.

L'irritation naît, soit dans les organes eux-mêmes, sur lesquels ont agi les stimulants, soit dans d'autres organes irrités sympathiquement.

L'influence des organes, dont la fonction surexcitée joue le rôle d'irritant, s'observe fréquemment pendant la menstruation, l'imprégnation, la grossesse, l'état puerpéral. L'irritation éclate soit dans les tissus surexcités, soit dans tout l'organisme, d'où naît la névrosthénie si commune chez les femmes, soit enfin dans certains appareils, en rapport sympathique plus spécial, avec le siége primitif de l'irritation.

Des actions chimiques et physiques comme causes d'irritation.

La dernière source d'irritation doit être cherchée dans les actions chimiques et physiques qui se passent dans l'intimité des tissus, et dont l'influence envoyée, dans différentes directions, peut faire naître l'irritation.

Il faut y joindre l'excitation normale qu'entretiennent les différents liquides qui parcourent les conduits, tels que la bile, le suc pancréatique, les fèces, la liqueur spermatique. Ces stimulants doivent avoir des qualités physiques et chimiques normales sans lesquelles elles deviennent aussitôt des irritants. L'urine, la bile, le lait altérés, irritent les canaux qu'ils traversent. Ces liquides, à l'état sain, provoqueraient même de l'irritation s'ils s'engageaient dans des réservoirs qui ne leur sont pas destinés. L'urine enflamme vivement le péritoine; le contact du sang, de l'air est suivi des mêmes effets quand ces corps pénètrent dans la plèvre ou dans le tissu cellulaire, etc.

Le sang est le stimulant général.

Le sang est un des excitants les plus actifs et les plus généraux que nous connaissions; on ne peut lui comparer que l'innervation du système encéphalo-rachidien. On voit le sang altéré porter rapidement l'irritation partout, lorsqu'il contient, en plus forte proportion, des principes stimulants naturels (globules), ou accidentels, comme l'alcool.

3° *Irritation causée par l'organisme malade.* On a certainement abusé de l'idée qu'une maladie par irritation détermine toujours une irritation semblable dans d'autres tissus. Suivant Tommasini, une inflammation ne peut produire que la diathèse sthénique, ce qui est inexact; car tous les jours nous voyons l'irritation inflammatoire s'accompagner d'adynamie ou d'ataxie. On ne peut donc rien établir d'absolu à cet égard, et l'on doit proclamer bien haut que, de même que la vie ne s'entretient pas seulement par l'excitation, de même les maladies irritatives ne naissent pas seulement de l'irritation soit directe, soit sympathique. Dans la chlorose, l'anémie, le scorbut, les fièvres adynamiques, rien de si commun que de voir des irritatations phlegmasiques, sécrétoires, des douleurs se développer. 3° Les maladies sources d'irritation.

Broussais avait multiplié singulièrement le nombre des irritations sympathiques. On sait avec quelle prodigalité il faisait rayonner l'irritation d'un point dans un autre. On croit généralement que les inflammations, les exanthèmes, les fièvres, les hémorrhagies, les maladies aiguës, celles qui s'accompagnent de douleurs vives, sont plus capables que les autres d'engendrer l'irritation dans d'autres tissus. Le fait est vrai, d'une manière générale; mais combien d'exceptions à cette règle! On a exagéré le nombre des maladies qui excitent l'irritation.

Les altérations du sang, lorsque ce liquide renferme plus de fibrine, plus de globules ou quelques produits morbides, ont, plus que les autres, le pouvoir d'irriter directement tous les systèmes.

4° *Irritants spécifiques.* Nous avons eu beaucoup de peine à élucider le sens que l'on doit attacher au mot irri- 4° Des irritants spécifiques.

tant. Cette difficulté va devenir peut-être insurmontable pour les irritants spécifiques. Voyons d'abord ceux qui sont de provenance morbide. Le virus syphilitique, celui de la morve, de la rage, le miasme paludéen, le tubercule, le cancer, le virus morbilleux, varioleux, voilà pour quelques personnes des irritants spécifiques qui reproduisent l'irritation d'où ils sont sortis. Il faut singulièrement abuser des mots, et encore plus des idées, pour venir affirmer que ces agents morbifiques n'agissent qu'en produisant l'irritation. Est-ce la phlegmasique, la sécrétoire, la nerveuse ou la nutritive qu'ils mettent en jeu? S'il en était ainsi, rien ne serait plus facile que de guérir ces maladies. Il s'est trouvé, il est vrai, des hommes qui ont conseillé de traiter la variole, la morve, la rage ou la vérole par les saignées, les émollients et les contre-irritants. Mais nous ne devons pas nous arrêter à relever de pareilles erreurs. Répétons que si nous ignorons entièrement la manière d'agir des agents spécifiques, nous pouvons, au moins, affirmer qu'ils ne produisent rien de comparable à l'irritation, à moins qu'on ne fasse ce mot synonyme de modificateur : ce qui ne veut plus rien dire.

La nature vraiment irritative de ces agents est fort douteuse.

Le tubercule, le cancer ne naissent pas de l'irritation; mais une fois produits par une cause que nous ignorons, agissent-ils comme irritant sur les tissus ambiants et ailleurs? Il n'est pas permis de contester l'existence des irritations phlegmasique, hémorrhagique, sécrétoire, nutritive autour des tubercules pulmonaires; mais elles ne sont pas les seuls actes morbides qui s'y passent, et dans tous les cas l'irritation n'a aucune part à l'évolution première du produit morbide.

A côté de ces altérations pathologiques viennent se placer d'autres agents que l'on a considérés aussi comme des irritants. Tantôt ce sont des semences morbides venues du dehors, comme celles qui engendrent les entozoaires; tantôt des agents miasmatiques, comme celui qui sort des marais ou du corps de l'homme sain ou malade. Nous répéterons que placer tous ces modificateurs parmi les irritants, c'est faire perdre à ce mot toute sa rigueur scientifique, car les effets, qui en résultent, sont tout à fait opposés à ceux que provoquent les véritables irritants.

5° Des irritants artificiels et employés comme agents thérapeutiques.

5° *Des irritants employés comme agents thérapeutiques.* Nous devons parler ici des substances que la matière médicale renferme et qui passent pour agir en irritant les tissus : ceux qui jouissent de cette propriété ont été distingués en généraux et en spéciaux.

Irritants généraux et spéciaux.

Les premiers excitent à peu près tous les systèmes, quoique à différents degrés, comme la chaleur, la lumière, l'électricité, l'air, les aliments, les boissons, les substances diffusibles, les huiles essentielles, la gérofle, la muscade, la vanille, la térébenthine, le café, le thé, les crucifères; les autres agissent de la même manière, mais leur stimulation porte d'abord sur la membrane muqueuse gastro-intestinale avant de se propager ailleurs.

Parmi les agents que la thérapeutique emploie à titre d'irritants spécifiques, il faut placer : 1° ceux qui irritent la peau (rubéfiant, cantharide, calorique, suc âcre, des crucifères, huile de croton); 2° la membrane gastro-intestinale (vomitifs, purgatifs et drastiques); l'œil, les fosses nasales, etc., en un mot les surfaces de rapport avec lesquelles on les met en contact; 3° le système vasculaire et le cœur (café, thé, alcool); 4° le tissu musculaire (strychnine, ergot de seigle); 5° les organes génito-urinaires (emménagogues, cantharides).

Outre les excitants qui ont action spéciale sur les tissus,

il y en a d'autres qui passent pour produire plus particulièrement une irritation sécrétoire (diurétique, sudorifique) ou nutritive (altérants). Nul doute que la strychnine, l'électricité, l'ergot de seigle, n'irritent spécialement le tissu musculaire et nerveux et que d'autres ne soient suivis de l'excitation du système circulatoire. Ces irritants spéciaux sont plus rares qu'on ne l'a dit.

Les diurétiques, les diaphorétiques, les choléagogues, les expectorants sont des agents qui exercent, suivant quelques personnes, une irritation élective sur les reins, la peau, le foie, la membrane bronchique; mais ils sont loin d'être considérés, par tous les médecins, comme possédant ces propriétés, d'une manière incontestable. Pour notre part, sans leur refuser une action irritante, nous ne leur reconnaissons pas la faculté de produire de pareils effets.

Nous en dirons autant des médicaments qui passent, dans l'école italienne, pour stimuler le cœur (ammoniaque et ses composés), les vaisseaux (éther), le système nerveux encéphalique (opium et ses composés), la moelle épinière (alcool, le vin), les voies digestives (gérofle, muscade, etc.). Le grand écueil de la thérapeutique est la confiance illimitée d'un grand nombre de médecins dans l'action spécifique des médicaments, et l'incrédulité non moins grande des autres. Il nous répugnera toujours de déclarer qu'un médicament est un contre-irritant par cela seul qu'il a guéri une maladie réellement irritative, à plus forte raison quand la nature de l'affection est contestable ou manifestement étrangère à l'irritation.

La doctrine du contro-stimulisme tout entière est cependant fondée sur la fausse croyance que les maladies sont toutes dues à un état général sthénique ou à l'asthénie. Les fauteurs du contre-stimulisme, voyant partout la diathèse de stimulus, ont poursuivi un très-grand nombre de maladies avec les médicaments qu'ils croyaient contre-stimulants et qui sont loin d'avoir ces propriétés. On ne doit donc pas s'étonner des succès qu'ils ont souvent obtenus.

Brown voyait la sthénie où ses successeurs ont vu l'asthénie, et il guérissait comme eux. Broussais prit le contre-pied de cette opinion, et il a résumé toute la physiologie dans l'étude de l'excitation locale généralisée, toute l'étiologie dans l'irritation, toute la thérapeutique dans la débilitation locale ou générale. Au fond, tous ces systématiques, depuis Thémison, ont reproduit les mêmes erreurs et se sont volontairement renfermés dans l'étroite limite d'un système prohibitif.

Parties dépourvues d'irritabilité.

L'irritabilité ne manque que dans les parties inorganiques, telles que les os, dans les concrétions calcaires, tous les liquides sécrétés et le sang.

Causes qui font varier son degré.

Chaque tissu a une dose d'excitabilité qui n'est pas la même à toutes les époques de la vie. Elle s'accroît surtout dans la première enfance, à l'époque de la puberté, pendant la menstruation, la grossesse; en un mot, toutes les fois que l'activité organique est mise en jeu par des besoins de développement ou de fonction. Ces états créent l'imminence morbide et prédisposent à l'irritation.

Nature des organes.

On a dit que l'excitabilité était plus grande dans les tissus riches en fibres sensibles et motrices : cette opinion n'est pas fondée. On aurait tort de mesurer l'excitabilité par les troubles du mouvement et du sentiment. Les viscères, tels que le poumon, le foie, les reins, possèdent une irritabilité égale, sinon supérieure à celle des organes du mouvement et du sentiment. On peut en donner pour preuve les mouvements organiques d'absorption, de sécrétion, d'assimilation, de circulation si nombreux et si actifs dans les organes parenchymateux. Aussi les maladies qui dépendent de l'irritation y sont-elles plus fréquentes que dans les systèmes nerveux et musculaire.

Repos nécessaire à l'irritabilité.

Il faut savoir que l'excitabilité, pour rester physiologique, ne doit être mise en jeu que pendant un temps variable, suivant chaque organe. A l'activité, à l'état dynamique doit succéder le repos, comme si les sources mêmes de l'excitabilité pouvaient diminuer ou tarir. L'irritabilité des muscles d'une grenouille que l'on a fortement excitée par l'électricité ne reparaît qu'après un certain temps. L'œil qui a longtemps examiné une seule couleur finit par ne plus l'apercevoir aussi distinctement. Après quelques instants de repos, l'excitabilité reprend toute son intensité; des alternatives de repos et d'activité lui sont donc nécessaires.

Périodicité des actes qui sont sous l'empire de l'irritation.

La périodicité se retrouve dans tous les actes de la vie organique et de relation, dans les muscles des membres aussi bien que dans le cœur, l'intestin, l'iris. Le sommeil et la veille sont indispensables pour que l'excitabilité puisse se réparer. Le médecin ne doit pas oublier cette loi lorsqu'il a recours à l'emploi des stimulants. Il ne faut pas non plus que le repos soit trop prolongé ou trop répété, autrement l'excitabilité, loin de gagner en énergie, perdrait beaucoup de sa force. Deux états opposés, l'irritation ou l'asthénie, peuvent provenir de l'excitation trop soutenue. Si l'on est obligé d'augmenter la dose de l'excitant habituel, ou s'il arrive une nouvelle cause d'excitation, ce qui revient au même, l'irritation s'ensuivra.

L'action trop fréquente ou exagérée d'un excitant finit par épuiser l'excitabilité. L'acte que l'organe est chargé d'accomplir languit, cesse même, parce que les tissus moins excitables ne réagissent plus. Il en résulte cet état de faiblesse que Brown appelait indirecte. Les muscles ne se contractent plus, après une fatigue excessive; l'intelligence s'affaisse, après une émotion morale ou un travail d'esprit trop soutenu; l'estomac qui reçoit habituellement une forte dose d'alcool n'est que faiblement déterminé par les aliments à produire une excitation normale, et il lui faut une dose d'alcool triple ou quadruple de celle qui est nécessaire pour causer la même stimulation chez un autre homme.

L'excitation est portée jusqu'à l'irritation par de nouvelles doses de stimulus.

On observe les effets de l'irritation chez l'ivrogne blessé ou le malade atteint de pneumonie. Le délire qui se déclare alors cède à l'opium et aux antispasmodiques. L'adynamie se montre dans les mêmes conditions et exige un traitement opposé. L'ivrogne qui délire ou qui est prostré se relève quand on lui administre du vin ou de l'eau-de-vie. Nous avons, comme tous les praticiens, observé des faits de ce genre ; mais l'interprétation qu'on en a proposée nous a toujours paru arbitraire et sujette à contestation. Quand un organe est au repos depuis quelque temps et qu'on lui rend son excitant physiologique, alors l'excitation trop forte peut s'élever jusqu'à l'irritation. Quelques cuillerées de vin données, pour la première fois, à un convalescent l'enivrent ou lui causent la fièvre. Un malade tenu à une diète rigoureuse, et contrairement aux règles de l'art, vomit les premières cuillerées de bouillon ou de vin qu'on lui fait prendre.

Conséquences pratiques.

La soustraction complète des excitants détermine à elle seule l'irritation. L'abstinence chez les animaux peut provoquer une vive rougeur dans l'estomac et tous les signes d'une irritation inflammatoire (1). La pénétration des rayons lumineux dans l'œil sur lequel on a pratiqué l'opération de la cataracte, ou qui est plongé depuis longtemps dans les ténèbres, est souvent suivie d'une vive irritation.

L'action répétée des stimulants fortifie les organes.

L'habitude et l'action répétée des excitants produisent un effet contraire, et c'est en ce sens qu'elles fortifient les organes. Les plaisirs vénériens, l'usage des alcools, l'audition de bruits très-intenses, en émoussant un peu l'excitabilité, rendent l'organisme moins accessible aux irritations qui naissent de cette excitabilité trop rarement mise en jeu. Tout le secret de la santé consiste dans la juste pondération qui doit exister entre les doses de l'excitant et l'irritabilité. Il faut bien remarquer que l'excitement est sous la double dépendance de l'excitabilité et de l'excitant; à une excitabilité émoussée ou épuisée par l'impression trop répétée ou trop forte de l'excitant, il en faut un plus fort encore ou inusité; témoin les raffinements de la débauche nécessaires pour réveiller les sens assoupis; les doses croissantes d'alcool ou d'opium pour ranimer les hommes abrutis qui en font usage; enfin des stimulants inusités, monstrueux, des poisons même, pour raviver la flamme vacillante d'une vie qui est sur le point de s'éteindre, faute d'excitabilité.

L'excitabilité peut être accrue ou diminuée par certaines diathèses congénitales.

L'excitabilité peut être accrue ou affaiblie par des causes inhérentes au support, à l'organisme. Les unes sont congénitales et transmises par les parents; les autres dues au développement des organes et des fonctions. Parmi les premières se trouvent les prédispositions que l'on observe, chez toutes les personnes d'une même fa-

(1) Voyez le mémoire de M. Chossat, *De l'inanition*, Recueil des étrangers, Mémoires de l'Académie des sciences, 1849.

mille ou issues d'une même souche, en vertu de laquelle une excitation continuelle se manifeste soit dans tout l'organisme, soit plus spécialement dans un appareil; tandis que chez d'autres une atonie très-grande et préjudiciable à la santé s'y fait remarquer. Dans ces différents cas, la cause de l'excès ou du défaut de l'excitabilité tient manifestement à la structure même de la matière organisée et vivante. Le médecin ne doit pas l'ignorer, afin d'y porter remède en agissant avec des excitants plus forts ou plus faibles, et en rétablissant le juste équilibre dans la santé. C'est ainsi qu'il parviendra à combattre et à détruire certaines opportunités morbides dangereuses pour la vie des sujets.

La constitution et les idiosyncrasies créent également une excitabilité insolite qui se produit tantôt facilement, à l'occasion du moindre excitant, tantôt avec une difficulté extrême, en sorte que le même excitant naturel agira trop fort ou pas assez chez deux sujets différents.

L'irritation est un état morbide caractérisé par l'accroissement de l'excitation normale dans une partie ou dans tout l'organisme.

De l'irritation locale.

Des irritations locales ; hypersthénie. Quand l'irritation se déclare dans un organe, on y observe des troubles de l'innervation, du mouvement, de la circulation, des sécrétions et de la nutrition. Ces troubles sont communs à toutes les irritations partielles. Les phénomènes spéciaux dépendent de la fonction de l'organe irrité. L'irritation du foie, des reins, se traduit par un flux biliaire, urinaire; l'irritation du cerveau par le trouble des facultés intellectuelles ; celle d'un nerf par une névralgie, etc.

De l'irritation dans les organes du mouvement.

Irritation des organes du mouvement. Dans toute hypersthénie locale, on observe d'abord un mouvement dans la fibre contractile, et par suite dans les liquides que renferment les conduits excréteurs. Que le tissu soit à fibres striées ou lisses et douées d'un mouvement obscur, il entre toujours en action. La durée et l'amplitude de la contraction sont subordonnées à des conditions particulières de structure. Le fait général est le resserrement auquel on a fait jouer un si grand rôle dans les systèmes médicaux, et qui a reçu différents noms : celui de *strictum* chez les Latins; de σθένος, ῥῶσις chez les Grecs; de spasme (Hoffmann); d'action organique, de contractilité insensible (Bichat). La convulsion, soit continue, soit rémittente, qui est l'effet de l'irritation, ne persiste pas au même degré pendant toute sa durée. Dans l'inflammation, elle ne marque que la première période; dans d'autres maladies irritatives, elle va et vient un grand nombre de fois, et s'accompagne de troubles de la sensibilité et des sécrétions.

De l'irritation dans les organes du sentiment.

Irritation des organes du sentiment. La sensibilité s'exagère, et l'on trouve toutes les variétés de sensations douloureuses, même dans des parties qui en sont dépourvues à l'état normal, comme les os, les ligaments, les jointures, le cerveau, le foie, le poumon, le cœur. L'accroissement des sensibilités donne lieu à des symptômes que l'on doit regarder comme les premiers et les meilleurs signes de l'irritation. Dans les phlegmasies, la douleur, presque constante, éveille l'attention des malades et du médecin. Elle n'est qu'un des éléments de la maladie dans la phlogose, l'hémorrhagie, les sécrétions irritatives; elle la constitue à elle seule dans la névrose des organes de sensibilité (névralgie).

De l'irritation dans les vaisseaux.

Irritation des organes vasculaires. Le premier effet de l'irritation dans les parties vasculaires est d'y provoquer un resserrement dont la durée est très-courte, et qui est bientôt suivi d'un état contraire. On doit encore y rattacher le travail morbide qui jette hors des vaisseaux le sang en nature comme dans les hémorrhagies que l'on a appelées aiguës, actives, ou bien le liquide qui constitue la matière des différents flux, par irritation inflammatoire. Avant et depuis Broussais, on a tour à tour augmenté ou restreint le nombre des irritations vasculaires. On doit leur rapporter un certain nombre d'hémorrhagies, et dans l'ordre physiologique la congestion ovarienne et l'évolution de l'ovule.

De l'irritation dans les sécréteurs.

Irritation des sécréteurs. La sécrétion s'altère dans les tissus irrités. Souvent, au début, elle cesse ou diminue, et ce n'est que plus tard qu'elle augmente, et qu'on observe alors des flux intarissables, dont la matière, les propriétés physiques et chimiques s'écartent toujours sensiblement de l'état normal. C'est ce qui arrive dans les phegmasies chroniques de la tunique muqueuse des voies respiratoires et intestinales. L'irritation sécrétoire est marquée par la congestion, le gonflement, la rougeur, la chaleur des parties, parfois la douleur; en un mot, par les signes de l'hypérémie. C'est même à l'aide de ces caractères qu'on peut distinguer l'irritation sécrétoire d'avec l'état asthénique qui produit les mêmes troubles de sécrétion avec des symptômes différents (voyez *Asthénie*). Les liquides fournis par les sécréteurs irrités ne doivent contenir aucun produit hétérologue tel que le pus, les granulations fibrineuses. Ils renferment seulement, dans d'autres proportions, les divers principes immédiats qui caractérisent l'état physiologique. Dans les phlegmasies des membranes muqueuses, le pus se trouve mêlé en grande proportion au sérum et à l'epithélium. Dans l'irritation sécrétoire simple, ces deux derniers produits morbides sont les seuls qu'on rencontre.

De l'irritation nutritive.

Irritation nutritive. Il faut encore rattacher à l'irritation le travail morbide qui, portant sur la nutrition et l'exagérant, a pour effet d'assimiler aux tissus une quantité surabondante des matériaux qui leur sont destinés. L'hypertrophie simple des tissus élémentaires dépend de l'accroissement de l'excitabilité, sans qu'on puisse saisir aucune autre cause de maladie : telle est la nature des hypertrophies du cœur, des muscles, des tissus fibreux, etc.

Effets locaux et généraux de l'irritation.

Nature de l'irritation. L'irritation locale était pour l'école méthodiste et pour Brown le résultat d'un état général, d'une diathèse, de strictum, sthénique, irritative. La maladie était l'état morbide local développé sous l'empire de cette diathèse. Nous ne pouvons aborder ici les discussions qu'a suscitées pendant si longtemps la doctrine de l'irritation; recherchons seulement si une irritation locale ne peut pas naître d'une autre diathèse que de l'hypersthénique. L'observation nous montre tous les jours des inflammations, des congestions et des flux se développant chez des sujets débilités, en proie à des lésions qui altèrent le sang, les humeurs, et diminuent partout l'excitabilité. Broussais a montré que l'inflammation naissait souvent dans le cours des maladies chroniques, et comme celles-ci sont loin d'être toutes des phlegmasies, on peut dire que l'irritation locale ne naît pas toujours d'un état général sthénique.

Diathèse de stimulus.

Réciproquement, une irritation locale n'engendre pas nécessairement une irritation générale. Il faut cependant reconnaître que la répétition sympathique de l'irritation dans un organe qui sympathise fortement avec celui qui a été affecté le premier est un fait ordinaire sur lequel Broussais a justement insisté, en exagérant sa fréquence. Il est encore vrai que l'irritation locale détermine souvent un état général hypersthénique ou la diathèse de strictum.

L'irritation locale tantôt primitive, tantôt consécutive.

Ce point difficile de doctrine a besoin de quelques développements. Il faut distinguer deux cas assez différents l'un de l'autre. Dans l'un, l'irritation locale, par exemple, est une brûlure, une plaie, qui détermine l'irritation inflammatoire : l'état général ne se développe que consécutivement; dans l'autre, l'irritation partielle n'est que la détermination de la diathèse; dans tous les cas, il constitue l'élément essentiel de la maladie. Nous croyons qu'à ce point de vue seulement, on peut admettre que la diathèse d'irritation ou sthénique a précédé et préparé l'irritation locale.

A peine une pneumonie, une pleurésie, une arthrite rhumatismale, se sont-elles déclarées que l'on voit paraître tous les signes de l'hypersthénie (chaleur, excitation vasculaire, pouls accéléré, fort, battement énergique du cœur), qui est due à l'altération du sang, à l'accroissement de sa fibrine. Il y a donc alors deux éléments de maladie : un local qui est la phlegmasie articulaire, l'autre générale, qui est l'altération du sang. Celle-ci tient à l'irritation locale et dépend uniquement de la maladie du solide; en d'autres termes, l'irritation exerce sur tout l'organisme une influence telle, que le solide et les liquides en sont ultérieurement modifiés. On comprend dès lors que la diathèse inflammatoire représentée surtout par l'état du sang, loin d'être la cause primitive de l'irritation inflammatoire, en est l'effet et comme le retentissement sympathique éloigné. La doctrine de l'irritation, applicable à la diathèse qui suit l'inflammation, ne saurait servir à expliquer les états généraux qu'on retrouve dans d'autres maladies, telles que les fièvres typhoïdes et les pyrexies. Personne ne croira que la gangrène, les ramollissements, les flux et tant d'autres accidents que l'on observe, dans le cours de ces maladies, et contre lesquels on dirige avec tant succès les médications excitantes, puissent être de simples manifestations de l'accroissement de l'excitabilité. Cette critique suffit pour montrer que l'organisme est le théâtre de phénomènes aussi complexes dans l'état morbide que dans l'état sain; qu'on ne peut pas les rapporter à la seule irritation.

Signes de la diathèse de stimulus.

Irritation générale (diathèse de stimulus). Voici les symptômes qu'on lui assigne généralement : forces augmentées ou égales à ce qu'elles sont dans l'état de santé; décubitus dans toutes les positions; station verticale possible; intelligence nette et surexcitée ou délire fugace; rêvasserie; insomnie; agitation; quelques mouvements convulsifs passagers; rougeur et congestion de la peau; battements du cœur énergiques, accélérés; pouls fort, développé, résistant; température élevée, disposition aux hémorrhagies; soif; constipation; urines rares, rouges, chargées; caillot du sang volumineux. Ajoutons que la diathèse irritative se reconnaît surtout, parce que les maladies qui se développent, sous son empire, suivent ordinairement une marche plus rapide, plus décidée, plus régulière; parce que les phénomènes morbides tendent à se terminer par la résolution, ou du moins à recevoir de la nature une favorable direction; parce qu'enfin l'organisme réagit avec force contre la cause morbifique. Tous ces symptômes peuvent-ils être rapportés à l'hyperstbénie?

L'irritation ne devient jamais égale dans tous les tissus.

La surexcitation normale de toutes les fonctions se voit chez un assez grand nombre d'hommes et peut subsister pendant un certain temps, à l'état physiologique. Quand une maladie irritative se déclare, il est facile de s'assurer que l'hypersthénie n'existe jamais, en même temps dans tous les organes, ainsi que Broussais l'avait fait remarquer. Les forces peuvent être conservées, l'excitabilité plus forte dans quelques points, mais les autres sont affaiblis ou troublés d'une autre manière. Il est difficile de considérer comme des signes d'hypersthénie le mal de tête, la courbature, le trouble des sens, la prostration, l'ataxie, la perte d'appétit, la soif, la fréquence des battements du cœur et des artères, la dyspnée, les lésions de sécrétions. Tandis que l'hypersthénie est dans un point, l'adynamie se retrouve dans d'autres. D'ailleurs, telle maladie détermine l'hypersthénie au début et pendant quelques jours, et plus tard une débilité extrême, sans avoir, pour cela, changé de nature. La fièvre typhoïde, les exanthèmes, la pneumonie, déclarés sthéniques au commencement, seront quelques jours après adynamiques ou ataxiques.

L'hypersthénie primitive se voit chez des sujets qui l'ont reçue de leurs parents, chez les femmes pendant la menstruation, la grossesse, l'état puerpéral, chez ceux dont la constitution est marquée par la névrosthénie qui peut cependant conduire aussi à la faiblesse, ou par un système vasculaire et sanguin très-riche ; enfin chez les hommes que leur éducation, leur régime, leur genre de vie, tiennent dans la surexcitation. Les maladies qui se déclarent, en pareille circonstance, empruntent au dynamisme de l'économie, un caractère hypersthénique très-prononcé.

On a fait de la surexcitation vasculaire, de l'accroissement de la température, de la névrosthénie, le caractère de l'hypersthénie générale. A ce compte, combien de maladies seraient d'origine irritative?

De la fausse adynamie.

On admet généralement que l'état sthénique peut être larvé par la faiblesse; on dit alors que les forces sont opprimées et qu'il y a fausse adynamie. Ce langage des écoles, dans lequel il est facile de retrouver les vestiges de la doctrine brownienne, ne doit plus prendre place dans nos livres. Si chez un malade, en proie à une pneumonie, on observe tous les signes de la débilitation, en même temps qu'une excitation vasculaire très-grande, si la saignée et les autres moyens débilitants sont suivis du retour des forces, il n'est pas nécessaire de recourir au système de l'oppression. Il faut se contenter de dire que la violence d'une irritation ou de toute autre maladie sthénique produit l'hyposthénie, et que celle-ci n'empêche pas de saigner pour abattre l'irritation locale.

Marche de l'irritation.

Marche de l'irritation. Il faut d'abord rappeler cette loi importante de l'excitabilité, à savoir qu'elle est essentiellement périodique; que quand le stimulant a agi, l'activité reste suspendue, pendant un certain temps; que l'excitabilité revient peu à peu, et qu'alors le stimulant est en état de reproduire l'excitation.

Phénomènes, essentiellement rémittents ou intermittents de l'irritation.

Il en est de même dans l'état pathologique. Les phénomènes de l'irritation sont plutôt intermittents ou rémittents que continus. Le travail d'irritation ne provoque que des troubles fonctionnels et la structure des tissus n'est pas sensiblement modifiée. L'irritation phlegmasique, à sa première période, ne s'accompagnant que de lésion de circulation, d'innervation et de sécrétion, elle peut se dissiper avec une promptitude extrême, en un petit nombre d'heures. Il en est, à plus forte raison, de même de l'irritation, qui a son siége dans un nerf, dans le cerveau. Elle ne fait pas que troubler les actes, les fonctions, sans léser les tissus. Tel est encore le caractère des flux muqueux, d'une hémorrhagie critique ou supplémentaire, d'une congestion, d'un spasme. Les irritations peuvent affecter une marche aiguë ou chronique, ou plutôt intermittente et rémittente, très-rarement une marche parfaitement continue.

L'irritation seule n'altère en rien la structure ; elle n'est qu'une lésion de propriété vitale.

Toutes les irritation des organes du mouvement, du sentiment, de l'intelligence, tous les phénomènes sympathiques, sont rémittents ou intermittents. Il suffit de citer la névralgie faciale, la contraction idiopathique, limitées à certains muscles, le délire nerveux, la manie, les spasmes des conduits membraneux, les flux des membranes muqueuses, salivaire, urinaire, les hyperémies irritatives. L'irritation inflammatoire peut-elle s'offrir sous la forme intermittente? On peut répondre affirmativement puisqu'elle ne fait que provoquer la congestion. Il n'en est plus ainsi lorsque l'inflammation est arrivée à sa période d'extravasation plastique ou purulente; mais alors d'autres actes morbides ont succédé à l'irritation.

Les irritations nutritives elles-mêmes, quoique continues, offrent des périodes pendant lesquelles l'activité de l'assimilation augmente où se ralentit, et ce n'est qu'après une série d'oscillations pareilles qu'on trouve les altérations de texture qui constituent les hypertrophies sans autre lésion.

Des maladies par irritation.

Des maladies irritatives. Brown ne plaçait parmi les maladies sthéniques que les phlegmasies, les pyrexies, les exanthèmes qu'il rapportait à la diathèse sthénique; toutes les autres dépendaient de l'asthénie. Broussais attribuait presque toutes les maladies à l'irritation, et un très-petit nombre à la faiblesse. Cette vive opposition, entre les deux hommes qui ont pris, pour critérium de l'état morbide, l'irritabilité d'une part et l'état général sthénique et asthénique de l'autre, prouve jusqu'à l'évidence, ou que les signes de l'irritation sont si mal définis qu'ils peuvent être confondus aisément avec ceux de l'adynamie et avec d'autres états morbides tout à fait différents, ou que l'irritation est un acte morbide obscur et arbitrairement défini. Si la double cause d'erreur que nous signalons n'existait pas, comment un homme supérieur tel que Broussais aurait-il pu attribuer à l'irritation la fièvre, la syphilis, les tubercules, la variole, etc.?

Il est difficile d'en déterminer le nombre.

L'irritation se montre : 1° *comme élément primaire essentiel;* 2° *comme élément secondaire* dans un grand nombre de maladies.

Nature irritative des lésions dans les phlegmasies, les exanthèmes.

Des irritations primaires. On doit considérer comme telles les phlegmasies, les exanthèmes, certaines espèces d'hémorrhagie, d'hydropisie, de flux, et les névroses. La lésion locale dans l'inflammation et les exanthèmes a une origine irritative et spécifique incontestable; ce caractère n'est pas douteux non plus dans les hémorrhagies supplémentaires, critiques, et même pléthoriques, quoique, dans ce dernier cas, un autre élément intervienne. Nous en dirons autant de certaines hyperémies, des hydropisies, dans lesquelles on n'a pu découvrir, jusqu'à ce jour, autre chose que l'irritation sécrétoire.

Des irritations primitives.

On doit encore mettre au rang des irritations primitives essentielles : 1° *du système nerveux sensitif*, l'hyperesthésie et la névralgie ; 2° *du cerveau :* certaine forme de folie, le délire, l'hallucination, l'épilepsie, l'hystérie, le satyriasis, et d'autres névroses encore; 3° *de l'appa-*

reil musculaire : les convulsions clonique et tonique, certaines éclampsies, l'épilepsie, le tétanos, la chorée, un grand nombre de spasmes idiopathiques des muscles de la vie organique (œsophagien, laryngien, vésical, anal etc.). L'irritation nerveuse, quoique n'étant plus qu'un élément de la maladie, joue un rôle très-important dans la coqueluche, l'asthme, les catarrhes suffocants, dans un grand nombre de flux des membranes, sur lesquelles l'irritabilité accrue détermine des phénomènes morbides qu'il faut savoir rapporter à leur véritable cause. 4° On doit aussi rattacher à l'*irritation du système vasculaire* certaines hyperémies et hémorrhagies; 5° à l'*irritation sécrétoire* plusieurs espèces de flux ; 6° à l'*irritation nutritive* quelques hypertrophies.

Des irritations consécutives.

Irritations consécutives à d'autres maladies. Elles peuvent se développer dans le cours de toutes les maladies, à titre d'élément essentiel ou de complication purement accidentelle. Il nous serait difficile d'épuiser la liste des affections internes, dans le cours desquelles l'irritation détermine des troubles variés, et des symptômes qu'il importe de rapporter à leurs véritables causes. Les irritations consécutives ont le même siége que les primitives. Elles donnent lieu à des douleurs, à la convulsion des tissus contractiles ou à mouvements obscurs, à la rétention des matières liquides, à des flux, à des hémorrhagies, des hypertrophies, etc. Un nombre considérable de troubles fonctionnels n'ont pas d'autre origine que l'irritation excitée d'abord par une maladie de nature toute différente. Le tubercule, le cancer, les concrétions, les productions homologues, s'accompagnent, durant leur cours, de phénomènes d'irritation incontestables. Disons toutefois, qu'on a beaucoup exagéré le nombre des accidents qui sont en réalité sous la dépendance de l'irritation.

Leurs symptômes.

Les symptômes qui font reconnaître les irritations consécutives sont les mêmes que ceux des irritations primitives ; nous les avons retracés plus haut. Ils doivent être présents à l'esprit du médecin lorsqu'il veut instituer le traitement d'une maladie.

Quant aux prétendues irritations spécifiques qui produisent le tubercule, le cancer, la syphilis, les maladies virulentes, il n'est permis de les mentionner que pour déclarer formellement que c'est à l'aide d'un effort malheureux de la doctrine de Broussais, et par surprise, qu'on est parvenu à comprendre, pour un instant, ces maladies au nombre des irritations. Il faut le répéter, l'irritation ne peut pas plus produire toutes les maladies que l'excitation ne peut rendre compte de tous les actes et de tous les phénomènes physiologiques.

Indications thérapeutiques fournies par l'irritation.

Indications thérapeutiques. Les causes de l'irritation étant bien connues, il est facile, sinon de se rendre maître de cet élément morbide, du moins de poser les indications thérapeutiques, à l'aide desquelles on peut le combattre.

1° Le stimulant est dans le cosmos : il est jusqu'à un certain point sous notre empire, ou du moins nous pouvons en atténuer, en contre-balancer les effets, à l'aide des autres agents du cosmos ; en un mot, agir par les contraires.

2° La stimulation est le fait du dynamisme organique : c'est-à-dire que la cause de l'irritation réside dans l'exercice excessif ou perverti d'un organe ou d'un appareil. L'indication consiste à condamner l'organe à un repos complet, et s'il n'est pas possible d'arriver à ce résultat, d'en réduire de beaucoup l'activité fonctionnelle (diète, saignée).

L'hygiène doit faire d'abord tous les frais du traitement, parce qu'elle nous fournit les moyens les plus puissants d'action pour diminuer l'excitabilité. Viennent, en seconde ligne, les agents thérapeutiques, qui produisent le même effet. Ils sont de plusieurs espèces : les uns s'adressent à l'excitabilité générale, les autres à celle qui est dévolue à certains organes. Au nombre des premiers nous trouvons d'abord : 1° la soustraction du sang en diverses proportions, et aidée par la diète, les boissons aqueuses et le repos ; 2° les hyposthénisants du système nerveux que nous avons déjà fait connaître. Parmi les seconds, se placent les contro-stimulants spéciaux du cœur, du foie, etc.

En entrant dans de plus grands développements, nous craindrions de reproduire quelques détails qui trouvent aussi leur place dans l'étude de l'inflammation. (Voyez ce mot.)

§ II. **Asthénie** (adynamie, atonie, hyposthénie, faiblesse). De l'asthénie.

L'asthénie est produite par le défaut ou la diminution de l'excitabilité, par l'excès du stimulus ou par des agents qui ont une action débilitante directe et spéciale. On doit distinguer plusieurs causes d'asthénie qu'il faut chercher : 1° dans le cosmos ; 2° dans l'organisme en fonction ; 3° dans l'état morbide : 4° dans les hyposthénisants thérapeutiques.

Causes de l'asthénie : 1° Provenant du cosmos.

Causes de l'asthénie. 1° *Hyposthénisants cosmiques.* On trouve d'abord tous les agents extérieurs ou cosmiques dont la diminution d'intensité ou la cessation d'action ne tarde pas à produire la faiblesse. Il suffit de signaler : 1° la réfrigération au delà d'un certain degré, variable un peu suivant les sujets, l'âge, le climat, l'habitude, etc.; 2° la chaleur excessive jointe à l'humidité; 3° les vents qui acquièrent ces mêmes qualités, en traversant certaines contrées (sirocco, vent d'orage); 4° la faible intensité de la radiation solaire; 5° une aération insuffisante; 6° les émanations provenant du corps de l'homme sain ou malade; 7° les miasmes et les effluves marécageux; 8° l'usage d'aliments non réparateurs, insuffisants, la diète prolongée; 9° l'emploi réitéré de boissons aqueuses, lactées, gommeuses, chaudes, prises en grande quantité; 10° l'inanition enfin. Telles sont les principales causes de débilitation qui jettent rapidement, ou après un temps fort court, tout l'organisme dans l'hyposthénie et amènent un grand nombre de maladies.

2° Provenant des fonctions.

2° *Hyposthénisants dynamiques.* L'inactivité, l'affaiblissement d'une ou de plusieurs fonctions plongent celles-ci, ou les organes avec lesquels elles sont en rapport sympathique, dans la débilité; c'est ainsi qu'on voit le sommeil des fonctions de l'intelligence, de l'innervation, de la locomotion, de la génération, imprimer une forme adynamique à toutes les maladies qui surprennent le corps ainsi disposé. La chlorose, l'aménorrhée, l'anaphrodisie, naissent de cette manière.

Épuisement direct de l'excitabilité.

Le même effet peut avoir lieu, par une cause toute contraire, après l'exercice immodéré d'une ou de plusieurs fonctions. La surexcitation du cerveau, les plaisirs vénériens, l'épuisement nerveux, conduisent à l'atonie, soit locale, soit générale. Ne sait-on pas que l'action musculaire, si favorable à la santé, devient une source de maladies, quand elle est excessive et que les affections intercurrentes, revêtent, chez les artisans, un caractère pronommée d'adynamie, à cause de la fatigue continuelle, à laquelle les condamne l'exercice de leurs professions. On voit les effets terribles de cette cause chez les animaux surmenés. Toutes les fois donc qu'un appareil est privé de son stimulant normal, ou que celui-ci agit d'une manière trop répétée, l'excitabilité s'épuise et la faiblesse paraît.

L'affaiblissement naturel de certains organes, la suspension de leur fonction, à des époques déterminées de la vie humaine, sont suivis de l'asthénie, et parfois même de l'atrophie des tissus. L'asthénie des ovaires, de l'utérus, des testicules, se produit de cette manière.

La cessation de certaines actions physiques, chimiques et mécaniques qui se passent dans les tissus, doit être considérée comme une source très-active de l'hyposthénie. Il suffit qu'une liqueur cesse de couler dans un canal ou d'affluer dans son réservoir naturel pour qu'ils se rétrécissent. Ce fait général domine toutes les altérations qui surviennent dans les voies d'excrétion de la bile, de l'urine, des matières fécales.

3° Des maladies comme causes de l'asthénie.

3° *Des maladies considérées comme cause d'asthénie.* Il faut ranger dans deux groupes toutes les affections qui déterminent l'asthénie : 1° les maladies aiguës et chroniques qui portent atteinte au système nerveux ; 2° celles qui altèrent le sang et en diminuent les propriétés physiologiques stimulantes (globules, albumine, fibrine). Parmi les premières, nous trouvons toutes les pyrexies qui s'accompagnent de débilité ; parmi les secondes,

Altérations du sang.

toutes les hémorrhagies, les saignées excessives et les maladies organiques qui produisent la diminution des globules (cancer, tubercule), ou de quelques autres éléments du sang (inanition, albuminurie). Suivant que la maladie est aiguë ou chronique, elle excite promptement ou à la longue la débilité.

Irritation.

D'autres maladies provoquent l'asthénie, d'une façon purement sympathique dans des organes plus ou moins éloignés. Broussais déclare, avec raison, que l'irritation d'un viscère doit être regardée comme la cause fréquente de l'asthénie générale ou partielle. En dehors du grand fait de l'inflammation, d'autres maladies, telles que les hémorrhagies, les flux immodérés, les destructions opérées par le cancer, le tubercule, la déperdition d'un principe ou d'une humeur importante, de la liqueur séminale, de l'albumine, du sang, etc., occasionnent rapidement l'adynamie; aussi voyons-nous souvent les affections, dans le cours desquelles ce liquide s'altère, jeter les malades dans une grande adynamie.

Maladies du système nerveux.

On peut établir, d'une manière générale, que l'adynamie se montre plus profonde et plus fréquente dans les maladies qui lèsent, soit directement, soit sympathiquement, le système nerveux et le sang; en second lieu, la nutrition générale ou celle d'un organe important (tubercule pulmonaire, cancer de l'intestin). Les maladies chroniques sont presque toutes accompagnées d'adynamie. Elle est constante dans la convalescence. (Voyez ce mot.)

Irritations spécifiques.

Nous nous sommes expliqué déjà sur l'action de certains agents spécifiques engendrés par les organismes malades de l'homme ou des animaux (voyez *Irritants spécifiques*). Les virus varioleux, syphilitique, vaccinal, morveux, rabique, n'agissent ni en augmentant ni en diminuant l'excitabilité. Ils s'attaquent, et, de bien des façons différentes, au solide et aux liquides, à la structure et aux propriétés vitales. La débilité y joue un grand rôle.

4° De l'action des hyposthénisants thérapeutiques. On emploie, dans le but de guérir l'irritation, un certain nombre d'agents qui dépriment l'excitabilité, et qu'on appelle les hyposthénisants. Brown n'admettait pas qu'il existât des substances capables d'affaiblir ou d'enlever l'excitement. Il croyait seulement que les modificateurs de ce genre ne stimulent pas assez, qu'alors l'excitabilité s'accumule, et qu'il en résulte une faiblesse qu'il appelle *directe.* C'est là une erreur contre laquelle nous nous sommes déjà élevé, à plusieurs reprises. Il existe très-positivement des modificateurs qui anéantissent l'excitement physiologique : tels sont les substances émollientes, le contact prolongé de l'eau chaude, le froid ; l'électricité à trop forte dose, quelques poisons, celui de la vipère, du crotale ; des médicaments tels que le plomb, l'opium, l'acide prussique, la digitale, l'éther, le chloroforme. On donne, dans la médecine italienne, le nom de contro-stimulants ou hyposthénisants aux modificateurs qui abattent la diathèse de stimulus et ramènent l'excitation à son degré normal. Jusqu'à ce que cet effet soit produit, on ne voit rien paraître de l'action des médicaments ; on appelle tolérance cet état de l'organisme. Suivant les fauteurs de cette doctrine, les médicaments qui jouissent de la propriété de combattre le stimulus sont très-nombreux, et on n'a qu'à choisir. Chaque organe a son contro-stimulant. Le cerveau (jusquiame, belladone, tabac) ; la moelle épinière (strychnine, plomb) ; le cœur, les vaisseaux sanguins, lymphatique, l'intestin, etc., en ont chacun plusieurs. Nous sommes loin, en France, d'attribuer de pareilles vertus aux médicaments. Les seuls qui passent, assez généralement, pour les posséder sont le froid, les émollients,

4° De l'action spéciale de certains médicaments.

Des émollients.

Des contro-stimulants.

la digitale, et d'une matière plus douteuse, l'acide prussique, le plomb et l'antimoine.

Symptômes de l'asthénie générale.

Symptômes de l'asthénie générale. Les traits du visage expriment la tristesse, le découragement; le regard est fatigué, inquiet, sans expression, languissant; la peau naturelle ou sèche; la température normale ou abaissée (choléra, sclérème, anémie, convalescence); la résistance au froid moindre; l'intelligence présente, affaiblie; la mémoire diminuée; les réponses sont lentes; assoupissement; malaise indéfinissable, pénible, portant à l'indifférence; les sensations presque toujours troublées et diminuées; céphalalgie; vertiges; dilatation des pupilles; vue brouillée; bourdonnement d'oreille; dureté de l'ouïe; sensibilité moindre de la peau; faiblesse musculaire se traduisant par la lenteur; la difficulté des mouvements est portée jusqu'à la paralysie; marche vacillante, incertaine; tremblement de la langue, décubitus dorsal; circulation non moins altérée que les autres fonctions; palpitations, lipothymie; syncope; anxiété précordiale; bruits du cœur sourds, lointains, affaiblis, réguliers; pouls lent, faible, dépressible, parfois fréquent, irrégulier; stase du sang dans les capillaires produisant des rougeurs partielles et des congestions; plénitude du système veineux; respiration lente, irrégulière, souvent pénible, suspirieuse, profonde; langue sale, naturelle ou pâle; bouche mauvaise, amère; inappétence; soif nulle; nausées; anorexie; digestion pénible, accompagnée de production de gaz, de phénomènes de dyspepsie; météorisme; ventre tendu, un peu sensible; selles variables, ordinairement rares, dures; urine abondante, décolorée, peu dense, neutre, alcaline, laissant déposer des carbonates de chaux; atonie des fonctions génératrices; spermatorrhée; leucorrhée; diminution, irrégularité des menstrues; hémorrhagies par diverses voies; épanchement séreux dans le tissu cellulaire général; présence de l'albumine dans l'urine.

De quelques maladies dans lesquelles l'asthénie est générale.

On peut prendre pour type de l'asthénie la faiblesse congénitale et le sclérème des nouveau-nés; dans ce cas, la chaleur s'abaisse, le pouls et la respiration se ralentissent; la vie s'éteint sans autre lésion. Nous citerons encore la faiblesse sénile et la mort qui en est le résultat; l'inanition lente, cent fois plus cruelle que celle qui marche rapidement. On observe dans le sclérème le défaut de résistance au froid, l'abaissement de la température, la faiblesse de la respiration, l'altération du sang, la sortie de son sérum par les vaisseaux, des épanchement séreux dans le tissu cellulaire, etc. Nous donnerons enfin, comme un des exemples les plus marqués de l'anéantissement de l'excitabilité, le choléra-morbus. Toutes les grandes fonctions, l'innervation, la respiration, l'hématose, l'absorption, l'exhalation, sont suspendues. En étudiant chaque symptôme en particulier, on peut se convaincre qu'il est dû à ce que l'excitement est détruit. On ne peut proposer aux pathologistes un sujet plus digne de méditation.

Division des asthénies.

Division des asthénies. En les considérant à titre d'élément de maladies, on trouve que, 1° les unes sont la maladie tout entière; 2° que les autres ne sont qu'un des éléments de la maladie; 3° que les troisièmes sont des effets de la maladie.

Asthénies primitives.

1° *Des asthénies primitives et idiopathiques.* (A) Faiblesse des nouveau-nés; (B) faiblesse sénile; (C) mort naturelle par les progrès de l'âge; (D) choléra-morbus; (E) atrophie musculaire progressive; (F) asphyxie des nouveau-nés; (G) inanition rapide ou graduelle; (H) maladies par privation de l'excitant nécessaire à l'organe : 1° de l'air (asphyxie négative), 2° de la chaleur (congélation, engelure).

Dans la seconde division se trouvent les asthénies qui ne sont qu'un des éléments principaux de la maladie (pyrexies, typhus, peste, fièvre typhoïde).

Asthénies consécutives.

Dans un troisième groupe viennent se ranger les *asthénies consécutives* dues : (A) à une hémorrhagie ; (B) à la suspension de la circulation (gangrène, ramollissement, ulcération, syncope) ; (C) à toutes les maladies qui modifient la nutrition (cancer, tubercule) ; (D) à toutes celles qui anéantissent ou affaiblissent l'innervation générale (maladies du cerveau et de la moelle) ; l'innervation locale (maladies des nerfs, atrophie musculaire).

Asthénies partielles.

Symptômes des asthénies partielles. Ils changent suivant les organes et les fonctions ; cependant on doit y retrouver tous les caractères que nous avons assignés précédemment à l'asthénie générale. Celle du système nerveux, par exemple, donne lieu à l'anesthésie, à la paralysie, à la démence, à l'idiotie.

On a décrit une asthénie (A) du cerveau, (B) du système ganglionnaire, et en effet certaines névroses marquées par la faiblesse des facultés cérébrales ou des fonctions des viscères splanchniques peuvent être rapportées à l'asthénie ; certaines atrophies et paralysies musculaires paraissent dépendre de la lésion de l'innervation locale.

Comme les irritations, les asthénies portent également : (A) sur le système vasculaire (chlorose, anémie) ; (B) glandulaire (anaphrodisie, agalaxie) ; (C) sur le système musculaire (paralysie) ; (D) nutritif (atrophie, ulcération, ramollissement). Il appartient à la pathologie spéciale d'étudier chacune de ces espèces d'asthénies.

La marche des asthénies primitives est intermittente ou continue, avec de fréquentes exacerbations. On voit reparaître tous les symptômes au moment où on les croyait dissipés. On ne peut, du reste, en écrire l'histoire d'une manière générale.

Indications thérapeutiques.

Indications thérapeutiques. Les asthénies exigent un traitement qui diffère suivant les cas. L'indication de fortifier tous les systèmes leur est commune, mais n'est pas la seule. On rencontre encore beaucoup de médecins qui croient que tonifier, stimuler ou bien affaiblir, contre-stimuler, résume à peu près toute la thérapeutique; fausse doctrine venue des anciens, mais singulièrement exagérée par d'autres systématiques qui se sont renfermés dans cette théorie, comme dans une étroite prison. Il est rare qu'un praticien éclairé n'ait à combattre la débilité que par des fortifiants. En même temps qu'il stimule le système nerveux, il améliore la composition chimique du sang, il donne aux organes digestifs des excitants, des toniques; il provoque des sécrétions salutaires, etc.; en un mot il s'adresse à différentes fonctions; calme un tissu, agit par sympathie sur un autre, et la stimulation n'est pas la seule action qu'il cherche à produire.

Le traitement ne consiste pas seulement à stimuler.

Employer trois espèces de stimulants.

Dans l'asthénie générale, l'effet le plus utile est celui que l'on obtient à l'aide de trois espèces de stimulants que nous avons longuement étudiés en parlant des irritants; ce sont: 1° les *excitants cosmiques*, les plus importants et les plus actifs de tous; 2° les *excitants dynamiques*, plus essentiels peut-être, mais plus difficiles à manier, parce qu'il ne faut stimuler que les organes dont la sympathie peut être utilement mise en jeu; 3° les *stimulants* empruntés à la matière médicale, et dans le choix desquels il faut se laisser conduire surtout par les indications tirées du siége, de la cause et de la marche de l'asthénie. Les plus usités sont les toniques les corroborants, comme les vins, l'alcool, le quinquina, les ferrugineux, les crucifères, les aromatiques, et quelques diffusibles comme l'éther, l'ammoniaque, les bains sulfureux, de mer, l'hydrothérapie, etc.

Dans l'asthénie locale, il est nécessaire d'agir directement sur les tissus affaiblis; c'est alors que les irritants locaux, les frictions, le massage et l'électricité rendent de grands services.

Ataxie. Qu'est-ce que l'ataxie ?

§ III. **Ataxie.** L'ataxie peut être définie un état morbide, caractérisée par le désordre de l'excitement (ἄταξις, *sans ordre*).

Symptômes.

En y regardant de près, et en se plaçant au point de vue clinique, on ne tarde pas à s'apercevoir que cet état morbide est encore moins pur de tout mélange que la sthénie et l'asthénie. Si nous jetons les yeux sur l'ataxie générale qui résulte, par exemple, de la pénétration du pus dans le sang ou d'une perturbation de tout le système nerveux, telle qu'on la trouve dans la fièvre typhoïde, le typhus, nous serons frappés d'abord des variations extrêmes que présentent les symptômes ataxiques, et il sera facile de voir que la nature de chacun d'eux n'est pas la même. Les uns, comme le délire, les soubresauts de tendon, le tremblement de la langue, le trouble des sécrétions, indiquent, il est vrai, l'ataxie; mais d'autres, tels que l'accroissement de la chaleur cutanée, de l'accélération du pouls, de la respiration, se rattachent à l'hypersthénie; la chute des forces, les évacuations alvines involontaires sont l'effet de l'hyposthénie. Est-ce l'excès ou le défaut d'excitabilité qu'il faut accuser de produire les hémorrhagies, les papules, les mortifications, la congestion bronchique, la diarrhée, le météorisme, dans une fièvre typhoïde? Disons hardiment que tous ces phénomènes ne peuvent être attribués à l'ataxie seule. Aussi en résulte-t-il une incertitude très-grande dans la pratique. Celui-ci poursuit l'ataxie, l'adynamie des fièvres par des saignées générales et locales; celui-là par des toniques, des excitants, des purgatifs, le sulfate de quinine, etc., etc. De pareilles oppositions pourraient-elles subsister si l'état ataxique était une lésion fonctionnelle bien déterminée et comparable à la sthénie des maladies inflammatoires?

Les seuls faits qui méritent d'être retenus dans l'histoire de l'ataxie sont les suivants: 1° apparition souvent rapide et terminaison funeste des organopathies; 2° aucune régularité dans le mode suivant lequel elles se développent et s'enchaînent; souvent elles intervertissent leur ordre d'évolution; 3° durée variable, éphémère ou longue des accidents; 4° prédominance des troubles nerveux, des facultés de l'intelligence et du mouvement; 5° lésion profonde des facultés vitales; 6° de toutes les sécrétions (sueurs, urine, bile, mucus).

Indications thérapeutiques.

L'indication thérapeutique est assez nettement fournie par l'étude des symptômes ataxiques. Nul doute que la perversion du système nerveux n'en soit la cause. Il y a donc avantage à agir sur lui avec les agents thérapeutiques qui passent, à tort ou à raison, pour faire cesser les désordres nerveux. Il se présente trois manières de remplir cette indication; 1° tonifier le système avec les corroborants fixes dont nous avons parlé; 2° avec des stimulants généraux, tels que les eaux distillées aromatiques, les éthers, et les substances réputées antispasmodiques (éther, musc, etc.); 3° agir avec le sulfate de quinine qui régularise et arrête les accidents intermittents et rémittents.

De la sympathie. Étymologie. § IV. **Sympathie**, en grec συμπάθεια, συμφωνία, ὁμολογία, dérivée de συν avec, παθος affection, ou souffrance d'une partie à l'occasion de la souffrance d'une autre partie. *Consensus, solidarité pathologique, action réflexe.*

Définition. *Définition.* On donne le nom de sympathie à l'influence pathogénique qu'un organe malade exerce sur un organe sain. L'excitement pathologique qui en résulte a lieu, sans la participation de la volonté, et souvent sans que le malade ait conscience des changements qui se passent en lui. Des deux maladies qui coexistent alors, l'une, primitive, joue le rôle de cause; l'autre, consécutive, celui d'effet. Le nom de maladie sympathique, c'est-à-dire développée par sympathie, a été donné à la seconde affection.

Intégrité des organes intermédiaires. Un des caractères essentiels de la sympathie est que les organes intermédiaires, et qui servent de moyen de transmission, conservent leur texture physiologique. La sympathie morbide reconnaît les mêmes lois que la physiologique ou synergie. Tout en nous efforçant de circonscrire ce sujet dans ses applications à la pathologie, nous serons forcé de faire plus d'un emprunt aux études physiologiques récentes qui ont jeté tant de lumière sur les sympathies morbides.

Quelques exemples de l'action sympathique. Il faut d'abord s'attacher à prendre une idée bien nette de la sympathie. Vous irritez une membrane, avec un stylet, une sensation est produite; l'action nerveuse est réfléchie sur les nerfs vasculaires; les vaisseaux reçoivent plus de sang; la partie devient rouge; l'hypérémie est constituée par voie de sympathie.

Une névralgie se déclare dans la branche sus-orbitaire de la cinquième paire; la photophobie ou l'amaurose, la convulsion des paupières, le larmoiement, la congestion de la conjonctive oculaire, sont les phénomènes sympathiques de la maladie du nerf sensitif. L'excitation s'est réfléchie sur les nerfs optiques, moteurs, et sur ceux qui émanent du grand sympathique (ganglion ophthalmique, otique).

L'utérus, contenant le produit de la conception, envoie ses sympathies les plus vives vers le cerveau, la moelle, les nerfs de l'estomac et de l'intestin. Le délire, la monomanie, les convulsions, l'éclampsie, le vomissement, les viscéralgies traduisent cette influence.

Rapprochons de ces phénomènes quelques faits de l'ordre physiologique qui feront mieux saisir la véritable nature de la sympathie. On fait respirer du chloroforme à une femme qui accouche; les membres tombent dans la résolution, mais ils se roidissent avec énergie dès que les contractions expulsives de l'utérus et des muscles abdominaux commencent. Voilà l'action réflexe de l'utérus sur les mouvements volontaires, sans que le sujet en ait conscience.

Une parcelle d'aliment s'introduit dans la trachée; aussitôt l'irritation est réfléchie sur les muscles respirateurs qui entrent en action et provoquent une toux convulsive. L'œil est menacé par le doigt qui s'en approche, la membrane du tympan excitée par un bruit subit; aussitôt l'impression faite sur les nerfs optique et acoustique se réfléchit sur les nerfs moteurs, et les paupières se ferment instantanément. L'homme plongé dans le sommeil apoplectique, au milieu du coma, remue les membres sur lesquels on provoque une irritation.

La sympathie a lieu sans que le sujet en ait conscience.

Souvent la sympathie a lieu instinctivement et sans

que l'homme en ait conscience. On la retrouve sur des anencéphales, sur les animaux que l'on a décapités, et auxquels on a conservé seulement la moelle épinière, sur des malades dont le cerveau est gravement altéré. Cependant l'excitation centripète peut être aussi accompagnée de sensation comme l'ont montré Prochaska et M. Longet (1). L'excitation passe alors par le cerveau et n'en est pas moins réfléchie, malgré la volonté, sur les autres parties du système nerveux.

Du pouvoir réflexe ou excito-moteur.

On a donné le nom de *pouvoir réflexe* à la propriété dont jouissent l'homme et les animaux de renvoyer à la périphérie du corps les impressions reçues dans le même point ou ailleurs, et qui sont perçues ou non par le sensorium. On appelle *effets réflexes* ou *sympathiques* les phénomènes qui résultent de ce *pouvoir excito-moteur*. C'est en raison de cette force qu'un organe malade agit sur un organe sain, et y provoque des phénomènes morbides. La sympathie n'est pas autre chose que le résultat de cette faculté.

Son siége.

Quel est le tissu investi de cette puissance si active et si étendue ? Nous ne ferons qu'indiquer les éléments principaux de cette question qui a tant occupé les physiologistes modernes. Nous rappellerons seulement, pour mémoire, l'opinion de Bordeu, qui croyait que le tissu cellulaire sert de moyen de transmission à toutes les sympathies. On a invoqué la communauté de structure ou de fonction qui existe entre l'organe incitateur et l'organe incité. Sans doute elle favorise les corrélations sympathiques, mais ne peut servir à en expliquer qu'un petit nombre. On a aussi fait jouer le même rôle au

Le tissu cellulaire.

Les vaisseaux.

(1) *Traité de physiologie*, p. 107, in-8°, Paris, 1850.

système vasculaire ; mais cette opinion est encore moins soutenable que les autres, puisque les sympathies éclatent dans des tissus qui ne reçoivent pas les mêmes vaisseaux. Bichat, dans son magnifique travail sur les différents systèmes élémentaires, montre tout le parti qu'on peut tirer de l'identité de structure anatomique et de fonctions pour expliquer un grand nombre de sympathies. Nous ne ferons que mentionner la doctrine, ruinée aujourd'hui par les études anatomiques, qui attribuait la sympathie à l'anastomose des filets nerveux entre eux, anastomose qui n'existe pas, et qui aurait amené d'ailleurs une confusion subversive de toute coordination des phénomènes.

Mêmes systèmes organiques.

Les phénomènes si variés et si complexes de la sympathie ont été rapportés exclusivement soit au grand sympathique, soit au cordon cérébro-spinal, soit enfin à ces deux parties du système nerveux.

Le nerf grand sympathique.

Prochaska, Legallois, et dans ces derniers temps Muller, Marshall-Hall, Henle, Longet, ont placé dans la moelle le siége du pouvoir réflexe, et partant la cause de la transmission sympathique. Quelques-uns d'entre eux ont été plus ou moins exclusifs, soit qu'ils aient rejeté, soit qu'ils aient fait intervenir la seule action du grand sympathique, comme Grainger, Clarke, Prochaska. M. Longet, tout en admettant que, c'est par ses filets de communication avec la moelle, que le trisplanchnique y puise son pouvoir réflexe, reconnaît que les troubles sympathiques, de sécrétion, de nutrition, ne peuvent être rapportés qu'aux ganglions du sympathique, qui agissent comme autant de centres d'irradiation centrifuge, isolés et indépendants, jusqu'à un certain point, de la moelle épinière.

Son siége est le système nerveux cérébro-spinal et ganglionnaire.

Si, du domaine de la physiologie, nous nous transportons sur celui de la pathologie, nous voyons que l'on ne peut se refuser, dans un grand nombre de cas, à considérer, comme agent de réception et d'émission des sympathies, non-seulement la moelle, mais encore le cerveau, le grand sympathique et chacun d'eux, soit isolément, soit simultanément. Pourquoi le nerf viscéral ne jouirait-il pas du pouvoir excito-moteur, soit dans sa totalité, soit dans chacune de ses parties, puisqu'il a des filets sensitifs, moteurs et nutritifs? Il est vrai que le plus ordinairement les ganglions viscéraux, loin de jouer le rôle des centres nerveux et de rester isolés de l'action de la moelle et du cerveau, servent au contraire de cordon conducteur à l'action réflexe, et la rendent plus rapide et plus étendue. Le grand cercle nerveux qui renferme les actions synergiques n'en est donc pas moins complété par le grand sympathique. Le cordon cérébro-spinal n'en forme qu'une partie, quoique la plus importante de toutes.

La physiologie est parfois embarrassée pour expliquer, par l'action réflexe, toutes les sympathies qui s'offrent à l'état pathologique, ou du moins elle varie dans ses explications. La même sympathie est interprétée différemment par Tiedmann, Arnold, Prochaska, Muller, Henle. Longet, Marshall Hall et Grainger ont admis un système à part de nerfs excito-moteurs dont l'existence est encore à démontrer. Henle est porté à croire que les fibres nerveuses sont disposées, dans la moelle et dans le cerveau, dans le même ordre qu'à la périphérie, et qu'ils peuvent en transmettre les sympathies de haut en bas et de bas en haut, dans le même cordon ; d'un côté à l'autre, dans les nerfs symétriques : enfin d'arrière en avant, c'est-à-dire des nerfs sensitifs aux nerfs moteurs et réciproquement (1). Laissons de côté toutes ces hypothèses qui prouvent que la théorie vraie des sympathies reste obscure, et occupons-nous des phénomènes en eux-mêmes.

Des phénomènes sympathiques.

Des phénomènes sympathiques. L'excitation consensuelle peut se traduire par un seul phénomène ou par un ou plusieurs actes morbides. La douleur, la convulsion d'un muscle, le délire peuvent constituer les seuls troubles sympathiques appréciables. Mais presque toujours plusieurs organes ou un appareil entrent en jeu, et de leur trouble résulte une maladie sympathique. La fièvre, le vomissement, la convulsion, l'ictère, la dyspnée en sont alors les effets.

La sympathie peut consister en un acte ou en une maladie.

Tout un groupe nosologique, celui des maladies sympathiques, repose sur un fait observé de tout temps : l'action pathogénique d'un organe malade sur les autres. On a agrandi ou restreint outre mesure le domaine de ces maladies sympathiques. Broussais, par exemple, faisait provenir de la seule gastro-entérite les maladies les plus complexes et les plus opposées : la peste, la fièvre jaune, le choléra-morbus. Les mots sympathie et irritation, abusivement employés, avaient fini par ne plus avoir de signification rigoureuse.

Elle sert à expliquer le développement de maladies très-complexes.

Le phénomène sympathique est toujours, du moins dans le principe, un trouble d'acte vital. Celui-ci entraîne souvent après lui des lésions d'actes physiques, mécaniques et chimiques qui se passent dans l'appareil lésé ; mais au début le trouble est d'abord purement vital. Les phénomènes sympathiques sont donc des troubles fonctionnels qui peuvent être classés de la manière suivante : 1° *troubles de la sensibilité;* 2° *des mouvements;*

(1) *Anatomie générale*, t. II, p. 250, in-8°, Paris, 1843.—*Pathologische Untersuchungen.*

3° *de l'intelligence;* 4° *de la circulation;* 5° *de la calorification;* 6° *des sécrétions;* 7° *de la nutrition;* 8° *de la génération.*

Plus tard, sous l'influence de l'organe incitateur des troubles fonctionnels, il peut s'établir une lésion, et alors on a une maladie, avec matière, dans un point où n'existait d'abord qu'une maladie dynamique. Nous allons étudier successivement chacun de ces groupes de sympathies, en ayant soin de placer en regard des effets les causes qui les produisent.

1° Troubles sympathiques des organes de la sensibilité.

1° *Troubles sympathiques de la sensibilité.* Les phénomènes sympathiques consistent en hyperesthésie, en anesthésie et en troubles divers. Ils se manifestent dans les organes qui reçoivent des nerfs cérébro-spinaux ou dans ceux qu'anime le trisplanchnique.

Sympathie envoyée : A. Par un organe qu'animent les nerfs cérébro-spinaux.

A. Les sympathies envoyées par des organes qui reçoivent des nerfs cérébro-rachidiens peuvent se manifester dans des appareils desservis par le même système. Voici d'abord quelques faits physiologiques. L'excitation du mamelon chez la femme se transmet aux parties génitales externes; le bruit aigu et strident de la scie ou d'un autre corps provoque de la douleur dans les dents; le rayon du soleil excite l'éternuement; la stimulation du conduit auditif, la toux, la constriction pharyngienne, etc.

Par suite de cette action sympathique, la brûlure, le panaris, les phlegmasies cutanées ou phlegmoneuses excitent des douleurs vives dans les parties voisines, dans tout le membre, et même du côté opposé. Les maladies de l'articulation coxo-fémorale ont pour symptômes sympathiques la douleur du genou; la névralgie d'une branche de la cinquième paire de nerfs se transmet à d'autres branches de la même paire et à celle du côté opposé de la face. La cautérisation, la vésication et d'autres irritations de la peau ne guérissent la névralgie sciatique et faciale qu'en provoquant une douleur sympathique dans le voisinage du mal. On a appelé révulsion l'acte sympathique provoqué par le médecin, sur un organe, dans le but de faire cesser ou de diminuer un travail morbide qui se passe dans un appareil dont les connexions avec le premier sont établies par l'expérience.

B. Les sympathies envoyés au système nerveux cérébro-spinal par les organes de la vie de nutrition sont très-nombreuses. La présence de vers intestinaux est marquée par le prurit de l'anus, du nez, par l'amaurose, la surdité; les maladies du foie, par de fortes céphalalgies, des vertiges, des bluettes, des troubles de l'ouïe; l'hépatite par des douleurs s'irradiant dans l'épaule, le cou et les branches nerveuses de la paroi pectorale, par des démangeaisons à la peau; les maladies de l'utérus par les douleurs les plus variées qui occupent presque toutes les branches du système nerveux cérébro-spinal (névralgie, paralysie, convulsion des membres, des muscles de la face, etc., etc.). La grossesse s'accompagne fréquemment d'hypersthésie, d'anesthésie, de convulsions.

B. Par des organes qui reçoivent leurs nerfs du trisplanchnique.

2° *Troubles du mouvement.* L'irradiation sympathique d'un tissu malade ne manque, presque jamais, de provoquer des troubles du mouvement qui peuvent être considérés comme les plus fréquentes de toutes les sympathies. Il faut les étudier suivant un ordre physiologique (1).

2° Troubles sympathiques des organes du mouvement.

(1) Cette division est empruntée au *Traité de physiologie* de M. Longet, t. II, in-8°, Paris, 1850. On ne saurait trouver, dans aucun autre livre, un exposé plus complet et plus lucide de tout ce qui a été écrit jusqu'à ce jour sur les fonctions du système nerveux.

A. *Troubles du mouvement dans les muscles animés par les nerfs céphalo-rachidiens.* La lumière excite le clignement des paupières ; le froid, le claquement des dents ; le contact du bol alimentaire, la contraction du pharynx ; l'attouchement du pénis, la contraction des muscles du périnée et l'éjaculation. Un bruit intense détermine l'occlusion des paupières. Il en est de même de la vue d'un objet qu'on approche rapidement de l'œil ; les mouvements synergiques sont instinctifs et s'effectuent sans l'intervention de la volonté et même malgré elle. On a cité l'exemple de personnes qui étaient prises de convulsions générales ou partielles lorsqu'elles entendaient le bruit des cloches, de la musique, de l'eau qui coulait, etc.

Dans les muscles qui reçoivent des nerfs céphaliques et rachidiens.

On observe des sympathies du même genre, dans toutes les maladies qui affectent soit la périphérie, soit le trajet des nerfs sensitivo-moteurs. La brûlure, le moxa, l'érysipèle, la blessure d'un tronc nerveux, la carie dentaire, la sortie des dents, excitent des convulsions partielles ou générales. On voit les phlegmasies vives de la peau ou du tissu cellulaire, l'amputation des membres, amener des mouvements spasmodiques et des soubresauts de tendon. La névralgie de la cinquième paire a souvent pour symptômes la convulsion faciale. Ordinairement l'excitation des nerfs sensitifs d'une partie amène un trouble du mouvement dans les mêmes parties. La fréquence des convulsions dans l'inflammation ne tient pas à une autre cause.

L'irritation leur vient : 1° des systèmes nerveux céphalique et rachidien ; 2° viscéral.

B. *Troubles du mouvement dans les muscles animés par les nerfs céphalo-rachidiens et dus à l'irritation du grand sympathique.* Nous trouvons dans cette classe la plupart des symptômes occasionnés par les maladies viscérales. Les phlegmasies du larynx, des bronches, la phthisie, sont suivies de toux, d'éternuement; les vers intestinaux, de convulsions générales et de contraction du pharynx; les calculs biliaires, ceux des reins et de la vessie, produisent des convulsions partielles et générales. L'éclampsie, les vomissements, se voient souvent dans la grossesse, dans les métrites et les déplacements de l'utérus, etc.

Dans les muscles qui reçoivent leurs nerfs du trisplanchnique.

L'irritation leur vient : 1° des nerfs céphaliques rachidiens;

C. *Troubles du mouvement dans les muscles de la vie organique dus à l'irritation des nerfs céphalo-rachidiens.* Toutes les souffrances, toutes les douleurs perçues par les nerfs sensitifs de la peau ou des organes spéciaux des sens, sont suivies de mouvements synergiques des muscles de la respiration, du cœur, des membres. La lumière fait contracter la pupille, qui reçoit ses nerfs moteurs des ganglions ciliaires. Par la stimulation du pénis les vésicules séminales sont induites à se contracter. La pression sur l'épine cervicale ou dorsale amène la constriction de l'œsophage et le sentiment de dépression du sternum.

2° Du nerf viscéral lui-même.

D. *Troubles du mouvement dans les muscles de la vie organique dus à une irritation du grand sympathique.* Cette irradiation du système nerveux sur quelques-unes de ses parties est plus rare que la précédente. On peut citer la dilatation de la pupille dans les maladies vermineuses de l'intestin et les mouvements précipités du cœur dans les affections viscérales, du foie, des reins, etc. La fièvre n'est pas autre chose que la contraction plus rapide du cœur commandée par la phlegmasie ou la congestion d'un organe. Les maladies de la membrane muqueuse de l'intestin, des bronches, des conduits biliaires, spermatiques, ne manquent pas d'amener la convulsion des membranes contractiles dont sont pourvus ces canaux,

De là vient la rétention ou l'expulsion spasmodique des produits qui les traversent. L'irritation de la membrane interne du pharynx, du larynx, donne lieu à la dysphagie, à une toux spasmodique. La rétraction des muscles accompagne les phlegmasies vésicales et rénales. Il suffit de citer encore la gastralgie, les entéralgies, dont les symptômes sympathiques ordinaires sont le vomissement, une constipation toujours très-opiniâtre. Les maladies de l'utérus ont pour phénomènes sympathiques la contraction de l'œsophage, du larynx, etc.

3° Troubles sympathiques de l'intelligence.

3° *Troubles de l'intelligence.* Il serait difficile de n'oublier aucune des maladies nombreuses dans lesquelles le délire, la folie, la démence, se montrent à titres de phénomènes sympathiques. Le praticien le plus consommé dans son art reste souvent embarrassé lorsqu'il est mis en demeure de dire si le trouble intellectuel qu'il a sous les yeux est sympathique ou idiopathique.

L'innervation cérébrale, si facile à mettre en jeu quand les branches nerveuses sensitivo-motrices sont irritées, se trouble presque aussi souvent dans les maladies qui portent atteinte aux viscères animés par le grand sympathique. On est frappé de la fréquence extrême des désordres cérébraux dans les maladies aiguës et chroniques de l'estomac, de l'intestin, du foie, de l'utérus. La collection de symptômes de toutes sortes que l'on a réunis sous le titre d'hypocondrie, et parmi lesquels figure, en première ligne, le trouble de l'intelligence, n'est-elle pas ordinairement l'effet sympathique d'une maladie viscérale? Le penchant au suicide, la mélancolie, la nostalgie, sont souvent sympathiques de lésions du même genre. Enfin, la grossesse, les troubles de la menstruation, les maladies de l'utérus, donnent souvent lieu à des désordres intellectuels et moraux, à des monomanies, à des hallucinations. Quelques personnes irritables ou d'une intelligence cultivée ne peuvent contracter une maladie, même légère, sans être prises de délire.

Si nous passons de ces affections à celles du poumon, du cœur et des gros vaisseaux, nous voyons les troubles sympathiques de l'intelligence devenir, au contraire, très-rares. Ils sont très-communs dans les fièvres et les maladies générales où l'altération du sang et des autres liquides de l'économie joue un rôle essentiel (fièvre exanthématique, typhus).

4° Troubles sympathiques de la circulation.

4° *Troubles de la circulation.* La fièvre est de tous les actes sympathiques celui qui se montre le plus fréquemment dans le cours des maladies. On sait que la transmission de l'irritation n'a pas lieu par la continuité des vaisseaux, comme le voulait Hunter dans ce qu'il appelle la sympathie de continuité. Elle résulte de l'action réflexe du cordon céphalo-rachidien et du grand sympathique sur le cœur et les nerfs qui suivent les artères. On ne saurait expliquer les mystérieux rapports qui existent entre les maladies et les troubles sympathiques du cœur ou des artères. Pourquoi le pouls est-il redoublé dans la fièvre typhoïde, large et ondulant dans la sueur, serré dans la colique saturnine, etc.?

De la fièvre.

Les affections nerveuses, telles que l'hystérie, l'épilepsie et toutes les névroses, troublent bien moins la circulation que les maladies inflammatoires.

Dans l'état normal, nous voyons la congestion du visage suivre les émotions de l'âme. Cette même hypérémie a lieu dans le mamelon et dans le pénis lorsque les sens sont excités par le spectacle ou le souvenir d'objets érotiques. On doit encore considérer, comme phéno-

Sympathie par les nerfs vasculaires.

mènes du même ordre, la pulsation forte des artères de la face dans la névralgie, de l'aorte dans l'hystérie et la gastralgie, des vaisseaux dans les doigts atteints de panaris et dans tous les tissus enflammés. La congestion qui fait partie intégrante des sécrétions survient plus spécialement dans la prostate, dans les vésicules séminales, la glande lacrymale, les mamelles, les glandes salivaires, etc., suivant que le cerveau est excité par des idées voluptueuses, par des chagrins, par la vue du nourrisson, d'un aliment sapide, etc.

On vient de voir que les phénomènes congestifs ne résultent pas toujours de l'action directe d'un stimulant sur une partie, mais de l'action réflexe et élective du cerveau ou de la moelle sur les vaisseaux. La conjonctive ne s'enflamme plus, l'œil n'a plus de larmes, quand on coupe le nerf trijumeau ou quand celui-ci est paralysé. Henle appelle *sympathie par les nerfs vasculaires* la propagation qui s'effectue ainsi par la portion du grand sympathique qui accompagne les vaisseaux (1).

5° Troubles sympathiques de la calorification.

5° *Troubles sympathiques de la calorification.* De même que l'accélération de la circulation est un acte presque toujours sympathique, de même l'accroissement ou l'abaissement de la température cutanée sont des actes morbides de même ordre et dus aux mêmes causes. La chaleur cutanée et l'accélération du pouls dépendent toujours de la maladie d'un organe qui reçoit ses nerfs du grand sympathique, du cerveau ou de la moelle. Les viscères splanchniques, le poumon, le cœur, le tube digestif et ses annexes ne peuvent souffrir sans qu'aussitôt la calorification soit modifiée : souvent même c'est ce trouble

(1) *Anatomie générale*, t. II, p. 253.

qui fait reconnaître une affection dont les autres signes restent obscurs ou latents. On ne peut expliquer la fréquence de la fièvre par la quantité de fibres nerveuses sensibles ou motrices que possèdent les tissus malades. Au contraire, tout porte à croire que l'excitation sympathique qui a lieu par les nerfs vasculaires et qui concourt à la production de la chaleur est plus forte dans les viscères splanchniques que dans les tissus qui reçoivent des nerfs cérébro-rachidiens. Une douleur sourde et prolongée amène parfois un mouvement fébrile sympathique auquel Broussais a donné le nom d'hectique, de douleur. Toutefois cette cause de trouble sympathique est beaucoup plus rare qu'il ne l'a supposé. Les hectiques de douleur sont le plus ordinairement des hectiques de résorption.

6° Troubles sympathiques des sécrétions.

6° *Troubles sympathiques des sécrétions.* Il suffit même dans l'état physiologique que le système cérébro-spinal soit affecté pour que des sympathies se produisent dans les divers appareils de sécrétion. Nous avons déjà parlé de la sécrétion des larmes, du lait, de la salive, de la liqueur prostatique et séminale sous l'empire de la stimulation cérébrale. La vue d'un objet repoussant, d'une odeur fétide ou d'un mets savoureux, détermine immédiatement une sécrétion abondante des glandes salivaires. Cette sympathie ne peut avoir lieu sans l'action des nerfs sensitifs et sans l'action réflexe du cerveau sur le grand sympathique.

Dans la grossesse.

Quelquefois, le point le départ du phénomène réside dans le trisplanchnique; la conception, la grossesse excitent le ptyalisme, la sécrétion lactée, des sueurs abondantes, la gastrorrhée, un flux urinaire immodéré, etc.

La pathologie nous fournit une foule d'exemples de

Dans les maladies la crise n'est pas autre chose qu'un acte sympathique.

troubles sympathiques de la sécrétion. Le défaut ou l'excès de la sécrétion dans une membrane située près ou loin d'une inflammation, constituent des troubles sympathiques qui se présentent journellement dans le cours des maladies, surtout vers leur terminaison. Nous ne pouvons en citer de plus caractéristiques que ceux qui marquent la solution rapide et heureuse des maladies. La sécrétion critique de la sueur, de l'urine, du mucus, de la sérosité par différents émonctoires, traduit l'intervention heureuse de l'innervation dans la curation des maladies par crise.

La métastase est aussi un acte sympathique.

La métastase, expliquée d'après les données modernes de la physiologie, n'est pas autre chose qu'un acte morbide sympathique. Quand nous voyons, au moment de la disparition d'une ascite, un liquide couler à la surface libre de l'intestin, c'est que le nerf ganglionnaire excité, nous ne savons trop par quelle cause, détermine dans les vaisseaux sécréteurs un travail de congestion et de sécrétion. L'inflammation ou tout autre état pathologique suspend ou perturbe les sécrétions de la même manière, dans des organes qui sont très-éloignés des appareils primitivement affectés. Nous cherchons à produire des effets semblables à l'aide du vésicatoire, des rubéfiants et de tous les agents qui irritent la peau ou d'autres tissus. Tiedmann n'hésite pas à attribuer les efforts critiques au grand sympathique (1).

Des hémorrhagies sympathiques.

Les hémorrhagies purement dynamiques que nous voyons survenir par le mamelon, les doigts, le nez, la peau, chez les femmes dont les menstrues sont arrêtées, et qu'on appelle hémorrhagies supplémentaires, doivent

(1) F. Tiedmann : Sur la participation du grand sympathique aux fonctions sensoriales ; *Journal des progrès*, t. VI, p. 30, 1827.

leur origine à une irradiation sympathique de l'utérus sur l'organe sain. Celle-ci se fait toujours par l'intermédiaire des systèmes nerveux trisplanchnique et cérébro-spinal; mais tantôt l'un, tantôt l'autre de ces systèmes en est le point de départ, suivant que la maladie réside dans les appareils de la vie organique ou dans ceux de la vie de relation.

7° Troubles sympathiques de la nutrition.

7° *Troubles sympathiques de la nutrition.* L'excitabilité étant trop fortement mise en jeu dans un organe, dans le cerveau, par exemple, il peut en résulter une asthénie de l'estomac, de l'intestin et réciproquement. Il existe une singulière corrélation entre les organes génitaux et la nutrition générale. L'embonpoint est, comme on le sait, très-ordinaire après la castration. La modification que subissent la peau et le système pileux n'est pas moins remarquable. Toute espèce de souffrance suffit pour amener dans les nerfs de la nutrition un trouble qui se traduit par le changement de circulation, de sécrétion, de nutrition. Cet effet sympathique se voit dans la névralgie sus-orbitaire du trifacial. Les milieux de l'œil deviennent opaques; un glaucome survient et la cécité en est le résultat. L'amaigrissement du membre ou de la face suit souvent la névralgie sciatique et faciale très-ancienne. Il est le phénomène sympathique le plus fréquent dans toutes les maladies soit internes soit externes.

8° Troubles sympathiques des organes de la génération.

8° *Troubles sympathiques des organes de la génération.* Ces organes, qui envoient tant de sympathie à tous les appareils de la vie de relation et végétative, en reçoivent peu des autres organes malades. Cependant l'irrégularité, la suppression des menstrues, la leucorrhée, les avortements constituent des troubles sympathiques communs dans les maladies aiguës et chroniques (phthisie, cancer, maladies du cœur, du foie, des reins, etc.).

Toutes les affections internes modifient d'une manière très-marquée les fonctions génératrices. Les pollutions nocturnes, l'érection du membre viril, s'observent dans le cours et à la fin des maladies.

Sympathie de nerf sensitif à nerf sensitif.

1° *La sympathie peut s'effectuer de nerf sensitif à nerf sensitif.* Dans la névralgie la douleur se transmet :

A. Dans les branches du même nerf, comme on le voit dans la névralgie du rameau sus-orbitaire, qui peut envahir le lacrymal, le nasal, le maxillaire.

B. La sympathie peut avoir son siége dans un autre nerf de sensibilité. Ainsi, le trouble de l'olfaction s'accompagne parfois de sensation de douleur, de chatouillement, de chaleur due à la seconde branche de la cinquième paire. La névralgie de la branche sus-orbitaire de ce nerf détermine quelquefois l'amaurose. Un fait intéressant de pathologie porte à croire que les nerfs pourvus d'une sensibilité spéciale, en contiennent d'autres qui possèdent également une autre espèce de sensibilité, quoique l'anatomie normale n'ait pu encore en démontrer l'existence. Ce fait consiste dans les troubles des diverses sensations dont la peau est le siége. On voit la sensibilité au contact tellement développée que le malade ne peut supporter le poids de ses couvertures, tandis que la piqûre et le chatouillement ne sont plus perçus par lui. On irrite la peau du front avec le vésicatoire, le moxa, et on guérit l'amaurose (sympathie de la branche ophthalmique de la cinquième paire avec le nerf optique) ; on agit de même pour faire cesser la surdité (sympathie du même nerf avec le nerf acoustique).

C. La sympathie peut être provoquée dans un nerf

du sentiment par l'irritation que lui transmet un autre nerf du sentiment pourvu d'une sensibilité toute différente.

D. La sympathie dépend dans quelques cas de l'irritation qui est transmise par un nerf au même nerf du côté opposé, comme dans la douleur dentaire, la névralgie sciatique, le panaris. Ce cas est assez rare; on serait cependant tenté de croire le contraire, en voyant les nerfs des deux côtés du corps s'insérer, très-près l'un de l'autre, sur les centres nerveux. La similitude de fonction et de structure des organes auxquels ils se distribuent devrait aussi amener fréquemment la répétition sympathique de la même maladie sur les deux parties similaires du corps. Cette répétition a lieu assez souvent pour les maladies de la peau; nous reviendrons plus loin sur ce fait.

Sympathie de nerf sensitif à nerf moteur.

2° *La sympathie peut s'effectuer de nerf sensitif à nerf moteur.* On a remarqué que l'excitation centripète détermine très-souvent l'excitation centrifuge dans les nerfs moteurs qui sont les plus rapprochés du siége du mal. Un doigt dont les nerfs sensitifs sont irrités fortement est pris de convulsion plus souvent que la partie similaire du côté opposé. La sympathie passe aussi, comme nous l'avons déjà dit, du nerf céphalo-rachidien dans le nerf trisplanchnique. Un effort violent cause parfois l'éjaculation spermatique. Dans les maladies, rien n'est si commun que de rencontrer cette association mutuelle se traduisant par des convulsions des conduits membraneux, par leur paralysie, ou par les troubles variés que cet état amène dans l'écoulement des liquides qui parcourent les canaux (rétention, écoulement involontaire).

Sympathie de nerf moteur à nerf moteur.

3° *La sympathie peut s'effectuer de nerf moteur à nerf moteur.* On sait qu'à l'état physiologique les contractions musculaires se coordonnent entre elles, de telle manière qu'il en résulte des mouvements précis et réguliers, concourant à l'accomplissement d'actes très-complexes. Il suffit de rappeler l'adduction de l'œil et la contraction simultanée de l'iris, des muscles intercostaux des deux côtés, de ceux du larynx, du ventre, du périnée et de tous ceux qui prennent part à l'éternuement, à la toux, à la défécation, à la parturition, à l'éjaculation spermatique.

La maladie a pour effet d'anéantir ou d'exagérer cette synergie des muscles congénères ; de là résultent des mouvements désordonnés, la paralysie, la convulsion de certains muscles, et par suite l'impossibilité pour l'organe de produire les mouvements partiels ou d'ensemble nécessaires à l'exercice régulier de la fonction.

Influence de la structure sur les maladies sympathiques.

Sympathie des organes suivant leur structure et leur fonction. On ne doit pas conserver le nom de sympathie à l'extension d'un œdème, d'une ecchymose, d'un emphysème, à tout le tissu cellulaire d'une partie, ni à la propagation de certaines hydropisies, d'une cavité séreuse à une autre, ni à la répétition de l'inflammation rhumatismale sur les jointures, le péricarde, l'endocarde, l'arachnoïde, la plèvre, ni à l'envahissement des tissus fibreux par le rhumatisme. La cause de ces maladies a précisément pour caractère d'être générale, et de s'attaquer à certains organes ou à certains éléments anatomiques. Personne n'admettra l'intervention de la sympathie dans la production des hydropisies albuminuriques, dans les hémorrhagies scorbutiques, et les lésions multiples qui occupent les os, les glandes, la peau, les membranes muqueuses, dans la scrofule, le rachitisme, la syphilis. Nous avons peine à comprendre comment Muller a placé, dans les sympathies des organes entre eux, l'hydropisie de poitrine par maladie du poumon, l'hydropéricarde par maladie du cœur, l'ascite par cirrhose, etc. (1).

Il faut reconnaître qu'une influence consensuelle, incontestable, se fait sentir entre les tissus de même nature et chargés des mêmes fonctions ; que les maladies ont une grande tendance à se répéter sympathiquement sur les mêmes tissus. La membrane muqueuse de la langue rougit, se sèche, se couvre d'enduits muqueux, bilieux dans la phlegmasie et les autres états morbides de l'estomac et de l'intestin (embarras gastrique, fièvre bilieuse, dysenterie, fièvre typhoïde, etc.). Nous citerons encore les maladies de peau qui sont rarement unilatérales et occupent à la fois le même point et les mêmes régions, quoique celles-ci soient séparées par des parties saines (érythème, érysipèle, herpès, psoriasis).

La sympathie des séreuses entre elles n'est pas aussi grande qu'on pourrait le croire au premier abord. La pleurésie simple s'étend aux deux côtés de la poitrine, très-rarement au péritoine, au péricarde.

Sympathie : 1° Entre les séreuses ;

Les glandes peuvent se gonfler comme dans la maladie connue sous le nom d'oreillon. A l'époque de la puberté, les glandes du cou, la parotide, les mamelles, les testicules deviennent douloureux par sympathie. L'irritation s'établit encore aisément de membrane à membrane et de parenchyme à tissu analogue.

2° Entre les glandes ;

Broussais et tous les grands maîtres de l'art ont signalé la solidarité physiologique et morbide qui existe entre la peau et la membrane muqueuse gastro-intestinale principalement. Ils ont fait ressortir toute l'action pathogénique

3° La peau et l'intestin.

(1) Muller, *Manuel de physiologie*, t. I, p. 656, in-8°, Paris, 1845.

que le tégument externe, lorsqu'il est refroidi ou fortement échauffé, peut exercer dans la production des dysenteries, des diarrhées, des catarrhes pulmonaires.

Les irritations de la peau sont reçues sympathiquement : 1° *par la membrane muqueuse gastro-intestinale;* les brûlures un peu étendues sont suivies d'inflammation gastro-intestinale. Suivant quelques auteurs, les maladies de la peau sont l'effet sympathique très-ordinaire d'un état morbide de l'intestin ; 2° *par les tuniques séreuses*, ce qui n'est pas rare ; 3° *par les organes génitaux urinaires* qui sont alors fortement excités comme chez les dartreux.

A leur tour, les maladies des différents tissus que nous venons de citer peuvent agir sympathiquement sur la peau. On cherche à obtenir cet effet en administrant de très-forts drastiques pour évacuer un liquide contenu dans le tissu cellulaire général, ou dans une cavité séreuse, pour guérir des maladies de peau et dissiper des engorgements glandulaires.

Influence de la maladie sur la nature et le siége de la sympathie.

Influence de la maladie sur le siége et la nature de la sympathie. Personne n'a tracé la liste exacte de toutes les sympathies pathologiques. Ce travail, sans être entièrement stérile, n'aurait pas une utilité bien grande, à cause des variations extrêmes que subissent les sympathies tantôt fortes dans un lieu où elles sont nulles ordinairement, tantôt éphémères dans des points où elles acquièrent souvent une violence extrême. Elles changent comme l'excitabilité même dont nous avons signalé plus haut les variations nombreuses. Il n'est donné à aucun praticien, même le plus consommé dans son art, de dire, en voyant débuter une pneumonie, à quelle sympathie cette inflammation donnera lieu.

Il faut, en se mettant à ce point de vue, diviser les maladies et celles qui ont leur siége dans les organes de la vie de nutrition, et celles qui ont leur siége dans les organes de la vie de relation et de génération.

Maladies des organes de la nutrition comme causes des sympathies.

1° *Organes de la vie de nutrition.* Les maladies aiguës et chroniques du poumon envoient leurs principales sympathies aux organes de nutrition, d'où la fièvre, les sueurs, la faiblesse, la chaleur. Au contraire, le cerveau en reçoit peu.

Les affections du cœur, des artères et des veines, à moins qu'elles n'occasionnent une altération du sang, s'accompagnent de rares sympathies dans les viscères ou ailleurs. On ne peut considérer comme tels ni les flux muqueux et séreux, ni les congestions du foie, du poumon et des parenchymes. Les seuls troubles sympathiques ont pour siége l'appareil circulatoire (palpitations, fréquence et désordre des battements du cœur, douleur cardiaque), ou des phénomènes nerveux, tels que des douleurs dans les nerfs musculaires, dans les bras, les parois thoraciques et les membres inférieurs.

Maladies du cœur.

Si le cœur est le point de départ d'un très-petit nombre d'irritations sympathiques, par contre il est l'aboutissant de toutes celles qui se passent au sein des autres tissus. Cet excitement donne lieu à la fièvre, aux palpitations, à la dyspnée. Il en est de même de la circulation dans les capillaires.

Maladies du foie.

Aux maladies du foie se rattachent des troubles sympathiques nombreux de l'innervation (faiblesse, douleur de tête), de la motilité, des sécrétions (sécheresse de la peau, urine chargée), de la circulation (congestion, hémorrhagies nasales), de la calorification (frisson, chaleur).

Maladies du tube digestif.

A côté de ces affections doivent figurer celles dont le tube digestif est le siége, dont Broussais a exagéré l'innervation sympathique et que l'on a trop restreinte aujourd'hui.

De l'estomac.

L'estomac cancéreux, ou altéré de toute autre manière, influence les fonctions cérébrales (hypocondrie, névropathie, irascibilité), la sensibilité générale et spéciale (névralgie, migraine, hyperesthésie et anesthésie cutanée, amaurose, etc.), le mouvement (faiblesse, paralysie partielle), et, ce qui est digne de remarque, plus rarement et à un moindre degré, les appareils de la vie organique. Cependant la toux gastrique, la fièvre, les palpitations, la chaleur des mains, prouvent que les organes animés par le trisplanchnique participent à la souffrance de l'intestin et de l'estomac. Il n'est pas sans intérêt de remarquer que ces maladies mettent plus particulièrement en jeu l'excitabilité des organes de la vie de relation.

De l'intestin.

Les sympathies envoyées par les maladies de l'intestin grêle et du gros intestin méritent toute l'attention du pathologiste, en raison de leur nombre et de leur importance. Elles sont à peu près les mêmes que dans les maladies de l'estomac; cependant elles excitent plus de troubles cérébro-spinaux que celui-ci. L'adynamie, l'ataxie, le délire, la fièvre, se montrent comme des effets très-ordinaires de la lésion de la partie inférieure du tube digestif (dysenterie, diarrhée, entéro-colite aiguë et chronique).

Maladies des organes de la vie de relation.

Organes de la vie de relation. Les viscéralgies produisent aussi une action du même genre. Parmi les maladies, dont le siége est dans les organes de la vie de relation et qui excitent le plus de sympathies, il faut citer d'abord celles qui frappent le système nerveux cérébro-spinal. Les névralgies de la face entraînent avec elles, après un temps assez court, des désordres nombreux dans les autres fonctions. La paralysie du nerf facial est suivie de troubles musculaires variés, de déviation de la luette, d'altération de l'ouïe, de l'affaiblissement de la vue, de l'olfaction, de la sensibilité générale et de la perversion du goût. Ces exemples suffisent pour prouver qu'il n'est pas de maladies qui excitent plus de sympathie que les névroses des nerfs sensitivo-moteurs.

Maladies des organes de la génération comme sources de sympathie.

Organes de la génération. La troisième source d'excitation sympathique résident dans les organes de la génération. Nous en avons trop souvent parlé pour avoir besoin d'y revenir. Il importe seulement de rappeler au praticien qu'il n'est pas une souffrance, soit des organes de la vie de relation, soit de la vie organique, qui ne puisse provenir d'une maladie de l'utérus (cancer, déplacement, grossesse, métrorrhagie). La suppression définitive des règles, à l'âge dit critique, est la cause de sympathies tellement nombreuses et de natures si diverses, qu'il est difficile de s'en former une idée précise, si on ne les a pas observées plusieurs fois. En un mot, il n'est pas une seule fonction depuis celle du cerveau jusqu'à celle d'un viscère splanchnique qui ne puisse être troublée sympathiquement à l'occasion d'une autre maladie. Les affections *sympathiques* constituent une classe de maladies, sans lésion, qui correspondent très-exactement aux maladies *primitives* avec ou sans lésion. Ainsi, la dyspnée, la convulsion, la paralysie, peuvent être purement sympathiques et simuler complétement la dyspnée, la convulsion, la paralysie symptomatique de la phthisie ou du ramollissement cérébral. On retrouve donc à côté des maladies primitives de chaque organe des troubles sympathiques qui leur ressemblent entièrement par les symptômes et par le siége. Ces troubles sont de véritables névroses sympathiques.

Influence de la nature de la maladie sur le développement des sympathies.

Nature de la maladie incitatrice de la sympathie. Commençons d'abord par établir que les maladies constituées par des troubles fonctionnels, par des lésions d'acte, produisent souvent des sympathies beaucoup plus nombreuses, plus vives et plus constantes que les maladies qui consistent dans une altération de texture. Souvent même une profonde désorganisation amenée par le cancer, le tubercule, le ramollissement, la gangrène, ne causent pas, à beaucoup près, autant de troubles sympathiques que la névrose.

Lésions fonctionnelles.

Lésions des actions physico-chimiques.

En général, les maladies dans lesquelles les actions vitales sont fortement lésées fournissent plus de sympathies que celles qui sont caractérisées par les troubles d'actes physiques et chimiques. Toutes celles qui impliquent l'intervention d'actes vitaux, soit à leur début, soit pendant leur cours, comme les inflammations, les névroses, les fièvres essentielles, les exanthèmes, les névrosthénies, ont pour accompagnement ordinaire des phénomènes sympathiques extrêmement multipliés.

Influence des maladies générales.

Les maladies locales donnent lieu à moins de sympathies que les maladies générales. Pour en prendre une juste idée, on n'a qu'à mettre en regard, d'un côté, les fièvres, les exanthèmes, et de l'autre, les affections du cœur, du foie, des reins. Dans la première catégorie, tout l'organisme manifeste sa souffrance sur tant de points différents, qu'il est souvent impossible de découvrir le trouble fonctionnel qui s'est développé le premier.

Influence du support.

Influence du support de la maladie sur la sympathie. Nous ne ferons que rappeler succinctement les faits connus de tout le monde. Certains sujets apportent en naissant un état névrosthénique que nous avons signalé ailleurs, et qui donne à l'excitabilité une prédominance telle, qu'à l'occasion des moindres symptômes et de la plus légère affection, éclatent des sympathies dans un grand nombre de tissus à la fois. Chez les femmes, elles sont plus rapides et plus nombreuses que chez l'homme. Elles revêtent la forme de névralgies, de viscéralgies, de mouvements convulsifs et désordonnés. Les sympathies ont plus de tendance à se produire et à se généraliser chez les sujets doués d'un tempérament nerveux; par contre, elles sont plus rares et moins faciles à mettre en jeu chez les lymphatiques, qui méritent, à ce point de vue, la qualification d'*apathiques* qu'on leur a quelquefois donné. Névrosthénie.

La disposition spéciale qu'apporte en naissant chaque individu détermine souvent, dans la manifestation des sympathies, quelque chose de particulier qui est en opposition avec la règle commune. Un trouble sympathique, insolite par son siége ou par sa nature, naît à l'occasion d'une maladie qui, chez un autre, exciterait des accidents tout à fait différents. Disposition congénitale.

L'âge donne à l'excitation sympathique une direction spéciale qui tient à l'établissement ou à la prédominance de certaines fonctions. Chez le nouveau-né, on observe communément les convulsions, le coma, le délire, le vomissement, la diarrhée sympathique; à l'époque de la puberté chez les femmes, les névralgies, la migraine, le vomissement, le trouble de l'intelligence, les viscéralgies de toute espèce, les douleurs mobiles, etc. Age.

Les maladies qui se déclarent pendant l'âge critique s'accompagnent de troubles sympathiques multipliés. Les affections puerpérales se distinguent également par les Ménopause.

caractères spéciaux de leurs sympathies. L'adynamie, le délire, la stupeur, les convulsions, les sueurs profuses, les paralysies partielles, les névralgies, constituent des troubles fréquents dans les maladies des femmes. (Voyez *État puerpéral.*)

Influence du milieu ambiant.

Le milieu ambiant et surtout le climat donnent à la sympathie une intensité et une forme particulières. Broussais montre dans son histoire des phlegmasies chroniques la sympathie s'accroissant en intensité, en étendue, en nombre à mesure qu'on s'approche du Midi (1). Les excitations sympathiques affectent surtout la surface gastro-intestinale et le foie. Dans le Nord, les voies respiratoires, les bronches, la plèvre, le système vasculaire.

Les sympathies ont plus de peine à paraître chez les peuples des régions septentrionales, à cause de la faible excitabilité dont sont doués leurs tissus. Aussi les maladies sont-elles réduites à un petit nombre d'éléments, tandis que les sympathies se croisent dans tous les sens, ne cessent qu'avec la maladie, chez les peuples méridionaux. Ajoutons encore que les sympathies, nées dans des conditions aussi favorables à leur développement, dépassent souvent, en intensité, la maladie principale, incitatrice. Il en résulte que celle-ci peut cesser ou être entièrement effacée par la sympathie. Si l'on méconnaissait cette vérité, on courrait risque de tomber dans l'erreur et de confondre la maladie sympathique avec la lésion principale.

Influence exercée par les maladies antécédentes.

Influence exercée sur le développement de la sympathie par une maladie antérieure. La débilité causée dans un organe par une maladie antérieure ou la surexcitation

(1) *Traité des phlegmasies chroniques*, t. III.

qu'elle y laisse, y provoque parfois le développement de la sympathie. Ce fait, très-général, révèle au médecin le point vulnérable et faible de chaque organisme, lui fait prévoir les maladies futures et lui indique les ménagements qu'il doit garder dans sa thérapeutique, en présence des organes affaiblis ou souffrants.

En résumé, la sympathie pathologique est un trouble fonctionnel dû à l'excitation d'un organe sain par un organe malade ; ce trouble se fait avec ou sans perception distincte. Cependant, comme il se manifeste, le plus ordinairement, sous forme d'une névrose du mouvement, du sentiment et de l'intelligence, parfois le malade en est averti par quelque phénomène pénible ou douloureux. Après avoir été trouble fonctionnel, la sympathie peut ensuite causer des altérations de textures.

Différence entre la sympathie, le symptôme, la complication. Il est souvent difficile de trouver une ligne de démarcation entre ces diverses conditions de la maladie. Si l'on admet que la sympathie ne peut s'exercer que d'un organe malade à un organe sain, ce qui nous paraît être le seul moyen d'introduire quelque clarté dans l'étude des sympathies, il faut donner ce nom à tous les symptômes et à tous les actes morbides qui se développent ailleurs que dans l'organe lésé. Ainsi le vomissement est phénomène sympathique de la grossesse, de la néphrite, de l'hépatite; la céphalalgie, le vertige, phénomènes sympathiques de l'entéro-colite, de la diarrhée, de la pneumonie. Le vomissement sera symptôme local du cancer ou du ramollissement de l'estomac; cependant il est nécessaire de faire remarquer que, malgré les caractères que nous avons assignés à la sympathie, on éprouve encore de sérieuses difficultés pour la distinguer du

Différence entre le symptôme et l'acte sympathique.

symptôme local. La douleur et la rougeur qui se manifestent dans un panaris sont bien les symptômes locaux de l'inflammation, quoiqu'ils ne se développent que par sympathie, c'est-à-dire par l'action réflexe du système nerveux centrifuge sur les vaisseaux.

Caractères positifs du symptôme et du phénomène sympathique.

Comment appeler le vomissement qui survient dans la méningite ou l'encéphalite? Il doit être regardé comme sympathique, puisqu'il se montre dans l'estomac sain. Cependant, comme il est le résultat de l'irritation directement transmise par le cerveau et les nerfs, jusqu'à l'estomac et aux muscles de la vie animale qui agissent, dans l'acte du vomissement, on pourrait aussi le considérer comme symptôme. Il faut, pour trancher cette difficulté, établir que tout phénomène ou tout acte morbide qui se déclare dans la résidence même de la maladie primitive en est le symptôme. Le phénomène et la maladie sympathiques doivent être séparés du symptôme local par des organes sains, qui accomplissent leurs actes d'une manière physiologique. Ce caractère différentiel excellent ne peut, suivant nous, laisser aucun doute dans l'esprit, et jette une clarté extrême sur l'étude clinique des maladies sympathiques et idiopathiques.

Qu'est-ce que la maladie sympathique?

La sympathie peut consister en un seul phénomène morbide ou constituer une maladie. La maladie sympathique est un acte morbide ou une collection de plusieurs phénomènes qui se sont développés évidemment sous l'empire de la maladie primitive. Une complication est très-souvent une maladie qui s'est formée de cette manière. On pourrait même soutenir que telle est l'origine de la plupart des complications. Une phlegmasie aiguë ou chronique de l'intestin qui paraît dans le cours de la phthisie, et qui est indépendante de tout travail local de

La complication s'en rapproche beaucoup.

tuberculisation, doit-elle être considérée comme maladie sympathique ou comme complication? On trouve de sérieuses difficultés lorsqu'il s'agit de répondre à cette question. Telle maladie, qu'on ne voit jamais dans le cours d'une autre affection, et qu'on doit, par cela même, considérer comme une complication tout à fait accidentelle, peut cependant être une maladie sympathique, en raison de la suractivité ou de la débilité insolite d'un organe, chez certains sujets.

Des indications thérapeutiques tirées de la sympathie.

Des indications thérapeutiques tirées de la sympathie. Le médecin ne fait qu'imiter la nature dans le traitement des maladies, quand il cherche à mettre en jeu l'excitabilité d'un tissu. Il se développe tous les jours des affections dans des organes auxquels nous ne pouvons faire parvenir nos médicaments ou que nous avons intérêt à ménager. Dans ces deux cas, nous choisissons un appareil sur lequel nous pouvons élever sans inconvénient l'irritabilité jusqu'à l'irritation. Celle-ci est tantôt purement nerveuse, tantôt vasculaire ou sécrétoire. On choisit de préférence celle qui doit imiter le mieux la maladie que l'on cherche à combattre. C'est ainsi que nous agissons lorsque, ayant à traiter une phlegmasie pulmonaire, nous produisons une irritation sécrétoire et douloureuse sur la paroi de la poitrine. Cette phlegmasie provoquée est une maladie nouvelle qui agit par sympathie sur la maladie primitive; si l'irritation est dirigée, avec une certaine mesure et déterminée chez un sujet qui n'est point trop excitable, elle hâte la résolution; autrement elle ne fait que tourner au profit de la maladie primitive. Le praticien expérimenté sait choisir, parmi les agents thérapeutiques, ceux qui sont le mieux appropriés à l'effet qu'il veut produire, et, parmi les tissus, celui qui est le plus, en rapport sympathique, avec l'organe affecté. La membrane muqueuse gastro-intestinale et l'enveloppe cutanée sont les deux tissus qui se prêtent le mieux à cette excitation. Une grande partie de la médication consiste dans l'action irritative des médicaments. Toute l'habileté consiste à ne pas dépasser certaines limites et à ne faire que substituer une irritation peu dangereuse à celle qui menace l'existence ou qui suspend et altère les fonctions. Le praticien crée ainsi, à sa volonté, une source d'excitation qu'il emploie pour diminuer et éteindre ailleurs l'irritation.

Médication par substitution sympathique.

La substitution d'un travail morbide à un autre travail ne peut être obtenue également qu'au moyen de la sympathie, c'est-à-dire de l'action réflexe du système nerveux. Une irritation sécrétoire, un flux interminable existe dans un tissu, vous portez sur lui un agent qui produit une irritation vasculaire, une phlegmasie se déclare, et le nouveau travail morbide met fin à la maladie primitive.

Conditions qui peuvent en assurer le succès.

Le praticien qui veut recourir ainsi à l'irritation sympathique, comme moyen de traitement, ne doit pas oublier qu'il faut, pour en assurer le succès, être à peu près sûr : 1° que l'organe qu'il a choisi, et sur lequel il excite un travail morbide, soit bien celui qui sympathise le mieux avec l'organe affecté ; 2° qu'il n'existe ni maladie antécédente, ni faiblesse congénitale, ni idiosyncrasie, qui puisse faire échouer la substitution sympathique qu'il se propose d'opérer ; 3° que l'agent qu'il va employer ne manque pas son effet ; 4° que le moment opportun de faire agir la sympathie soit réellement arrivé ; 5° enfin qu'il n'y ait aucune complication qui s'oppose à ce traitement. S'il a rempli toutes ces conditions il est certain de ne point nuire, ce qui est déjà beaucoup; et il peut concevoir l'espérance légitime de guérir la maladie.

Il faut, en outre, distinguer deux faits essentiels dans l'étude de la sympathie lorsqu'on veut la faire servir au traitement : 1° l'organe incitateur qui est le point de départ de la sympathie ; 2° l'organe incité, ou influencé par sympathie. L'irritation existe donc dans deux parties différentes de l'organisme. De là découlent des indications très-nettes à remplir. La première, consiste à éteindre l'irritation, dans son foyer primitif, par tous les moyens qui sont en notre pouvoir. Si l'on ne peut y parvenir, soit parce que la maladie est trop ancienne, soit parce qu'elle est au-dessus des ressources de l'art, soit enfin parce que l'économie s'en est fait, en quelque sorte, une habitude, il faut alors s'attaquer à la maladie développée sympathiquement. On réussira quelquefois à s'en rendre maître, parce qu'elle est moins ancienne et d'une nature moins grave. On sera même assez heureux, dans quelques cas, pour parvenir à diminuer l'intensité de la maladie primitive et même pour la guérir. C'est ainsi qu'en prenant, corps à corps et successivement, les différentes maladies sympathiques qui se sont développées, on peut simplifier des états morbides très-complexes qui s'influençaient réciproquement. Pour réussir, dans une tentative de ce genre, il faut ramener les maladies à leurs éléments; établir, d'une manière distincte, l'ordre suivant lequel ils se sont développés et faire la part de l'influence due à chacun d'eux. Broussais a retracé, avec un rare talent d'observation, la marche de ces irritations successives; il en a fait une analyse très-exacte, et nous devons en tenir compte, lors même que nous refuserions à l'irri-

Etat de l'organe incitateur et de l'organe irrité.

tation inflammatoire le rôle excessif qu'il lui a fait jouer.

Révulsion et dérivation.

Nous ne devons point nous occuper ici des médications à l'aide desquelles on doit opérer le déplacement des irritations. Il nous suffira de rappeler que la révulsion et la dérivation constituent les deux grands actes pathologiques qui n'ont cessé d'être mis en usage, dès la plus haute antiquité. On excite la sympathie, tantôt en agissant sur le système nerveux, tantôt sur les vaisseaux que l'on congestionne seulement, tantôt sur les sécréteurs qu'on excite ; tantôt enfin, on provoque une maladie qui réunit à elle seule ces trois actes pathologiques. Telle est l'inflammation qui agit par la douleur, par la congestion des vaisseaux, par la sécrétion d'un liquide séreux, séro-fibrineux ou purulent. La sympathie est le lien qui rattache d'une manière intime le travail morbide dont nous venons de parler à la maladie principale qu'il s'agit de guérir. Telle est en peu de mots la vraie théorie de la révulsion et de la dérivation.

CHAPITRE III.

DES ALTÉRATIONS DE LA SENSIBILITÉ.

Les troubles de la sensibilité occupent une place considérable dans la pathologie synthétique. Ils exigent une étude d'autant plus approfondie, qu'on ne les a pas envisagés au point de vue qui nous occupe. On les a décrits surtout comme symptômes ou comme maladies ; nous nous proposons principalement de les étudier comme éléments de maladie, c'est-à-dire d'examiner les diverses conditions morbides, au milieu desquelles ils surgissent. En réunissant ainsi, dans un tableau général, tout ce qui a trait aux aberrations de la sensibilité, nous pourrons saisir, tout à la fois, et l'ensemble des faits généraux et les détails qui appartiennent à l'histoire si compliquée des névroses des organes de la sensibilité.

Divisions.

Divisions. Nous étudierons : 1° les troubles de la sensibilité d'une manière générale ; 2° les différentes espèces d'aberrations de la sensibilité ; 3° les névroses des organes pourvus de cette faculté.

Des troubles de la sensibilité en général.

§ Ier. **Des troubles de la sensibilité en général.** On doit donner le nom de sensibilité à la propriété que possède le système nerveux d'être modifié par le contact des agents externes et internes, et de porter jusqu'au sensorium la connaissance de ces modifications.

Définition de la sensation.

La sensation est l'exercice de cette faculté, ou mieux encore l'acte par lequel le système nerveux nous fait reconnaître les propriétés physiques et chimiques des corps, sans l'intervention du raisonnement.

Il faut que le médecin prenne une idée bien juste de ces termes et de leur signification, s'il veut donner à ses études pathologiques quelque précision et éviter plusieurs erreurs.

Distinguer plusieurs actes dans la sensation

Il est nécessaire de distinguer : 1° le sens ou l'organe auquel est affectée la propriété de sentir ; 2° l'action de cet organe ou la sensation ; 3° le cordon nerveux conducteur et la transmission de la sensation ; 4° le centre nerveux où se fait l'insertion du cordon conducteur et la perception. Pour que la sensation se fasse normalement, il faut l'intégrité et l'intervention de ces parties et de ces trois actes : sentir, transmettre et percevoir. Le plus ordinairement il s'y joint un quatrième acte, qui consiste

Raisonnement.

dans une opération de notre intelligence, à l'aide de laquelle nous apprécions la sensation; nous la comparons à d'autres; nous raisonnons : ce travail mental, qui perfectionne la sensation, en est un complément indépendant et doit en être distingué. On lui doit les sensations composées, bien différentes des sensations simples, qu'il est quelquefois difficile de ne pas confondre avec elles (1).

La sensibilité est-elle une propriété vitale inhérente au nerf ou au tissu sensible?

On peut se demander si la sensation se développe dans les nerfs sensitifs, comme le veut Haller, ou dans les tissus mêmes des appareils sensitifs qui jouiraient de la sensibilité, comme le tissu musculaire possède la faculté motrice, indépendamment des nerfs moteurs. Les nerfs sensitifs agiraient seulement, en transmettant l'excitation sensoriale, comme les nerfs moteurs conduisent l'excitation motrice. La première opinion nous paraît plus probable. Les faits pathologiques lui donnent une autorité que rien ne peut affaiblir.

Il faut, pour que la sensation s'exécute normalement : 1° l'intégrité de l'organe de réceptivité, et par conséquent de la sensibilité spéciale dont jouit chaque sens; 2° du nerf sensitif; 3° de la moelle; 4° du cerveau; 5° des facultés intellectuelles.

Conditions nécessaires pour que la sensation se fasse normalement.

Les conditions matérielles de l'organe sensible ne peuvent être altérées sans qu'aussitôt la sensation ne soit excitée, affaiblie ou pervertie.

1° Conditions normales de structure :

1° Le libre afflux du sang est indispensable pour que la sensation s'accomplisse régulièrement. La ligature de l'aorte ventrale, de l'artère iliaque ou fémorale chez

(1) Voyez sur ce point important : Gerdy, *Physiologie philosophique des sensations et de l'intelligence*, p. 13, in-8°, Paris, 1846. — Landry, *Recherches physiologiques et pathologiques sur les sensations tactiles*, Archives générales de médecine, t. XXIX, p. 257, et t. XXX, p. 28, 1852.

l'homme et les animaux prouve que la diminution ou la suspension de la circulation affaiblit, éteint même complétement la sensibilité des parties auxquelles se rendent les vaisseaux. Stenon, Swammerdam, les premiers, et d'autres plus tard, ont mis ce fait hors de doute (1). Dans l'artérite et les maladies qui gênent la circulation, le fourmillement, la douleur violente, intolérable, un sentiment de chaleur et l'anesthésie incomplète ou complète, montrent, jusqu'à quel point, la sensibilité s'altère lorsque le sang n'arrive plus, en quantité normale, dans les organes des sens.

A. Système vasculaire sanguin.

Il en est de même quand la composition chimique de ce liquide vient à s'altérer, quand ses globules diminuent : quand il s'appauvrit. Nous dirons plus loin que l'hyperesthésie est très-commune après les hémorrhagies dans la chlorose, l'anémie.

B. Composition normale du sang.

Toutes les maladies capables de troubler la nutrition des tissus y altèrent également la sensibilité; le plus ordinairement, elles l'exaltent ou la pervertissent. L'inflammation, l'hypertrophie, les productions homologues et hétérologues s'accompagnent toujours de trouble de la sensibilité. Celle-ci se développe alors dans des tissus où elle n'existe pas à l'état physiologique (tissus fibreux, musculaire).

C. Intégrité de la nutrition moléculaire.

2° *La sensibilité* peut-elle être troublée comme les autres propriétés vitales, comme l'intelligence ou la motilité, sans que les tissus soient altérés sensiblement? Poser ainsi la question, c'est la résoudre par l'affirmative. En effet, tous les jours le pathologiste est appelé à

2° Intégrité de la faculté sensoriale indispensable à l'exercice de la fonction.

(1) Voyez le travail de M. Buchez, *Essai de coordination positive des phénomènes qui ont pour siége le système nerveux, Journal des progrès*, t. IX, p. 174, 1828.

constater des altérations de sensibilité dans l'œil, l'oreille, la peau, qu'aucune lésion de texture ne saurait expliquer : on dit alors qu'il y a névrose de l'organe de la sensibilité. Le chloroforme, le froid, l'éther, abolissent la faculté de sentir dans la peau. La molécule saturnine produit le même effet dans ce tissu, dans l'œil, et d'autres fois, au contraire, les sensibilités de la peau et des sens spéciaux s'exaltent, se pervertissent d'une autre manière.

3° Condition normale de structure des cordons nerveux (nerfs et moelle).

3° Toutes les maladies qui altèrent, soit médiatement, soit immédiatement, la texture ou les fonctions des nerfs sensibles ou de la moelle épinière, en un point quelconque de leur trajet, déterminent des troubles de sensation. Il faut être prévenu de ce fait, afin de rapporter à leur véritable siége les symptômes observés. La sensibilité peut être entièrement éteinte dans les ramifications nerveuses périphériques, persister encore et même s'exalter dans le tronc principal du nerf. C'est ainsi qu'on peut expliquer les douleurs violentes que les paralytiques ressentent parfois dans leurs membres depuis longtemps privés du sentiment et du mouvement. C'est également à l'irritation périphérique du nerf divisé, que les amputés doivent la douleur et les sensations diverses qu'ils croient encore éprouver dans les mains, les pieds et les parties qui sont depuis longtemps séparés du corps. Aussi l'excision et la section d'un nerf dans la névralgie sont-elles des opérations au moins inutiles, si la maladie a son siége sur le tronc principal, au-dessus de la section. On trouve dans ce fait pathologique la confirmation d'une loi posée par les physiologistes, à savoir, que la sensibilité disparaît de la périphérie au centre, c'est-à-dire dans les branches terminales, puis dans le tronc, dans les racines spinales postérieures, dans les faisceaux postérieurs de la moelle, et, en dernier lieu, dans l'encéphale lui-même.

4° Condition normale de structure du cerveau.

4° Les maladies du cerveau troublent la sensation aussi sûrement que les maladies des organes des sens, de l'extrémité des nerfs périphériques et des cordons nerveux. Une gouttelette de sang, épanchée dans un point du cerveau, en connexion avec un nerf du sentiment, suffit pour anéantir la sensation ou l'altérer. Un ramollissement, une tumeur, une phlegmasie céphaliques ou spinales produisent des effets semblables. D'autres fois, elles causent l'exaltation et la perversion de la sensibilité cutanée ou des organes des sens.

5° Intégrité des facultés intellectuelles.

5° Il y a plus, l'intelligence troublée, faisant à elle seule, en quelque sorte, tous les frais de la sensation, on voit des malades atteints de folie, de délire, sans lésion, créer de toute pièce des sensations, dont la cause externe ou interne n'existe pas. Ils entendent des voix menaçantes; aperçoivent des êtres fantastiques; sentent des odeurs sulfureuses, spermatiques, etc. L'hallucination ne tient pas, dans ce cas, au trouble de la sensation, puisque celle-ci ne peut se faire en l'absence de l'agent excitateur qui n'existe pas; elle dépend d'une opération de l'esprit s'exerçant sur des souvenirs et sur des sensations passées. (Voyez *Intelligence.*)

Résumé.

Voilà donc des maladies très-distinctes par leur siége et encore plus par leur nature, qui aboutissent toutes à des troubles intimes du sentiment.

Ces troubles, ainsi qu'on vient de le voir, ont leurs causes : 1° dans la lésion de structure des organes des sens; 2° dans la lésion de leurs facultés spéciales (de voir, d'entendre, de goûter, de sentir le froid, la piqûre, le chatouillement, la douleur, etc.); 3° dans la lésion du cordon nerveux ou de la moelle ; 4° dans la lésion de structure du cerveau ; 5° de ses facultés.

Ces divisions sont nettes ; elles doivent être sans cesse présentes à l'esprit du praticien, et nous espérons que, s'il veut les méditer, il pourra en tirer un grand parti dans l'étude des troubles nerveux si complexes que lui présentent, à chaque instant, les affections nerveuses.

La sensation dépend de la faculté spéciale et non de l'agent d'excitation.

La sensibilité est une propriété très-générale qui réside dans le système nerveux. Toutes ses parties n'en sont pas indifféremment le siége. Les travaux des physiologistes modernes ont eu pour but principal de localiser la sensibilité dans une partie déterminée de la moelle et du cerveau. On s'accorde généralement à mettre la source de cette faculté dans les cordons postérieurs de la moelle et dans leur expansion dans le cerveau. En outre, la sensibilité est une propriété très-générale qui se subdivise elle-même en sensibilités spéciales, aussi différentes les unes des autres que les organes eux-mêmes le sont des appareils de sensibilité. La sensibilité de la rétine ne saurait accuser que l'action du rayon lumineux ; celle de la membrane du tympan, des fosses nasales, n'est impressionnée que par les ondes sonores et les odeurs. Ces sensibilités dépendent de la structure propre de l'organe, de celle des nerfs et de la portion du cerveau dans laquelle ceux-ci vont se rendre, et non de l'excitation spécifique qui agit sur l'organe. En effet, on sait qu'un agent insolite, portant son action sur un sens spécial dont il n'est pas l'excitateur ordinaire, y détermine cependant la sensation qui lui est propre. L'électricité qui traverse l'œil, la membrane du tympan ou la langue, excite des ondes lumineuses, un bruit, des saveurs.

On doit admettre non-seulement que la sensibilité est une propriété du système nerveux, mais qu'elle comprend autant de sensibilités spéciales qu'il y a de sensations spéciales. C'est ainsi que le tact a été décomposé en trois et même en un plus grand nombre de sensibilités. Nous croyons que le médecin, qui a surtout intérêt à observer les phénomènes morbides, trouvera toutes sortes d'avantages à multiplier les sensibilités et les sensations dans l'ordre pathologique. Il devra surtout le faire, toutes les fois qu'il verra paraître une sensation distincte des autres et qu'elle lui révélera un trouble réel de la fonction; cependant il ne faut pas considérer comme des sensations différentes de simples perversions. Dans les désordres cérébraux et dans les maladies qui troublent à un très-haut degré le sentiment, telles que l'hystérie, l'hypocondrie, les viscéralgies, les sensations morbides deviennent si multipliées qu'on n'y retrouve à grand'peine les sensations normales. Il s'agit maintenant de rechercher en quoi consistent les sensations pathologiques.

Il existe un très-grand nombre de sensibilités spéciales.

§ II. **Des différentes espèces de sensations pathologiques.** Haller avait considéré comme insensibles les tendons, les ligaments, les cartilages, les os, la membrane médullaire, les aponévroses. Il était fondé à soutenir cette opinion quand il parlait de l'état physiologique, et quoiqu'on ait depuis découvert la présence des nerfs dans des tissus où il n'en admettait pas l'existence, il n'en est pas moins vrai que ceux qu'il regardait comme privés de sensibilité ne l'acquièrent que par l'effet de la maladie. Tous les tissus du corps, y compris les aponévroses, les tendons, les ligaments, manifestent, dans certaines conditions morbides, une sensibilité souvent très-grande. Est-elle une modification de la sensibilité non perçue que

Des sensations pathologiques.

Bichat appelait sensibilité organique, ou une sensibilité toute nouvelle et de création morbide? Ce sont là des questions obscures que les pathologistes ne se donnent pas assez la peine d'examiner. Il nous semble que la maladie ne peut pas engendrer une propriété vitale nouvelle; elle ne peut qu'en exagérer ou en altérer une qui existait déjà. Par conséquent il faut croire que, quand nous éprouvons, en un point du corps habituellement insensible, une sensation quelconque, c'est que la sensibilité naturelle, obscure et non perçue par le sensorium, a acquis une grande intensité ou s'est pervertie.

Sensations viscérales.

Les douleurs viscérales, la gastralgie, les névralgies hépatiques, cardiaques, intestinales, constituent autant de sensations insolites dans les tissus qui en sont le siége et qui accomplissent, d'ordinaire, leurs fonctions sans que l'homme en ait conscience. Dans ce cas, on ne peut faire que deux suppositions : 1° admettre que la sensibilité des parties qui reçoivent des branches du grand sympathique a été fortement surexcitée par la maladie, et qu'alors la sensation, n'étant plus arrêtée par les ganglions, parvient jusqu'au sensorium; 2° ou bien que le cerveau perçoit plus vivement et accuse une impression qui, dans l'état de santé, lui arrivait confusément. La première hypothèse est la plus probable; cependant l'excitation du cerveau doit y jouer aussi un grand rôle. La phlegmasie d'un tissu servi par les filets du nerf sympathique ne peut agir qu'en développant une sensibilité anormale. Telle est encore l'action des produits homologues et hétérologues lorsqu'ils se développent dans un tissu à sensibilité obscure. Concluons donc que celle-ci peut paraître une propriété nouvelle là où elle ne se manifestait pas auparavant.

L'examen de cette question est d'autant plus important que des hommes sérieux l'ont agitée de nouveau à propos des jongleries du magnétisme. Une sensibilité spéciale peut-elle se développer sous l'influence d'une excitation morbide ou des pratiques magnétiques, dans un organe qui en est dépourvu normalement? Le creux épigastrique, l'occiput, les doigts, peuvent-ils voir, lire, goûter, etc.? Ce que nous avons dit précédemment permet d'établir que, dans un tissu quelconque, on ne peut jamais obtenir que l'espèce de sensibilité à laquelle lui donnent droit, en quelque sorte, son système nerveux et sa structure. Il est vrai que cette sorte de transposition des sens est rejetée par des hommes plus habiles ou plus convaincus. Ils se bornent à soutenir que l'excitation extraordinaire d'un sens, ne fait que donner à la faculté qu'il possède naturellement une intensité extrême. Ils expliquent ainsi la vision, à travers les paupières fermées ou à travers une étendue considérable de pays.

Transposition des sens; phénomènes magnétiques.

Ces assertions n'appartiennent pas plus à l'ordre des faits scientifiques que les étranges hallucinations dont notre siècle vient d'être témoin. Les hommes initiés aux sciences d'observation, déploreront longtemps l'étrange spectacle donné par les espèces de convulsionnaires qui s'assemblent autour des tables tournantes, ou qui se font les apôtres des mystères, des miracles et des autres événements qui marquent si tristement notre époque. Nous recommandons aux médecins philosophes l'étude des causes qui peuvent ainsi troubler le libre exercice de nos sens et de la raison humaine. Nous leur signalons cette épidémie, plus meurtrière et plus triste que celle du choléra, parce qu'elle annonce l'affaiblissement du libre examen et de la saine raison, que peuvent seuls enfanter et

Autres jongleries de même espèce.

entretenir une instruction solide et une éducation vraiment libérale.

Trois ordres de sensations morbides.

Les diverses sensations pathologiques internes sont la source de notions si précises, si importantes, qu'il faut d'abord mettre tous nos soins à les déterminer. On trouve d'abord :

1° Les sensations externes produites par les agents physico-chimiques du cosmos, comprenant la vision, l'audition, l'olfaction, la gustation, le toucher.

2° *Les sensations internes*, qui ne s'éveillent plus, comme les précédentes, à l'occasion d'un excitant externe, mais spontanément : tel est le besoin de se mouvoir, de respirer, de manger, de boire, de dormir, de se livrer à l'acte vénérien. Ces sensations, aussi impérieuses et aussi vives que les externes, se troublent aussi souvent qu'elles, dans le cours des maladies.

3° Outre ces deux genres de sensations, il peut s'en développer de tout à fait insolites dans des tissus où il n'en existe pas à l'état normal, comme dans les nerfs sensoriaux eux-mêmes, dans la substance cérébrale, dans le tissu musculaire, dans les membranes séreuses, dans les cartilages, les os, les membranes muqueuses, dans tous les canaux et les réservoirs, en contact habituel avec des liqueurs ou des agents qui les traversent normalement, sans provoquer aucune sensation appréciable (vessie, utérus, cœur, vésicule biliaire). Ainsi trois sources de sensations pathologiques : 1° organes de sensations externes ; 2° organes de sensations internes ; 3° organes où il n'existe pas de sensation normale, et dans lesquels il s'en développe une insolite.

Des sensations externes.

A. *Sensations externes.* On est loin d'être d'accord sur le nombre des facultés que l'homme possède, et cependant le médecin a besoin de savoir quelles sont ces facultés, afin d'en rechercher les altérations pendant la maladie. Les sensibilités sont beaucoup plus multipliées que ne le pensent les philosophes, qui ont limité à cinq le nombre des facultés sensoriales.

Sensations morbides dont la peau est le siége.

La peau est le siége d'une sensibilité que l'on désigne sous le nom de tactile ; mais elle doit être décomposée en trois ou quatre facultés qui se trouvent séparément ou simultanément lésées dans la maladie. La peau est le siége des sensations de contact, de douleur, de température, et même, suivant quelques physiologistes, de frémissement, de vibration, de chatouillement, de poids, de résistance, de forme, d'humidité, de mouvement. Sans examiner cette question, qui nous entraînerait hors du domaine de la pathologie proprement dite, nous croyons qu'on peut limiter les sensations tactiles à celles de contact, de température, de douleur et de chatouillement. Les autres, peut-être même celle de température, résultent d'une opération intellectuelle rapide, qui s'effectue après la perception par le sensorium. Du reste, il importe moins au médecin qu'au physiologiste de savoir, au juste, quel est le nombre exact des sensations normales qui se passent dans un tissu. Il n'a qu'à noter les perturbations qui surviennent dans ces sensations pendant les maladies, et la part qu'elles prennent dans la production des accidents. Lorsqu'il verra une sensation décomposée par la maladie, en trois ou quatre autres, il retiendra ces différences et s'en servira pour établir la nature, le siége et le traitement de la maladie. Partant de cette donnée, purement expérimentale, nous admettrons qu'il existe à la peau trois sensations distinctes qui peuvent être lésées dans l'état morbide. Souvent la maladie présente, lésées séparément, les sensations de contact, de température, de chatouillement, de douleur. Il y a des malades qui ne sentent pas une épingle enfoncée dans la peau, et qui perçoivent nettement le contact, le chatouillement ou la température des corps. On dit qu'il existe une *analgésie* (dérivé de α privatif, et de αλγος, douleur). Chez d'autres, les symptômes sont inverses : ils éprouvent de la douleur, mais non le contact des corps; quelques-uns sont privés de la sensation de température; ceux-ci de la sensation de chatouillement, de vibration, de pression. Depuis quelques années, l'attention des médecins, éveillée par les travaux de M. Gerdy, s'est portée sur ces troubles (1). On en a fait une étude plus approfondie. On s'est assuré qu'ils existent dans un grand nombre de maladies qui portent, soit sur le cerveau, comme le délire nerveux, l'hystérie, l'épilepsie, le somnambulisme, la folie; soit sur les nerfs sensitifs, comme dans les névralgies et les paralysies sympathiques.

Dans la vision, l'audition, l'olfaction, la gustation, les facultés spéciales sont excitées, affaiblies ou perverties; et malgré la diversité des sensations pathologiques, on peut encore les rapporter à la sensation spéciale altérée. Dans les maladies de l'œil, la lumière détermine des douleurs, des fulgurations, la vision de points noirs ou diversement colorés, d'objets bizarres, d'anneaux, de mouches, de corpuscules, etc. Toutes ces sensations ont trait à l'acte de la vision.

Sensations morbides internes.

B. *Sensations internes.* Modifiées par la maladie, elles diffèrent à un tel point des sensations instinctives qu'on

(1) Gerdy, *Physiologie philosophique des sensations et de l'intelligence*, p. 40, in-8°, Paris, 1846.

a souvent peine à les reconnaître. La sensation d'activité musculaire est celle qui nous avertit que la contraction musculaire a lieu dans une ou plusieurs parties du système locomoteur, par notre seule volonté et sans que nous en soyons prévenus par le sens de la vue. Cette sensation est pervertie dans plusieurs conditions morbides; et alors la contraction n'étant point perçue par le cerveau, le malade ne peut plus diriger ses membres, à moins que la vision ne vienne à son aide.

Ailleurs, dans les viscères, nous voyons la sensation de la faim remplacée par les variétés infinies de sensations morbides, qu'on appelle boulimie, pica, malacie, gastralgie.

C. Tous les organes desservis par les nerfs sympathiques peuvent être le siége de sensations morbides obscures ou vives et nettement accusées par le cerveau. Partout où les branches de ce nerf pénètrent, par conséquent dans tous les tissus qui reçoivent un vaisseau, et le nerf trophique qui l'accompagne, peut éclater une sensation douloureuse. Nous avons dit que sous l'empire du travail phlegmasique, la douleur se développait dans des organes complétement insensibles (cartilages, membrane fibreuse, ligaments). Il importe médiocrement au pathologiste de savoir si tel tissu ne reçoit que les nerfs encéphalo-rachidiens ou sympathiques, puisque les sensations morbides peuvent se manifester dans tous les tissus. Les médecins savaient que l'utérus devient douloureux dans un grand nombre de maladies longtemps avant que les anatomistes eussent prouvé l'existence de nerfs dans le tissu de cet organe. Le cœur, le cerveau, la rate, les reins, sont souvent affectés de douleurs vives. (Voir *Douleur*.) Cependant on peut établir qu'il existe une grande différence entre les organes animés exclusivement par les nerfs céphalo-rachidiens et ceux qui reçoivent leurs nerfs du sympathique. Dans les premiers, la maladie s'annonce presque immédiatement par la douleur, tandis qu'elle est plus obscure, plus sourde ou nulle dans les viscères. Cependant, une fois développée, elle prend souvent une intensité extrême comme dans des douleurs hépatiques, néphrétiques, utérines, etc.

Des différentes espèces de sensations morbides] soit externes, soit internes.

§ III. **Des différentes espèces de désordres de la sensibilité.** Les troubles de la sensibilité dons nous venons de retracer le tableau général doivent être maintenant étudiés, suivant qu'ils ont leur siége : 1° dans les organes des sens spéciaux, tels que la peau, l'œil, l'oreille, les fosses nasales et la bouche ; 2° dans les organes de sensations instinctives, tels que les viscères, les muscles et les tissus dans lesquels ces sensations sont obscures ou nulles, à l'état normal.

Les troubles de la sensibilité, quel qu'en soit le siége, jouent tantôt le rôle d'élément essentiel de la maladie, tantôt figurent seulement à titre de symptômes. Il importe d'établir une distinction très-nette entre ces deux ordres de faits.

Troubles symptomatiques de la sensibilité.

Rappelons d'abord qu'une première classe se compose des altérations de sensation qui dépendent : 1° de la lésion matérielle et plus ou moins manifeste de l'organe sensitif ; 2° des cordons nerveux ; 3° de la moelle ; 4° du cerveau. Nous ne parlerons pas de ces *troubles nerveux purement symptomatiques.*

Ajoutons que les maladies qui les provoquent résident dans l'organe lui-même, dans son système vasculaire, dans les nerfs qui s'y distribuent, dans le sang, dans la moelle, enfin dans le cerveau. C'est dans tous ces organes qu'il faut aller chercher la cause des troubles de la sensibilité.

Troubles sympathiques de la sensibilité.

Une seconde catégorie comprend les sensations pathologiques qui dépendent uniquement d'une maladie générale ou locale, qui exerce son influence sur un organe de sensation. Le trouble prend alors le nom de *sympathique*.

Trouble idiopathique ou névrose.

La troisième catégorie renferme les altérations de la sensibilité qu'on ne peut rattacher à aucune des influences pathogéniques précédentes. Elles ont reçu la dénomination de trouble nerveux *essentiel* ou *idiopathique*, et constituent la classe importante des *névroses des organes de la sensibilité*. Nous ne saurions être assez explicite sur ce point que l'on a obscurci, de tant de manières, dans des écrits récemment publiés, qu'il n'est pas toujours possible de s'entendre. Pour nous, comme pour Cullen, il existe des altérations de la sensibilité qu'on ne peut expliquer par aucune cause expérimentale appréciable, et nous les retenons dans la classe des névroses. (Voyez ce mot.) Que nous importe qu'on ne puisse comprendre le désordre d'une faculté sans un dérangement correspondant dans la contexture des parties, si l'on ne peut le saisir ni le démontrer? Nous dirons, avec Galien, qu'il est idiopathique, et nous lui donnerons le nom de névrose. Dans l'état actuel de la science, celle-ci nous représente le trouble des propriétés vitales que possèdent les tissus sensibles, et rien de plus.

Division des troubles de la sensibilité en hyperesthésie, anesthésie, et perversion de cette faculté.

On a rapporté les troubles de la sensibilité générale et spéciale à trois types principaux : l'accroissement ou l'hyperesthésie, l'abolition ou l'anesthésie, et la perversion de la sensibilité. Ces divisions, généralement acceptées dans un grand nombre d'ouvrages, ne sont pas l'expression fidèle de ce qui se passe dans la nature. Galien, dans la description si belle qu'il a laissée des troubles de la sensibilité et du mouvement, n'admet pas qu'ils puissent dépendre de l'accroissement de cette propriété. Il la suppose avec raison toujours pervertie. Cette opinion est parfaitement fondée, dans un grand nombre de cas où nous rencontrons la sensibilité normale remplacée par la douleur, ou par des sensations qui s'écartent tellement de l'état physiologique qu'on fait réellement une hypothèse lorsqu'on admet qu'il existe, en pareil cas, un simple accroissement de la propriété vitale.

Divisions. Cependant, pour ne pas trop nous écarter des opinions généralement reçues, nous étudierons : 1° la douleur en général; 2° la névralgie; 3° l'hyperesthésie; 4° l'anesthésie; 5° la perversion de la sensibilité dans les appareils de la vie de relation et de nutrition successivement.

1. — De la douleur.

Troubles de la sensibilité générale. De la douleur.

La douleur est l'élément le plus général et le plus constant de toutes les maladies. A ce double titre, elle doit prendre place dans l'histoire des éléments primaires et généraux. Nous accorderons à l'étude de la douleur quelques développements, parce que les ouvrages n'en traitent pas d'une manière spéciale. Nous nous sommes servi, pour composer cet article, des matériaux puisés dans nos recherches particulières.

Définition.

La douleur est toute sensation soit externe, soit interne, qui s'accompagne d'une souffrance locale ou générale.

Ce que nous avons dit de la sensation nous conduit d'abord à établir que, pour qu'il y ait douleur, il faut qu'il y ait perception par le sensorium. Souvent la sensation est subite, instinctive, non réfléchie. Dans d'autres, un acte de notre intelligence est nécessaire pour que l'impression soit réputée douloureuse. Si l'attention est fixée ailleurs, l'esprit troublé par quelque passion, ou par une maladie, la douleur n'est pas perçue. Il peut même se faire que, par une perversion singulière de l'intelligence, l'impression douloureuse passe pour agréable, ainsi qu'on le voit chez les aliénés qui se déchirent les membres, les entrailles, et qui chantent et rient pendant ces affreuses mutilations. On observe des effets de ce genre chez les sujets chloroformés. Ils éprouvent des sensations agréables, voluptueuses même, pendant qu'on divise les tissus. Il ne faut pas en conclure, avec quelques philosophes, que la douleur n'est pas plus réelle que les autres sensations; seulement il est utile de maintenir, dans la douleur comme dans les sensations physiologiques, la distinction qui existe entre l'impression, la perception et la sensation raisonnée sur lesquelles nous avons tant insisté.

Causes de la douleur.

Causes de la douleur. Les causes de la douleur se trouvent : 1° dans le stimulus externe ou interne; 2° dans l'organe sensitif; 3° dans le cordon nerveux qui transmet les impressions; 4° dans le cerveau qui perçoit et qui juge; 5° dans un autre organe sensible qui envoie la sensation au cerveau. Il s'agit d'étudier ces conditions morbides diverses, afin de bien saisir le mode de production de la douleur et son véritable rôle dans les maladies.

1° Intensité du stimulus.

1° *Stimulus*. La douleur tient tantôt à l'intensité du stimulus, tantôt à son application insolite sur un tissu auquel il n'est pas destiné. Dans le premier cas, le stimulus agit d'une manière trop énergique ou trop prolongée; ainsi la lumière, le bruit, une odeur pénétrante peuvent déterminer une vive douleur dans l'œil, l'oreille, les fosses nasales, etc. Dans le second cas, l'excitant n'étant plus en rapport avec la sensibilité du tissu, il en résulte de la douleur. C'est ce qui a lieu lorsqu'un liquide ou une matière solide viennent à entrer en contact avec une membrane qui n'est pas habituée à les recevoir. La plèvre s'enflamme quand l'air s'épanche dans sa cavité; l'urine, la bile, le sang même produisent des effets semblables sur le péritoine ou le tissu cellulaire. Nous nous bornons à citer ces exemples, parce que l'étude de la douleur nous entraînerait trop loin.

Il suffit qu'un tissu quelconque, pourvu de nerfs, soit altéré dans sa texture et dans sa fonction pour que la douleur s'y développe, tantôt spontanément, tantôt sous l'influence des excitants naturels. Il importe de classer les faits de ce genre.

2° Maladies des organes des sens. A. Troubles de la sensibilité.

2° *Maladies qui altèrent la sensibilité*. A. La sensibilité seule de l'organe peut être altérée. Elle s'exalte, se pervertit sans qu'on découvre de lésion. La peau devient douloureuse au moindre contact, le son le plus faible, la lumière la plus douce ne peuvent frapper l'oreille ou la rétine sans exciter des douleurs atroces (hystérie, névropathie). On trouve dans la névralgie idiopathique des plus petites branches la preuve que la sensibilité peut s'exagérer comme la motilité, l'excitabilité. La névrose des organes sensibles est toujours caractérisée par une douleur plus ou moins vive des parties qui en sont le siége, ainsi qu'on le voit dans toutes les grandes névroses et dans les viscéralgies spécialement.

B. Lésions organiques.

B. Toute espèce de travail morbide s'accompagne de douleur, mais ne la produit pas, avec la même fréquence ni avec la même intensité. On doit mettre en première ligne les maladies aiguës qui provoquent un trouble considérable dans la circulation et les sécrétions : tels sont l'inflammation, les flux, les hémorrhagies qui ne se montrent pas sans être annoncés par une douleur sourde ou violente. Elle est moins fréquente dans les maladies qui tiennent au développement des produits homologues et hétérologues. Le tubercule, le cancer, le tissu fibro-plastique ou autre prennent souvent un accroissement notable, avant toute manifestation douloureuse. Celle-ci a lieu surtout quand la tumeur comprime les nerfs, ou quand ils sont compris dans la dégénérescence.

On peut établir une différence marquée, sous le rapport de la fréquence de la douleur entre les maladies qui frappent les appareils de la vie de relation et celles qui siégent dans les organes de la vie de nutrition. Tandis que les premières ne peuvent se développer sans que la sensibilité ne soit aussitôt mise en jeu, de graves lésions peuvent détruire la presque totalité d'un viscère sans que le malade accuse la moindre souffrance (tubercules pulmonaires, cancer hépatique). Toutefois, il arrive aussi que le premier effet de la maladie viscérale est la manifestation d'une douleur intense qui prend souvent une violence extrême, comme on le voit dans le cancer de l'utérus, de l'estomac.

3° Maladies des nerfs.

3° *Maladie du nerf qui transmet l'impression.* La douleur se montre dans toutes affections qui ont leur siége sur un point du trajet du nerf, depuis l'organe sensorial jusqu'au centre nerveux. L'inflammation du névrilème, le névrôme, la névrite, les blessures, la compression s'accompagnent de douleurs violentes. Il en est de même lorsque le nerf se trouve compris au milieu de tissus enflammés, altérés ou désorganisés. Il en résulte souvent une souffrance que le malade rapporte, non pas à la partie du nerf qui est lésée, mais au tissu auquel celui-ci va se distribuer. On sait qu'une forte pression exercée sur le cubital détermine une douleur dans le petit doigt.

4° Maladies des centres nerveux.

4° *Maladies des centres nerveux et du grand sympathique.* Pour trouver la cause de la douleur, dans un grand nombre de maladies, il faut examiner avec soin l'état dans lequel se trouvent le cerveau, la moelle, les nerfs ganglionnaires. Toutes les maladies qui affectent ces diverses portions du système nerveux peuvent donner lieu à la douleur, cependant celle-ci résulte plus souvent encore des lésions qui portent sur les nerfs sensoriaux, céphaliques et médullaires. L'encéphalite, la myélite, le ramollissement de la substance cérébrale et de la moelle ne se révèlent souvent par aucune douleur bien prononcée.

La douleur n'est pas toujours rapportée à son vrai siége.

Il faut aussi considérer, comme une cause de souffrance, toutes les altérations viscérales dans lesquelles les branches du nerf sympathique se trouvent nécessairement comprises. La présence des nerfs sensoriaux, qui s'unissent aux filets moteurs et trophiques du grand sympathique, rend compte de ces douleurs. Quelquefois les malades les rapportent à un organe, quoiqu'elles dépendent d'une lésion de la partie du cerveau, de la moelle ou des ganglions dans laquelle vont se rendre les nerfs sensoriaux. Il est bon d'être prévenu de cette source d'erreur pour l'éviter dans la recherche du siége et de la cause des maladies.

Elle est souvent due à une hallucination ou à une illusion.

Nous n'avons parlé, jusqu'à présent, que des maladies qui altèrent la texture du tissu, mais il en est d'autres, plus nombreuses encore, qui s'annoncent par des douleurs sans que la substance nerveuse soit visiblement lésée : telles sont les névroses des organes de l'intelligence, du sentiment et les viscéralgies. Quelques exemples sont utiles pour montrer le mode de production de ces douleurs. Dans le délire aigu ou chronique que cause l'intoxication plombique ou alcoolique, dans différentes espèces de monomanies, il arrive souvent que le malade, au milieu de ses hallucinations, éprouve une douleur physique qu'aucun agent externe ne peut expliquer. Dans ce cas, le jugement troublé fait tous les frais de la douleur à laquelle reste étrangère la sensation. Il faut que le médecin n'ignore pas cette source fictive de douleur, afin d'apprécier, à leur juste valeur, la réalité des souffrances dont parlent sans cesse les hypocondriaques, les hystériques, les mélancoliques, lorsqu'ils se sentent l'estomac ou le foie rongés par un animal, ou des élancements qui traversent les chairs, etc. L'hallucination douloureuse est un phénomène psychique curieux qui prouve que la douleur peut avoir pour cause une sensation interne, instinctive, transformée par le cerveau en délire, mais réellement éprouvée dans les tissus malades. (Voyez *Troubles de l'intelligence; hallucination et illusion.*) Hallucinations.

Nous citerons encore comme un exemple curieux d'hallucination les douleurs que l'amputé ressent dans un membre qui n'existe plus : celle que rapporte au front l'individu auquel on a refait un nez avec les téguments de cette partie du visage. Dans tous ces cas, la perception douloureuse est une conception délirante uniquement due au cerveau, en dehors de toute sensation interne ou externe.

5° La cause de la douleur réside souvent dans un tissu très-éloigné du lieu où elle se manifeste; on dit alors que la douleur est sympathique. La céphalalgie, la névralgie de la cinquième paire, peuvent tenir à un cancer De la douleur sympathique.

gastrique ou utérin, ou à toute autre maladie. On peut comparer cette sensation morbide sympathique à une hallucination, puisque nous percevons une sensation douloureuse qui n'a pas réellement sa raison d'être dans le tissu auquel nous la rapportons. Ce tissu est sain; aucun stimulus n'a produit d'impression sur lui.

Résumé : Des causes de la douleur.

On voit par l'énumération des causes de la douleur que celle-ci suppose constamment la perception cérébrale, et que la source de la sensation doit être cherchée : 1° dans les filets périphériques du nerf sensorial; 2° dans le tronc qui se dirige vers le centre nerveux; 3° dans celui-ci qui est lésé matériellement ou non; 4° dans une hallucination ou perception délirante; 5° dans un tissu qui sympathise avec le nerf affecté.

Partout où les sensations externes et internes peuvent naître, là peut se développer une douleur. Ce n'est donc pas seulement, dans les nerfs céphaliques et rachidiens qu'il faut en placer le siége, mais aussi dans le grand sympathique. Pour le pathologiste, tous les tissus malades deviennent sensibles, excepté l'épiderme, le sang et les parties sécrétées et excrétées. La douleur se montre dans les tendons, les ligaments, les os, les cartilages. Dans tous les tissus homologues de nouvelle formation, telles que le tissu cicatriciel et les fausses membranes organisées, dans les lieux où les vaisseaux peuvent arriver, ainsi que les filets nerveux trophiques qui les accompagnent, peut se développer de la douleur. Celle-ci est *idiopathique*, *sympathique* ou *symptomatique*. Dans le premier cas, elle prend des noms différents suivant l'organe affecté : névralgie, dermalgie, gastralgie, gastrodynie, odontalgie, etc.

Des différentes formes de la douleur.

Des différentes formes que revêt la douleur. La sensation de douleur existe parfois, mais n'est pas accusée parce que la perception est elle-même altérée (délire, hallucination, folie ou maladie grave), ou parce que la phonation et les mouvements d'expression sont abolis (altération de la voix, paralysie, etc.). Souvent alors le visage plus ou moins convulsé exprime la douleur que le malade ne peut rendre. Il en ainsi chez les nouveau-nés et dans toutes les maladies graves, avec stupeur et adynamie.

Absence de douleur. La douleur est un élément morbide si constant, qu'une maladie est souvent méconnue ou réputée latente, par cela seul que les sujets ne souffrent pas ou ne peuvent témoigner la souffrance qu'ils éprouvent. La douleur est un symptôme *subjectif*, c'est-à-dire que le malade seul peut en porter la connaissance jusqu'au médecin. **Absence de douleur.**

L'absence de douleur peut tenir à des causes qu'il importe d'indiquer : 1° à ce que la sensibilité est détruite par une lésion de structure dont les tissus sont le siége (gangrène de cause externe ou interne, ramollissement, compression, etc.) ; 2° à ce que les centres nerveux, (moelle et cerveau), sont désorganisés (myélite, ramollissement du cerveau, hémorrhagies avec déchirure considérable, compression) ; 3° à ce que le sensorium est troublé, dans ses fonctions sans que l'organe soit altéré d'une manière appréciable (délire aigu, folie, hallucination, somnambulisme, catalepsie, extase, adynamie) ; 4° à la violence d'une douleur ou d'une maladie qui, développées dans un autre point, empêchent la manifestation de la seconde douleur (*duobus doloribus obortis major obscurat alterum*, Hippocrate). On observe cet effet dans les maladies compliquées ; souvent la seconde et la troisième affection passent inaperçues parce que la première con- **A quelles causes est-elle due?**

serve une intensité extrême; 5° à l'action toxique de certains agents qui pénètrent dans le sang, tels que les narcotiques, l'éther, le chloroforme, avec lesquels on obtient si sûrement l'analgésie et l'anesthésie; 6° à l'abolition de la sensibilité, sans lésion appréciable du tissu qui en est le siége: la peau ou la membrane muqueuse de la vessie, du rectum, du vagin peuvent s'enflammer sans qu'il s'y développe de douleur. On observe des faits de ce genre chez des paralytiques, les aliénés, les hystériques. 7° Il faut encore attribuer cette absence de douleur à ce que la circulation est suspendue ou réduite à son minimum, pendant la syncope, la lipothymie, après des hémorrhagies graves; dans ce cas, la piqûre, la brûlure ne peuvent plus provoquer de douleur. Elle est encore abolie dans les tissus quand l'artère principale est comprimée ou rendue imperméable au sang. 8° Il peut se faire aussi que la sensibilité soit normalement obtuse et diminuée. Les médecins, qui pratiquent dans les hôpitaux rencontrent, à chaque instant, des sujets qui ne se plaignent d'aucune douleur, quoique des viscères importants soient malades, et que ces affections causent chez d'autres de grandes souffrances.

Intensité de la douleur.

Intensité de la douleur. La douleur n'éclate ni avec la même fréquence ni avec la même intensité, chez tous les malades atteints de la même affection. Certains états physiologiques y prédisposent ou la rendent plus vive : tels sont les travaux de l'esprit, les excès vénériens, la menstruation, l'état puerpéral, la névropathie si fréquente à l'âge critique, l'excitation nerveuse habituelle chez certains sujets qui l'ont reçue de leurs parents, ou chez lesquels des maladies antérieures l'ont développée. Parmi ces dernières, il faut ranger d'abord toutes les affections

Due à certaines diathèses.

du système nerveux, les névroses, les maladies de l'utérus et l'appauvrissement du sang, quelle qu'en soit la cause. Dans ces conditions morbides, la douleur devient un élément si essentiel des maladies qu'il faut la combattre à l'aide d'un traitement spécial, et proscrire toute médication qui pourrait exciter le système nerveux.

A la vivacité des sensations.

Chez un assez grand nombre de sujets la douleur n'est pas plus vive en réalité, mais elle est exprimée plus fortement et dépeinte sous des couleurs exagérées. Les hypocondriaques, les hystériques, les gens pusillanimes ou à esprit cultivé et exalté, décrivent, avec un soin minutieux et une emphase extrême, tous les tourments que la maladie leur fait endurer. Ce n'est pas, sans peine, que le médecin peut réduire leur récit à ses véritables proportions et se faire une juste idée de la douleur. En général, les hommes supportent moins bien la douleur que les femmes; celles-ci ont plus de courage, se plaignent moins, résistent mieux aux affections douloureuses.

Des diverses espèces de sensations douloureuses.

Il est difficile de rapporter les différentes formes de la douleur à des types invariables. Cependant on s'accorde à distinguer les formes suivantes : (A) sensation de chaleur ou de froid continue, légère ou intense ; (B) sensation de contusion, de poids, de pression, de serrement; (C) élancements rapides, insupportables, comme dans les névralgies : sensation de perforation, de dilacération, de distension, de picotements comme par des aiguilles; (D) de pincement; (E) de chatouillement, de fourmillement, de prurit (douleur prurigineuse), etc. C'est avec ces sensations diverses que l'esprit inventif du malade compose un tableau dans lequel figurent les variétés presque infinies de la souffrance. On peut en lire l'énumération minutieuse dans les traités d'homœopathie, et voir jusqu'où peut aller le ridicule dans ce genre. Il faudrait s'arrêter à toutes les formes de la douleur si elles correspondaient à des conditions morbides toutes spéciales, mais il est impossible de fonder sur elles le diagnostic des maladies. Contentons-nous de rappeler qu'en général, les souffrances les plus vives appartiennent aux névroses des organes de la sensibilité et aux troubles fonctionnels des viscères de la vie de nutrition. La névralgie des nerfs céphalique et rachidien, les viscéralgies nous offrent le type des douleurs les plus violentes que l'on connaisse. On peut s'en former une idée en citant, d'une part la névralgie frontale, faciale, sciatique, et de l'autre la gastralgie, les coliques saturnines, la colique sèche des pays chauds, l'angine de poitrine, etc. Les douleurs dans la pneumonie et la pleurésie, quoique très-vives, ne sont pas comparables aux précédentes.

Quelques particularités de la douleur.

Voici maintenant quelques autres particularités qui ont leur importance. Tantôt, la souffrance vague se généralise presque partout. Le malaise, la courbature fébrile, une sorte de découragement, d'affaissement sentis par le malade méritent, à juste titre, le nom de douleur. Elle indique que le principe pensant, que le moi est influencé par un travail morbide qui se passe dans les organes, et qu'il serait encore impossible de localiser.

Elle est obscure et mal dessinée dans quelques cas.

Tantôt la douleur est limitée à un point qui a une forme et une étendue parfaitement distinctes. Elle peut suivre le trajet d'une ou de plusieurs branches nerveuses; être linéaire, comme dans les névralgies; rayonner comme dans la colique néphrétique; tantôt elle se dirige des branches principales vers les rameaux ou suit une marche inverse, etc. Ordinairement, les douleurs qui se développent dans les viscères animés par le nerf sympathique

Localisée.

n'ont pas de trajet distinct ; elles s'étendent à tout l'organe comme dans la gastralgie, l'entéralgie, l'angine de poitrine, les douleurs utérines. Quelquefois la douleur est disséminée sous forme de points, au nombre de deux ou trois (névralgie), ou bien elle couvre une assez grande surface. Cependant elle demeure toujours partielle ; la douleur n'est jamais générale, elle peut seulement parcourir successivement tous les tissus, ou se développer simultanément dans plusieurs à la fois, ainsi qu'on l'a observé dans certains cas de névralgie qu'on a appelée *universelle*, et dans la névropathie hystérique et de l'âge critique. Disséminée.

Ordinairement, la douleur se manifeste *spontanément* dès qu'un travail morbide s'établit quelque part. Dans d'autres cas, elle n'a lieu qu'au moment où l'on vient à presser avec la main, soit médiatement, soit immédiatement, sur les tissus affectés. Elle reste parfois latente jusqu'à ce qu'on l'ait provoquée par une manœuvre de ce genre ; aussi ne faut-il jamais manquer de la rechercher ainsi dans les maladies qui attaquent les viscères situés profondément. Dans d'autres cas, elle ne paraît que pendant que l'organe est en fonction, c'est-à-dire en contact avec son stimulant habituel. Il faut donc s'enquérir avec soin de ce qui se passe durant l'exercice de la fonction. La gastralgie se montre, chez un grand nombre de malades, pendant la digestion, et la douleur des muscles atteints de rhumatisme, pendant la contraction seulement. Spontanée. Provoquée.

Marche et durée. La douleur la plus continue est toujours rémittente, c'est-à-dire qu'il survient des paroxysmes pendant lesquels elle s'exaspère, puis diminue ensuite. Il n'y a pas de douleur violente qui soit parfaitement Marche et durée paroxysmes de douleur.

continue, à moins qu'elle ne dure un temps très-court. Comme toutes les sensations qui ont leur temps de sommeil et d'activité, comme tous les actes qui sont sous la dépendance du système nerveux, la douleur affecte une marche rémittente et intermittente. Elle commence d'abord faiblement, s'accroît, finit par acquérir son maximum d'intensité, puis après un temps variable et presque toujours assez court elle diminue ou s'apaise entièrement. La pleurodynie que l'on observe dans la pneumonie et la pleurésie, les élancements du phlegmon n'ont pas une marche plus exactement continue que les autres douleurs. On nomme accès ou paroxysme le temps durant lequel la souffrance se manifeste ainsi.

Douleurs intermittentes. La douleur revêt la *forme intermittente* sans que l'intoxication paludéenne y prenne la moindre part. Cette intermittence est tantôt régulière et tantôt irrégulière, sans type déterminé; contrairement à ce qui a lieu dans l'état physiologique, le système nerveux, dont l'activité devrait cesser pendant la nuit, est au contraire surexcité. La douleur se montre alors pendant la nuit (douleurs syphilitiques, névralgiques, rhumatismales, goutteuses, infection purulente, phthisie), ou devient plus vive le soir (névralgie frontale, faciale), le matin et à d'autres heures du jour. La périodicité parfaite, soit quotidienne, soit double tierce, soit tierce des douleurs névralgiques, céphaliques appartient fréquemment, mais non toujours à l'infection paludéenne. L'efficacité du quinquina, en pareille occurrence, n'est pas la démonstration certaine de leur origine spécifique, puisque le même agent peut réussir dans la curation des douleurs périodiques non paludéennes.

Fixité de la douleur. La persistance des douleurs, en un point limité, témoigne presque toujours d'une lésion profonde et durable, cependant elle peut ne constituer qu'un phénomène nerveux, ultime, que le temps finit par dissiper. Dans la marche ordinaire des maladies aiguës et chroniques, la douleur ouvre la scène et disparaît bien avant que la terminaison heureuse ou fatale ait eu lieu. Dans tous les cas, elle s'offre au pathologiste, comme le signe le plus précieux qu'il puisse consulter pour découvrir le siége des maladies; souvent sur elle seule repose pendant longtemps le diagnostic. Sa valeur pronostique est moindre. Les affections les plus douloureuses sont loin d'être les plus graves et les plus rebelles.

Éléments morbides qui coexistent avec la douleur. Convulsion.

Éléments morbides associés à la douleur. Convulsion. L'effet le plus constant de la douleur est de provoquer dans les tissus contractiles adjacents des mouvements convulsifs, soit cloniques, soit toniques; ils sont dus à l'action réflexe de la moelle épinière. Presque toutes les affections douloureuses sont en même temps spasmodiques. Nous en trouvons de fréquents exemples dans toutes les viscéralgies (névrose gastrique, intestinale, vésicale, cardiaque), et dans la névralgie du nerf trifacial. Souvent même, l'intensité et la durée du spasme sont proportionnées à la violence de la douleur; d'autres fois les mouvements convulsifs qui s'emparent des muscles tiennent à l'intensité de la perception cérébrale. En général, les sujets, dont l'intelligence est développée ou le système nerveux surexcité, ne peuvent ressentir la douleur la plus légère, sans être pris de mouvements violents et désordonnés de toutes les parties de l'appareil musculaire.

Délire.

On doit aussi lui attribuer une fâcheuse influence sur les actes intellectuels. On voit le délire l'insomnie, les convulsions, éclater à la suite de l'amputation et des grandes opérations chirurgicales, ou bien un état de collapsus et d'insensibilité presque complète leur succéder. En un mot, chaque fois que la sensibilité s'épuise par des sensations trop fréquemment répétées ou trop violentes, des troubles graves se montrent dans l'intelligence, l'excitabilité générale et partielle et dans la motilité. Aussi ne peut-on parler, avec trop d'admiration, de la découverte merveilleuse de l'éther, du chloroforme, et de leur emploi comme anesthésiques dans la pratique chirurgicale. Nul doute qu'on ne puisse conjurer ainsi les dangers qui tiennent à l'épuisement nerveux.

Fièvre hectique de douleur.

Les douleurs violentes peuvent porter au suicide ou à la mélancolie ; on en a de nombreux exemples. Si elles sont longues, chroniques, elles finissent par altérer le travail de la digestion et de l'assimilation, par amener l'anémie, le marasme, et une sorte de fièvre que Broussais appelle hectique de douleur. Quoique plus rare qu'il ne le croyait, elle a une existence réelle. La chaleur et la sécheresse habituelles de la peau, l'insomnie, l'excitation générale, la perte d'appétit, le mouvement fébrile caractérisent cette fièvre, que l'on rencontre dans les névralgies rebelles de la face, dans la sciatique et les vieilles céphalées.

Symptômes concomitants dans les névralgies.

Dans les viscéralgies la violence des douleurs amène des troubles encore plus marqués et plus nombreux. Les sensations internes se pervertissent ; les sécrétions se suspendent ou s'altèrent ; sont remplacées par des flux insolites ; la nutrition se trouble également, ainsi qu'on en voit de nombreux exemples dans les dyspepsies et les entéralgies. La preuve que la douleur a une très-grande part dans la production de ces désordres, c'est qu'on parvient à les arrêter par l'opium et les antispasmodiques.

Indications thérapeutiques.

Indications thérapeutiques. Souvent l'on fait intervenir volontairement la douleur, dans la curation des maladies. Elle constitue l'agent principal de certains modes de révulsion. Lorsqu'on emploie les vésicatoires, le moxa, la cautérisation transcurrente, les sinapismes, les frictions irritantes, en un mot tous les agents capables d'exciter fortement la sensibilité, on se propose de substituer à l'irritation nerveuse, qui s'est développée dans un organe malade, une autre irritation qui détermine tantôt la congestion sanguine seule, ou avec elle un flux de matières séreuses ou muqueuses, tantôt l'inflammation dans ses formes exsudatives ou suppuratives, quand le tissu, sur lequel on révulse, peut supporter impunément un travail de ce genre.

La douleur employée comme agent curatif.

Apaiser la douleur dans tous les cas,

Dans toutes les affections douloureuses, l'indication la plus pressante et qui n'admet que de rares exceptions consiste à faire cesser ou à diminuer la souffrance. Le chirurgien la redoute dans les opérations ; la découverte du chloroforme et de l'éther lui a rendu, sous ce rapport comme sous tant d'autres, les services les plus grands. Nous ne connaissons pas de maladie interne dans laquelle la douleur n'apparaisse comme un élément morbide fâcheux, dont il faut chercher à délivrer, avant toutes choses, le malade.

Surtout chez les sujets affaiblis.

Cette indication est plus pressante encore lorsque la maladie a développé une surexcitation nerveuse, lorsque le sujet affaibli par de longues souffrances, par des flux abondants, des hémorrhagies, ou la suppuration, ne peut plus résister à la douleur. A toutes les époques de la médecine, on a toujours posé, en règle thérapeutique invariable, que la douleur, est un élément morbide funeste qu'il faut éloigner à tout prix. Lorsqu'on y est parvenu, la maladie reprend une marche plus franche, parcourt ses périodes avec plus de régularité et se termine heureusement. La douleur, compagne ordinaire des mouvements spasmodiques, empêche les flux de s'établir, retentit d'une manière fâcheuse dans les organes sains, et s'oppose ainsi à la solution et à la terminaison critique des maladies.

Ou lorsqu'il existe des mouvements spasmodiques.

Les anesthésiques sont encore utiles chez les sujets que la surexcitation habituelle de leur système nerveux rend incapables de résister longtemps à la douleur. Ils tombent avec une promptitude extrême dans une adynamie alarmante que l'on fait cesser avec des substances narcotiques. Les femmes du monde, celles qui ont été éprouvées par des névroses, ou dont la constitution est affaiblie par des maladies chroniques de l'utérus, se laissent facilement affaisser sous le coup de la douleur. C'est au médecin sagace à distinguer tous ces cas, afin d'unir aux anesthésiques les substances corroborantes et un régime fortifiant.

Combattre l'hypersthénie.

On trouve d'autres malades chez lesquels la douleur est le résultat d'une hypersthénie, d'un excès de force. Les narcotiques seuls ne pourraient guérir : on leur associe alors, avec le plus grand succès, une médication contre-stimulante. Combien de douleurs vives exaspérées par les toniques et les excitants cèdent aux boissons aqueuses, au petit lait, aux bains et à une diète lactée !

Lorsque la douleur constitue toute la maladie, comme dans la névralgie, lorsqu'elle en est l'élément principal, comme dans l'hyperesthésie, la gastralgie, l'entéralgie et tant d'autres névroses caractérisées surtout par la souffrance des organes, tout le traitement consiste à la combattre soit localement, soit en agissant sur le système nerveux central à l'aide des anesthésiques puissants dont la matière médicale est aujourd'hui en possession (chloroforme, éther, opium). On peut aussi substituer momentanément à l'excitation morbide une excitation artificielle que l'on produit localement dans le système nerveux sensorial, au moyen de différents agents de stimulation (acupuncture, électricité, insolation, fer rouge).

Recourir à une stimulation artificielle.

Quand la douleur affecte une certaine périodicité, il faut chercher à y mettre fin en donnant le quinquina, ou en recourant à quelque médication perturbatrice (cautérisation, émétiques, évacuants).

Nous terminerons en rappelant que la douleur étant presque toujours le mode d'expression d'une maladie viscérale qui commence à se développer, ou qui a entraîné déjà une grave désorganisation dans les tissus, on ne peut espérer qu'adoucir le symptôme pénible, et soulager momentanément le malade.

2. — De la névralgie.

De la névralgie.

La névralgie doit être étudiée immédiatement après la douleur. Considérée d'une manière générale, celle-ci entraîne l'idée d'une souffrance dont le système nerveux est, à coup sûr, le siége, mais qui ne peut pas être exactement localisée, comme la névralgie, dans une branche nerveuse distincte.

Définition.

Nous désignerons par névralgie la douleur qui a pour siége un ou plusieurs nerfs du système cérébro-spinal ou trisplanchnique, et qu'on ne peut rattacher, quant à présent, à aucune altération appréciable du système nerveux.

La névralgie est une névrose douloureuse des organes de la sensibilité.

Elle n'est qu'une des formes, une des manières d'être de la névrose des organes du sentiment; celle-ci s'exprime, tantôt par l'hyperesthésie de la peau ou d'un sens spécial, tantôt par l'anesthésie, tantôt par un trouble différent, l'analgésie ou toute autre perversion de la sensibilité spéciale; souvent même par l'abolition complète ds cette propriété vitale.

Les douleurs violentes dont les viscères sont le siége méritent à tous égards le nom de névralgie ou de viscéralgie; telles sont les douleurs cardiaques, les coliques. Cependant comme elles existent rarement seules, et comme des troubles fonctionnels très-importants les accompagnent, nous en traiterons à part.

Symptômes des névralgies.

Caractères généraux de la névralgie. Douleurs, ayant un siége déterminé, unique ou multiple, suivant un trajet qui correspond exactement à une ou plusieurs branches des nerfs cérébro-spinaux, se propageant d'ordinaire du tronc vers les rameaux (névralgie descendante), marchant parfois dans un sens inverse (névralgie ascendante), s'accroissant ordinairement par la pression, surtout quand le nerf superficiel peut-être serré contre des parties résistantes. Elle s'exaspère lorsque l'organe entre en fonction. Les mouvements spontanés ou provoqués rappellent les souffrances ou les accroissent.

La sensation douloureuse est très-variable : tantôt sourde, continue, tantôt lancinante, comparable à des raies de feu, des coups d'aiguilles, des décharges électriques, elle arrache des cris aux malades les plus courageux.

Siége de la douleur.

Ce n'est point indifféremment et sur tout le trajet du nerf que se manifeste la douleur. On peut s'assurer qu'ordinairement elle est plus vive sur les points d'émergence du tronc nerveux, lorsqu'il sort d'un muscle, d'un os, ou qu'il se rapproche de la surface cutanée. On peut alors distinguer un, deux, ou même trois endroits, dans lesquels les malades éprouvent principalement la douleur. Cependant cette délimitation est loin d'être toujours aussi rigoureuse. Quelques sujets ne sentent pas assez distinctement la douleur pour en indiquer le siége réel; la pression même ne peut pas toujours la provoquer, d'une manière évidente. Du reste, cette douleur vague et mal circonscrite, dans le moment où elle s'apaise, devient tellement distincte, durant les paroxysmes, que les sujets dessinent sur leur corps le trajet exact que suit le nerf dans sa distribution anatomique; souvent, à mesure que le mal fait des progrès et passe à l'état chronique, la douleur devient moins violente et plus générale.

On observe encore une particularité curieuse dans le siége de la névralgie. La douleur existe dans le point où la branche nerveuse sort d'un os, d'un muscle ou d'une aponévrose, puis elle ne reparaît qu'en un point très-éloigné sur les branches terminales. Elle manque tout à fait dans l'espace intermédiaire.

Elle se montre sous forme d'accès.

La névralgie affecte une marche exacerbante ou intermittente. Les attaques ou accès douloureux peuvent durer quelques heures, un ou même plusieurs jours; ordinairement on en compte depuis quatre, jusqu'à quarante et cinquante, dans les vingt-quatre heures.

Il arrive parfois que la douleur cesse entièrement : il existe alors une intermittence parfaite. Le malade se trouve complétement délivré de toute souffrance; dans l'intervalle des attaques, elle reparaît avec une régularité parfaite tous les jours, le soir ou le matin, à la même heure; toutefois ces cas sont plus rares que ceux de névralgie rémittente. La douleur commence graduellement et finit par acquérir une violence extrême, après quoi elle diminue de nouveau, puis cesse tout à fait.

Des symptômes assez nombreux accompagnent la névralgie. Après un temps variable, on voit paraître des troubles souvent marqués de la fonction. L'œil, l'oreille, la peau, éprouvent des sensations qui diffèrent beaucoup de celles qui appartiennent à l'état physiologique. Dans la dermalgie, la névralgie faciale, l'otalgie, la sensation tactile et l'audition sont loin de s'exécuter normalement. Pendant quelque temps, les névralgies des nerfs sensitifs ou sensitivo-moteurs laissent la sensibilité générale et spéciale intacte. Il n'en est plus de même lorsqu'elles sévissent, depuis longtemps ou avec une violence extrême; alors éclatent des troubles fonctionnels nombreux qui varient comme les fonctions même de chaque appareil sensitif.

Troubles fonctionnels de la sensibilité et de la motilité causés par la névralgie.

Pour prendre un exemple bien connu de l'influence exercée par la névralgie sur l'exercice de la fonction, nous citerons la névralgie de la cinquième paire. Des faits nombreux prouvent que la vision peut être fortement troublée; on a recueilli des observations d'amaurose, de photophobie, de dilatation de la pupille, qui ne reconnaissaient pas d'autres causes. Il en est de même de la congestion de la conjonctive, du larmoiement, de la convulsion des paupières (1).

Troubles de la sécrétion et de la nutrition.

Si nous passons de cette névralgie spéciale à l'étude des autres, nous trouvons qu'il n'en est pas une seule, sans en excepter celles qui frappent les viscères, qui

(1) Voyez, sur ce sujet, un travail important de M. Notta : *Mémoire sur les lésions fonctionnelles qui sont sous la dépendance des névralgies* : in *Archives générales de médecine*, 1854.

ne puisse amener un trouble marqué dans tous les actes de la fonction à laquelle préside le système nerveux frappé de névrose (voyez *Viscèralgie*). Ainsi s'expliquent non-seulement les troubles qui portent sur la sensibilité générale ou spéciale si c'est un nerf exclusivement sensorial, sur la sensibilité et le mouvement, si le nerf est sensitivo-moteur, ou enfin sur la sécrétion et la nutrition des organes. Dans la névralgie de la cinquième paire de nerf, on observe le larmoiement ou la sueur sur un côté du visage. Lorsque la même affection occupe le nerf sciatique, la peau du membre correspondant laisse parfois couler ce liquide. L'émaciation des muscles et des autres tissus est un phénomène morbide qui a été vu un grand nombre de fois, mais seulement dans les cas où la maladie est déjà ancienne.

Sentiment de pulsation.

Nous signalerons la sensation de pulsation éprouvée par un grand nombre de sujets, dans les organes qui sont le siége de névralgies. L'exaltation de la sensibilité dans une partie qui en est habituellement privée, explique pourquoi le mouvement des artères est alors perçu par les malades. La pulsation des vaisseaux est réellement plus forte dans les tissus endoloris. Du reste, la circulation n'est pas accélérée. L'absence de fièvre est un des caractères de toutes les névroses des organes de la sensibilité.

Retentissement sympathique.

Nous devons surtout étudier, avec soin, l'influence que la névralgie exerce sur les autres fonctions. Nous avons déjà indiqué celle que subit le système musculaire de la partie même à laquelle se rend le nerf sensitif, et qui consiste en atrophie, en lésion de sécrétion, de circulation. Il y a d'autres troubles de la douleur qui paraissent tenir à l'action sympathique. Ils ne dépendent pas uniment de l'irritation envoyée par les filets trophiques et moteurs dans les nerfs sensitifs qui les accompagnent, puisqu'on voit ces troubles localisés dans une seule branche nerveuse ou développés bien loin de l'appareil sensitif lui-même. Il faut donc faire intervenir la sympathie, et reconnaître cependant qu'elle a plus de tendance à se manifester dans les nerfs du même appareil que partout ailleurs. Les nerfs sont, comme on le sait, sensitifs, moteurs et trophiques dans les organes animés par les nerfs rachidiens. Il n'en est plus de même des nerfs cérébraux; il faut, dans ce cas, invoquer l'action réflexe du cerveau sur les branches ganglionnaires du grand sympathique, qui président aux sécrétions, à la circulation capillaire et à la nutrition des parties.

Marche; durée.

La névralgie se montre ordinairement avec une faible intensité d'abord, puis après trois ou quatre attaques elle acquiert toute sa force. Elle s'étend aussi à un plus grand nombre de branches, quelquefois même elle atteint le côté opposé. Dans d'autres cas, elle reste parfaitement limitée depuis le commencement jusqu'à la fin, malgré sa longue durée. On la voit plus rarement envahir, soit successivement, soit simultanément, plusieurs autres nerfs distincts par leur origine et leurs fonctions.

Rechute et récidive.

La guérison s'obtient souvent avec une grande promptitude, mais le mal est sujet à récidiver. On éprouve même quelques difficultés à distinguer la rechute de la récidive, lorsque celle-ci est très-rapprochée de l'attaque précédente.

Maladies dont la névralgie est un élément.

Les causes de la névralgie doivent être cherchées dans la maladie de l'organe sensitif, du cordon nerveux, de la moelle et même du cerveau. Nous n'avons pas à nous occuper de ces maladics dans lesquelles la névralgie est symptôme. Nous devons rechercher dans quelles affections elle se manifeste à titre de névrose, et constitue un élément morbide essentiel. Nous en avons déjà tracé implicitement l'histoire en parlant de la douleur; nous ne ferons donc qu'en rappeler succinctement les principaux traits.

Maladies du sang,

La névralgie se montre d'abord sous forme erratique ou fixe, toutes les fois que le sang est altéré, soit que ses globules aient diminué, comme dans la chlorose, l'anémie, soit qu'un autre de ses principes constituants, tel que la fibrine ou l'albumine, ait aussi subi un changement du même genre. On l'observe souvent après les pertes de sang, les grandes opérations chirurgicales, l'accouchement, dans la convalescence, l'empoisonnement par le plomb, par le miasme paludique, etc.

du système nerveux.

Elle est surtout fréquente toutes les fois que le système nerveux est fortement troublé comme chez les épileptiques et les hystériques, ou excité par les travaux de l'esprit, par les rapports sexuels fréquemment répétés, etc. Il faut s'attendre à voir paraître la névralgie dans toutes ces affections, ainsi que dans les viscéralgies.

Maladies générales.

La névrose douloureuse des nerfs du sentiment se montre encore dans le cours des affections rhumatismales et de la goutte, et même en l'absence de tout symptôme actuel de ces deux maladies. La prompte apparition, la mobilité extrême, la cessation subite de la douleur, en est le caractère principal.

Enfin les maladies générales, les exanthèmes, la variole s'annoncent par une douleur vive et passagère, qui révèle souvent la nature du mal.

Causes prédisposantes et déterminantes.

Disons pour terminer l'histoire de la névralgie en général, qu'elle est souvent le résultat d'une forte prédisposition héréditaire ou acquise, ou d'un état de névrosthénie développée par l'éducation, l'époque de la puberté, chez la femme surtout, par le tempérament nerveux. On n'a que des données fort incertaines sur l'influence qu'exercent l'âge et le sexe, et la constitution. On croit que la névralgie affecte, un peu plus souvent, la femme que l'homme, que le maximum de fréquence est de vingt à trente, particulièrement chez la première. L'habitation, l'alimentation agissent peu dans la production de la maladie. Les saisons et les pays humides donnent lieu à un plus grand nombre de névralgies. (Voyez *Étiologie des névroses en général*).

Indications thérapeutiques (Voyez *Douleur*.)

8. — De l'hyperesthésie.

Définition. On donne le nom d'hyperesthésie à l'accroissement de la sensibilité dans une partie. Ce mot est dérivé de ὑπέρ, *au-dessus*, et de αἴσθησις, *sentiment*.

Pour apporter quelque rigueur dans l'étude de l'hyperesthésie, il faut réserver cette dénomination à l'accroissement de la sensibilité propre à chaque tissu. L'anesthésie est l'état morbide opposé.

Divisions. *Division*. L hyperesthésie peut être générale ou bornée à un organe. La première comprend l'étude de la névropathie; la seconde, celle des hyperesthésies partielles : 1° de la peau; 2° des organes des sens spéciaux; 3° des muscles; 4° des viscères intérieurs.

De l'hyperesthésie générale. I. De l'hyperesthésie générale. Nous désignons ainsi l'état morbide dans lequel toutes les sensations physiologiques sont plus ou moins exagérées; cet état représente un élément morbide tantôt essentiel, tantôt secondaire, dans les maladies que nous indiquerons plus loin, en parlant de l'hyperesthésie partielle. Les causes sont les mêmes dans l'un et l'autre cas; nommons, pour mieux fixer la pensée du lecteur, l'hystérie, la chlorose, le rhumatisme, la goutte, le retour d'âge.

Symptômes.

Dans l'hyperesthésie la plus générale dont on puisse admettre l'existence, jamais la peau, les sens externes et internes ne sont tous excités, à la fois, ni au même degré ; seulement il se déclare ; avec une promptitude extrême, dans un grand nombre de parties du corps, des douleurs si différentes par leur siége et leur nature, qu'il est impossible d'en offrir une description régulière et didactique. Essayons cependant de montrer le tableau changeant et bizarre des désordres nerveux qui se présentent alors.

Troubles de la sensibilité dans les organes de la vie de relation et de nutrition.

La peau devient douloureuse en un grand nombre de points, soit à la pression, soit en l'absence de toute cause externe de stimulation. Le tronc et la région rachidienne dans toute son étendue sont le siége plus spécial d'une vive sensibilité cutanée, que l'on fait paraître ou que l'on accroît en appuyant, sur les apophyses épineuses. La maladie qui a été décrite sous le nom d'*irritation spinale* est surtout caractérisée par l'hyperesthésie des nerfs rachidiens. Souvent la sensibilité tactile s'exalte dans des espaces très-limités, mais multiples; la peau est parfois insensible dans les parties qui environnent l'hyperesthésie. Les appareils de sensation spéciale deviennent également très-excitables; la vue, l'ouïe, l'odorat, sont offensés par leurs stimulants habituels. Il en est de même de la membrane muqueuse qui tapisse les ouvertures naturelles. D'autres fois les membres ne peuvent plus être remués sans que les malades ressentent aussitôt de vives douleurs dans les jointures et dans l'épaisseur des masses musculaires. La pression sur ces parties occasionne le même effet et peut faire croire à une phlegmasie articulaire ou à un phlegmon commençant ; chez d'autres, les moindres mouvements du tronc, du cou, des muscles de la face, arrachent des cris. Les glandes mammaires sont aussi le siége de l'hyperesthésie, sans qu'on y observe d'autres phénomènes morbides que l'exaltation de la sensibilité.

L'hyperesthésie est distincte de la névralgie.

Qu'on remarque bien que les malades atteints d'hyperesthésie ne sont pas atteints plus fréquemment que d'autres de névralgies ; les sensations pénibles qu'ils éprouvent en sont tout à fait différentes. Elles ne suivent pas le trajet exact des nerfs, et consistent tantôt dans un sentiment de chaleur profonde, de cuisson, tantôt dans une sensation de fatigue, de courbature, de douleurs contusives ou d'élancements qui n'ont pas de direction bien déterminée. Les femmes du monde, les hommes fatigués par des excès de tout genre, sont disposés à avoir de la céphalalgie, des douleurs musculaires et les autres sensations dont nous venons de parler, sans avoir de névralgie proprement dite. Il faut distinguer ces deux ordres de faits.

Viscéralgies.

Les viscères n'échappent pas plus que les organes de la vie de relation à ces irradiations nerveuses. On voit paraître successivement tous les signes d'une ou de plusieurs névroses douloureuses du pharynx, de l'estomac, de l'intestin, de l'utérus, qui, plus que tout autre organe, participe à l'hyperesthésie.

Troubles de la motilité.

On aurait enfin une idée imparfaite de cette névropathie générale, si l'on pensait que tout se borne à une augmentation de la sensibilité. Des mouvements spasmodiques, des troubles de sécrétion, une agitation générale, de l'insomnie, la céphalalgie, un délire passager, souvent un état adynamique ou de collapsus, accompagnent à différents degrés l'hyperesthésie générale.

La mobilité extrême de tous ces symptômes et leur cessation prompte ainsi que leur réapparition sous une autre forme et dans d'autres points, achèvent de caractériser l'état morbide dont nous venons d'indiquer les traits principaux.

Névropathie liée à la menstruation.

L'hyperesthésie est l'élément très-ordinaire d'une névropathie universelle qui n'a point reçu de nom particulier, et qui est cependant très-fréquente chez les femmes à deux époques différentes de leur vie : au moment où les règles s'établissent et au moment où elles cessent. Dans le premier cas, la chlorose favorise souvent la manifestation de cet état morbide.

Hyperesthésie de l'âge critique.

L'âge critique est une cause très-ordinaire de l'excitation générale du système nerveux, et c'est peut-être dans la névropathie, qui est sous sa dépendance, qu'on observe la collection la plus complète de tous les symptômes de l'hyperesthésie générale. Souvent ce n'est pas d'une manière passagère et pendant quelques mois, mais pendant plusieurs années, qu'il est donné au médecin de voir, chez la même malade, se dérouler le tableau changeant et varié de toutes les formes de l'hyperesthésie. Névralgie cutanée, ou des sens spéciaux, douleurs violentes de la tête, de la poitrine, de l'estomac, portées au point de faire craindre une maladie organique, arthralgie, coliques violentes, douleurs dans l'utérus, la vessie, etc., etc. : tels sont les principaux désordres dont les organes pourvus de sensibilité deviennent le siége dans la névropathie de l'âge critique. Les auteurs décrivent avec soin l'hyperesthésie hystérique et chlorotique ; ils parlent à peine de celle que nous venons d'indiquer, et cependant elle offre tous les symptômes, tous les degrés et toutes les formes de l'hyperesthésie universelle. Les médecins qui exercent dans les grandes villes ont été témoins, comme nous, de cette maladie, dont l'histoire complète est encore à faire. Si nous avons tant insisté sur elle, c'est parce que l'hyperesthésie en constitue l'élément essentiel, et qu'il serait difficile d'indiquer un trouble plus général.

De l'hyperesthésie dans l'irritation spinale.

L'accroissement de la sensibilité générale est aussi l'élément principal, on pourrait dire unique, de la maladie que les médecins étrangers appellent l'*irritation spinale.* Nous avons dit que la pression sur différents points du rachis détermine des douleurs dans presque toutes les branches des nerfs spinaux ; nous ajouterons qu'il existe presque toujours une affection qui domine cette hyperesthésie. Elle consiste tantôt dans l'hystérie, la chlorose, l'état puerpéral, ou une névropathie placée sous la dépendance d'une altération du sang (pléthore, anémie), tantôt dans un état morbide général mal défini, et qui pourrait bien n'être que l'hyperesthésie elle-même. Celle-ci prendrait alors la place de l'irritation spinale.

Rhumatisme et goutte.

Nous devons encore placer, parmi les causes de l'hyperesthésie, le rhumatisme et la goutte, dont les anciens auteurs nous ont si bien indiqué les nombreuses irradiations sur les organes. Nul doute que la diathèse rhumatismale ne soit la cause fréquente de l'accroissement de la sensibilité qu'on observe chez les personnes en proie, depuis de longues années, à une affection de ce genre, et chez lesquelles on voit la peau, les muscles, les tissus fibreux et aponévrotiques, le périoste, les viscères intérieurs, pris tour à tour, et, presque continuellement, par des douleurs dont l'intensité seule varie.

L'hyperesthésie est un élément morbide si constant de l'hystérie, que, depuis Sydenham, tous les auteurs s'accordent à en faire un des symptômes de la maladie. Mais ce n'est point donner à ce trouble du système nerveux l'importance qu'il mérite ; car s'il est, en effet, un des signes de la maladie, il en est un acte aussi essentiel que la convulsion, et peut subsister lorsque les autres phénomènes se sont dissipés. Il nous semble donc qu'il est préférable de l'envisager, ainsi que nous l'avons fait, à titre d'élément morbide essentiel, qui intervient comme signe diagnostique et comme source d'indications thérapeutiques spéciales. Hystérie.

L'excès de sensibilité est souvent aussi sous la dépendance d'une intoxication paludéenne ou saturnine. Il peut enfin appartenir à une disposition qu'apportent en naissant certains sujets qui sont tourmentés, durant leur vie entière, et, à la moindre occasion, par des troubles nerveux parmi lesquels l'hyperesthésie figure, au premier rang. Toutes les maladies qui se développent chez eux, s'accompagnent de douleurs vives, d'hyperesthésie et de troubles qui exigent une médication spéciale.

Quelques auteurs ont décrit, sous le nom de névralgie universelle, des troubles de la sensibilité qui nous paraissent appartenir à l'hyperesthésie disséminée en un grand nombre de points. On voit, en lisant les observations citées par les auteurs, que si la douleur suit le trajet des filets nerveux, il existe aussi des hyperesthésies cutanées, musculaires, des viscéralgies et d'autres troubles qui ne doivent pas prendre place parmi les névralgies : tels sont les vertiges, la fièvre, le tremblement, la faiblesse mus- Névralgie universelle.

culaire, l'anesthésie. Ces accidents, comme du reste l'hyperesthésie elle-même, tiennent à une névropathie générale dont nous avons donné précédemment la description (1).

Des hyperesthésies partielles. Hyperesthésie cutanée.

Nombre variable des sensations cutanées.

II. De l'hyperesthésie partielle. 1° *De la peau.* Nous avons déjà parlé, d'une manière générale, des différentes espèces de sensibilité que l'on a admises dans la peau, considérée comme organe des sens. Les uns en ont porté le nombre à quatre ; d'autres en reconnaissent trois, qui sont la propriété de sentir le contact, la douleur, la température ; ceux-ci y ajoutent la faculté de sentir le poids, la résistance, le volume des corps ; ceux-là le chatouillement et toutes les qualités de la matière (Haller, Richerand, Gerdy). Nous ne pouvons nous livrer à l'examen de cette question, qui intéresse cependant à un très-haut degré la pathologie générale ; nous parlerons seulement des quatre principales facultés, celles de sentir le contact, la douleur, la température des corps, le chatouillement. Le sens d'activité musculaire, qui nous fait percevoir la contraction des muscles, sera étudié plus loin.

Les sensations pathologiques sont très-variables et ne peuvent être rapportées que, difficilement, à certains types.

Les sensations qui se rapportent à l'exaltation de la sensibilité cutanée sont la douleur et l'impression pénible que produit le contact d'un corps, le sentiment de chaleur, de brûlure, qui se développent spontanément, sans qu'aucune cause extérieure les détermine.

Hâtons-nous de dire que l'analyse la plus complète de tous les faits d'hyperesthésie ne nous permet pas encore de rattacher toutes les sensations pathologiques de la

(1) Sur la névralgie universelle; Valleix : *Guide du médecin*, 3e édit. — In *Bulletin de thérapeutique*, 1848. — Leclerc, *De la névralgie générale*, thèse, Paris, 1852. — Fonssagrives, *Mémoire sur la névralgie générale, et notamment sur celle d'origine paludéenne*, Archives générales de médecine, p. 277, mars 1856.

peau aux types que nous indiquons dans nos livres. Comme pour rendre toutes ces distinctions plus difficiles et presque illusoires, la nature nous offre sur le même sujet, et à côté l'une de l'autre ou se succédant, l'hyperesthésie, l'anesthésie et la perversion de la sensibilité.

Siége de l'hyperesthésie cutanée.

L'hyperesthésie cutanée est rarement générale; elle occupe presque toujours une petite étendue de la peau, quelques centimètres carrés. La partie antérieure de la poitrine, l'épigastre, la peau du sein, la région dorso-lombaire, les aines, les cuisses, en sont le siége le plus habituel; quelquefois elle est limitée à la paume de la main, à la plante des pieds, au front, au cuir chevelu (clou hystérique). Il faut donc chercher l'hyperesthésie, sur toute la surface du corps, si l'on veut en constater l'existence chaque fois qu'elle existe.

Intensité et formes diverses de la dermalgie.

La dermalgie ou douleur cutanée paraît à la moindre pression opérée sur la peau. Souvent elle a lieu spontanément, et alors les malades sentent une chaleur, une cuisson, un picotement insupportables; quelques-uns éprouvent un sentiment de froid semblable à celui que produirait un linge mouillé qui serait appliqué sur le corps. La peau n'offre d'ailleurs aucun changement de contexture ni de couleur.

Rachialgie.

Rachialgie. Une autre forme de douleur, assez singulière, est celle qu'on produit chez un certain nombre de sujets lorsqu'on vient à presser la peau sur le sommet des apophyses épineuses. On excite ainsi une douleur vive qui va, en s'irradiant, de la colonne vertébrale, vers les parties latérales et antérieures de la poitrine et du ventre. Souvent elle s'accompagne d'un sentiment de constriction dans le larynx et l'œsophage, de dépression du sternum, ou de douleur dans le ventre suivant que l'on appuie sur les régions cervicale, dorsale ou lombaire. On a rapporté ces effets à une irritation spinale dont l'existence est fort problématique.

Prurit; ses formes diverses.

L'hyperesthésie cutanée se traduit encore par une vive démangeaison, un prurit comparés par les malades, tantôt au picotement incommode que produiraient des pointes d'aiguille, tantôt à un fourmillement continuel ou à des élancements. L'hyperesthésie se complique souvent d'éruption de papules, parce que les malades irritent la peau en la grattant; la nevrose cutanée s'accompagne alors de prurigo. Nous avons observé des malades chez lesquels la peau devenait le siége d'une chaleur incommode dans les régions qui supportaient momentanément le poids du corps. En un mot, rien n'est si variable que la forme et l'intensité de la douleur cutanée.

Son siége.

Le *prurit* peut occuper tout le tégument externe, ou seulement le pourtour de l'anus, le scrotum; chez les femmes, les grandes lèvres, la vulve. Lorsque la démangeaison est portée très-loin, elle excite les malades à l'onanisme, ou provoque la nymphomanie. Ordinairement, c'est par accès que survient le prurit, le soir et pendant la nuit principalement. Les malades, en proie à la sensation pénible qu'il excite, finissent par se déchirer l'épiderme avec les ongles, par amener des petites hémorrhagies. Ce prurit empêche le sommeil; il cesse vers le matin, pour recommencer le soir. Comme les autres névroses, quelquefois il se montre sous forme intermittente : tous les mois, chez la femme au moment des règles; ou par la moindre cause qui trouble l'innervation générale. Souvent il reparaît, plusieurs années de suite, au retour du printemps ou des chaleurs de l'été.

Sa marche.

Nous regardons comme une forme de l'hyperesthésie, la démangeaison légère ou très-forte que certains malades éprouvent sur toute la surface de la peau. Nous l'avons souvent constatée chez des sujets atteints d'ictère, qui en étaient fort incommodés, pendant la nuit principalement. Elle ne pouvait être rattachée à aucune lésion appréciable du derme, et le trouble de la sensibilité tactile en était la source unique.

Causes de l'hyperesthésie cutanée.

Les causes assignées à l'hyperesthésie en général sont les mêmes que celles de l'hypéresthésie partielle. L'hystérie, la catalepsie, la nosomanie, la folie, la chlorose et les altérations spéciales du sang sont fréquemment accompagnées de ce trouble de la sensibilité. Nous citerons comme causes spécifiques le rhumatisme, qui se porte sur la peau comme sur les tissus fibreux et musculaires ainsi que la goutte. D'autres maladies générales peuvent aussi la produire. Nous avons cité les affections du foie; ajoutons que dans la convalescence des fièvres graves et paludéennes, dans la grossesse et l'âge critique on observe l'hyperesthésie cutanée, soit partielle, soit générale. (Voyez *Névrose.*)

La membrane muqueuse qui tapisse les ouvertures naturelles, particulièrement le vagin, le méat urinaire, l'utérus, le voile du palais, peuvent devenir le siége d'un accroissement considérable de la sensibilité.

Hyperesthésie des organes des sens

2° *Hyperesthésie des organes des sens.* Nous ne ferons qu'indiquer quelques-uns des troubles qui en résultent. La lumière, le moindre bruit offensent l'œil, l'oreille. Quelques malades ont des douleurs si vives dans la langue qu'on peut croire à une maladie de l'organe; d'autres, dans le globe oculaire ou dans le conduit auditif. L'hyperesthésie peut s'accompagner d'une simple exagération de la fonction du sens spécial sans qu'il soit autrement troublé. Tout le monde sait que la vue, l'ouïe, l'odorat, le tact acquièrent souvent, chez les hystériques et d'autres, une intensité si grande que ces malades peuvent voir à de très-grandes distances, entendre des sons qui échappent à notre oreille, sentir, percevoir des saveurs très-délicates. Dans le somnambulisme naturel, on observe des effets singuliers produits par l'accroissement insolite de certaines sensibilités, du tact, par exemple.

Hyperesthésie musculaire.

3° *De l'hyperesthésie musculaire.* Il est parfois très-difficile de rapporter à un siége distinct les douleurs vives que ressentent, dans les membres, les sujets atteints de névropathie, les femmes hystériques, les convalescents, et ceux qui sont épuisés par des hémorrhagies ou par des maladies chroniques. Ils se plaignent d'éprouver, soit pendant le repos, soit pendant le mouvement, des élancements, une chaleur incommode, ou d'autres sensations pénibles, dans les masses musculaires. Quelquefois la douleur se manifeste au niveau des jointures ou dans les muscles de la gouttière dorso-lombaire. Le rhumatisme lombaire a peut-être ce siége, dans un grand nombre de cas. Du reste, il est presque impossible de décider si c'est le tissu propre des muscles, ou leurs gaînes fibreuses qui sont plus spécialement affectés, dans le rhumatisme.

Douleurs musculaires rhumatismales.

Nous n'hésitons pas non plus à rapporter à l'hyperesthésie musculaire les douleurs sourdes ou vives, considérées souvent comme rhumatismales, qu'on voit paraître dans les jointures, dans les reins, les cuisses, pendant la période d'invasion des exanthèmes, des grandes pyrexies, des affections scorbutiques et puerpérales.

Terminons en indiquant, comme les plus atroces de toutes les douleurs musculaires, celles que ressentent les cholériques pendant les crampes, au moment où les muscles se convulsent le plus fortement. Il faut bien admettre que la sensibilité propre à ces organes, et non perçue dans l'état de santé, peut acquérir, dans la maladie une intensité très-grande, ou se développer d'une façon insolite, puisque d'autres convulsions non moins violentes, celles du tétanos, par exemple, ne déterminent pas de douleurs bien marquées.

Douleurs pendant les convulsions musculaires du choléra.

Nulles dans d'autres maladies convulsives.

Chez quelques femmes hystériques, les muscles sont sensibles, soit à la pression, soit pendant la contraction volontaire. Quelquefois des douleurs assez vives pour arracher des cris aux malades se manifestent après les accès hystériques. Un sentiment de douleur contusive persiste, dans un grand nombre de mucles, après les attaques d'épilepsie.

4° *De l'hyperesthésie viscérale.* Elle est très-commune et constitue un des éléments des viscéralgies. Au larynx ce sont des douleurs vives, de la chaleur, un simple picotement qui peuvent faire croire à une maladie de l'organe; au cœur, des élancements d'une intensité extrême, suivis de fortes palpitations, avec menace de syncope (hystérie, chlorose, chorée). Dans les voies respiratoires, la douleur occupe exclusivement les nerfs des parois pectorales; cependant la brusque suspension des mouvements et la dyspnée paraissent se rattacher, dans quelques cas, à la névralgie des nerfs diaphragmatiques.

Hyperesthésie viscérale.

Dans le larynx et le cœur.

L'exaltation de la sensibilité épigastrique s'irradiant vers l'hypocondre droit surtout, est sans contredit le trouble le plus fréquent de l'innervation. Il est difficile

Hyperesthésie épigastrique.

d'en indiquer exactement le siége anatomique; toutefois le plexus cœliaque paraît être plus spécialement affecté. L'excès de sensibilité perçu par les malades dans ce point, offre des caractères excessivement variables : sentiment de poids, de serrements pénibles accompagnés d'anxiété, de tristesse, douleurs profondes, contusives, augmentant par la pression; ou bien sensibilité telle que le contact des vêtements, l'attouchement le plus léger font pousser des cris, provoquent des convulsions ou une syncope : telles sont les formes principales que présente l'hypéresthésie du centre épigastrique, dont les auteurs les plus anciens ont signalé les irradiations sympathiques, dans toutes les maladies nerveuses. L'hyperesthésie épigastrique est souvent très-distincte des crampes et des douleurs qu'on est en droit de rapporter à l'estomac lui-même. Un grand nombre de sujets qui les offrent à un haut degré n'ont pas de gastralgie proprement dite. Chez eux la moindre émotion morale, une contrariété, la frayeur, vont retentir, à l'instant, même au creux de l'estomac; la respiration devient gênée, ils étouffent, demandent de l'air. Tous ces symptômes se dissipent sans que les fonctions gastriques soient troublées.

Maladies qui développent un excès de sensibilité. On observe cette hyperesthésie chez des sujets nerveux, chez les femmes principalement, et dans toutes les conditions morbides qui affaiblissent la constitution et font prédominer les fonctions du système nerveux. L'appauvrissement du sang, les hémorrhagies, les affections utérines, développent cette hyperesthésie. On l'observe encore, dans un grand nombre de maladies qui lèsent les fonctions respiratoires et circulatoires, aux différentes périodes de la phthisie pulmonaire, et dans presque toutes les affections cardiaques. Aussi sommes-nous porté à croire que cette sensibilité épigastrique doit être considérée comme un phénomène sympathique qui a son siége dans le cœur, l'estomac, le diaphragme et même le foie.

Hyperesthésie gastrique.

L'estomac manifeste l'accroissement d'une sensibilité obscure, et non perçue dans l'état normal, par des sensations variées qui sont distinctes des précédentes et qu'on retrouve dans les névroses gastriques. Tantôt le contact d'un aliment ou d'un liquide privés de toute qualité stimulante est suivi d'une chaleur incommode ou d'un sentiment de brûlure ; tantôt, soit en l'absence des agents ordinaires de la stimulation gastrique, soit pendant le travail de la digestion, il se manifeste des douleurs qui ont reçu le nom de crampes d'estomac, de pyrosis, de pica, de malacie; ou bien la sensation normale de la faim est transformée en un appétit extrême et presque continuel (*boulimie*). Il est rare que ces sensations morbides soient les seuls désordres qu'on retrouve dans la névrose gastrique ; l'innervation de ce viscère ne peut être longtemps troublée sans qu'aussitôt, il ne vienne s'ajouter des mouvements convulsifs, des altérations de sécrétion, de nutrition. L'hyperesthésie n'est alors qu'un élément des viscéralgies.

Hyperesthésie des intestins (colique).

Quand l'hyperesthésie se développe dans l'intestin, il en résulte une sensation morbide et douloureuse qui a reçu le nom de colique. L'élément douleur est presque constamment accompagné d'un trouble de la motilité; les muscles de l'intestin se convulsent fortement. On peut prendre une idée exacte de la violence de ces douleurs en observant les symptômes offerts par les malheureux qui sont atteints de colique sèche des pays chauds ou de la colique saturnine. Cette hyperesthésie se montre également comme seul élément de la névrose dans la colique intestinale produite par une vive émotion morale, ou par l'action du froid sur le ventre. Les douleurs reviennent par accès; une fois dissipées, tout rentre dans l'ordre.

Hyperesthésie hépatique.

L'hyperesthésie de l'organe hépathique, considérée comme signe d'une véritable névrose, est très-rare. On a pris pour tel des douleurs symptomatiques d'une congestion simple ou inflammatoire, des péritonites périhépatiques, et plus souvent encore de calculs biliaires.

Nous ne ferons que mentionner l'accroissement de la sensibilité de la rate, des reins, de la vessie et du canal de l'urètre. Les sensations pathologiques qu'on y observe sont l'effet presque constant des maladies qui se développent sourdement dans ces viscères.

Hyperesthésie utérine.

L'utérus et les ovaires sont le siége d'une névrose qui se traduit par des modifications de sensibilité. Le plus ordinairement, la douleur éclate au moment où la menstruation s'effectue. Un assez grand nombre de femmes ressentent, chaque fois qu'elle a lieu, des douleurs vagues ou lancinantes qui s'irradient dans tout le bassin et les cuisses, ou de la chaleur, un poids incommode, des crampes, de l'engourdissement dans les muscles du ventre et dans les lombes. D'autres ne peuvent se livrer au moindre mouvement, sans qu'aussitôt ces mêmes douleurs se réveillent. On les observe également pendant la première partie de la grossesse ou toute sa durée. La pression abdominale et le toucher vaginal les font quelquefois paraître ou les exaspèrent. Dans d'autres cas, les rapports sexuels sont accompagnés de douleurs vives et même rendus impossibles. La membrane muqueuse de la vulve, du vagin ou de l'urètre présente aussi un accroissement notable de la sensibilité. Les troubles de cette propriété sont ordinairement sous la dépendance d'un état morbide général, tel que l'état puerpéral, la chlorose. Ils prennent alors le nom de *sympathique*. Cependant ils peuvent exister seuls et constituer une névrose des organes génitaux (utéralgie).

4. — De l'anesthésie.

La diminution et l'abolition complète de la sensibilité donnent lieu à différentes espèces de symptômes qu'il faut étudier successivement : 1° *dans la peau ;* 2° *dans les organes des sens ;* 3° *dans les muscles ;* 4° *dans les viscères.* Divisions.

1° *Anesthésie cutanée.* Elle se retrouve, comme l'hyperestésie, au milieu des mêmes conditions morbides ; 1° elle est le symptôme des maladies cérébrales, médullaires, des cordons nerveux et des altérations de texture subies par les organes qui en sont le siége ; 2° elle est sympathique des affections utérines, de la grossesse et des maladies viscérales ; 3° elle prend le rang d'élément morbide essentiel dans les névroses générales, telles que l'hystérie, l'épilepsie, la nosomanie, la folie, la catalepsie, et même peut exister en dehors de ces divers états morbides. Nous ne l'envisagerons que comme névrose. Elle est symptomatique sympathique ou névrose.

Le mot *anesthésie* est un terme générique qui sert à désigner la perte ou la diminution de la sensibilité dans une partie. La peau, qui possède, ainsi que nous l'avons déjà dit, le faculté de sentir le contact, la douleur, la température, le chatouillement, peut, sous l'empire des Anesthésie et analgésie.

maladies que nous avons signalées précédemment, perdre soit une seule, soit plusieurs de ces facultés, longtemps confondues sous le nom de sensibilité tactile. On a réservé le nom d'analgésie, dès les temps les plus anciens, pour désigner la perte de la faculté de sentir la douleur (1).

De l'analgésie avec ou sans anesthésie.

Elle existe seule ou en même temps que les troubles des autres facultés sensoriales; alors les malades ne sentent plus, dans certaines régions du corps, ni la douleur, ni le contact, ni le chatouillement. On rencontre aussi séparément l'anesthésie et l'analgésie. Dans ce cas, les tissus sentent, comme dans l'état normal, toutes les qualités des corps, mais ils deviennent insensibles à la douleur. On peut les piquer, les pincer fortement, les déchirer même sans que les malades perçoivent toutes ces violences. D'autres fois, une seule ou deux de ces sensibilités sont abolies en même temps qu'il existe de l'analgésie. L'anesthésie entraîne presque toujours l'analgésie et des modifications très-grandes dans les autres sensibilités spéciales, tandis que l'analgésie peut exister sans anesthésie. Ainsi se trouve confirmée l'opinion émise par Gerdy dès l'année 1842, à savoir, que la sensation du tact proprement dit, renferme plusieurs sensations qui ont été confondues à tort dans une seule (2). Du reste, il ne faut pas accorder une importance exagérée, au point de vue pathologique, à ces distinctions. Les

(1) Cette expression, consacrée dans la langue grecque pour rendre l'absence de douleur, est indiquée par Castelli comme ayant aussi cette acception en médecine : « Analgesia, ἀναλγησια, significat indolentiam, sive defectum doloris. » *Lexicon medicum*, p. 44, Genève, 1746.

(2) Voyez son mémoire in *Journal l'Expérience*, 1842, qui a été reproduit dans sa *Physiologie philosophique des sensations et de l'intelligence*, p. 45, in-8°, Paris, 1846.

différentes espèces d'anesthésie se retrouvent à peu près dans les mêmes conditions morbides. Ce que nous dirons de l'anesthésie s'applique également à l'analgésie.

Nous devons prévenir les observateurs qu'il faut toujours, à l'aide de différentes manœuvres, s'assurer que la peau a perdu l'une ou l'autre de ses sensibilités spéciales; autrement ils s'exposeraient à méconnaître l'existence de l'anasthésie, de douleur, de température ou de contact. Il faut, en outre, la chercher très-attentivement, sur les diverses régions du corps, sur la peau et les membranes muqueuses, parce qu'elle peut être circonscrite dans l'étendue de un à deux centimètres carrés.

L'anesthésie doit être cherchée avec soin.

L'anesthésie se montre souvent d'une manière *lente*, *graduelle* ou *brusquement*, comme après une attaque d'hystérie, de catalepsie. Elle s'établit d'emblée, sans autre symptôme préalable, ou bien elle succède à l'hyperesthésie, à des douleurs ou à d'autres troubles fonctionnels.

Elle est primitive ou consécutive.

Une distinction importante est fondée sur le mode de développement de l'anesthésie : tantôt elle est *permanente* et subsiste longtemps dans les lieux qu'elle a primitivement envahis; tantôt elle est *mobile*, se déplace avec une grande rapidité, alterne avec l'hyperesthésie. On voit des malades qui perdent tout à coup la faculté de sentir, et qui la retrouvent quelques heures après. D'autres sont privés subitement de la vue, de l'ouïe, pour un temps très-court.

Différentes formes d'anesthésie.

L'anesthésie est *complète* ou *incomplète*. Il n'est point rare de rencontrer des malades chez lesquels on peut enfoncer profondément des épingles dans la peau et les muscles sans provoquer aucune sensation. La brûlure superficielle, l'ustion avec le moxa, les scarifications, les

Anesthésie complète et incomplète.

cautérisations avec le fer rouge, ne produisent pas non plus de douleur. Souvent aussi des phlegmasies, des gangrènes fort étendues, amènent des pertes de substance sans que les malades éprouvent de douleur. Dans l'anesthésie *incomplète*, quelques-unes des sensations propres à la peau sont diminuées ou anéanties, les autres conservées.

Anesthésie générale et partielle.

L'anesthésie doit être distinguée en *générale* et en *partielle*. On observe, soit chez les hystériques, soit chez des sujets en proie à un trouble extrême des facultés de l'intelligence, l'abolition de la sensibilité sur une moitié ou sur toutes les parties du corps. Il n'est pas un médecin qui n'ait été témoin de faits de ce genre.

Parties qui en sont le siége.

L'anesthésie partielle est beaucoup plus fréquente que l'anesthésie générale. On voit des malades perdre la sensibilité sur toute la peau, celle des mains et des pieds exceptée. Elle affecte ordinairement les mains et les pieds, leur partie dorsale plus spécialement, la face externe des membres, les régions latérales du thorax; on la retrouve encore le long du rachis, à la nuque et sur la face.

Anesthésie des membranes muqueuses.

Les membranes muqueuses sont le siége fréquent de l'anesthésie, qui occupe à la fois ces membranes et la peau. La conjonctive oculaire et palpébrale, la membrane interne du nez, celle qui tapisse la bouche, le pharynx, et le conduit vulvo-vaginal, présentent souvent l'anesthésie à un très-haut degré, soit qu'elle s'y établisse d'emblée, soit qu'elle y succède à l'hypéresthésie. On peut alors, chez les malades ainsi affectés, toucher impunément avec le doigt ou une épingle les diverses parties que nous venons de désigner sans y déterminer la moindre douleur, et même sans qu'ils aient la sensation de contact. Ce qui est remarquable, c'est que la plupart conservent la faculté spéciale des sens : l'odorat, le goût, la vue, l'ouïe, sont conservés. S'ils sont abolis, la sensibilité générale est éteinte. La membrane interne du rectum peut aussi perdre comme les autres la faculté de sentir le contact.

Anesthésie des organes des sens.

2° *Anesthésie des organes des sens.* Les organes le plus souvent affectés d'anesthésie sont ceux du goût, de l'odorat, de la vue. Nous avons vu, comme tant d'autres observateurs, des malades fortement impressionnés par une émotion morale, ou par une violente douleur, perdre tout d'un coup la faculté de voir et la recouvrer quelques heures après. Ce trouble, quoique plus rare dans l'hystérie et la catalepsie que l'anesthésie générale, en est cependant un accident assez ordinaire. La vision n'est qu'affaiblie; l'amaurose hystérique a été indiquée par un grand nombre d'auteurs. La faculté de sentir les odeurs et la saveur des corps est celle que les malades perdent le plus souvent. On peut alors exciter la membrane affectée avec de l'ammoniaque, de l'acide acétique, sans produire aucune sensation. Les corps sucrés ou salés qu'on place dans la bouche ne déterminent plus de sensations appréciables.

Anesthésie du sens d'activité musculaire.

3° *Anesthésie du sens d'activité musculaire.* Nous avons déjà fait connaître le sens d'activité musculaire (voyez *Troubles des sensations en général*). Il peut être lésé dans l'état de maladie. On découvre aisément cette altération, en empêchant les malades de voir, et par conséquent de diriger les mouvements qu'on leur ordonne d'imprimer à certaines parties du système musculaire. Comme ils ont perdu la sensation que provoque la contraction musculaire, ils ne peuvent plus exécuter avec précision les mouvements, parce qu'ils ne sentent plus leurs muscles se contracter. Ils conservent la position donnée à un membre, quoiqu'on leur dise de la faire cesser à l'aide d'un changement dans la contraction. Pour que ces expériences réussissent, il faut soustraire entièrement à leur vue le membre sur lequel on expérimente.

Anesthésie viscérale. 4° *Anesthésie des viscères.* Pourvus d'une sensibilité spéciale, certains viscères, comme l'estomac, les intestins, la membrane muqueuse du larynx et des voies respiratoires, peuvent en être privés dans l'état de maladie. L'excitant naturel cesse alors de provoquer les stimulations propres à chaque organe. Les sensations internes, les besoins instinctifs, ne se manifestent plus. On voit des sujets dont l'innervation générale est fortement troublée par des causes morales, une passion violente, par l'hystérie ou toute autre névrose, privés complétement de la sensation de la faim et de la soif. Elle peut rester abolie pendant plusieurs heures, plusieurs jours, pendant des mois, et même des années, comme nous en avons observé plusieurs exemples. Si le raisonnement ne venait pas en aide au malade, il périrait d'inanition. L'anorexie, l'apepsie, se montrent quelquefois seules comme unique élément de maladie ; plus communément elles dépendent d'une autre affection. Les hystériques, les cataleptiques, et certaines malades dont la névropathie se prête si bien aux manœuvres magnétiques, ont offert des exemples de ces longues anorexies, qui peuvent être également simulées. On ne peut mettre en doute que le besoin de manger est aboli, lorsqu'on est témoin de l'espèce d'horreur que manifestent les malades qu'on veut contraindre à prendre quelque nourriture. L'hydrophobie hystérique a peut-être sa source dans une perte complète de cette sensation instinctive. On observe

Anorexie.

ces troubles de l'innervation, à tous les degrés, dans l'aliénation mentale, chez les extatiques et les hallucinés.

Abolition et diminution des besoins instinctifs.

La sensibilité de certains réservoirs, de la vessie, du colon, est parfois tellement diminuée, que le contact de l'urine et des matières stercorales n'est plus senti. Elles s'accumulent alors jusqu'à ce qu'on leur ait donné issue, au dehors, par une opération spéciale. Nul doute que l'anaphrodisie ne tienne, chez quelques malades, à une cause de cette nature. Le besoin instinctif qui nous porte à nous livrer au sommeil peut être aboli. Il existe des exemples bien avérés de malades qui restent privés de sommeil pendant plusieurs mois. On a parlé aussi de la suspension pathologique du besoin de respirer ; mais ces cas obscurs exigent de nouvelles recherches. Il est incontestable que le contact de l'air dans les voies respiratoires n'est pas toujours suivi de ses effets physiologiques. On rencontre des sujets qui peuvent respirer impunément des vapeurs irritantes, sans en être affectés, au même degré que si les voies respiratoires étaient à l'état normal. La seule entrée de l'air chez certaines femmes hystériques détermine des accès répétés de toux ou de suffocation.

Anaphrodisie.

Insomnie.

Causes de l'anesthésie.

Causes de l'anesthésie. Tout ce qui peut exciter fortement l'innervation peut également déterminer l'anesthésie. Aussi se montre-t-elle à peu près dans les mêmes conditions morbides. Elle constitue, à ce titre, un des éléments essentiels de toutes les grandes névroses; il suffit de nommer l'hystérie, la catalepsie, l'épilepsie, la nosomanie, et plusieurs formes de l'aliénation mentale, la monomanie spécialement. On l'observe aussi comme élément de tous les états névropathiques produits par les grandes douleurs physiques et morales à l'époque de la puberté, pendant et après la grossesse, et dans toutes les affections aiguës et chroniques de l'utérus. Le retentissement sympathique d'une grave altération de l'estomac ou d'un autre viscère, peut également amener l'anesthésie de la peau ou des organes des sens spéciaux, ainsi que nous en avons rencontré plusieurs exemples. Il en est de même de toutes les causes qui débilitent profondément l'organisme.

Causes locales. Des causes locales, en modifiant la sensibilité, sans altérer la structure des tissus, peuvent être suivies d'anesthésie partielle : une partie du corps exposée à une chaleur vive, à un froid très-intense ou à l'humidité, perd souvent sa sensibilité naturelle. Cette altération est éphémère ou résiste à toutes les médications usitées, en pareille occurrence. Quelquefois, c'est après une vive stimulation produite par son excitant habituel devenu un irritant que l'organe perd sa sensibilité. L'intensité des rayons lumineux ou de la lumière électrique déterminent cet effet dans l'appareil de la vision. Il en est de même d'un bruit très-fort ou prolongé qui agit sur l'organe de l'audition. On voit souvent une névralgie violente de la cinquième paire ou des nerfs dentaire et sciatique, laisser après qu'elle s'est dissipée une anesthésie de la peau et de plusieurs dents.

Nous mentionnerons seulement, à titre de rapprochement utile, les anesthésies *symptomatiques* qu'on observe dans la pellagre et à la suite du zona, de la rougeole, du lichen et de quelques autres éruptions cutanées ; celle qui marque le début et toute la durée de l'éléphantiasis des Grecs ; enfin celle qui suit les douleurs si pénibles que ressentent les malades atteints d'acrodynie. Ces faits prouvent que toutes les causes qui modifient la structure des organes de sensibilité, aussi bien que celles qui ne s'attaquent qu'aux sensibilités générale et spéciale, peuvent déterminer l'anesthésie.

Indications thérapeutiques.

Indications thérapeutiques. On trouve d'abord celles qui sont communes à toutes les névroses de la sensibilité, et que nous avons étudiées dans une autre partie de ce livre (voyez *Névroses en général*). Rappelons seulement que l'anesthésie est un élément essentiel de la plupart des névroses, et que si l'on veut la combattre avec quelque succès, il faut avant tout instituer la thérapeutique qui réussit le mieux contre la névrose à l'existence de laquelle est liée la lésion du sentiment. Lorsqu'elle a survécu à la maladie, ou lorsqu'on a échoué dans le traitement de celle-ci, il devient nécessaire alors d'obéir à la seconde indication.

1° Instituer un traitement général.

Elle consiste à ramener la sensibilité locale, à son état physiologique, en agissant directement sur les nerfs mêmes de l'organe qui est le siége de l'anesthésie. On emploie dès lors : 1° les stimulants naturels dont on augmente la dose, ou qu'on fait agir plus longtemps ; 2° on a recours à des irritants créés par l'art et pris dans la matière médicale, tels sont les irritants de tout genre, les frictions, la vésication, la cautérisation, l'électrisation surtout qui détermine une stimulation si puissante sur le système nerveux.

2° Un traitement local.

La troisième indication de traitement est tirée de la cause spéciale qui provoque l'anesthésie. Si l'on a lieu de croire que la sensibilité a été surexcitée, le traitement sera contro-stimulant : le repos de l'organe, les topiques émollients, les narcotiques en seront la base. La cause rhumatismale sera combattue par des moyens appropriés ; dans d'autres cas, il sera nécessaire de recourir à un

3° Traitement spécial dirigé contre la cause spéciale.

traitement tonique et fortifiant. Nous avons dit que l'anesthésie générale était souvent occasionnée par des lésions organiques, par une douleur viscérale excessive. L'anesthésie sympathique, développée sous l'empire de pareilles causes, ne peut céder qu'au traitement de la lésion principale ; on peut cependant se proposer de remédier à l'anesthésie partielle lorsque l'affection primitive est au-dessus des ressources de l'art. Quelquefois on réussit à remplir cette indication spéciale.

4° Traitement différent suivant le siége de l'anesthésie.

La quatrième indication est fournie par le siége et par la nature même des fonctions lésées. Les anesthésies des sens spéciaux, de l'estomac, de l'intestin, de la vessie, des organes génitaux, exigent une médication toute spéciale qu'il nous suffira de rappeler. La stimulation des organes qui sont le siége de l'anesthésie ne peut se faire qu'à l'aide d'agents qui varient suivant la fonction des organes dont la sensibilité est altérée.

5. — De la perversion de la sensibilité.

Des aberrations de la sensibilité.

Il est impossible de rapporter à l'accroissement ou à la diminution de la sensibilité tous les troubles que déterminent les maladies. Nous avons sacrifié à l'usage, en rapportant à l'hypéresthésie des phénomènes morbides, qui s'écartent tellement de la sensibilité, qu'on aurait pu les placer, avec plus de raison, parmi les aberrations de la sensibilité. Indiquons quelques lésions de cette faculté dans lesquelles ces troubles sont surtout très-manifestes.

De la peau.

Quelques malades sentent aux mains, aux pieds ou sur d'autres régions un froid glacial, ou une chaleur brûlante, incommode, qui les force à tenir les parties affectées hors du lit, à se découvrir la tête ou le creux épigastrique, etc. En touchant avec la main les tissus qui sont le siége de cette sensation, on leur trouve la même température qu'aux autres régions du corps. Tantôt les malades aperçoivent des objets fantastiques, des figures bizarres sans que leur raison soit un seul instant troublée (voyez *Trouble de l'intelligence, illusions*) ; tantôt ils voient des corpuscules noirs, ou colorés de toute autre manière qui voltigent au milieu du champ de la vision, sans que l'œil présente la moindre trace de lésion matérielle. Les nosomanes et les hystériques, les hommes dont le système nerveux et l'intelligence sont habituellement excités, éprouvent souvent des sensations de ce genre.

Dans les organes de la vision.

Chez d'autres, l'ouïe est continuellement troublée par un bruit comparé à celui des flots, des voitures, des cloches, d'un torrent, de la pluie, etc. Quelquefois ces troubles sont passagers ou persistent pendant des mois et des années. Les femmes hystériques ou à leur retour d'âge présentent ces aberrations de l'ouïe. Nous les avons également rencontrées chez des rhumatisants et des goutteux. Les mêmes troubles de l'odorat et du goût se présentent chez ces mêmes malades. Quelques-uns trouvent à leurs aliments, à leurs boissons, un goût salé, fade ou acide. Il faut rapporter à la perversion de l'odorat le plaisir qu'éprouvent certains malades à sentir des odeurs très-fortes ou désagréables pour des personnes en santé.

De l'audition.

De la gustation.

Nous plaçons aussi parmi les perversions de la sensibilité l'aura epileptica et la sensation de boule des hystériques. On ne sait à quel trouble rapporter les sensations pathologiques dont il s'agit. Les épileptiques sont souvent prévenus de l'arrivée prochaine d'une attaque, par la sensation qu'ils comparent à un fourmillement,

Aura epileptica.

à un courant d'air froid ou à une raie de feu. Cette sensation, peu ou point douloureuse, qu'on a assimilée à la névralgie, et qu'on a même proposé d'appeler névralgie ascendante, se dirige ordinairement de bas en haut, et part d'un membre, d'un doigt, de l'épigastre, de l'œil ou de toute autre partie du corps, et arrive rapidement jusqu'au cerveau. A cet instant, le malade perd connaissance. On a beaucoup exagéré le degré de fréquence de l'aura; cependant elle existe en réalité. Nous devons nous demander si elle appartient à la catégorie des sensations internes non perçues par le sensorium dans l'état normal, ou des sensations morbides toutes nouvelles. Nous pensons qu'elle est créée, de toutes pièces, dans le cerveau malade, en d'autres termes, qu'elle est une hallucination et non une sensation illusoire, se rapportant à quelques sensations internes obscures.

Sensations morbides chez les hystériques.

Nous ne ferons également qu'indiquer la sensation de boule chez les hystériques. Elle est due à la convulsion clonique des tissus contractiles de l'intestin, de l'estomac, de l'œsophage ou de toute autre partie du système musculaire de la vie organique. Cette convulsion s'accompagne d'une sensation anormale que l'on peut comparer à la crampe des muscles de la vie de relation. En un mot, cette sensation serait, pour les muscles à fibres lisses et pour les parties contractiles, ce qu'est le sens d'activité musculaire pour les muscles de la vie de relation.

Aberration des sensations internes, ou besoins.

Les besoins instinctifs, plus encore que les sensations externes, se modifient d'une manière si profonde, qu'il est difficile d'y retrouver les phénomènes de l'état normal. Le goût prononcé que témoignent les gastralgiques pour des substances non alimentaires, le plaisir qu'ils ont à manger du charbon, de la craie, des fruits acides ou des substances d'une amertume extrême (pica, malacia), attestent la perversion de la sensation normale (faim, soif). Un grand nombre de sensations internes, comme celles de pulsation artérielle, de mouvements oscillatoires, dont se plaignent les hystériques et les nosomanes, dépendent des mouvements des parties contractiles qui ne sont pas perçus dans l'état normal, et même des sensations morbides créées de toutes pièces, et qu'il est impossible de rapporter à aucune cause concrète.

De la faim, de la soif.

§ IV. **Nosologie.** *Classification des névroses des organes du sentiment.* Nous connaissons maintenant tous les troubles partiels et généraux des organes de sensibilité. Il s'agit de les disposer dans un ordre méthodique, de rapprocher les espèces morbides qui ont entre elles le plus d'affinités par leur siége, leurs symptômes et leurs causes. On peut les classer suivant leur siége, et étudier ainsi les névroses des organes de la sensibilité générale et des sensibilités spéciales, ou fonder les divisions sur les troubles mêmes de la sensibilité qui est accrue, abolie ou pervertie. Cette dernière division toute secondaire ne doit tenir que la seconde place, en nosologie, parce que la même névrose peut se traduire successivement, dans le même lieu, par la névralgie, l'hyperesthésie, l'anesthésie ou la perversion de la sensibilité. Quant à la classification d'après les causes de la maladie, elle est impossible, puisque nous les ignorons dans les névroses vraies qui sont les seules dont nous ayons à nous occuper, en ce moment. La seule base solide de la classification, est donc le siége anatomique des troubles nerveux. Voici dans quel ordre les névroses doivent être rangées.

Il faut les étudier successivement suivant qu'elles ont

leur siége : 1° dans les organes animés par les nerfs céphalo-rachidiens ; 2° par le nerf trisplanchnique.

Caractères communs : 1° accroissement, diminution ou perversion de la sensibilité normale sans lésion de tissus ; 2° trouble correspondant de la fonction ; développement insolite d'une sensibilité obscure et nullement perçue, par le cerveau, dans l'état naturel.

Ier ORDRE. — NÉVROSES DES ORGANES ANIMÉS PAR LES NERFS CÉPHALO-RACHIDIENS. *Caractères :* douleur vive sur le trajet d'un nerf ou dans l'organe auquel il se distribue ; exaltation, abolition ou perversion de sa sensibilité spéciale ; subsidiairement trouble des actes et de la fonction.

Ier GENRE. Névrose du nerf olfactif.

1. ESP. Abolition congénitale de l'odorat sans lésion.
2. ESP. Perversion de l'odorat.

IIe GENRE. Névrose du nerf optique : troubles purement nerveux des fonctions de la rétine.

1. ESP. Amaurose : affaiblissement ou perte de la vue. — VAR. amaurose incomplète ou amblyopie.
2. ESP. Héméralopie. La vision ne s'effectue que pendant que le soleil est sur l'horizon. — VAR. (A) héméralopie sporadique ; (B) épidémique ; (C) paludéenne, etc.
3. ESP. Nyctalopie. La vision ne peut s'effectuer que pendant la nuit.
4. ESP. Hémiopie. Les malades ne voient que la moitié des objets.
5. ESP. Daltonisme. Impossibilité où se trouvent les malades de percevoir certaines couleurs ; ordinairement congéniale.

6. ESP. Myodésopsie ou mouches-volantes. Perception de corpuscules noirs qui voltigent et se déplacent sans cesse, dans le champ de la vision.

7. ESP. Diplopie. Les objets sont vus doubles.

8. ESP. Myopie. Les objets ne sont aperçus distinctement que quand ils sont très-près des globes oculaires.

9. ESP. Presbytie. La vision n'est bien nette que quand les objets se trouvent éloignés de l'œil.

10. ESP. Asthénopie. Affaiblissement de la vue.

IIIe GENRE. Névrose du nerf acoustique.

1. ESP. Otalgie. Douleurs dans l'oreille moyenne et interne.

2. ESP. Hypercousie. Sensibilité exaltée de l'ouïe avec ou sans douleur.

3. ESP. Surdité nerveuse.

4. ESP. Paracousie. Le malade entend des bruits dont la nature et l'intensité varient et qui finissent par devenir excessivement pénibles.

IVe GENRE. Névrose douloureuse de la tête.

1. ESP. Céphalalgie : douleurs variables par leur intensité et leur siége. — VAR. (A) migraines ; (B) douleur fixe ; (C) clou hystérique.

Ve GENRE. Névrose du nerf de la cinquième paire.

1. ESP. Névralgie de la branche ophthalmique.

2. ESP. — du maxillaire supérieur.

3. ESP. — du maxillaire inférieur.

VIe GENRE. Névrose des branches cervico-occipitales.

1. ESP. Névralgie occipitale.

2. ESP. Mastoïdienne.

VIIe GENRE. Névrose des branches cervico-brachiales.

1. ESP. Névralgie du nerf circonflexe.

2. ESP. Névralgie du nerf sus-scapulaire.
3. ESP. — du nerf cubital.
4. ESP. — du nerf musculo-cutané.
5. ESP. — du nerf radial.
6. ESP. — du nerf médian.

VIIIe GENRE. Névrose des branches dorso-intercostales.

1. ESP. Rachialgie.
2. ESP. Névralgie de chaque paire intercostale.

IXe GENRE. Névrose des branches lombo-abdominales.

1. ESP. Névralgie lombaire.
2. ESP. — abdominale.
3. ESP. — ilio-scrotale ou vaginale.
4. ESP. — spermatique.

Xe GENRE. Névrose du nerf crural.

1. ESP. Névralgie de chaque branche.

XIe GENRE. Névrose des branches fémoro-poplitées.

1. ESP. Névralgie du nerf sciatique.
2. ESP. — du nerf poplité.
3. ESP. — du nerf péronier.
4. ESP. — du nerf plantaire externe.
5. ESP. — du nerf plantaire interne.

XIIe GENRE. Névrose cutanée.

1. ESP. Hyperesthésie partielle.
2. ESP. Anesthésie. — VAR. (A) de tact, (B) de température, (C) de douleur, (D) de pression, etc.

XIIIe GENRE. Névrose musculaire ou myodinie. *Caractères :* douleurs vives à la moindre contraction des muscles ; quelquefois même spontanées, intermittentes ou exacerbantes.

1. ESP. de chaque muscle ou de plusieurs simultanément (du cou, de l'épaule, des bras), des lombes (lombago).

2. ESP. Paralysie du sens d'activité musculaire. — VAR. (A) rhumatismale; (B) goutteuse; (C) spécifique; des fièvres, etc.

IIe ORDRE. — Névroses des organes animés par le nerf trisplanchnique ou viscéralgies. *Caractères* : développement insolite d'une sensibilité nulle ou obscure; abolition, perversion des sensations instinctives ou besoins; douleur vive intermittente ou rémittente dans les viscères.

Ier GENRE. Névrose du pharynx : insensibilité ou douleurs au moment où le bol alimentaire traverse ce canal membraneux.

IIe GENRE. Névrose de l'œsophage, mêmes signes.

IIIe GENRE. Névrose de l'estomac.

1. ESP. Gastralgie.

2. ESP. Anorexie.

3. ESP. Perversion de l'appétit; appétence pour des matières non alimentaires. — VAR. (A) pica; (B) malacie.

IVe GENRE. Névrose de l'intestin.

1. ESP. Entéralgie des pays chauds : coliques sèches, vives, rémittentes, intermittentes, accompagnées d'accidents convulsifs, parfois de délire, constipation.

2. ESP. Colique hystérique.

3. ESP. Rhumatismale.

Ve GENRE. Névralgie de l'anus.

1. ESP. Douleurs vives ou prurit, sans autre symptôme.

2. ESP. Anesthésie complète.

VIe GENRE. Névralgie hépatique.

VIIe GENRE. Névralgie splénique (splénalgie).

VIIIe GENRE. Névralgie des organes génito-urinaires.

1. ESP. Néphralgie.
2. ESP. Névralgie vésicale.
3. ESP. — urétrale.

IXe GENRE. Névralgie du cœur : douleurs lancinantes ou sourdes causant des désordres dans la contraction cardiaque et de la dyspnée. Cette névrose a une existence incontestable.

1. ESP. Angine de poitrine : douleur vive partant du cœur et s'irradiant dans le bras, l'épaule et tout le membre supérieur gauche sans lésion appréciable de l'organe circulatoire ; toux nerveuse.

Xe GENRE. Névralgie du larynx : douleurs au larynx, provoquant la toux (toux nerveuse).

XIe GENRE. Névralgie du diaphragme : douleurs dans le diaphragme (hoquet idiopathique).

XIIe GENRE. Névralgie utérine (hystéralgie) : douleurs dans l'hypogastre se propageant aux lombes, aux aines, aux fesses, aux cuisses ; arrachant quelquefois des cris ; avec ou sans vomissement ; délire ; convulsions, simulant toutes les maladies de l'utérus : très-commune.

XIIIe GENRE. Névropathie générale : douleurs s'irradiant dans presque toutes les parties du système nerveux :

1. ESP. De l'âge critique.
2. ESP. Chez les rhumatisants.
3. ESP. Dans la névrosthénie.

On pourrait placer ici la nymphomanie ou le penchant

instinctif aux plaisirs de l'amour, au libertinage; le satyriasis, qui est le même penchant chez l'homme; l'anaphrodisie ou l'état contraire, c'est-à-dire la cessation des désirs vénériens. On les range ordinairement dans les névroses des organes de l'intelligence, parmi les troubles des facultés affectives et sentimentales. Cependant on ne peut nier que les troubles du penchant aux plaisirs vénériens ne représentent exactement, pour les organes génitaux, les autres sensations instinctives, telles que le besoin de boire, de manger, de dormir, que nous observons dans d'autres appareils.

CHAPITRE IV.

DES ALTÉRATIONS DE LA CONTRACTILITÉ.

« Haller, dit Bordeu, a pris l'irritabilité des parties du corps vivant pour un principe général, et l'a mise à la place de la sensibilité, qui avait été considérée de même par l'école de Montpellier comme un principe général (1). » Il faut reconnaître, en effet, que les deux éléments principaux des maladies, ceux qui méritent réellement le titre d'éléments morbides universaux, sont les troubles de la sensibilité et de la contractilité. Il existe peu de maladies dans lesquelles on ne les rencontre, soit comme cause, soit comme effet. La fibre vivante, à l'état sain comme à l'état de maladie, sent le contact et réagit; sentir et réagir sont donc les deux actes fondamentaux dont l'étude doit préoccuper le pathologiste, non pas exclusivement

Les altérations de la contractilité constituent des éléments morbides.

(1) Bordeu, Œuvres complètes, in-8, t. II, p. 668. Paris, 1818.

comme chez les dogmatiques qui se sont inspirés de la doctrine de Thémison, mais assez fortement pour qu'on doive lui accorder une place considérable dans l'histoire des éléments morbides.

Nous en avons compris, pour notre part, toute l'importance en plaçant ces troubles, au premier rang, sur la scène pathologique. Nous avons déjà traité, avec tous les développements désirables, des lésions de l'irritabilité et de la sensibilité; nous devons maintenant étudier avec le même soin les troubles de la contractilité.

Comment elles doivent être étudiées.

Divisions. Nous suivrons le même ordre que pour la description de la sensibilité morbide; nous parlerons : § Ier, des troubles de la contractilité en général; § II, de chacun d'eux en particulier (convulsions, paralysie); § III, de la classification des névroses des organes du mouvement.

Troubles de la contractilité.

§ Ier. **Des troubles de la contractilité en général.** La contractilité est la propriété que possède le tissu musculaire de se raccourcir sous l'influence de l'excitation du système nerveux, que celle-ci soit spontanée ou provoquée par les agents mécaniques, chimiques et par l'électricité. On l'a désignée aussi par les noms d'irritabilité Hallérienne, de motilité.

Quatre propriétés dans les muscles.

Le muscle, en outre, jouit de quatre autres facultés : 1° de celle de sentir la pression, la contusion, la dilacération, l'excitation électrique (sensibilité électro-musculaire) ; 2° de sentir le mouvement qui se passe en lui pendant la contraction : on a appelé ce sens, sens musculaire (Ch. Bell) ; la sensation a reçu de M. Gerdy le nom de sensation d'activité musculaire ; 3° les tissus musculaires sont extensibles : ils peuvent s'allonger, s'étendre, à un degré très-marqué, comme on le voit dans les dilatations viscérales ; 4° en vertu de leur tonicité, ils se raccourcissent, et tendent à conserver cet état jusqu'à ce que la contraction les en fasse sortir.

Ces quatre propriétés se trouvent lésées isolément ou simultanément dans les maladies.

Tissus qui jouissent de la contractilité.

Nous ne bornerons pas notre étude à celle de la contractilité des muscles volontaires. Nous examinerons, au point de vue de la pathologie générale, le trouble des mouvements effectués par les muscles à fibres striées et à fibres lisses. La physiologie nous apprend que cinq genres de tissus différents sont contractiles : 1° *Le tissu musculaire, à fibres rouges striées*, qui est celui des organes de la vie de relation ; 2° *le musculaire à fibres pâles, lisses*, qu'on trouve dans l'intestin, les principaux réservoirs et les appareils de la vie de nutrition ; 3° *le tissu élastique* de la membrane moyenne des artères, des veines, des cordes vocales, de la trachée, des bronches, de l'œsophage, du rectum, des aponévroses, de la peau ; 4° *le tissu cellulaire contractile* (à fibres de cellule et à fibres de noyau), qu'on trouve dans la peau, le mamelon, le dartos, les corps caverneux de la verge ; 5° *l'épithelium vibratile*, qui existe dans la membrane pituitaire, les voies lacrymales, la face interne des paupières, la partie supérieure du pharynx, la trompe d'Eustachi, les cordes vocales supérieures, le larynx, les bronches, les trompes et la membrane interne de l'utérus jusqu'au col ; peut-être dans les ventricules du cerveau.

Les lésions de la contractilité doivent être étudiées d'une manière générale.

Certes il existe de grandes différences, que tous les physiologistes ont reconnues (1), entre les tissus que nous venons d'énumérer. Sans entrer ici dans une étude qui

(1) Voyez Müller, *Physiologie*, t. II ; — Henle, *Anatomie générale*, t. II, p. 141.

nous entraînerait hors du domaine de la pathologie, nous devons faire remarquer qu'il y a, dans l'état morbide, une telle corrélation entre les troubles qui portent sur les diverses espèces de tissus contractiles, qu'il est impossible de ne pas les réunir dans une même description. Nous aurons soin seulement d'indiquer les caractères spéciaux qui les distinguent.

La convulsion des muscles volontaires s'accompagne, à chaque instant, de la convulsion des muscles de la vie organique (hystérie, névropathie). Les spasmes des artères, des cordes vocales, des bronches, de l'anus, de l'utérus, ne sont-ils pas des névroses du mouvement? Les contractions de la peau, des conduits sécréteurs et excréteurs, du mamelon, du dartos, ne se voient-elles pas dans le cours d'un grand nombre de maladies? Le médecin doit donc, tout en reconnaissant dans la structure et les fonctions des organes du mouvement des différences essentielles, les réunir dans une même description; enfin les considérer comme un élément morbide commun.

Conditions nécessaires pour que la contraction puisse s'exécuter.

1° Quantité et qualité du sang.

Il faut, pour bien comprendre les phénomènes de l'ordre pathologique, se rappeler que la motilité est une propriété inhérente au muscle, qui ne peut s'exercer avec son intensité normale: 1° que si le muscle est arrosé par un sang pourvu de ses qualités physiologiques et en quantité suffisante; 2° que s'il reçoit une certaine dose de stimulation qui lui arrive par les nerfs sensitifs et par les nerfs organiques; 3° enfin, que si l'excitation qui arrive par la moelle et par les nerfs moteurs peut se développer librement dans le cerveau, pendant l'acte de la volition. Une stimulation spontanée peut partir aussi des ganglions du grand sympathique, et arriver par les branches motrices des nerfs dans les muscles à fibres lisses et dans les tissus contractiles (1).

D'autres excitants physiques et chimiques, l'électricité par exemple, appliqués sur le système nerveux lui-même, ou sur le tissu musculaire, mettent en jeu sa contractilité. L'électricité est un stimulant qui, plus que tout autre, possède cette propriété, soit parce qu'il parcourt plus facilement le système nerveux, soit parce qu'il est plus en rapport avec la nature même de ses fonctions. Quant à l'identité qu'on a voulu établir entre ce fluide et le prétendu fluide nerveux, c'est là une pure hypothèse.

Symptômes. La névrose des organes du mouvement donne lieu à plusieurs genres de symptômes, qui ont leur siége : 1° dans l'appareil musculaire; 2° dans d'autres organes. Symptômes.

1° *Dans l'appareil musculaire.* Quelle que soit la cause du trouble de la motilité, qu'elle réside dans le muscle, dans les cordons nerveux, dans le cerveau, ou dans le sympathique, elle détermine l'accroissement, l'abolition ou la perversion de la contractilité. Dans le premier cas, on observe tous les signes de la convulsion musculaire à différents degrés; dans le second, les symptômes de la paralysie. Quant à la perversion de la faculté contractile, elle comprend plus particulièrement les convulsions désordonnées, l'ataxie musculaire, qu'on observe surtout dans la chorée et l'hystérie. L'histoire des troubles de la contractilité se confond avec celle de la convulsion. Convulsion et paralysie.

La convulsion ou spasme donne lieu à des lésions

(1) On peut voir les remarquables pages que M. Longet a consacrées au développement de ces idées dans sa *Physiologie*, t. I, p. 12 et suiv., in-8°. Paris, 1852.

fonctionnelles, qui varient suivant chaque organe. Cependant il peut être ramenés à certains types dont la convulsion externe nous offre le modèle. Tantôt l'appareil locomoteur provoque le rejet immédiat de substances solides, liquides ou gazeuses qui devaient parcourir les canaux; tantôt il en amène l'expulsion, au bout d'un certain temps; tantôt il les retient dans leurs cavités, en raison du spasme qui s'empare des orifices et qui empêche la sortie des matières.

Les fonctions autres que celles de l'innervation sont à peine troublées. La circulation, la nutrition, s'exécutent comme dans l'état normal. Cependant presque toujours, à la longue, les autres parties du système nerveux en reçoivent quelque influence fâcheuse.

Causes des lésions du mouvement: 1° Trouble de la contractilité.

1° *Causes qui lèsent la contractilité.* On doit d'abord établir un premier ordre de causes qui paraissent porter spécialement leur action sur le muscle et sur la propriété qui lui est inhérente, la contractilité. On observe un effet de ce genre dans l'action directe de certains agents tels que le chloroforme, l'opium, le froid sur les muscles dont la contractilité est ainsi diminuée ou anéantie. La motilité se trouve également altérée par l'exercice excessif et trop prolongé de ces organes, comme on le voit dans certaines paralysies.

Lésion de la nutrition propre aux muscles.

2° *Causes qui lèsent la nutrition musculaire.* Lorsqu'un muscle ne reçoit plus le sang artériel, en quantité suffisante, comme dans un grand nombre de maladies ou dans les expériences faites sur les animaux, les mouvements volontaires cessent d'abord, et plus tard l'irritabilité. Le même fait se reproduit quand le sang est altéré dans sa composition. Les convulsions, les syncopes ne sont-elles pas la suite fréquente d'une forte hémorrhagie, de la chloro-anémie et des maladies qui altèrent le sang (intoxication plombique, mercurielle, etc.)? On produit sûrement les convulsions chez les animaux en leur ôtant une grande quantité de sang. On les fait cesser en mettant la tête dans une situation telle que ce fluide revient en quantité suffisante pour ranimer l'innervation cérébrale.

Lésion des propriétés des nerfs.

3° *Causes qui lèsent la faculté conductrice des nerfs.* Un troisième ordre de causes, capable de léser la contractilité, à un haut degré, consiste dans les maladies qui altèrent les fonctions propres des nerfs excito-moteurs. Sans parler de la section du nerf, de la névrite, des dégénérescences et de toutes les maladies qui modifient la structure des cordons nerveux et de la moelle, et les empêchent de transmettre l'excitation cérébrale, on trouve un assez grand nombre de troubles de la motilité qu'on ne peut attribuer qu'à une altération de la faculté conductrice des nerfs; telles sont les convulsions et les paralysies de la face, et certaines contractures dues à l'action du froid, d'un principe rhumatismal, goutteux, syphilitique, ou à la compression exercée sur le trajet d'un nerf. On sait que l'irritabilité d'un muscle peut persister, le pouvoir excito-moteur du nerf étant aboli, comme on le voit dans les curieuses expériences faites avec le curare, ce poison qui anéantit l'excitabilité et respecte la motilité.

Lésions matérielles des centres nerveux.

4° *Causes qui lèsent le système nerveux cérébro-spinal ou les ganglions sympathiques.* Le quatrième et dernier ordre de causes doit être cherché dans les maladies des centres d'innervation. Les affections du cerveau, des ganglions et du nerf sympathique sont une des sources fréquentes des troubles de la contractilité. On sait que les racines antérieures des nerfs rachidiens et les nerfs céphaliques-moteurs ne jouent que le rôle de cor-

Elles anéantissent le pouvoir excito-moteur.

dons chargés de transmettre aux muscles l'excitation dynamique qui vient du centre nerveux. Cette stimulation centrifuge, semblable à un courant électrique, met en jeu l'irritabilité du muscle; celle-ci est entièrement distincte de la stimulation cérébro-spinale, puisqu'on peut la remplacer par des stimulants physiques et chimiques, dirigés immédiatement sur le tissu musculaire, et qu'elle peut subsister lorsque la stimulation cérébrale est anéantie. On trouve des preuves nombreuses de cette action séparée dans l'état de maladie. Lorsqu'un membre est paralysé depuis plusieurs mois, c'est-à-dire soustrait au pouvoir excito-moteur qui vient du cerveau ou de la moelle, les muscles conservent néanmoins leur irritabilité. Elle n'est qu'assoupie et se réveille quand on vient à l'exciter avec l'électricité ou avec un autre irritant.

L'irritabilité musculaire est conservée.

Toutes les maladies qui troublent les fonctions du système nerveux altèrent très-souvent la motilité dans les muscles à mouvement volontaire et involontaire. Il suffira de nommer les maladies caractérisées par des désordres de l'intelligence et de la sensibilité, telles que la folie, l'épilepsie, la catalepsie, l'hystérie, pour que l'on conçoive jusqu'à quel point la motilité est solidaire de l'intelligence et de la sensibilité qu'unissent les liens si intimes de la sympathie.

Résumé.

Donc, en résumé, toute espèce de trouble du mouvement ne peut tenir qu'à une lésion matérielle ou fonctionnelle : 1° de l'organe de la volition, c'est-à-dire du cerveau ; 2° des muscles ; 3° des nerfs moteurs et sensitifs ; 4° de l'axe cérébro-spinal et ganglionnaire ; 5° des vaisseaux sanguins ; 6° du sang lui-même. La maladie de ces diverses parties provoque tous les désordres possibles du mouvement.

Maladies qui sont accompagnées de lésions du mouvement.

Les troubles de la contractilité figurent comme élément de maladie dans les circonstances suivantes :

1° Comme troubles *symptomatiques :* 1° d'une maladie du cerveau ; 2° de la moelle ; 3° du grand sympathique ; 4° des nerfs ; 5° du tissu musculaire ; 6° des vaisseaux sanguins ; 7° du sang.

2° Les troubles *sympathiques* tiennent à l'action réflexe des cordons antérieurs de la moelle, excités par la maladie d'un viscère.

3° Les troubles *essentiels* ou *névroses* résident dans le muscle, le cordon sensitivo-moteur, le cerveau, la moelle, le grand sympathique. Ils constituent les névroses des organes du mouvement.

Division des mouvements pathologiques.

Siége des mouvements pathologiques. Les physiologistes n'ont pas encore réussi à fonder une classification satisfaisante des mouvements (1). Celles qu'on a proposées ne peuvent être acceptées par le pathologiste, qui a besoin surtout de comprendre, dans des divisions faciles et peu nombreuses, les principaux troubles de la motilité. On doit donc préférer les divisions anciennes, et considérer séparément les troubles des mouvements, suivant qu'ils ont leur siége dans les muscles qui reçoivent leurs nerfs de l'axe cérébro-spinal ou du grand sympathique. On a ainsi les névroses des muscles de la vie animale et de la vie organique, ou des muscles volontaires et des involontaires. Sans doute, cette division est loin d'être irréprochable au point de vue de l'anatomie et de la physiologie, qui nous apprennent que certains viscères ont, à la fois, des muscles lisses et des muscles striés, et reçoivent des nerfs

Névroses des muscles de la vie organique et de la vie de relation.

(1) Muller, *Phys.*, t. II, p. 60 ; — Debrou, *Mémoire sur les mouvements involontaires qui sont exécutés par les muscles de la vie animale*, Arch. génér. de médecine, 4e série, t. XV.

céphaliques, rachidiens et ganglionnaires, qui nous montrent aussi que les mouvements automatiques et volontaires prennent part, en même temps, à la production d'un grand nombre d'actes, tels que la succion, la déglutition, la sécrétion, la défécation, l'éjaculation, etc. Mais ces divisions suffisent pour la clinique.

Distinction entre les troubles symptomatiques et les névroses.

Le trouble des mouvements figure comme élément primaire unique dans les névroses des mouvements. Dans une seconde catégorie, il n'est plus qu'un phénomène sympathique qui paraît dans un point plus ou moins distant de l'organe affecté. Enfin, dans un troisième groupe, il constitue le symptôme d'une maladie des systèmes nerveux et musculaire. Le strabisme peut être névrose du moteur oculaire commun et externe, sympathique de la dentition ou d'une affection gastro-intestinale; symptôme d'une méningite tuberculeuse ou d'une lésion cérébrale, d'un empoisonnement saturnin, etc. En y regardant de près, la névrose, le phénomène sympathique et le symptôme résultent sans aucun doute d'une lésion des propriétés vitales identiques en elles-mêmes dans les trois cas; mais il n'en faut pas moins pour la clinique et surtout le traitement maintenir ces trois divisions que l'on applique à toutes les autres maladies. La dyspnée est le signe de la névrose du pneumo-gastrique, le phénomène sympathique d'une maladie de l'utérus ou le symptôme d'une pneumonie. Qui voudrait cependant confondre sous une même dénomination des maladies de causes si différentes? Nous insistons sur ce point, parce qu'il a soulevé des discussions nombreuses parmi les auteurs. Citons un dernier exemple. Les convulsions alcooliques, saturnines, rabiques, etc., sont des symptômes de l'empoisonnement par l'alcool, le plomb, de la rage, etc., au même titre que les convulsions initiales d'une variole ou d'une rougeole chez un enfant.

Névrose sympathique.

Si les mêmes troubles nerveux et une collection de symptômes concomitants, placés sous la dépendance d'une autre maladie, viennent à constituer une névrose, alors celle-ci prend le nom de névrose sympathique. La folie, l'hypocondrie, le tétanos, sont parfois sympathiques d'une maladie de l'estomac, du foie, d'une blessure.

Différentes espèces de lésions du mouvement.

§ II. **Des différentes espèces de lésions du mouvement.** Les troubles du mouvement consistent dans l'accroissement, l'abolition ou la perversion de la faculté spéciale qu'ont les tissus de se contracter sous l'empire de leurs stimulants. Les deux phénomènes qui annoncent le trouble sont la convulsion ou la paralysie; la perversion de la contractilité ne donne lieu qu'à des phénomènes convulsifs absolument comme l'augmentation de cette même propriété. Nous allons donc décrire successivement ces deux lésions de la mobilité.

Convulsion; paralysie.

1. — **Convulsions.** *Contracture*, *spasme*, σπασμὸς.

De la convulsion. Définition.

On doit réserver ce nom à toute espèce de mouvement excessif ou irrégulier produit par la contraction d'un tissu qui reçoit des filets nerveux, céphaliques, rachidiens ou ganglionnaires, par conséquent qui est soumis ou non à l'empire de la volonté (1). Nous croyons qu'il convient de réunir ensemble les convulsions des muscles de la vie organique et de relation, à cause de l'identité de nature des lésions qui en sont le siége et des conditions morbides au milieu desquelles ces convulsions prennent

(1) Boerhaave a dit avec sa netteté ordinaire: « Violenta, invita et al- » terne repetens contractio, musculi convulsio vocatur. » *Comment.*, in Aphor., t. II, p. 338; aphor. 250.

naissance. De cette manière, les affinités anatomiques, physiologiques et morbides seront respectées.

Divisions des convulsions.

Division des convulsions. Les convulsions figurent comme élément morbide primaire dans un grand nombre de maladies auxquelles elles donnent un caractère spécial. Dans toutes les maladies convulsives, dites idiopathiques, telles que le tétanos, l'éclampsie, la chorée, la catalepsie, etc., les troubles musculaires forment l'élément unique de la maladie.

Idiopathiques.

Sympathiques.

Dans une seconde classe, la convulsion est encore un élément essentiel; mais il s'y ajoute des troubles du sentiment, de l'intelligence, comme dans l'épilepsie, l'hystérie. On l'observe encore comme élément dans certains empoisonnements, dans la rage.

Symptomatiques.

Il faut donc diviser les convulsions en : 1° idiopathique; 2° sympathique; 3° symptomatique. Nous professons depuis longtemps, dans nos cours publics, que les causes des convulsions symptomatiques résident : 1° dans le cerveau (hémorrhagie, encéphalite, méningite, tumeurs); 2° dans la moelle (mêmes maladies); 3° dans les nerfs (névrilémite, névrite, névrome, blessure, compression, ramollissement consécutif, etc.); 4° dans les muscles (myosite, ramollissement, lésion traumatique); 5° dans le sang altéré (anémie, épilepsie saturnine, convulsions alcooliques, mercurielles, paludéennes). Nous ne traiterons que des névroses proprement dites. On ne peut les rattacher à aucune lésion appréciable des organes.

Des convulsions externes.

Symptômes de la convulsion.

Prodrome.

Convulsions externes ou des muscles de la vie de relation. Elles sont souvent précédées de douleurs, de fourmillements, d'élancements névralgiques, de fatigue, de courbature, dans les muscles qui seront bientôt convulsés. On y observe aussi des contractions fibrillaires, de la difficulté à produire les mouvements habituels, moins de précision, quelquefois de la paralysie ou des secousses convulsives passagères.

Étude de la convulsion dans sa première et seconde période.

Après cette période prodromique, dont la durée est variable, se manifestent les phénomènes propres de la convulsion, qui consistent dans la succession plus ou moins rapide de la contraction et du relâchement musculaires. Ces deux temps méritent d'être distingués, parce que, suivant que l'un prédomine sur l'autre, il en résulte deux formes différentes de convulsions.

Période tonique.

La période de contraction est caractérisée par le raccourcissement, le gonflement, la dureté des masses charnues, et surtout l'abolition des mouvements volontaires, c'est-à-dire par l'anéantissement de la faculté qu'ont les muscles d'obéir à un mode particulier d'excitation, qui vient du cerveau, et qu'on appelle la volition (1).

Cependant le spasme n'abolit pas toujours le mouvement volontaire, du moins en totalité; quelquefois le sujet n'est en quelque sorte *qu'impotent* de ses muscles : il les contracte encore, mais d'une façon imparfaite. Les mouvements qui en résultent sont faibles, mal coordonnés, parce que les contractions sont trop fortes dans quelques muscles, trop faibles dans d'autres.

Nous avons montré que la motilité est une propriété inhérente au muscle, et qui persiste lors même que le nerf moteur est coupé. On peut alors faire contracter les muscles avec des stimulants physiques et chimiques : le mouvement qui en résulte est une véritable convulsion, qui ressemble beaucoup à la convulsion pathologique.

(1) Boerhaave dit : « In musculo convulso idem fit quod olim, sed non fit per impetum nostri arbitrii, estque tam violenta ut cohiberi non possit. » *De morbis nervorum*, t. I, p. 37, in-8. Francf. et Lips. 1762.

Convulsion douloureuse ou crampe.

La convulsion est ordinairement indolente; cependant quand elle acquiert une grande énergie, la sensibilité est accrue chez quelques malades, comme dans la convulsion douloureuse qu'on appelle crampe. Chez les cholériques, tous les muscles du corps sont le siége de convulsions douloureuses qui arrachent des cris aux hommes les plus courageux.

La convulsion est ordinairement indolente.

L'intensité de la contraction est un signe précieux de la convulsion. Par cela même que la volonté n'a aucun pouvoir sur elle, elle s'exécute avec une force qui n'est plus en rapport avec les effets qu'elle doit produire. Il en est de même de la coordination des mouvements; elle est toujours troublée, à moins qu'un seul muscle ne soit affecté de convulsion.

La direction du mouvement indique assez bien le siége du spasme, et l'étendue de ce mouvement, son intensité.

Mouvements qu'elle détermine.

La convulsion ne fait ordinairement qu'exagérer les mouvements naturels. Lorsque le mal affecte l'avant-bras et la main, les fléchisseurs l'emportant sur les extenseurs, les doigts sont repliés fortement dans la paume de la main. Cependant il n'est point rare de trouver les membres dans une position, tout à fait opposée à celle qu'ils prennent, dans l'état normal. La détermination des différentes espèces de spasmes repose précisément sur la nature et le siége même de la convulsion (strabisme, crampe des écrivains, torticolis, contracture des extrémités, trismus de la mâchoire, opisthotonos, etc.).

En portant le stéthoscope sur les masses charnues convulsées, on entend un murmure semblable au bruit lointain des flots de la mer ou à celui d'une voiture qui roule (bruit rotatoire).

A la contraction succède le relâchement des muscles, marqué par des phénomènes inverses des précédents, par l'allongement, la flaccidité, le repos du muscle et l'immobilité de la partie qu'il est destiné à mouvoir. Il est très-rare que la maladie ne soit formée que d'une seule convulsion. Les mouvements convulsifs se montrent en nombre si considérable, qu'il est souvent impossible de les compter. L'ensemble de ces mouvements, qui peuvent durer plusieurs minutes, et même plusieurs heures, forme ce qu'on appelle un *accès* ou *paroxysme convulsif*. La maladie se compose d'un nombre variable de ces accès, dans l'intervalle desquels la santé est parfaite. Souvent il reste des troubles de la sensibilité, de la motilité ou de l'intelligence (hystérie, épilepsie). 2e période de relâchement.

Forme des convulsions. Suivant que la contraction est durable ou très-courte, il en résulte deux formes principales, que l'on désigne sous le nom de convulsion tonique et de convulsion clonique. Le tétanos et la chorée offrent les types de ces deux genres opposés de convulsions. Un troisième groupe est constitué par les affections dans lesquelles on observe, soit dans le même paroxysme soit dans ceux qui se succèdent, un mélange de *tonisme* et de *clonisme*. Tels sont les accès d'épilepsie, d'hystérie, d'éclampsie. On éprouve alors quelque peine à rapporter les convulsions à l'un ou à l'autre de ces types. Convulsion tonique et clonique.

Les convulsions affectent parfois un petit nombre de muscles ou même un seul (strabisme, torticolis). Les convulsions *partielles* restent limitées aux muscles volontaires ou involontaires exclusivement; de là une division très-naturelle des convulsions en *convulsions externes* et *internes*. On voit les premières occuper, dans quelques maladies, tous les muscles de la vie de re- Convulsions partielles : divisées en externes et internes.

lation, sans en excepter un seul (épilepsie, hystérie).

Convulsion tonique. Tétanie.

Convulsion tonique; tétanie; tonisme (de τεινω, je tends); en y regardant de près, on peut se convaincre que dans la convulsion la *plus tonique*, dans le tétanos, ou la contraction d'un muscle du cou, de la face ou du tronc, la contraction musculaire n'a pas toujours la même intensité. Elle diminue, pendant un temps variable, pour recommencer ensuite avec plus d'énergie. La convulsion la plus tonique est donc toujours rémittente. On a prétendu qu'il n'existe pas de convulsions exclusivement toniques; que celles qui paraissent posséder ce caractère, au plus haut degré, sont composées de convulsions sub-intrantes, c'est-à-dire tellement rapprochées, qu'il n'y a plus de période évidente de relâchement entre chaque contraction. En écartant ces distinctions subtiles, on doit reconnaître qu'il existe des convulsions toniques et maintenir l'ancienne division en tonique, clonique et mixte.

Roideur musculaire.

Roideur musculaire. Dans la convulsion tonique, la contraction musculaire offre différents degrés. Tantôt on peut la vaincre facilement, et, à mesure qu'on étend le muscle, on sent une série de petites résistances tout à fait comparables à celles qu'on éprouve en faisant jouer une charnière rouillée. On appelle *roideur musculaire* la contracture modérée, qui s'annonce ainsi dans les membres supérieurs et inférieurs (catalepsie, contracture des avant-bras et des mains, etc.). Elle offre, parfois, un autre caractère fort curieux; le membre fléchi ou étendu conserve la situation qu'on lui donne, en sorte qu'on peut lui faire prendre et garder les positions les plus bizarres et les plus fatigantes, comme chez les cataleptiques et les extatiques: ou bien encore la contraction des muscles va en augmentant jusqu'à ce que, parvenue à son maximum, elle cesse tout à coup comme dans la crampe des écrivains et la contracture des doigts de la main. Dans ce cas, la plume ou l'objet saisi par les doigts, convulsivement serrés, s'échappe et est lancé au loin.

Tétanie proprement dite.

La contracture est parfois si grande, qu'on ne peut produire aucune espèce d'extension, qu'on briserait les os ou qu'on déchirerait le tissu musculaire plutôt que de vaincre sa résistance. La contraction est alors assez violente pour amener des luxations incomplètes ou complètes, pour changer le rapport naturel des parties et amener dans les appareils à parois flexibles des désordres graves (asphyxie, syncope mortelle). On voit, dans certaines contractures, les ongles pénétrer dans la paume de la main, le bassin s'incliner fortement sur le rachis, le talon s'appliquer contre la fesse, etc.

Caractères des convulsions toniques.

Elles sont quelquefois douloureuses : crampes.

Ordinairement, les moindres tentatives faites par le malade, pour contracter les muscles, en augmentent la convulsion et y produisent à peine quelques mouvements. La convulsion tonique est souvent accompagnée de douleurs sourdes ou si vives qu'elles arrachent des cris, comme dans la crampe. On trouve un mélange de convulsions toniques et cloniques dans l'épilepsie. De petites secousses rapides comme l'éclair et peu étendues, agitent les muscles qui restent contractés. Aussi a-t-on dit que la convulsion épileptique était plutôt tonique que clonique.

La forme tonique dans les convulsions internes est beaucoup plus commune que la forme clonique (spasme, œsophagien, intestinal, de l'anus, de l'urètre, du vagin). Si le spasme a son siége dans les muscles constricteurs du larynx, dans le diaphragme ou le cœur la mort survient promptement.

Rémission ; intermittence.

Une fois le paroxysme convulsif dissipé les parties reprennent leur situation normale ; il y reste toutefois un sentiment de lassitude et de courbature, comme dans les convulsions franchement intermittentes. Si elles sont rémittentes, la contraction musculaire persiste à un certain degré. Cette dernière forme, plus commune que la précédente, s'observe chez les jeunes enfants, dans l'état puerpéral, dans un très-grand nombre de contractures partielles de la face, du cou et des doigts de la main.

L'intermittence ou la rémission n'affectent aucune régularité, du moins le plus ordinairement ; quelquefois on retrouve le type quotidien, tierce ou double tierce. La maladie se compose d'une ou de plusieurs attaques convulsives, puis elle guérit, en restant sujette à récidiver.

Convulsion clonique.

Convulsion clonique, choréique. La *convulsion clonique* (κλονός, *agitation*) est caractérisée par une contraction soudaine et peu durable qui se reproduit ordinairement, un très-grand nombre de fois. Tantôt la convulsion ne se répète, qu'à de longs intervalles, comme dans les soubresauts de tendons, certaines contorsions faciales ; tantôt elle est rapprochée, comme dans le frémissement fibrillaire, et surtout la chorée et l'hystérie, qui en offrent le type le plus marqué. Si l'on étudie de près le mouvement clonique, on voit qu'il se compose, comme toutes les convulsions, de la contraction et du relâchement alternatif des muscles ; mais la première a peu de durée et se reproduit si fréquemment, qu'il en résulte des mouvements saccadés presque continuels et désordonnés.

La coordination des mouvements volontaires est troublée.

La volonté est impuissante à donner aux muscles la direction nécessaire pour que le mouvement s'accomplisse régulièrement. Il nous semble que le sens d'activité musculaire est lésé, à un haut degré, dans les convulsions cloniques, et que si les malades ne peuvent plus imprimer à leurs membres une situation fixe et produire des mouvements coordonnés, cela doit dépendre; de ce qu'ils n'ont plus conscience ni de l'intensité ni de la direction exacte de la contraction musculaire, et de ce qu'elle reste tantôt en deçà, tantôt au delà de la limite physiologique. On est à même d'observer ce trouble de la motilité chez les choréiques, auxquels on ordonne de porter un gobelet à la bouche ou de saisir un corps avec la main. Le trouble augmente souvent, à mesure que le malade fait plus d'effort pour arriver à produire l'action qu'on lui demande, ou bien quand une émotion morale vient à l'agiter. On observe ces mêmes phénomènes dans le bégayement.

Frémissement fibrillaire.

Quand on saisit, avec les mains, les masses musculaires, qui sont le siége de la convulsion clonique, on sent de petites succades dues aux contractions fibrillaires successives qui se passent dans les tissus charnus, et qui sont souvent trop petites pour produire un mouvement sensible à l'œil. Cependant quand les muscles sont placés sous la peau, on aperçoit l'oscillation rapide, le frémissement musculaire.

Convulsion progressive et croissante.

Une forme de la convulsion clonique, qui se rapproche, à certains égards, de la contracture, consiste en une série de petites contractures courtes, successives, qui produisent des mouvements pareils, saccadés et finissent par la contraction forcée et persistante des muscles. Parfois, après le mouvement de flexion ou d'exension extrême, on aperçoit un relâchement brusque et complet; puis les phénomènes recommencent ainsi, plusieurs fois de suite. Dans ce cas, la convulsion participe à la fois de l'état tonique et clonique (exemple : hystérie, éclampsie des femmes, des enfants, certaines contractures).

Les convulsions sont générales ou partielles.

Les convulsions cloniques sont générales ou partielles. Le tremblement sénile, la chorée, l'hystérie, appartiennent au premier genre ; le tremblement des mains, les convulsions faciales, le strabisme, la chorée partielle, le bégayement, etc., au second. Elles affectent une marche ordinairement chronique et tantôt intermittente, tantôt continue. Dans la forme intermittente, la convulsion n'apparaît que par accès ou paroxysmes toujours distincts et séparés par des intervalles, durant lesquels le malade est rendu à la santé (contracture, hystérie, épilepsie). Dans la convulsion persistante, telles que la chorée, le tremblement, les mouvements pathologiques se manifestent, à chaque instant, et ne cessent même pas par le repos le plus complet des puissances musculaires. Cependant le sommeil produit presque toujours cet effet favorable. Dans tous les cas, la convulsion prend une grande intensité lorsque la volition met en jeu le pouvoir excito-moteur des nerfs musculaires. Les paroxysmes de la convulsion clonique sont quotidiens, ordinairement diurnes et très-irréguliers.

Symptômes qui accompagnent la convulsion.

Si la convulsion est partielle, limitée à un membre, à quelques muscles du visage, la santé générale n'en est pas troublée. Il n'en est plus de même dans les convulsions générales lorsque les accès sont intenses, longs ou rapprochés. L'expression du visage est toujours altérée ; la peau tantôt rouge, injectée, chaude, tantôt pâle et froide, ordinairement couverte de sueur ; la respiration accélérée, irrégulière, lente, enchaînée, difficile, stertoreuse. Dans ce cas, l'hématose reste imparfaite, et l'on observe tous les symptômes de l'asphyxie. (Voyez *Termi-*

naison.) Le pouls au milieu de l'agitation musculaire s'accélère un peu, perd sa régularité et acquiert plus de force. Tantôt l'intelligence reste intacte, tantôt elle se trouble; le malade délire.

Accidents consécutifs aux convulsions.

Phénomène consécutif. Pendant longtemps, le spasme n'exerce aucune influence sympathique sur les autres fonctions. On observe, il est vrai, après les attaques, de la céphalalgie, de la fatigue et de la courbature; mais une fois ces phénomènes dissipés, le malade est rendu à la santé. La nutrition générale se fait bien; l'embonpoint et l'appétit sont conservés. Le pouls reste à l'état normal, et cette absence de fièvre concourt, avec l'intégrité des fonctions de nutrition, à caractériser la convulsion. Si l'on remarque de l'accélération et de l'irrégularité dans le pouls, au moment des attaques, c'est qu'alors la respiration est fortement gênée par la contraction de tous les muscles respirateurs. Ce trouble passager ne se montre d'ailleurs que dans les convulsions toniques intenses et durables. Toutefois, il faut dire qu'un mouvement fébrile, léger, continu ou rémittent, a été noté par les auteurs dans la convulsion des enfants et dans quelques formes de contracture des membres.

Le mouvement fébrile est rare.

Pour peu que les convulsions se reproduisent souvent, comme dans l'épilepsie, l'hystérie, la catalepsie, l'éclampsie, le système nerveux d'abord et les autres organes plus tard finissent par se troubler. L'intelligence est excitée, affaiblie ou perturbée très-gravement. On trouve aussi la sensibilité accrue ou diminuée, à la peau et dans les viscères intérieurs; de là les gastralgies, les entéralgies, si communes après les convulsions. Celles-ci laissent après elles, dans les muscles, de la faiblesse, du brisement, de la disposition aux crampes, des douleurs

Troubles nerveux considérables.

sourdes et persistantes, et enfin des paralysies incomplètes ou totales, ou des altérations plus profondes encore, des atrophies ou des hypertrophies (convulsion des enfants, épilepsie).

Altération du sang.

Il est difficile que la fréquente répétition des convulsions n'amène pas des désordres respiratoires et circulatoires qui se traduisent par une altération graduelle des qualités du sang. Aussi voit-on chez un grand nombre de sujets atteints d'accès convulsifs tous les signes de l'anémie se produire, et la nutrition générale se troubler. Sans doute, on rencontre des malades qui ne paraissent pas souffrir des attaques répétées de leur mal; mais d'autres, en plus grande proportion, présentent des troubles profonds qui se manifestent par la pâleur et l'amaigrissement; ils finissent par succomber à des complications viscérales, que des causes légères provoquent, à la moindre occasion. On peut s'en former une idée en observant les sujets atteints d'épilepsie, de chorée, de catalepsie et d'hystérie rebelles.

Marche rémittente ou intermittente.

Marche. Nous avons vu déjà la convulsion précédée, en général, de symptômes locaux, parfois même de quelques phénomènes cérébraux, tels que douleur de tête, insomnie, délire éphémère, vertiges, affecter une marche rémittente ou intermittente. Les symptômes caractéristiques se groupent pour constituer des accès, séparés par des minutes, des heures, des jours et même des années. On a prétendu que la convulsion n'était jamais parfaitement continue. Cette opinion est vraie dans la majorité des cas. La forme franchement intermittente, à courte ou à longue période, est dans la nature des névroses des organes du mouvement comme dans celle de l'intelligence et du sentiment. L'action des miasmes paludéens ou d'un agent vénéneux, tel que le plomb, le virus rabique, se manifeste aussi par des convulsions, soit partielles, soit générales, intermittentes. On observe surtout, en pareil cas, la contracture d'un membre ou d'un groupe de muscles. L'efficacité du quinquina ne suffit pas pour démontrer la nature paludéenne d'une convulsion, car on voit ce médicament réussir aussi dans des maladies semblables qui n'ont aucune corrélation avec les maladies des marais.

Des convulsions sympathiques.

La convulsion se montre très-souvent comme trouble nerveux sympathique au début des maladies, surtout dans la première enfance, chez les femmes, pendant l'état puerpéral et dans les affections générales, telles que les fièvres, les exanthèmes. Elles sont également fréquentes, comme complications, à peu près dans les mêmes conditions pathologiques. Elles se montrent enfin comme phénomène ultime d'un grand nombre d'affections fébriles ou de maladies générales.

Durée des convulsions; elles sont éphémères ou durables.

La *durée* des maladies convulsives n'a rien de fixe. Quelquefois elles apparaissent comme des symptômes éphémères, ou bien persistent pendant tout le temps que dure la diathèse nerveuse à laquelle elles se rattachent. C'est ainsi qu'on les voit disparaître après l'enfance, ou ne se montrer qu'à l'époque de la puberté, pendant la grossesse, à l'âge critique, etc. Quant à la durée de l'attaque, rien n'est plus variable. Les convulsions toniques et violentes ne persistent ordinairement que quelques heures, et encore avons-nous fait remarquer qu'il se montrait alors, sinon des intermittences du moins des rémissions très-notables. La durée du spasme clonique est beaucoup plus longue.

Terminaison par le retour à la santé.

Terminaison. La terminaison des convulsions est subordonnée entièrement à leur nature. Les symptomatiques et les sympathiques marquent les périodes irritatives et phlegmasiques des affections du système nerveux et des viscères. Elles suivent donc toutes les phases et toutes les péripéties de ces mêmes affections. Les seules terminaisons qui doivent nous arrêter sont celles qui dépendent de l'intensité et de la durée de la convulsion. Elle peut se terminer : 1° sans laisser aucune trace de son passage ; 2° en provoquant de la stupeur, de l'agitation, quelques mouvements convulsifs et de la faiblesse ; 3° en déterminant une congestion céphalique légère ou intense qui se traduit par le sommeil, la céphalalgie, ou par le coma, la sterteur, la léthargie, le collapsus, la résolution des membres ; 4° par une congestion viscérale des reins, du foie, plus rarement de la rate ; 5° par la mort due à l'intensité des congestions céphaliques, à l'asphyxie ou à la syncope. L'intensité, la longue durée des accès convulsifs, leur fréquent retour produisent cette fatale terminaison.

Par asphyxie. La mort a lieu ou par l'effet de la convulsion des muscles thoraciques, du diaphragme, quelquefois même des constricteurs de la glotte ; l'asphyxie qui en résulte est lente, graduelle ou rapide ; on a même proposé la trachéotomie pour remédier à cette funeste terminaison (Marshall-Hall). Nul doute, enfin, que la convulsion cardiaque ne puisse amener une mort prompte en suspendant la circulation (1). La syncope cardiaque ou la convulsion du diaphragme expliquent certains cas de mort subite occasionnée par les convulsions. C'est de cette manière qu'ont succombé à l'hôpital Necker (1854 et 1855) deux malades atteints de tétanos spontané, dont nous avons recueilli les observations. Cette termi-

(1) Voyez sur ce sujet un travail important de M. Brachet, *Traité pratique des convulsions de l'enfance*, in-8°, 1824.

naison fatale est plus fréquente dans les maladies convulsives, toniques, générales, telles que l'épilepsie, le tétanos, l'éclampsie des femmes en couche, des enfants; plus rares dans les cloniques. On a dit que les spasmes toniques étaient plus souvent suivis de la congestion encéphalique et pectorale que les cloniques; cela est vrai dans un grand nombre de cas.

Par apoplexie.

On répète sans cesse, dans les livres, l'axiome d'Hippocrate, que la fièvre met fin aux convulsions (1). Cependant cette proposition n'est vraie que pour les spasmes sympathiques d'une fièvre éruptive, d'une pyrexie continue, ou d'un travail phlegmasique survenu quelque part; appliquée aux convulsions essentielles elle manque entièrement d'exactitude. Si la fièvre se montre, alors elle annonce quelque complication fâcheuse dont le développement est regrettable en tous points.

Des convulsions internes ou spasmes.

Convulsions internes. La contractilité étant une propriété commune aux muscles striés, aux muscles lisses et même aux tissus cellulaire et élastique, la convulsion peut affecter toutes les parties qui en sont pourvues. On donne le nom de convulsions internes ou de *spasmes* aux mouvements anormaux qui affectent les organes de la vie de nutrition. Leurs tissus contractiles reçoivent leur nerf du grand sympathique, et quelques-uns du système nerveux céphalo-rachidien. L'étude des convulsions internes a été négligée; nous lui consacrerons quelques développements.

Maladies internes réputées convulsives.

Voici les maladies convulsives auxquelles s'appliquent nos généralités : le spasme glottique, la toux convulsive, la dyspnée nerveuse, les palpitations et la syncope, le

(1) Aphor. 57, sect. IV; aphor. 26, sect. II.

spasme du pharynx, de l'œsophage, du diaphragme, la crampe gastrique, les vomissements, la colique nerveuse, la contracture anale, les coliques utérines et certaines formes de l'avortement, le spasme urètral et celui qu'on a supposé exister dans les conduits de sécrétion et d'excrétion de la bile, du lait, de l'urine, du fluide spermatique.

Nature des mouvements spasmodiques.

Caractères des convulsions internes. La contraction, qui est entièrement soustraite à la volonté, s'effectue ordinairement, d'une manière lente, graduelle, continue, dans une direction déterminée et toujours la même. Le relâchement se fait de la même manière, en commençant par les parties qui se sont contractées les premières. Cette série de mouvements ondulatoires est troublée, dans son rhythme par la maladie. Quelquefois la convulsion est tonique, et alors elle produit les mêmes effets que dans les muscles striés, c'est-à-dire une constriction permanente du canal, ou du réservoir membraneux autour duquel se développe le tissu contractile; tel est son caractère dans la convulsion du derme, connue sous le nom de chair de poule, dans le spasme œsophagien, la stricture de l'anus, du col de la vessie, de l'utérus pendant l'accouchement. Nul doute que dans la colique sèche des pays chauds, dans celle qu'éprouvent les sujets nerveux et qui s'accompagne de mouvements si douloureux de l'intestin, cet état ne soit la cause de la constipation opiniâtre, des violentes douleurs et des symptômes d'étranglements qu'on observe alors. Le spasme est au contraire très-court dans le larynx, les bronches et quelques conduits excréteurs; cependant il y persiste assez de temps pour mettre la vie des malades en danger.

Troubles du mouvement péristaltique.

Les convulsions cloniques, qui existent aussi bien dans

les muscles lisses que dans les striés, s'y font reconnaître par une série plus ou moins rapide de mouvements ondulatoires, qui ne s'exécutent plus avec la régularité normale ni dans une direction constante. Souvent les mouvements anti-péristaltiques venant à prédominer, les liquides ou les solides, au lieu de suivre leur direction habituelle, refluent en quelque sorte vers leur source. Des mouvements vermiculaires que l'on sent sous la main, et dont les malades ont souvent conscience, se manifestent dans les maladies convulsives des viscères splanchniques; ordinairement ils envahissent de proche en proche tout l'appareil locomoteur.

Les spasmes sont souvent accompagnés de douleurs violentes.

La convulsion se fait avec ou sans douleur. Quelquefois celle-ci acquiert une intensité qui dépasse de beaucoup celle qu'on observe dans les muscles externes convulsés. Ceux qui sont atteints de la colique sèche endémique dans les mers de l'Inde, éprouvent une telle souffrance qu'ils sont saisis de délire et de convulsion épileptiforme. Les douleurs qui accompagnent les crampes d'estomac, le spasme, les palpitations nerveuses sont très-pénibles; certaines douleurs utérines sont aussi violentes que les crampes des cholériques. Dans des cas plus nombreux peut-être, aucune sensation n'accompagne le spasme interne.

Convulsions cloniques dans les viscères.

La contraction est suivie d'un relâchement qui se fait aussi d'une manière lente et graduelle, en commençant par le point primitivement convulsé. Souvent il n'existe pas d'intervalle bien marqué entre chaque convulsion. Elle est alors continue, avec des rémissions plus ou moins prononcées. Mais à côté de cette forme tonique s'en trouve une autre clonique, qui ne se compose que de courtes et rapides contractions musculaires suivies de relâchement : tels sont les vomissements nerveux, l'aphonie passagère, le spasme des muscles constricteurs, de la glotte, la palpitation, la syncope nerveuse. Dans la coqueluche, où existe un spasme bien marqué de la glotte et probablement des grosses bronches, on observe une série de petites convulsions courtes et rapides pendant lesquelles l'expiration et la toux se font entendre. Le sifflement inspiratoire prouve l'existence de la convulsion des muscles laryngiens.

Deux formes principales des convulsions internes : 1° tonique ; 2° clonique.

Ainsi, les convulsions internes revêtent comme les externes deux formes principales : la *tonique* dans laquelle prédomine en intensité et en durée la période de resserrement ; la *clonique*, où celui-ci n'a qu'une très-courte durée ; aux premières, appartiennent les convulsions des conduits excréteurs, de l'œsophage, de la vessie, de l'utérus, de l'urètre, de l'anus, les coliques nerveuses ; aux secondes, les palpitations, la dyspnée, les spasmes artériels.

Effets des spasmes sur les réservoirs membraneux et les liquides qu'ils renferment.

Destinés à mouvoir des tissus membraneux ou des parois flexibles, les muscles des organes de la vie de nutrition opèrent la dilatation et le resserrement des cavités cylindriques dans lesquelles sont renfermées des matières solides, liquides ou gazeuses. L'effet de la convulsion interne est d'exagérer les mouvements normaux, et par conséquent de rétrécir ou d'oblitérer, pendant un certain temps, la cavité naturelle. Les matières cessant alors de la traverser, il en résulte des accidents trop variables pour qu'on puisse les indiquer d'une manière générale. La rétention des fèces, de l'urine, de la bile, du sperme atteste le spasme de l'intestin, du col de la vessie, des conduits biliaires, spermatiques, etc.

Nous ne pouvons laisser passer, sans examen critique

la théorie du spasme, à l'aide de laquelle on a prétendu expliquer bien des accidents divers. Pour en citer un exemple bien net, rappelons qu'on décrivait, et qu'on décrit encore, sous le titre d'ictère spasmodique, c'est-à-dire occasionnée par la rétention de la bile qui ne peut plus continuer à couler à travers les conduits excréteurs convulsés, des hyperémies aiguës, simples ou inflammatoires du foie, dont nous avons contribué à prouver l'existence, par de nombreuses recherches. Un grand nombre de prétendus spasmes de l'œsophage, de l'intestin, de la vessie et de l'urètre finissent par se convertir en des lésions organiques les mieux caractérisées. Cependant, nous regardons comme démontrée l'existence d'un grand nombre de spasmes des tissus de la vie organique. Ils jouent un rôle essentiel, comme élément des maladies, dans les bronchites catarrhales, grippeuses, dans la coqueluche, dans l'asthme essentiel, dans l'angine striduleuse ou faux croup. Ils affectent presque tous les réservoirs chez les hystériques et les cataleptiques.

La fréquence des spasmes a été exagérée.

Ils sont réels dans un assez grand nombre de maladies.

Les spasmes s'accompagnent fréquemment de quelques mouvements convulsifs des muscles de la vie de relation, soit que ceux-ci concourent, avec ceux de l'organe, à l'accomplissement de la fonction, soit qu'ils entrent en jeu uniquement sous l'empire de l'action réflexe de la moelle épinière. Les mouvements volontaires ne peuvent être lésés dans l'épilepsie, l'éclampsie, le tétanos, sans que l'iris et quelques parties contractiles des voies digestives et respiratoires ne soient affectées simultanément. Il existe une solidarité trop étroite entre les divers départements du système locomoteur pour qu'il en soit autrement.

On retrouve, du reste, dans les convulsions internes les caractères négatifs communs aux convulsions externes : absence de fièvre, intégrité des sens, de l'intellect, lésions anatomiques nulles ou consécutives. Les fonctions de nutrition ne tardent pas à souffrir, et ce trouble se manifeste le plus ordinairement par des signes de la chloro-anémie, par la surexcitation nerveuse, le marasme.

Causes des convulsions.

Causes des convulsions. Nous ne ferons qu'étudier les causes déterminantes sous l'empire desquelles la convulsion prend naissance; celles qui y prédisposent ont été examinées ailleurs (voyez *Névroses*). On ne possède aucune notion bien certaine sur les agents morbifiques qui provoquent manifestement la névrose des muscles. Cependant on peut établir que leur action nuisible porte plus spécialement : 1° sur le cerveau et la moelle; 2° sur les nerfs; 3° sur les muscles et la motilité; 4° sur les organes sexuels.

Qui résident dans le système nerveux.

Toutes les excitations immodérées qui résultent d'un travail soutenu, de veilles prolongées, d'opérations longues et fatigantes de l'esprit, d'émotions morales telles que la frayeur, le chagrin, peuvent être suivies de convulsions. Celles-ci ont une origine exclusivement cérébrale dans l'éclampsie des enfants, la chorée, le tremblement.

Dans l'appareil musculaire.

On peut leur supposer un tout autre point de départ lorsque le froid a agi sur le corps. Le névrilème ou le tissu musculaire en sont plus spécialement affectés.

Dans les organes de la génération.

Nul doute que l'excitation des organes génitaux ne soit la cause des convulsions puerpérales et de ces contractures partielles si communes chez les femmes, après l'accouchement. Il faut aussi mettre au nombre des convulsions sympathiques celles qui procèdent de la dentition, du sexe et de l'influence pathogénique exercée par les vers intestinaux.

Une des particularités les plus remarquables des convulsions est leur fréquence extrême dans la première enfance et plus tard encore. On les voit se développer, non-seulement à titre de convulsions idiopathiques, mais encore comme élément de la plupart des maladies qui se déclarent à cette époque de l'existence. En vertu d'une disposition nerveuse toute spéciale, les affections des viscères et des autres tissus s'accompagnent, d'une façon presque constante, de convulsions, soit toniques, soit cloniques. On les observe encore comme symptôme initial et quelquefois terminal des exanthèmes, des diarrhées, de la dentition, etc. On ne peut comparer à l'influence exercée par l'âge sur le développement des convulsions que celle qui est due à l'état puerpéral. Influence de l'âge.

Nous venons d'indiquer les causes qui agissent plus spécialement pour produire les spasmes. Si l'on en retranche les causes banales indiquées trop souvent dans l'étiologie des convulsions, ou ce qui est commun à toutes les névroses, le nombre des influences morbifiques positives se trouve ainsi fort restreint.

Indications thérapeutiques. S'il était bien prouvé que l'irritation nerveuse, c'est-à-dire que l'excès de stimulus qui accroît la contractilité fût la seule cause de la convulsion, la principale et même l'unique indication à remplir, consisterait à diminuer et à faire cesser cette irritation. Malheureusement, nous ne pouvons, en clinique, donner à cette vue systématique toute l'importance que lui accordait le fondateur de la doctrine de l'irritation. Cependant il faut dire qu'on abuse, en général, des stimulants de toutes sortes dissimulés sous le titre d'antispasmodiques. Souvent il vaut mieux porter sur les tissus qui sont convulsés ou sur le système nerveux lui-même des sub- Indications thérapeutiques. L'irritation joue un rôle essentiel.

stances émollientes, aqueuses, narcotiques, capables de diminuer la contractilité. Telle est la première indication à remplir.

Irriter fortement et d'une manière passagère le système nerveux.

La seconde consiste à modifier la faculté contractile en la surstimulant, d'une manière passagère, soit localement comme on peut le faire avec des frictions, le massage, les irritants, l'électricité, soit en portant sur le système nerveux cérébro-spinal, par l'intermédiaire du sang, quelques substances qui l'excitent plus fortement ou d'une autre manière. Telle est l'action de la strychnine, de la brucine, de la noix vomique, qui constituent les agents de la médication substitutive. C'est au praticien à bien distinguer les cas avant de risquer cette médication qui offre plus d'un genre de danger.

2. — De la paralysie.

De la paralysie.

Le mot paralysie est dérivé de παρὰ, et de λύειν, c'est-à-dire *délier*, *résoudre incomplètement ;* ἀποπληξία, πάρεσις, παραποπληξία, ἀκινησία. Les motifs que nous avons déjà produits en traitant des convulsions nous engage à réunir, dans une description commune, les paralysies qui appartiennent aux organes de la vie de relation et de nutrition.

Définition.

1° La paralysie est la diminution ou l'abolition de la contraction, soit volontaire, soit involontaire, dans les tissus, qui cessent alors d'obéir à l'excitation spontanée qu'ils reçoivent du système nerveux cérébro-spinal ou du ganglionnaire.

Paralysie symptomatique.

Divisions. Il faut d'abord distinguer trois sortes de paralysies. La paralysie *symptomatique* qui dépend d'une maladie : 1° *du cerveau* (paralysie cérébrale, hémorrhagie, congestion, ramollissement, hémorrhagies méningées, hydrocéphale, tumeurs et produits morbides intra-craniens, ligature de la carotide primitive, etc.); 2° *de la moelle* (paralysie spinale, congestion, hémorrhagie, etc.); 3° *des nerfs moteurs* (névrilémite, névrite, tumeurs); 4° *des muscles* (myosite, induration, etc.) (paralysie musculaire); 5° *des nerfs sensitifs* qui se distribuent aux parties paralysées; 6° *d'une lésion des vaisseaux* qui se rendent à ces mêmes parties; 7° *des altérations du sang*, dues à l'intoxication saturnine, à l'anémie, à la syphilis.

Paralysie sympathique.

2° La paralysie *sympathique* dans laquelle le perte du mouvement est l'effet de la maladie d'un organe autre que le système nerveux.

Paralysie idiopathique ou névroses.

3° Les *paralysies idiopathiques ou essentielles.* Elles consistent dans un simple trouble fonctionnel des organes qui servent au mouvement. Or ces organes sont : (A) les parties motrices du cerveau; (B) les cordons antérieurs de la moelle; (C) les nerfs moteurs; (D) les muscles. Tout porte donc à croire que la maladie peut s'attaquer à chacune de ces parties, et qu'il en résulte des paralysies idiopathiques; 1° cérébrales; 2° spinales; 3° des nerfs moteurs; 4° des muscles. Ces paralysies idiopathiques sont les névroses des organes du mouvement, dont nous devons nous occuper exclusivement. La paralysie progressive sans aliénation mentale, celle des femmes hystériques, des épileptiques est une névrose cérébrale; quelques paraplégies et paralysies des membres supérieurs sont des névroses des cordons spinaux; celles du moteur oculaire commun, du nerf facial, du spinal ou de l'hypoglosse doivent être rapportées à des maladies sans matière des cordons conducteurs de la volition. Enfin quelques paralysies limitées à un ou plusieurs muscles, celle des enfants, celle qui résulte de l'inactivité ou de l'usage excessif d'un membre, de l'action localisée du froid, tiennent très-probablement à la simple lésion de l'irritabilité musculaire.

L'atrophie progressive, dont on doit la découverte et la description à M. Cruveilhier, nous paraît être sous la dépendance d'une lésion de la faculté motrice du tissu musculaire, et offrir tous les caractères d'une névrose de l'organe du mouvement. L'atrophie des cordons antérieurs de la moelle et des muscles n'est qu'un effet de cette lésion.

Étude générale des paralysies.

Symptômes.

Impuissance de la volition.

Description générale. Le caractère le plus important de la paralysie consiste dans la diminution ou l'abolition de la propriété que possède le tissu contractile de se contracter, et de produire ainsi un mouvement sous l'empire de la volonté ou d'une excitation toute spontanée partie de la moelle ou des nerfs ganglionnaires. La volition n'est qu'un mode d'excitation propre aux muscles striés et qui y détermine les mouvements qui ont reçu le nom de volontaires. Ceux des viscères cessent d'obéir à l'excitation qui leur vient du nerf ganglionnaire et aux stimulants qui la produisent normalement (sang, sperme, bile, lait, etc., etc.) (1).

La paralysie des tissus contractiles des organes de la vie de relation est marquée par l'impuissance de la volition, et celle des organes de la vie de nutrition par l'impuissance de l'excitation ganglionnaire propre à ces parties.

La contractilité peut être conservée, exaltée même.

Les muscles paralysés qui ne répondent plus à leurs

(1) Boerhaave dit avec raison : « Paralysis est morbus musculi et ponit » in eo impotentiam exercendi motus insuperabilem una cum musculi » articulorumque movendorum flexili flacciditate ». *De morbis nervorum*, t. II, p. 566, in-8°, Francf. et Leip., 1762.

stimulants naturels, restent encore irritables ; lorsqu'on vient à les exciter par l'électricité ou par des irritants physico-chimiques ils entrent en contraction. On comprend dès lors qu'il faut considérer l'abolition de la motilité volontaire comme le caractère irréfragable de la paralysie, puisque cette motilité peut être conservée, exaltée même, dans certaines paralysies, par l'emploi de la stimulation électrique. Il y a longtemps que Nysten a remarqué que les muscles paralysés d'un apoplectique conservent la faculté de se contracter quand on les irrite avec l'électricité.

Contractilité électrique.

Dans ces derniers temps on a repris avec soin l'étude de ces faits physiologiques et pathologiques. M. Marshall-Hall et d'autres soutiennent que la contractilité électro-musculaire est conservée, accrue même, dans les paralysies de provenance cérébrale, diminuée ou abolie dans celles qui ont leur cause dans une maladie de la moelle (1).

Son importance comme moyen diagnostique a été exagérée.

M. Duchenne, qui a porté son investigation sur ce sujet, dit : « Qu'il faut se garder d'accorder aux signes » tirés de l'état de la contractilité et de la sensibilité » électro-musculaire une valeur exagérée et d'en faire » le signe pathognomonique de telle ou telle espèce de » paralysie (2) ». Ses ingénieuses recherches l'ont conduit à modifier la proposition de Marshall-Hall : « La lé- » sion de la moelle produit *toujours* la perte ou la dimi- » nution soit de la sensibilité, soit de la contractilité » électro-musculaire (3). Les paralysies saturnines sont » suivies des mêmes effets; au contraire, dans les pa-

(1) *On the condition of the muscular irritability in the paralytic limbs*, 1839-1843, Lond.

(2) *De l'électrisation localisée*, p. 534, in-8°. Paris, 1855.)

(3) Page 429.

» ralysies consécutives aux lésions cérébrales, rhuma-
» tismales, hystériques, la contractilité électro-muscu-
» laire est intacte, et la sensibilité électro-musculaire, ou
» augmentée, ou diminuée, ou abolie (1). » Quoique ces propositions ne soient pas à l'abri de toute objection, il faut en tenir compte dans l'étude des paralysies.

État des tissus musculaires paralysés.

La paralysie d'un ou de plusieurs muscles se reconnaît au relâchement, à la mollesse, à la flaccidité, à l'immobilité des faisceaux musculaires dans lesquels on ne sent ni mouvement, ni changement de volume. Pour constater les symptômes de paralysie il faut que le malade jouisse de l'intégrité de son intelligence, et puisse exercer sur les muscles le pouvoir de sa volonté. On cherche aussi à y produire des mouvements en les plaçant dans une situation telle que la contraction seule puisse les y maintenir. Il faut s'assurer que les muscles sont en état d'exécuter leurs mouvements de flexion, d'extension, d'adduction, d'abduction et de rotation. C'est seulement à l'aide de ces différents modes d'exploration, dirigés avec soin, qu'on arrivera à découvrir les paralysies qui ont leur siége dans un muscle ou un seul de ses faisceaux. On se rappellera qu'une irritation portée sur la peau d'une partie, dont la sensibilité est intacte ou abolie, peut déterminer des mouvements par action réflexe de la moelle; ces mouvements pourraient induire en erreur, en faisant croire que les mouvements volontaires subsistent encore lorsqu'ils sont cependant tout à fait anéantis.

Leurs mouvements propres abolis.

Mouvement par action réflexe.

La paralysie des muscles de la vie de nutrition ne se reconnaît qu'au moyen des troubles de la fonction à la-

(1) *De l'électrisation localisée*, page 528.

quelle ils concourent ou qu'ils sont chargés d'accomplir. On peut dire d'une manière générale que ces muscles, étant disposés autour d'organes creux, à parois flexibles et mobiles, où pénètrent et d'où sortent les matières destinées à être assimilées ou excrétées, la paralysie provoque la rétention ou l'expulsion prématurée des solides, des liquides ou des gaz.

Paralysie complète ; incomplète.

La paralysie est dite complète quand la volonté ou les autres agents excitateurs ne peuvent provoquer le moindre mouvement dans les tissus contractiles; incomplète lorsque ceux-ci sont encore en état d'exécuter quelques mouvements et qu'on y sent quelques contractions fibrillaires et une faible augmentation de volume. L'auscultation fait entendre un bruit sourd, chaque fois que les muscles se contractent.

Il se manifeste parfois dans les parties paralysées un tremblement ou des mouvements irréguliers, qui dépendent des muscles affectés ou de la prédominance d'action de muscles antagonistes restés sains. Il existe passagèrement un certain degré de roideur ou de contracture musculaire.

Paralysie générale.

On donne le nom de *paralysie générale* à celle qui occupe les membres supérieurs et inférieurs et la plus grande partie des muscles du tronc; cependant il n'existe pas, à vrai dire, de paralysie générale : la vie n'est point compatible avec un pareil état; quelques parties échappent à la paralysie. On a observé des cas de paralysie générale incomplète et idiopathique chez des sujets frappés de la foudre ou soumis à une forte émotion morale, épuisés par la masturbation, les excès vénériens, les pertes séminales, chez les hystériques, dans l'apoplexie nerveuse. La paralysie générale est toujours *suc-*

Successive ou progressive.

cessive, c'est-à-dire qu'elle gagne l'une après l'autre les différentes parties du système musculaire, et de plus elle est *progressive*, comme dans la maladie connue sous le nom de paralysie progressive, avec ou sans aliénation mentale.

Paralysie partielle.

La *paralysie partielle* se voit très-fréquemment comme maladie idiopathique et comme symptôme d'une lésion du système nerveux ou d'un autre organe. Tantôt elle occupe très-exactement un côté du corps ou seulement les membres supérieurs et inférieurs du même côté : elle s'appelle alors *hémiplégie ;* tantôt les deux membres inférieurs (*paraplégie*) ; ou bien le membre supérieur d'un côté et le membre inférieur du côté opposé (*paralysie croisée*).

Elle peut être limitée à un ou plusieurs muscles.

On la rencontre encore très-exactement limitée à un côté du visage (hémiplégie faciale) ; on a un ou plusieurs muscles, qui donnent alors leur nom à la paralysie (paralysie du moteur oculaire commun, des muscles de la face, du grand dentelé, du deltoïde). Les muscles des bras, des avant-bras, de la main, ceux de la cuisse et de la jambe, peuvent être affectés isolément de paralysie.

Elle constitue souvent toute la maladie.

Dans ces différents cas, elle se montre comme maladie idiopathique, et tient probablement à la lésion de la motilité ou à quelques troubles des propriétés vitales des nerfs conducteurs de la volition ou des faisceaux antérieurs de la moelle épinière.

L'électrisation peur servir à faire connaître le siége précis du mal.

On a employé depuis quelque temps l'électricité pour diagnostiquer le siége précis des paralysies musculaires partielles. Malgré les signes précis que fournissent la position des membres et l'impossibilité de produire certains mouvements, on est embarrassé parfois pour dire quel est le faisceau musculaire plus spécialement atteint par la paralysie. L'électrisation localisée, dont on doit une étude approfondie à M. Duchenne, permet de découvrir aisément le siége exact de la paralysie. Les courants électriques interrompus qu'on dirige alors, avec des conducteurs humides, sur la région à explorer, font contracter seulement les muscles sains, tandis que les autres restent complétement insensibles à l'électricité. Dans le cas où les muscles paralysés conservent leur aptitude à se contracter sous l'influence de ce fluide, on peut encore en tirer quelque lumière, en stimulant comparativement les muscles sains et malades.

Lorsque la paralysie dure depuis quelque temps, les saillies musculaires sont effacées, la substance charnue présente une flaccidité très-grande, qui ne cesse que lorsqu'on excite le muscle par l'électricité, et encore il arrive très-promptement une époque où celle-ci ne peut plus produire de contraction. La partie paralysée reste immobile ou est entraînée, soit par les muscles antagonistes, comme on le voit à la main, qui est fléchie quand les extenseurs sont paralysés, soit par l'effet de la *tonicité* des muscles opposés; c'est ce qui a lieu dans l'hémiplégie faciale : le côté sain tire de son côté la portion paralysée du visage.

La paralysie partielle persistante indique une névrose ou une lésion partielle.

La paralysie partielle permanente, considérée comme névrose, indique très-exactement le siége même de la maladie. Si elle est bornée à un seul ou à plusieurs muscles d'une partie limitée du corps ou d'un membre, on doit admettre qu'il existe une maladie correspondante des muscles, d'un rameau nerveux ou d'un nerf en totalité. Cependant il faut se rappeler qu'une névrose de tout le système nerveux, l'hystérie, l'épilepsie, la pellagre, par exemple, peuvent donner lieu à une lésion partielle de la contractilité, absolument de la même manière qu'un ramollissement du cerveau ou de la moelle s'annonce quelquefois par une paralysie d'abord circonscrite.

Elle existe du côté opposé à la maladie du cerveau, et du même côté que la maladie de la moelle.

En général, la paralysie qui occupe un côté du visage, une moitié du corps ou un membre indique une lésion de la partie opposée du cerveau. Lorsque la motilité des deux côtés du corps est altérée, la névrose est cérébrale; celle-ci a son siége dans la moelle épinière quand la paralysie frappe les parties inférieures des deux côtés, les parties supérieures étant intactes. Dans la paralysie, par maladie de la moelle, la perte du mouvement existe du même côté que la maladie, et se trouve toujours placée au-dessous de la portion du système nerveux que celle-ci occupe. L'étude des lésions anatomiques évidentes, qui caractérisent un grand nombre de maladies du cerveau et de la moelle, doit également conduire à placer le siége des névroses dans les mêmes points. Sous le rapport du siége on peut donc admettre l'existence de névroses du cerveau, de la moelle, des nerfs, et enfin de la propriété spéciale du muscle qu'on appelle la contractilité. Nous nous sommes déjà expliqué sur ce sujet intéressant, au point de vue étiologique et thérapeutique.

Paralysie simultanée du sentiment.

Phénomènes morbides qui accompagnent la paralysie. Anesthésie. En même temps que la motilité est altérée dans une partie, la sensibilité peut y être également abolie ou seulement diminuée. On dit alors qu'il y a paralysie simultanée du mouvement et du sentiment. Elle se rattache à une double lésion qui comprend les parties du système nerveux dévolues au mouvement et au sentiment (voyez *Troubles de la sensibilité*). Répétons seulement que la motilité se perd plus facilement et plus vite que la sensibilité. La lésion matérielle ne peut nous rendre compte de cette différence ; à plus forte raison quand il n'existe qu'une névrose.

La température reste à l'état normal.

Température. Il résulte des expériences de MM. Becquerel et Breschet que la température des muscles qui se contractent excède d'un demi-degré centigrade la température des muscles au repos (1). On pourrait donc en conclure *à priori* que la température des parties paralysées est inférieure à celle des parties saines. Depuis Boerhaave un grand nombre d'auteurs (Abercrombie, Earle, Frank, Todd, etc.) ont porté leur attention sur ce point, et sont arrivés à des résultats un peu différents. On peut cependant établir, avec Boerhaave, que les membres paralysés se réchauffent ou se refroidissent plus facilement, et que tantôt le thermomètre indique la température de l'état sain, et tantôt une température un peu plus basse (2).

Lésion de la circulation capillaire.

La circulation artérielle ne devient sensiblement languissante que dans un petit nombre de cas et après un temps assez long. C'est alors que des changements essentiels se manifestent dans la nutrition des masses charnues. On sait qu'à l'extrémité capillaire des vaisseaux l'influx nerveux est indispensable pour que les actions dynamico-chimiques qui se passent entre le sang et les tissus puissent s'accomplir. Or, si la stimulation nerveuse est supprimée dans les nerfs organiques ou trophiques, la sécrétion de la fibrine musculaire cesse, et alors les muscles se décolorent, s'amaigrissent.

Lésion de la nutrition : atrophie musculaire.

Cet amaigrissement est surtout manifeste dans l'atrophie musculaire progressive, idiopathique. Dans tous les cas, l'atrophie des parties, qui en sont le siége, est

(1) *Annales de chimie et de physique*, t. XXXIX, p. 132, 2e série,
(2) *De morbis nervorum*, t. II, p. 569, Francf., Leip., 1762.

portée à un tel point que les muscles cessent de faire saillie sous la peau et qu'on a peine à les retrouver. Le tissu musculaire devient plus pâle, jaunâtre, mou et friable lorsque la lésion est très-avancée. On peut s'assurer, à l'aide du microscope, que si la disposition ponctuée et striée des fibres persiste longtemps, elle finit aussi par disparaître, et alors les cellules graisseuses viennent prendre la place de la substance charnue. Dans ce cas, la dégénérescence graisseuse est le dernier terme de l'atrophie musculaire. Elle dépend, comme les autres degrés de l'altération, de l'immobilité plus ou moins absolue à laquelle le membre paralysé est condamné (1). Ce n'est que dans les vieilles paralysies qu'on observe des altérations aussi marquées.

Œdème des parties paralysées.

Ordinairement les membres privés de mouvement s'œdématient, perdent, sinon complétement du moins en partie, leur sensibilité; les muscles se rétractent. Les parties obéissent aux muscles antagonistes les plus forts et prennent la situation que ceux-ci leur donnaient lorsqu'ils jouissaient eux-mêmes de leurs facultés contractiles. Des douleurs très-vives, intermittentes, causées par le mouvement, par l'humidité, par le froid, font souffrir la plupart des paralytiques. Les nerfs eux-mêmes s'atrophient; les tissus sont pâles, décolorés, mous, sans vie; la consolidation des os fracturés est difficile, impossible même.

Douleurs musculaires.

Sensibilité électro-musculaire tantôt conservée, tantôt abolie.

L'électricité ne parvient pas toujours à faire contracter les muscles dans lesquels la motilité est abolie depuis longtemps. Cependant on voit cet effet dans des muscles qui ont cessé de se contracter, depuis plusieurs mois et même quelques années.

(1) Voyez un remarquable travail de M. Cruveilhier sur ce sujet, *Traité d'anatomie pathologique générale*, t. III, p. 116, in-8°, Paris, 1856.

Réciproquement on observe des cas de paralysies dans lesquels le mouvement a reparu, et cependant l'électricité n'excite pas la contraction musculaire.

On s'est servi de l'électricité pour découvrir la cause et la nature des paralysies. On peut dire, d'une manière générale, que s'il est toujours utile de faire cette exploration sur les paralysies, afin de s'assurer du degré d'influence que cet agent de la stimulation nerveuse continue à exercer sur les muscles paralysés, il ne faut pas s'en exagérer l'importance.

Forme aiguë.

Marche. La paralysie affecte une marche aiguë dans les cas où elle n'est liée à aucune lésion matérielle des organes moteurs (paralysie rhumatismale, puerpérale, des enfants). Elle dure longtemps lorsqu'elle est le symptôme d'une maladie du cerveau, de la moelle ou des nerfs.

Paralysie passagère.

La paralysie se montre quelquefois d'une manière rapide et passagère dans une partie du corps. On la voit aussi suivre et abandonner plusieurs fois, soit le même organe, soit des organes différents. Tel est même le caractère de la paralysie hystérique. Celle qu'on observe chez les enfants a été surnommée paralysie temporaire à cause de sa disparition souvent très-prompte. On observe la même particularité dans certaines paralysies partielles des membres ou du visage, chez les femmes récemment accouchées, à la suite d'une vive émotion morale ou d'une douleur violente. L'extraction d'une dent peut être suivie de la paralysie des muscles de la face; la névralgie de quelques autres branches nerveuses provoque aussi les mêmes effets.

Marche périodique régulière ou irrégulière.

Dans certains cas, la perte du mouvement peut affecter une marche périodique régulière ou irrégulière. Le miasme paludéen n'est pas toujours la cause de cette périodicité. Elle se retrouve dans la paralysie comme dans la névralgie et les névroses.

La *fixité* est le caractère le plus ordinaire des paralysies symptomatiques. Il n'en est plus de même lorsqu'elles sont idiopathiques, c'est-à-dire névroses du mouvement, elles peuvent alors cesser avec une grande promptitude. Nous en avons déjà cité des exemples. Cependant si elles sont musculaires, c'est-à-dire liées à une cause qui a troublé la contractilité même du muscle, elles peuvent durer longtemps.

Quelques maladies peuvent être confondues avec la paralysie.

On peut confondre avec la paralysie plusieurs états morbides plus ou moins semblables et qu'il suffit de signaler rapidement. Dans la convulsion, le muscle est dur, volumineux, et donne à l'organe une situation en rapport avec les usages connus de ce muscle; la tonicité produit les mêmes phénomènes, mais plus lentement. L'ankylose incomplète ou complète, la rétraction d'un tendon n'ont besoin que d'être indiquées; il en est de même du rhumatisme articulaire et musculaire, du phlegmon et de la myosite. Dans ces dernières affections le mouvement volontaire persiste, il est seulement enchaîné par la douleur qui se produit instantanément. On a vu la paralysie du grand dentelé prise pour une carie vertébrale ou une déviation du rachis.

Des causes de la paralysie.

Étiologie. A mesure que la physiologie a pénétré plus avant dans la connaissance des fonctions que remplissent les différentes parties du système nerveux, on a décentralisé un très-grand nombre de paralysies que l'on rapportait à des lésions du cerveau ou de la moelle. Nous avons indiqué les principales causes des troubles de la motilité. Nous ne ferons plus que signaler celles qui produisent spécialement la paralysie.

Action du froid.

Parmi les agents hygiéniques, on ne connaît que le froid sec et surtout humide qui puisse être considéré comme une cause de paralysie. Aucun n'agit plus souvent et plus énergiquement que lui pour déterminer les paralysies partielles de la face, du cou, des membres supérieurs et inférieurs. Les effets d'un vent froid, d'un courant d'air, de l'humidité de la nuit, sur le corps en sueur ou graduellement refroidi par le sommeil ou le repos, sont fréquemment suivis de paralysie. On l'observe chez les marins, dans les contrées équatoriales. Le froid porte sur les muscles de la vie organique, aussi bien que sur ceux de la vie de relation.

Certains états dynamiques ont une part très-grande à la production des paralysies. On peut rapporter à une influence de ce genre, la paralysie idiopathique qu'on observe chez les enfants, pendant la dentition ou indépendamment de ce travail; chez les femmes, à l'époque de la puberté, pendant l'état puerpéral et l'allaitement.

Influence exercée par certaines fonctions.

Dans une autre catégorie de causes se trouvent rangées, celles qui troublent fortement le pouvoir excito-moteur du cerveau et de la moelle, tels sont : les excès vénériens, la masturbation, une violente émotion morale, soit subite, soit de longue durée, une vive douleur physique, l'exercice exagéré ou trop longtemps soutenu d'une portion ou de la totalité du système musculaire. Ceux qui se livrent à des marches longues et continuelles ou à des travaux qui exigent des mouvements violents, incessamment répétés d'un certain nombre de muscles, sont plus exposés que d'autres à la paralysie.

Exercice musculaire.

A côté de ces causes viennent les maladies, qui troublent fortement l'innervation, telles que l'hystérie, l'épilepsie, la catalepsie, la gastralgie, et qui finissent par amener des paraplégies ou des paralysies plus limitées.

Diathèse rhumatismale.

La diathèse rhumatismale détermine dans les tissus musculaires une modification qui a été reconnue par tous les auteurs anciens qui ont écrit sur cette affection. Si le muscle a été soumis à une de ces violentes attaques de névralgies rhumatismales qui laissent après elles une perte incomplète ou complète du mouvement, on peut considérer celle-ci comme une névrose musculaire. La dénomination de paralysie symptomatique est impropre pour désigner ce trouble nerveux, à moins qu'il ne dépende d'une lésion de nutrition et de l'atrophie musculaire, qui suivent assez souvent le rhumatisme des muscles.

Paralysies sympathiques.

Les paralysies sympathiques ont été observées plus spécialement dans les membres inférieurs chez des sujets tombés dans le marasme, à la suite d'une affection cancéreuse de l'estomac, de l'utérus, ou d'une maladie chronique des organes génito-urinaires. On a beaucoup exagéré la fréquence de ces causes; elles constituent de rares exceptions dans l'étiologie des névroses des organes du mouvement.

On rencontre la paralysie chez des sujets qui ont été épuisés par de longues souffrances ou par des maladies graves, dans la convalescence de la fièvre typhoïde, après des accouchements laborieux, à la suite d'hémorrhagies répétées ou excessives, qui ont jeté le malade dans une anémie profonde, etc.

Indications thérapeutiques. Fondées sur la nature des paralysies.

Indications thérapeutiques. La distinction entre les paralysies idiopathiques, symptomatiques et sympathiques, doit d'abord occuper exclusivement le médecin, parce qu'elle le conduit sûrement à une thérapeutique rationnelle. Nous ne parlerons que des troubles idiopathiques de la motilité ou des névroses des organes du mouvement, en prévenant que, c'est pour ne pas avoir opéré la séparation dont il s'agit, qu'on a traité, pendant si longtemps, les paralysies symptomatiques, à l'aide des excitants, des irritants cutanés, intestinaux, de l'électricité, etc.

La paralysie considérée comme une névrose des organes du mouvement peut être l'élément d'une autre maladie nerveuse. Dans ce cas, le traitement doit se confondre avec celui de l'affection principale. La paralysie hystérique, épileptique, pellagreuse, cataleptique, ne peut être avantageusement modifiée que par une médication appropriée à la nature même de ces maladies. Traiter la maladie dont la paralysie n'est qu'un élément.

Lorsqu'on n'a point à craindre une lésion du cerveau, de la moelle ou des nerfs, lorsqu'on est sûr que l'irritabilité musculaire seule est lésée, et que la maladie est localisée dans le tissu contractile seul, on doit alors chercher à exciter la contractilité, à l'aide de médicaments qui agissent : 1° sur les centres nerveux (cerveau et moelle); 2° sur le tissu musculaire paralysé. Dans le premier cas, on emploie les excitants, qui portent leur action sur toutes les parties du système musculaire, tels sont la strychnine, le rhus toxicodendron, l'ergot de seigle. L'excitation qu'on produit sur la peau d'un membre paralysé au moyen de la friction, de la flagellation, du massage, de la cautérisation, du vésicatoire, ne revient au membre paralysé que par l'action réflexe de la moelle, par conséquent après avoir stimulé cet organe et le cerveau lui-même. Il faut donc n'agir ainsi, que dans le cas où l'on est sûr qu'ils jouissent de toute leur intégrité, puisqu'il faut que l'excitation passe par leur intermédiaire avant d'arriver aux points paralysés.

Exciter la contractilité : En stimulant tout le système nerveux. Et en produisant une action réflexe sur les tissus paralysés.

Exciter localement les tissus paralysés.

2° Dans la médication excitatrice locale on se propose de modifier directement le tissu musculaire et son système nerveux excito-moteur. Cet effet, dont on ne peut pas cependant séparer une certaine dose de stimulation envoyée jusqu'aux centres nerveux, est obtenu d'une manière plus spéciale par l'acupuncture et surtout par l'électrisation, avec des courants interrompus.

Traitement contro-stimulant.

Toutes les névroses des organes du mouvement doivent-elles être traitées par la stimulation locale et musculaire ? On peut répondre affirmativement dans la grande majorité des cas (paralysies rhumatismale, hystérique, par inanition, par anémie). Cependant il peut se faire que la contractilité soit anéantie parce qu'elle a été trop fortement ou trop longtemps mise en jeu. Tel est le cas des paralysies succédant à de la contracture, à de violentes convulsions, à l'exercice exagéré des muscles. Il faut alors mettre les organes dans le repos le plus complet, calmer le système nerveux, lui laisser le temps de se reposer. Ces indications sont aussi pressantes à remplir que de stimuler dans les autres cas.

Classification.

§ III. **Nosologie.** *Classification des névroses des organes du mouvement.* L'appareil locomoteur forme un vaste système qui peut être lésé dans une ou plusieurs de ses parties. Quand cette altération est primitive, elle porte le nom de névrose des organes du mouvement, ou, par abréviation, névrose de la contractilité.

La névrose peut affecter tous les tissus contractiles, depuis les muscles à fibres striées et lisses jusqu'au tissu cellulaire et fibreux, depuis les muscles volontaires jusqu'aux bronches, aux artères et à la peau. Elle se manifeste par la convulsion et la paralysie. Afin d'étudier, dans un ordre méthodique, et suivant les affinités de structure et de fonctions, les différentes maladies qui doivent mériter le nom de névroses, il nous a paru naturel de les diviser en deux groupes principaux, suivant qu'elles affectent : 1° les muscles striés, volontaires de la vie de relation ; 2° les muscles lisses et les autres tissus contractiles de la vie de nutrition. La considération de l'espèce de trouble qui frappe la motilité ne doit, suivant nous, occuper que la seconde place, et servir à subdiviser les névroses en convulsives et en paralytiques. Cette opinion sera partagée par ceux qui, embrassant la généralité des faits, auront été frappés, comme nous, de la transformation facile des paralysies en convulsions et réciproquement, ainsi qu'on le voit dans les névroses hystériques, rhumatismales et d'autres encore. Si nous jetons les yeux sur les troubles nerveux symptomatiques, nous retrouvons encore, d'une manière plus tranchée, cette affinité étroite entre la convulsion et la paralysie. Le même agent vénéneux, le plomb, le mercure, le sulfure de carbone, l'alcool, produiront tantôt la convulsion, tantôt la paralysie, l'hyperesthésie et l'anesthésie. Cependant le siége anatomique et la forme de l'accident nerveux doivent prendre une place importante dans la nosologie des névroses.

Caractères communs : Convulsions toniques ou cloniques; paralysie des tissus contractiles de la vie de relation ou de nutrition.

Ier ORDRE. Névroses de l'appareil locomoteur des organes de la vie de relation, caractérisées par des convulsions générales ou partielles, toniques ou cloniques. **Convulsions externes.**

Ier GENRE. Convulsions toniques générales des muscles volontaires.

1. ESP. Tétanos : convulsions toniques, rémittentes de presque tous les muscles volontaires, à différents degrés. — VAR. Suivant la prédominance de la convulsion dans telle ou telle partie du système musculaire : (A) emprosthotonos : flexion du tronc en avant; (B) opisthotonos en arrière; (C) pleurothotonos, sur le côté droit ou gauche, suivant la cause plus spéciale; (D) tétanos des nouveau-nés; (E) traumatique.

IIe GENRE. Convulsions toniques partielles des muscles volontaires.

1. ESP. Convulsion des muscles de l'œil : strabisme.
2. ESP. Convulsion de la face.
3. ESP. — des muscles de la mâchoire inférieure : trismus.
4. ESP. — des différents muscles du cou ou torticolis : inclinaison latérale ou renversement de la tête.
5. ESP. Convulsion des membres supérieurs. — VAR. (A) contracture dite idiopathique des doigts de la main ; caractère : flexion permanente des doigts; (B) du pouce ou de quelques doigts seulement; (C) crampes des écrivains; (D) crampes.
6. ESP. Contracture des membres inférieurs. — VAR. (A) contracture des fléchisseurs des orteils; (B) de quelques autres muscles ; (C) certaines formes de pieds bots; (D) convulsion dans l'acrodynie.

IIIe GENRE. Convulsions cloniques générales.

1. ESP. Chorée : mouvements irréguliers, involontaires et généraux de tout le système musculaire, quelquefois plus marqués dans certaines parties du corps; commune chez l'enfant et dans la jeunesse. — VAR. hémichorée.
2. ESP. Tremblement général idiopathique. — VAR. (A) sénile; (B) dans la paralysie généralisée avec ou sans aliénation ; (C) tremblement nerveux passager, accidentel.

IVe GENRE. Convulsions cloniques partielles.

1. ESP. Des muscles de la face : (A) des paupières ; (B) de l'œil ; (C) grimaces et contorsions idiopathiques ou tic non douloureux.
2. ESP. De la langue : certaines formes de bégayement.
3. ESP. Tremblement partiel des membres, etc.

IIe ORDRE. Névroses des organes de la vie de relation, caractérisées par la paralysie générale ou partielle.

Ier GENRE. Paralysie générale. Les mouvements d'abord affaiblis deviennent plus tard impossibles dans les membres supérieurs et inférieurs.

1. ESP. Paralysie générale progressive sans aliénation mentale.
2. ESP. Paralysie générale avec atrophie musculaire : caractères : diminution ou abolition complète de la motilité dans tout le système locomoteur, accompagnée de l'atrophie et de la dégénérescence graisseuse de la plus grande partie des muscles. Est-elle idiopathique ou symptomatique ?

IIe GENRE. Paralysies partielles.

1. ESP. Paralysie du nerf moteur oculaire commun.
2. ESP. Du nerf moteur oculaire externe.
3. ESP. Paralysie de la sixième paire.
4. ESP. De la septième paire : hémiplégie faciale.

5. 6. 7. etc. ESP. Il serait fastidieux de présenter la liste de tous les muscles qui peuvent être frappés de paralysie. Tous sans exception présentent cette altération de la motilité, mais non avec le même degré de fréquence. Les paralysies qu'on observe le plus souvent, et qui constituent autant d'espèces à part, sont celles : du deltoïde, du trapèze, des muscles du cou, du peaucier, du grand dentelé, des muscles de l'abdomen, des avant-bras, des poignets, de la main.

— VAR. (A) paralysie puerpérale; (B) des enfants; (C) rhumatismale ; (D) paralysie pellagreuse; (D) des membres inférieurs seulement; du diaphragme; des muscles des parois abdominales.

IIIe ORDRE. Névroses des tissus contractiles animés principalement par le nerf trisplanchnique, ou névroses des mouvements dans les organes de la vie de nutrition; convulsions et paralysies viscérales ou internes.

Ier GENRE. Convulsions toniques ou cloniques.

1. ESP. Spasme laryngé ou de la glotte (asthme thymique des auteurs); (A) angine striduleuse ou faux croup.
2. ESP. Convulsion des voies respiratoires : (A) asthme essentiel; (B) toux nerveuse; (C) hoquet nerveux; (D) spasme diaphragmatique.
3. ESP. Convulsion cardiaque; palpitations; syncope mortelle.
4. ESP. Convulsion de l'œsophage ou spasme œsophagien.
5. ESP Convulsion de l'estomac : vomissement nerveux; crampes.
6. ESP. Convulsion intestinale : (A) étranglement interne; (B) constipation.
7. ESP. Constriction de l'anus.
8. ESP. — de la vessie, de son col, de l'urètre.
9. ESP. — du vagin.
10. ESP. — de l'utérus : coliques utérines.
11. ESP. Plus douteuse, mais probable; spasme des conduits d'excrétion de la bile.
12. ESP. Spasmes des conduits spermatiques.

IIe GENRE. Paralysies.

1. ESP. Paralysie de l'œsophage.
2. ESP. — de l'estomac.
3. ESP. — de l'anus.
4. ESP. — de la vessie.

CHAPITRE V.

ALTÉRATIONS DES FACULTÉS INTELLECTUELLES.

Facultés distinctes lesées séparément ou simultanément.

Les troubles des facultés de l'intelligence sont des éléments de maladie qui méritent d'occuper le même rang que ceux de la sensibilité et de la motilité. Ils interviennent tantôt comme cause, tantôt comme effet ou comme complication.

Le pathologiste doit se préoccuper surtout de la différence des phénomènes.

L'intelligence de l'homme se compose de facultés distinctes les unes des autres, et dont nous n'avons à rechercher ni le nombre ni le mode de formation. Tout en approuvant les médecins philosophes qui, à l'exemple de Gall, de Spurzheim, de Broussais, de Gerdy, ont abordé les grandes questions de psychologie, auxquelles la médecine ne saurait rester indifférente, nous ne pouvons leur donner une place dans notre ouvrage.

Nous mettant au point de vue de la pathologie générale, nous remarquerons d'abord que le médecin doit tenir compte de tous les troubles des facultés cérébrales, sans s'inquiéter des théories psychologiques. Il voit dans les maladies l'attention, la mémoire, le raisonnement, le sentiment, la conscience, etc., troublés isolément ou simultanément, si ces altérations fonctionnelles se présentent toujours de la même manière, il en conclut qu'elles forment autant de maladies distinctes. Nous citerons comme type de ces désordres intellectuels les délires partiels et exclusifs qui caractérisent les monomanies et la diffusion de ce trouble sur toutes les facultés de l'âme dans l'idiotie, la démence, la manie, le

délire des maladies aiguës et fébriles. Il importe d'admettre ces divisions que l'usage a consacrées, et qui reposent sur l'observation des faits.

Troubles idiopathiques des facultés ou névroses.

A. Le trouble des facultés intellectuelles est *idiopathique* quand il se montre seul, sans qu'il soit possible de découvrir, dans le système nerveux ou ailleurs, une lésion matérielle : il prend alors le nom de névroses des organes de l'intelligence (monomanie, démence, hallucination).

Troubles sympathiques.

B. A côté de ces troubles s'en placent d'autres qui sont *sympathiques* et ne diffèrent des précédents qu'en ce qu'un organe est lésé quelque part, et que l'excitation qui en résulte retentit sur l'encéphale, d'où le trouble des facultés mentales.

Exemple : folie puerpérale, hystérique, gastralgique ou hypocondriaque, délire et insomnie des fièvres, des affections du foie, etc.

Symptômes cérébraux dans les maladies du système nerveux.

C. Aux *troubles intellectuels symptomatiques* appartiennent tous les symptômes cérébraux précédents qu'on peut rapporter : (A) aux lésions matérielles de l'encéphale, de la moelle et de leurs enveloppes ; (B) aux altérations du sang. Il suffit que ce fluide soit diminué de quantité ou altéré dans ses qualités, pour que l'excitation naturelle et régulière du cerveau en soit sur-le-champ modifiée. Il n'est pas rare d'observer le délire après les pertes de sang et dans l'empoisonnement par le plomb, par l'alcool, par le sulfure de carbone, après l'emploi de l'opium, de la belladone, de la stramoine, de la jusquiame, etc.

Quand on a voulu aller au dela de ces divisions cliniques et pénétrer la nature de chaque trouble, les rapporter, soit à l'accroissement, soit à la diminution des facultés, on s'est perdu dans les hypothèses. Broussais y voyait une irritation cérébrale qui prenait naissance dans les appareils gastro-intestinal ou génital irrités. Depuis, sous des formes en apparence différentes, les sectateurs de l'école anatomique se sont proposé de ramener les dérangements des fonctions intellectuelles à des lésions plus ou moins évidentes ; mais des études consciencieuses, universellement acceptées aujourd'hui, que l'on doit aux auteurs qui ont écrit sur la folie, ont fait complétement justice de ces prétentions doctrinaires.

Les troubles intellectuels que nous devons étudier, et qui se développent dans le cours des affections internes, sont le délire, le coma, le sommeil pathologique.

Délire.

Délire.

Définition.

Le délire est un trouble passager ou persistant d'une ou de plusieurs facultés intellectuelles, marqué tantôt par la manifestation d'idées qui ne sont pas en rapport avec leurs causes réelles ou par un raisonnement entaché d'erreur (conception délirante) ; tantôt par l'excitation d'une faculté, la dépression ou la suppression d'une autre ; tantôt enfin par une perception qui n'a pas sa raison d'être dans le monde extérieur (hallucination) (1).

Les signes du délire souvent incertains.

Ces principaux traits caractéristiques s'effacent presque entièrement, dans certaines nuances du délire partiel. qui fait l'objet de l'étude des manigraphes. Il nous serait impossible de dire où s'arrête la saine raison, où commencent l'exagération, l'excentricité et d'autres écarts de l'intelligence. Il faut, sur chaque cas particulier soumis à la sagacité du médecin légiste, que celui-ci fasse une

(1) *Delirium est idearum ortus non respondens externis causis.* Boerhaave, *Comment.*, § 700, t. II.

étude longue, attentive et minutieuse des phénomènes psychiques présentés par l'être ambigu, sain ou malade, sur le sort duquel il doit prononcer. De telles difficultés ne sont pas à craindre, quand il s'agit du délire sympathique des affections internes et surtout du délire symptomatique.

De l'hallucination.

Le délire sensorial ou l'hallucination est un trouble intellectuel qui consiste dans une perception anormale que le malade éprouve et qu'il rapporte à une sensation qui n'existe pas, et par conséquent, à des causes externes ou internes qui n'ont rien de réel (1). L'hallucination n'est donc qu'une forme de la conception délirante (2). L'halluciné entend des voix qui l'injurient, l'exhortent, le menacent; il voit des serpents, des insectes, des personnages connus; il sent des odeurs. Dans *l'hallucination interne* la sensation est rapportée aux viscères intérieurs, à la poitrine, à l'estomac, etc.

Du songe; du cauchemar : de l'incube.

Les *songes*, le *cauchemar*, l'*incube*, sont des hallucinations *nocturnes* qui ont trait tantôt à des sensations indifférentes ou agréables (songes), tantôt pénibles (cauchemar), tantôt remplies de volupté (incube). De pareils troubles de l'intelligence appartiennent, sous tous les rapports, à la conception délirante, et ont, pour le pathologiste, une importance extrême comme signe et comme éléments de maladie.

Quelques auteurs distinguent, à tort, l'illusion de l'hallucination (3); elles proviennent de la même cause, d'une

(1) Voyez la distinction entre la sensation et la perception (*Altérations de la sensibilité*).

(2) Transformation spontanée de la pensée en sensation le plus souvent externe. Lelut, *Du démon de Socrate*, p. 262.

(3) Voyez sur ce sujet un excellent travail de M. Aubanel qui prouve cette intime connexion, *Essai sur les hallucinations*, Paris, 1839.

conception délirante : seulement dans l'illusion, la sensation a, jusquà un certain point, sa raison d'être. L'illusionné voit un nuage et assure que c'est un ballon, une armée; il trouve dans les aliments le goût de l'arsenic ou de tout autre poison. N'est-il pas évident qu'en pareil cas, le cerveau troublé fait tous les frais de cette perception morbide, dont le véritable point de départ est une lésion des facultés intellectuelles?

Symptômes du délire. **Symptômes précurseurs.**

Mode de manifestation du délire. Avant qu'il n'éclate on voit paraître quelques-uns des phénomènes suivants : sommeil agité par des rêves pénibles, cauchemar, réveil en sursaut, insomnie, hallucinations passagères, craintes exagérées ou sans motif, idées tristes, antipathie du malade pour des choses, des personnes qu'il aimait, regards exprimant l'inquiétude, la défiance, quelques vertiges, trouble des sens, de la vue, de l'ouïe, bourdonnements d'oreille, céphalalgie, parole brève, paupières tremblantes, parfois volubilité de la parole, quelques convulsions de la face, expression de stupeur, d'abattement ou d'excitation, rire sardonique, assoupissement ou agitation. Ces symptômes nerveux précèdent ordinairement le délire de quelques heures seulement, ou même l'accompagnent.

Formes du délire. **Subdélirium.**

Les formes qu'il affecte sont excessivement variées; voici les principales. Dans celle qui a reçu le nom de subdélirium, le malade parle à voix basse, marmotte des paroles inintelligibles, remue les lèvres et paraît plongé dans un demi-sommeil d'où il n'est pas toujours facile de le tirer. Cet état se complique de stupeur ou d'imbécillité. C'est encore dans cette forme qu'on voit le malade se découvrir la poitrine, porter la main au nez, aux lèvres, sur le pénis, sur les fesses; d'autres fois, par un mouvement automatique, il ramène les couvertures sur lui, en détache le duvet ou cherche dans l'air des corps imaginaires (crocidisme, carphologie). Tous ces actes témoignent d'une aberration de l'intelligence qui s'observe fréquemment dans les fièvres et les maladies générales (typhus, fièvre jaune, peste, fièvre pernicieuse, soporeuse). Les malades tombent parfois dans un état d'insensibilité et de collapsus des facultés cérébrales tel qu'il n'est plus possible de les en sortir, soit en irritant fortement la peau, soit en les appelant, soit en produisant toute autre espèce d'excitation (coma, sopor).

Carphologie.

Délire furieux.

Un délire tout différent par ses symptômes, et qui a reçu le nom de délire *furieux ou phrénétique*, se reconnaît, à l'incohérence et à la véhémence des paroles, à l'agitation extrême de toutes les parties du système musculaire; le malade parle avec volubilité, d'une manière brève, impérieuse, chante, vocifère, injurie, parfois, entre en fureur, sans motif, contre ceux qui l'entourent, cherche à se dégager par de violents efforts des liens à l'aide desquels on est contraint de le fixer dans son lit (délire furieux).

Maladies dans le cours desquelles on observe ces symptômes.

On observe cette forme dans les inflammations des membranes et de la substance cérébrale, dans les fièvres, les inflammations viscérales, et surtout dans la folie et les empoisonnements par le plomb, la belladone, l'alcool.

Dans cette forme intense du délire, le malade, insensible à ce qu'on dit et à ce qu'on fait autour de lui, perd entièrement la connaissance de lui-même. On ne peut obtenir de lui aucune réponse; il refuse de montrer sa langue, de boire; il jette au loin sa salive; il urine et rend involontairement les matières fécales. On conçoit qu'il existe de nombreux degrés dans cette forme de délire;

quelques-uns tirent la langue et répondent encore à quelques questions, ou du moins sont encore capables d'un certain degré d'attention.

D'autres fois le délire s'accompagne de rire sardonique, de mouvements convulsifs des yeux et de la bouche ; les yeux deviennent brillants, hagards et s'injectent ; on observe aussi la rougeur de la face, le battement des artères, des sueurs plus ou moins abondantes causées ordinairement par l'agitation et les efforts du malade (délire alcoolique).

Délire d'action.

On voit des délirants chez lesquels, à part un peu d'affaissement ou de défaut d'attention et de mémoire, on ne soupçonnerait pas le trouble psychique. Il se révèle surtout par des actes déraisonnables ; les malades se lèvent, vont se recoucher dans le lit du voisin ou au pied de leur lit ; ou bien ils emploient fort mal les objets qui sont sous leurs mains, se découvrent et exposent à tous les regards les diverses régions du corps qu'ils cachent soigneusement dans l'état de santé. C'est là un signe de délire qui a reçu le nom de *délire d'action.*

Une fois que le délire est passé, les malades n'en conservent pas le moindre souvenir ; ils regardent avec surprise les liens qui les retiennent dans leur lit et le désordre qui résulte des efforts auxquels ils se sont livrés. D'autres, avant l'accès de délire, s'aperçoivent qu'ils déraisonnent et ne peuvent s'en empêcher.

Chez les uns le délire est exclusivement borné à une faculté, à un sentiment, à une passion (monomanie, délire partiel), ou étendu à un grand nombre d'objets (manie aiguë, démence) ; chez les autres, il roule sur des sujets gais ou constamment tristes. C'est sur la prédominance du trouble des facultés intellectuelles que les manigraphes ont fondé la classification des diverses espèces de folie. Cependant il faut dire que ces divisions artificielles ne s'adaptent pas très-exactement à toutes les formes de l'aliénation mentale. Beaucoup d'auteurs avouent qu'il est rare de rencontrer un délire exclusivement limité à un seul ordre d'idées, de sentiments, d'affections.

Délire général et partiel.

La distinction des délires en *général* et *partiel* a une haute portée. Dans le premier toutes les facultés intellectuelles, et principalement le jugement, sont altérés, à différents degrés. Le délire des fièvres et des affections aiguës offre précisément ce caractère. Au délire partiel appartiennent toutes les formes aiguës et chroniques de l'aliénation mentale.

Délire de la calenture.

Certains délires portent l'homme à se tuer sans qu'il soit possible d'attribuer ce penchant à une véritable monomanie. Ainsi dans la calenture, les malades, au milieu du transport de leur fièvre, sont saisis du désir impérieux de se jeter à la mer. Après le désastre de Mascara, après des marches forcées au milieu des sables et d'une atmosphère brûlante, on a vu des soldats se tuer. Les malheureux atteints de pellagre cherchent à se noyer ou à terminer leurs jours d'une autre manière. Il faut enfin considérer comme un véritable délire l'étrange *illusion* connue sous le nom de mirage. Peut-être aussi conviendrait-il d'ajouter à cette liste des différentes formes de délires celle dont nos contemporains nous donnent tous les jours le spectacle lorsqu'ils sont réunis autour des tables tournantes, frappantes et parlantes.

Mirage.

Quelquefois il n'existe qu'un peu de rêvasserie d'où le malade sort facilement; chez d'autres la mémoire fait défaut; ils oublient ce qu'ils viennent de dire, de faire;

la langue sortie de la bouche reste pendante sur les lèvres; un autre rend un compte exact de sa situation actuelle et ne sait rien des événements passés. On voit cette forme de délire chez les typhiques et les convalescents de grandes pyrexies.

Le délire s'accompagne souvent d'une fièvre intense, et alors il est sous la dépendance de la cause qui a provoqué le mouvement fébrile : tel est le délire des fièvres, des exanthèmes, des phlegmasies et de quelques affections organiques parvenues à leur période ultime. Il se distingue aisément du délire apyrétique qui caractérise les névroses des organes de l'intelligence, du sentiment et du mouvement (délire hypocondriaque, hystérique).

Délire avec lésion du mouvement.

Les troubles de la *motilité* se manifestent souvent avec le délire; tantôt le système musculaire est agité de convulsions cloniques ou toniques; tantôt on observe la paralysie, le collapsus, la perte de connaissance. Ces troubles complexes s'associent dans le cours des affections cérébrales et dans d'autres maladies.

Le délire, uni au tremblement des membres supérieurs, des mains et des lèvres, fait reconnaître aisément l'empoisonnement par l'alcool, le plomb, la belladone.

Lésions de la sensibilité. Hyperesthésie.

Lésions de la sensibilité partielle ou générale. L'excitation des sens de la vue, de l'ouïe, de l'odorat, a été notée par tous les auteurs qui ont étudié les maladies mentales. On la retrouve dans les affections internes, dont le délire et l'hyperesthésie ne sont que des symptômes sympathiques. L'excessive sensibilité que montrent les cataleptiques, les hystériques, les nosomanes, prend sa source dans l'excitation des fonctions du système nerveux : intelligence, motilité, sensibilité, tout est troublé, à un degré extrême, dans ces maladies.

Anesthésie.

L'anesthésie se montre plus souvent encore que l'hyperesthésie. On observe une insensibilité plus ou moins complète chez les malades en délire. Ils ne sentent plus les irritants les plus violents qu'on applique sur la peau : ou bien la sensibilité n'est qu'obtuse, diminuée, et alors les sujets retirent les membres qu'on irrite. Souvent l'insensibilité n'est qu'apparente ; il faut l'attribuer à l'état morbide du sensorium, qui perçoit peut-être, mais qui est hors d'état d'exprimer par la parole, ou de témoigner par les gestes, la souffrance qu'il endure. Un certain nombre d'hallucinés, d'aliénés, d'inspirés, nous présentent des phénomènes de ce genre.

Délire fébrile et non fébrile.

Quant aux autres symptômes, rien de plus variable : tantôt il serait difficile de surprendre le moindre phénomène pathologique : l'excitation mentale contraste avec l'intégrité de la circulation et des fonctions digestives ; tantôt, au contraire, il existe une fièvre violente et un grand trouble de presque toutes les fonctions.

Il résulte de ces diverses combinaisons de symptômes quatre états morbides qu'il importe de distinguer, parce qu'ils se rapportent à des maladies très-différentes : (A) Le délire existe seul, et il constitue jusqu'à la fin le phénomène prédominant (névroses de l'organe intellectuel). (B) Il s'accompagne de troubles de la sensibilité et de la motilité (névroses et lésions cérébrales). (C) Il est associé à une fièvre continue, rémittente ou intermittente ; (D) à des organopathies de nature et de siége différents (délire sympathique et de complication).

Délire aigu et chronique, continu et intermittent.

Marche. Le délire se présente sous forme continue, rémittente ou intermittente. La distinction des maladies avec délire repose en grande partie sur la durée du trouble intellectuel. Le délire aigu appartient aux maladies matérielles du cerveau et des autres organes, et le chronique aux névroses proprement dites. Quand il est continu, il offre presque toujours des exacerbations le soir et pendant la nuit : on le voit aussi, après une excitation accidentelle, se produire comme un trouble éphémère qui se dissipe après quelques heures.

Il affecte aussi cette forme passagère au début ou dans le cours des pyrexies continues : dans les maladies dans lesquelles le système vasculaire est excité, comme les phlegmasies, ou bien quand la composition du sang est altérée (empoisonnement miasmatique, pyémie, septicémie, chlorose, pléthore).

Délire intermittent.

L'intermittence parfaite ou irrégulière du délire revenant, par accès plus ou moins rapprochés, caractérise différentes espèces d'aliénations mentales, la monomanie et les hallucinations spécialement. Dans des cas qui ne sont pas rares, l'intermittence du délire est régulière. Tous les auteurs en citent des exemples. Cette forme se montre dans les pyrexies paludéennes de tous les types (fièvres délirantes, comateuses, convulsives, pseudo-continues). Le délire sans fièvre est rarement l'unique manifestation de l'intoxication par le miasme marécageux; cependant son existence ne saurait être mise en doute.

Délire initial et terminal.

Le délire doit être distingué en *initial* et en *terminal*, suivant qu'il se développe au début ou vers la fin des maladies internes. Un grand nombre de maladies de l'enfance, les exanthèmes, les phlegmasies, l'établissement des menstrues, de la puberté chez l'homme, ont pour symptôme le délire. Il se montre aussi comme le dernier acte des maladies qui se terminent par la mort, comme si la nature bienveillante s'efforçait encore de

Il précède presque toujours la mort.

cacher à l'homme l'œuvre de destruction qu'elle est obligée d'accomplir, conformément aux lois générales qui régissent le monde. Les malheureux qui meurent de maladies chroniques tombent, pendant quelques jours ou quelques heures avant de mourir, dans un délire tranquille ou agité, pendant lequel ils perdent la connaissance d'eux-mêmes. Ce délire suffit pour ôter à l'homme le sentiment de ce qui va se passer. On a prétendu, avec quelque raison, que le passage de la vie à la mort était presque toujours ainsi dissimulé au malade qui expire. En effet, la plupart s'affaissent dans la somnolence subdélirante ou le coma; d'autres ont un délire gai, mais c'est le très-petit nombre.

Délire des agonisants.

Des phthisiques.

On pourrait considérer comme une véritable forme de délire cette étrange aberration qui s'empare des phthisiques et de quelques autres malades, qui croient encore avoir une longue carrière à parcourir. Le médecin philosophe se prend souvent à rêver lorsqu'il assiste à ce mystérieux dénoûment de la vie humaine.

Une fois que le délire quel qu'il soit a cessé, il laisse après lui de la courbature, de la faiblesse et de la céphalalgie, une expression de stupeur et d'hébétude sur le visage; l'œil est fatigué, éteint, les traits tirés, la faiblesse des membres extrême; quelques mouvements convulsifs les parcourent, ainsi que les muscles de la face.

Causes du délire.

Causes. Nous n'avons qu'à rappeler les divisions que nous avons établies et à insister sur quelques causes qui prédisposent au développement des troubles de l'esprit. Dans le cours des maladies internes les seules qui doivent nous occuper, mentionnons : 1° l'*hérédité*, qui agit plus que toutes les autres causes réunies; 2° la *diathèse ner-*

Hérédité.

État nerveux.

veuse, à laquelle il faut rapporter le délire qui survient chez un certain nombre de sujets, chez les enfants, les femmes, à l'occasion d'un mouvement fébrile, de l'affection la plus légère, et à plus forte raison lorsqu'une maladie aiguë se déclare; 3° l'*excitation physiologique ou morbide* des organes génitaux chez l'homme et surtout chez la femme: de là vient la fréquence si grande du délire pendant les menstrues, la grossesse, l'état puerpéral, etc.; 4° l'*excitation cérébrale*. Elle peut tenir à l'exercice exagéré des fonctions de l'intelligence, à une stimulation rapide et imprévue, comme celle qui est produite par la frayeur ou une forte émotion de l'âme. Ainsi se développe le délire, chez un soldat blessé qui vient de se battre vaillamment, chez un malade qui a subi une opération, ou chez un ivrogne atteint de pneumonie. Il faut bien s'entendre au sujet des causes de ce délire, parce que plusieurs erreurs se sont accréditées depuis Dupuytren, qui l'a étudié d'une manière spéciale. Un homme adonné aux alcools, qu'on ampute, qui se fracture la jambe ou qui a toute autre maladie, est pris d'un délire qu'on appellera, si l'on veut, délire nerveux. Dans ces cas, l'usage des alcools, le travail d'esprit, les émotions morales, jouent le rôle de causes prédisposantes, et l'opération chirurgicale, la pneumonie, celui de cause déterminante du délire, qui n'est, en définitive, qu'un délire sympathique pareil à celui qui se déclare dans le cours de tant de maladies différentes.

Influence des organes de la génération.

Excitation cérébrale.

Délire nerveux des blessés.

5° *Rhumatisme*. On voit quelquefois le délire éclater dans le rhumatisme articulaire et entraîner la mort des sujets. On ne trouve souvent aucune lésion qui puisse l'expliquer. Stoll et quelques auteurs qui connaissaient les faits de ce genre appelaient apoplexie rhumatismale

Rhumatisme.

la forme grave que nous décrivons. Dans ces derniers temps, l'attention des médecins s'est fixée sur ce délire, qu'on pourrait appeler rhumatismal.

Altérations du sang.

6° On doit placer dans un sixième ordre de causes toutes les conditions morbides qui peuvent amener une altération du sang, les hémorrhagies traumatiques ou de cause interne, l'anémie, la chlorose, la diète outrée ou intempestive, enfin l'inanition causée par des maladies qui, en empêchant la réparation, préparent l'explosion du délire. Le délire ultime de la phthisie, du cancer gastrique, de l'albuminurie, ne reconnaissent souvent pas d'autres causes que la débilité occasionnée par l'altération du sang.

Physiologie du délire. Il est aujourd'hui fort inutile de s'appesantir sur la nature intime du délire, parce qu'elle reste encore entièrement ignorée. L'irritation cérébrale, à laquelle on a prétendu le rapporter, dans tous les cas, existe dans les maladies phlegmasiques; mais le même effet étant produit par des états pathologiques opposés, par l'anémie du cerveau et par des poisons qui pénètrent dans le sang et frappent de stupeur l'innervation cérébrale (miasmes paludiques, plomb, belladone), il n'est pas possible de dire en quoi consiste le mouvement moléculaire intime qui se passe dans la substance nerveuse, et qui provoque ainsi l'aberration de l'intelligence.

Troubles de quelques facultés spéciales du cerveau.

Troubles de quelques facultés de l'intelligence. Nous voulons seulement marquer la place de quelques autres phénomènes psychiques, afin de montrer que la lésion des fonctions cérébrales ne consiste pas seulement dans le délire.

L'attention se perd dans un grand nombre d'affections internes qui troublent le sensorium commun. La mémoire est très-affaiblie dans les maladies aiguës ataxo-adynamiques, et dans la convalescence des affections qui ont débilité l'organisme. Quelques malades perdent entièrement le souvenir de tout ce qui s'est passé durant leur maladie et même auparavant. La fièvre typhoïde grave nous présente quelques exemples de ce genre. Il n'est pas rare d'observer des sujets qui ne peuvent plus se rappeler les substantifs ou les noms propres, et qui sont obligés d'apprendre de nouveau à lire. L'exaltation de la mémoire se rencontre plus rarement (somnambulisme).

Perte de l'attention, de la mémoire.

Dans d'autres cas, certaines facultés morales sont altérées. La crainte de la mort est excessive chez des malades qui n'ont qu'une indisposition ou une affection légère (gastralgie, hypocondrie, névroses). Souvent, au contraire, l'infortuné qui va perdre la vie ne se doute pas de sa fin prochaine. Le phthisique, peu de temps avant de mourir, fait des projets, et « loin dans le présent regarde l'avenir ; » au contraire, le malade qui lutte contre les affreux symptômes d'une hypertrophie cardiaque sent la mort approcher, et l'annonce plusieurs jours à l'avance. L'amour de la vie, si grande chez tous les hommes, si faible chez le plus petit nombre, est une faculté morale digne d'intéresser le médecin philosophe. On la trouve à peine en rudiment chez les jeunes sujets, avant la quinzième année, à quelques rares exceptions près ; puis elle va en prenant plus d'intensité à mesure que l'on avance en âge, et elle est toujours très-grande chez le vieillard. « Le plus semblable aux morts meurt le plus à regret. »

Crainte excessive de la mort.

Espoir chimérique dans d'autres maladies.

Le médecin frappé mortellement meurt comme les autres au milieu de la douce illusion que son mal finira heureusement. Nous avons prodigué nos soins à plusieurs de nos confrères connus par des travaux qui leur

Illusions chez les médecins comme chez les autres.

ont acquis une juste renommée ; ce coup d'œil si prompt, si sûr quand il s'agissait des autres malades, leur faisait entièrement défaut pour eux-mêmes. Ils ne se sont pas vus mourir. Cependant nous avons rencontré quelques exceptions à cette loi commune à tous les malades, quels qu'ils soient. On peut dire que les maladies, surtout chroniques, laissent intact le sentiment de la conservation de soi-même. Il se maintient à un degré normal chez les moribonds ; il faiblit chez l'homme qui, dans la plénitude de son intelligence et de sa volonté, se donne la mort librement et pour des raisons dont lui seul doit demeurer juge.

Du coma. *Coma*, κῶμα. On peut désigner sous le nom de coma un sommeil profond avec perte presque complète, mais momentanée, des facultés de l'intelligence, de la sensibilité et de la motilité. Sous le nom de coma l'on a rassemblé des états pathologiques assez différents : 1° la *somnolence*, sorte d'état intermédiaire entre le sommeil et la veille ; 2° le *sopor* ou *cataphora*, sommeil dans lequel retombe le malade presque immédiatement après avoir été réveillé ; 3° le *coma* proprement dit, sommeil dont le malade ne sort que très-difficilement ; 4° le *coma vigil*, dans lequel il délire, parle seul, les yeux fermés, et s'agite beaucoup dans son lit ; 5° le *coma somnolentum* : le malade retrouve encore sa raison quand on le réveille, il se tait et reste immobile ; 6° la *léthargie* : de fortes excitations peuvent encore tirer le patient de l'état de mort apparente où il est ; 7° le *carus* : l'insensibilité est complète, la motilité et la sensibilité sont abolies.

Somnolence. Sopor. Coma vigil. Léthargie. Carus.

Le coma n'est jamais toute la maladie ; il accompagne diverses affections, soit du système nerveux (encéphalite, ramollissement, hémorrhagies cérébrales, épanchements séreux intracrâniens, etc.), soit des autres viscères (anémie, asphyxie, empoisonnements, fièvres pernicieuses, typhiques). Pour qu'il y ait coma, il faut plusieurs des symptômes suivants : 1° facultés intellectuelles affaiblies, altérées ou anéanties; 2° résolution complète des membres par suite de l'abolition de la motilité volontaire; quelquefois convulsions; 3° sensibilité cutanée et des sens spéciaux plus ou moins éteinte; 4° sommeil d'intensité variable, léger ou très profond; respiration bruyante, stertoreuse; pulsations artérielles, variables en force; face tuméfiée, rouge ou pâle; température du corps normale ou diminuée; sueurs froides, visqueuses; rétention de l'urine ou écoulement de celle-ci par regorgement; constipation ou selles involontaires. Ses symptômes.

Tel est le tableau le moins infidèle de cet état pathologique, qu'on doit chercher à rattacher comme élément à des maladies assez différentes, les unes locales, les autres générales. La léthargie seule est une affection à part, qui cependant se montre le plus ordinairement dans l'hystérie, l'épilepsie, la catalepsie.

Insomnie. L'insomnie devient aussi un élément morbide important dans le cours de plusieurs maladies aiguës, du rhumatisme articulaire, et surtout des fièvres, des exanthèmes, de la fièvre typhoïde, dans quelques convalescences, enfin dans un grand nombre de névroses du sentiment. De l'insomnie.

L'insomnie est souvent précédée d'une agitation générale extraordinaire, de quelques mouvements convulsifs, quelquefois cependant d'un état comateux ou d'un sommeil involontaire. L'insomnie offre différents degrés. Elle est rarement complète; le malade peut encore reposer pendant quelques heures, mais parfois il passe les L'insomnie est complète ou incomplète.

nuits sans sommeil. Nous observons actuellement à l'hôpital Necker un malade affecté d'une hyperémie simple du foie. Depuis quarante jours il n'a pas dormi une heure par nuit. Chez lui, comme chez les malades atteints d'affections hépatiques, il existe des phénomènes intermittents très-prononcés, qui reviennent chaque soir (chaleur, sueur, fréquence du pouls, démangeaison de la peau, etc.).

Fréquente dans un grand nombre de maladies; dans celles qui ont leur siége dans le foie.

Nous avons observé souvent la perte du sommeil dans les maladies générales, et spécialement dans les exanthèmes et les pyrexies. Les varioleux se plaignent souvent de ne pouvoir dormir. Cette absence de sommeil se rencontre aussi chez les sujets atteints de pyrexies ou de lésions organiques qui entretiennent une fièvre continue, dont les redoublements ont lieu la nuit. Il suffit qu'une affection soit fébrile pour que le sommeil soit troublé ou aboli. Quelquefois la douleur, qui s'exaspère pendant la nuit comme dans le rhumatisme articulaire aigu et la névralgie, explique ce trouble fonctionnel.

On l'observe souvent dans les névroses.

L'insomnie n'est pas seulement un symptôme, mais un élément morbide essentiel qui réclame un traitement spécial dans plusieurs maladies. On le rencontre d'abord comme un état pathologique indépendant de toute espèce de trouble de l'intelligence et lié seulement à une très-forte excitation du système nerveux; ou bien comme signe précurseur du délire dans un grand nombre de maladies, chez les sujets qui ont subi une grave opération, et dans le tremblement des ivrognes. Toutes les névroses générales, l'hystérie, la nosomanie, la folie, peuvent provoquer l'insomnie.

Dans les maladies du foie et l'ictère spécialement.

Nous l'avons observée chez presque tous les malades atteints d'ictère, lorsque celui-ci était déterminé par une congestion hépatique légère ou intense. M. Graves, de

Dublin, a fait la même remarque que nous (1). Nous n'avons pas trouvé comme lui qu'elle fût un signe de funeste présage. Voici ce que nous avons constaté chez un nombre considérable de malades. L'insomnie des ictériques est un trouble nerveux qui se manifeste, à l'instar de la démangeaison de la peau avec ou sans éruption papuleuse, de la céphalalgie, de la fièvre et de tous les autres symptômes des maladies du foie, qui s'exaspèrent ordinairement ou se montrent pendant la nuit, comme l'épistaxis et le mouvement fébrile. L'insomnie fatigue beaucoup les malades et les préoccupe. On est obligé de la combattre avec des narcotiques qui échouent le plus ordinairement, mais qui ont l'avantage de calmer l'esprit des malades.

Intégrité du sommeil dans un grand nombre de maladies mortelles.

Il est fort remarquable de voir le sommeil rester naturel chez des sujets atteints d'une désorganisation viscérale parvenue à sa période ultime. On voit tous les jours des sujets dont la constitution est minée par la phthisie pulmonaire, par une affection cancéreuse de l'estomac ou de l'utérus, par une entéro-colite ou par une longue et interminable suppuration, dormir paisiblement toute la nuit. Ce sommeil naturel se continue jusqu'à la mort. Nul doute qu'il ne faille attribuer à la réparation salutaire des forces, qui en est le résultat, la prolongation d'états morbides très-graves qui sembleraient devoir entraîner rapidement la mort des sujets.

Il faut placer, en opposition avec les cas de ce genre, ceux qui appartiennent aux maladies dont la douleur sourde ou aiguë est un élément ordinaire. Les hectiques

(1) *Clinical lectures on the practice of medicine*, t. II, p. 523, in-8°, Dubl. et Lond., 1848.

de douleurs contribuent à abréger l'existence et raccourcissent la durée de la maladie.

Indications thérapeutiques.

Indications thérapeutiques. L'insomnie étant pour tous les malades une source continuelle de souffrance à laquelle ils demandent instamment qu'on mette fin, il est du devoir du médecin de chercher, par tous les moyens qui sont à sa disposition, à provoquer un sommeil artificiel.

Nosologie.

Classification des névroses des organes des facultés intellectuelles. Nous n'essayerons pas de lever les difficultés presque insurmontables qui ont arrêté les auteurs lorsqu'ils ont voulu classer les troubles des facultés de l'intelligence. Il nous faudrait pénétrer bien avant dans l'étude des diverses espèces d'aliénation mentale, et envahir ainsi le domaine de la pathologie spéciale. Nous nous bornerons à classer les névroses, dont on s'accorde généralement à placer le siége dans le cerveau.

Toute classification serait impossible si l'on exigeait absolument qu'une seule faculté fût exclusivement troublée. Les hommes qui se sont occupés, d'une manière toute spéciale, des aberrations de l'intelligence, s'accordent à reconnaître que les caractères symptomatologiques sont insuffisants, et que l'anatomie pathologique n'offre pas une base plus sûre pour la classification. Cependant nous pensons qu'il est préférable encore, en l'absence de notions plus positives, de fonder les divisions sur la prédominance du trouble de la faculté qui se trouve plus particulièrement lésée. Il est vrai que presque toujours il existe en même temps des lésions de sensibilité ou de contractilité; celles-ci même deviennent si marquées, dans tout un groupe des névroses cérébrales, que nous en avons composé un ordre à part.

Ier ORDRE. Névroses essentiellement caractérisées par la lésion des facultés intellectuelles, morales et affectives.

Ier **GENRE.** Manie. Trouble général des facultés de l'intelligence, folie universelle.

IIe **GENRE.** Monomanie. Trouble d'une faculté plus spécialement.

1. ESP. Monomanie ambitieuse.
2. ESP. — joyeuse.
3. ESP. — triste (mélancolie, lypémanie).
4. ESP. Nostalgie.
5. ESP. Monomanie : suicide.
6. ESP. — furieuse.
7. ESP. — religieuse.
8. ESP. — érotique.
9. ESP. — du vol.
10. ESP. — incendiaire.
11. ESP. — homicide.

IIIe **GENRE.** Hallucination ou délire sensorial. Perception imaginaire d'une sensation externe ou interne qui n'a pas sa raison d'être.

1. ESP. Hallucination, 1° de la vue, 2° de l'ouïe, 3° de l'odorat, 4° du goût, 5° du toucher.

IVe **GENRE.** Démence. Affaiblissement graduel et lent de toutes les facultés.

1. ESP. Démence simple. — VAR. (A) partielle ; (B) générale.
2. ESP. Démence avec paralysie générale.

Vᵉ GENRE. Idiotie. Diminution ou abolition générale et congénitale des facultés intellectuelles.

1. ESP. Idiotie du premier degré ou imbécillité.
2. ESP. Idiotie proprement dite : vices de conformation du crâne, en rapport avec l'état des facultés.
3. ESP. Automatisme : absence de facultés et d'instinct.

VIᵉ GENRE. Trouble mental marqué par la perversion de l'instinct de conservation.

1. ESP. Nosomanie : crainte de la mort ou de la souffrance causée par une maladie imaginaire ou même très-réelle. — Plusieurs VAR. Suivant l'hallucination prédominante (maladie du foie, du cœur, de l'estomac, syphilis, impuissance, etc.).

VIIᵉ GENRE. Trouble de l'instinct génésique ou des appétits vénériens.

1. ESP. Pédérastie.
2. ESP. Tribadisme.
3. ESP. Bestialité.
4. ESP. Appétit vénérien pour des objets inanimés, des statues.
5. ESP. Pour des cadavres humains.
6. ESP. Satyriasis : désirs vénériens incessants et possibilité de les satisfaire, chez l'homme.
7. ESP. Nymphomanie. Même impulsion impérieuse chez la femme.
8. ESP. Anaphrodisie : abolition de l'instinct génésique.

VIIIᵉ GENRE. Trouble des facultés intellectuelles accompagné de l'exaltation ou de l'abolition de la sensibilité.

1. ESP. Extase : excitation cérébrale ; hallucination ; anesthésie de la plupart des organes des sens.

2. ESP. Somnambulisme naturel : certaines facultés sensoriales sont singulièrement excitées, d'autres abolies, en même temps que l'intelligence est en partie conservée.

IIe ORDRE. Névroses mixtes dans lesquelles on trouve toujours l'intelligence, la sensibilité et la contractilité altérées à différents degrés.

Ier GENRE. Abolition momentanée et intermittente des facultés cérébrales; convulsions de forme tonique principalement, revenant par accès.

1. ESP. Éclampsie : convulsion générale ou plus marquée d'un côté du corps. — VAR. (A) éclampsie des enfants; (B) puerpérale, pendant ou après le travail de la parturition, avec ou sans albuminurie.
2. ESP. Épilepsie.—VAR. (A) héréditaire, acquise; (B) des enfants; des femmes.

IIe GENRE. Convulsions toniques exclusivement; immobilité des membres.

1. ESP. Catalepsie : (A) simple; (B) hystérique; (C) de la puberté.

IIIe GENRE. Convulsions cloniques violentes et paroxystiques; mouvements désordonnés et lésion de la sensibilité; troubles des facultés intellectuelles et affectives à un faible degré.

1. ESP. Hystérie : caractères : convulsions cloniques générales, avec perte incomplète de connaissance; hyperesthésie; anesthésie des organes des sens.

IVe GENRE. Affaiblissement graduel et abolition de la contractilité en même temps que désordre de l'intelligence.

1. ESP. Paralysie avec aliénation mentale ou paralysie progressive des aliénés (folie paralytique).

2. ESP. Pellagre : trouble de la sensibilité, de a motilité et de l'intelligence; endémique dans certains pays.

Ve GENRE. Abolition de toutes les facultés du système nerveux cérébro-spinal.

1. ESP. Léthargie : mort apparente.
2. ESP. Apoplexie nerveuse.

ARTICLE DEUXIÈME.

DES ÉLÉMENTS PROCHAINS DE MALADIE QUI CONSISTENT DANS UNE ALTÉRATION DU SANG.

Importance des altérations du sang.

« On a sans doute exagéré la médecine humorale, dit avec juste raison Bichat, mais elle a des fondements réels, et dans une foule de cas on ne peut disconvenir que tout doit se rapporter au vice des humeurs. » Les altérations du sang constituent précisément un de ces vices dont parle Bichat, et dont l'étude est poursuivie depuis quelques années avec un zèle digne d'éloges.

Des maladies qui doivent être désignées sous le nom d'altérations du sang.

Nous ne comprendrons sous le titre d'altérations du sang, considérées comme éléments primaires et prochains des maladies, que celles qui se développent spontanément, et qu'on ne peut rapporter à aucune maladie bien déterminée d'un organe ou d'un appareil. Privé de vie, le sang n'est rien par lui-même et sans le solide vivant qu'il traverse et baigne de toutes parts ; il est tout parce qu'il lui apporte les divers matériaux dont il est le seul et unique véhicule. Il est donc impossible de ne pas supposer que le solide est altéré primitivement quand la composition du sang s'écarte de l'état normal. Toutefois, nous sommes contraint provisoirement de constater ces modifications, et de les considérer comme l'élément primitif de la maladie. La pénétration dans le sang de matériaux nuisibles introduits par l'estomac ou le poumon, est souvent suivie d'une altération du sang antérieure à tous les désordres que nous voyons éclater dans les organes. Dans ce cas la maladie tient encore à l'altération primitive du sang ; le scorbut, la chlorose, certaines albuminuries sont des affections de ce genre.

Extension exagérée donnée à ces altérations.

Quelques auteurs ont réuni, sous le titre de maladies du sang, des affections générales qui leur paraissent dépendre de l'altération de ce liquide par des agents morbifiques de nature très-différente. Tantôt c'est un miasme fourni par les marais, par le corps de l'homme sain ou malade, tantôt un agent plus facile à saisir et à démontrer, tel que le virus varioleux, syphilitique, morveux, rabique, etc. Il suit de là que les auteurs qui ont ainsi étendu, outre mesure, le sens donné aux maladies du sang, ont décrit sous cette dénomination : 1° les fièvres intermittentes ; 2° les typhus, la fièvre jaune, la peste ; 3° tous les exanthèmes (variole, rougeole, scarlatine) ; 4° les maladies virulentes ; 5° les empoisonnements ; 6° les maladies venimeuses. Il nous semble peu naturel de rapprocher les unes des autres des maladies qui diffèrent essentiellement entre elles, et qu'on a d'ailleurs réunies qu'en s'appuyant sur une hypothèse, l'altération non démontrée du sang. En effet, aucune analyse chimique n'a prouvé jusqu'à ce jour que la composition chimique de ce fluide fût changée. Nous admettons que la pellicule de la variole, que le vaccin, les virus doivent altérer la com-

Les maladies du sang ont fini par comprendre toutes les maladies générales pyrétiques et apyrétiques.

position du sang quand ils pénètrent dans le torrent circulatoire. Mais nous ne pouvons aller au delà de cette supposition, et encore moins en tirer parti, soit pour la distribution nosologique des genres et des espèces, soit pour le traitement. Quelle analogie peut avoir la fièvre intermittente avec la syphilis ou la rage, ou bien encore la variole ou la rougeole comparées au typhus, à la fièvre jaune ou à la peste? quelle utilité peut avoir pour la thérapeutique le rapprochement de ces diverses maladies?

De quelques maladies dans lesquelles le sang et le solide sont simultanément altérés.

Il existe d'autres maladies que nous aimerions voir rangées dans les altérations du sang : nous voulons parler du rhumatisme articulaire, de l'état puerpéral, bilieux, rhumatismal, goutteux et muqueux. Dans les deux premiers, la chimie et l'étude des troubles fonctionnels nous montrent le sang altéré d'une manière très-sensible. Qui pourrait nier que dans l'état bilieux la lésion, sinon organique, du moins fonctionnelle du foie, joue un rôle essentiel? quel autre appareil pourrait fournir les matériaux de la bile? Dans le rhumatisme et la goutte, le sang est certainement altéré. Cependant, comme la lumière est loin d'être faite sur l'origine et la nature de ces maladies, nous avons préféré en renvoyer l'étude lorsque nous traiterons des maladies dans lesquelles le solide et les liquides sont simultanément altérés.

Nous en dirons autant de la maladie à laquelle donne lieu le mélange du pus avec le sang. Comme le pus ne peut être fourni que par un point quelconque du solide enflammé, nous décrirons l'état morbide qui en résulte en même temps que les affections mixtes du solide et des liquides.

Divisions à introduire dans l'étude des maladies du sang.

Divisions. Après avoir donné une idée générale de la constitution physiologique du sang, nous parlerons :

1° des altérations du sang en général; 2° des diverses espèces d'altérations que ce liquide peut offrir; nous étudierons alors : § I, *les altérations de ses propriétés physiques;* § II, *celles que peut offrir la fibrine;* § III, *les globules rouges;* § IV, *les globules blancs;* § V, *l'albumine;* § VI, *l'eau;* § VII, *quelques autres principes* moins importants; 3° nous chercherons à classer les différentes maladies dont l'altération du sang constitue l'élément essentiel (nosologie).

CHAPITRE I.

DES ALTÉRATIONS DU SANG EN GÉNÉRAL.

Le sang est un liquide créé en même temps que l'organisme, composé comme lui d'un grand nombre d'éléments, animé d'un mouvement communiqué par le cœur qui le fait circuler sans cesse dans des vaisseaux propres, complétement fermés de toutes parts, mais qui communiquent entre eux. **Définition.**

Il se distingue des autres liquides qui parcourent le solide vivant en ce qu'il renferme : 1° une liqueur appelée sérum dans laquelle sont suspendues, 2° des cellules peut-être animées qu'on nomme les globules rouges du sang; 3° une autre espèce de globules plus volumineux nommés globules blancs; 4° des matières solides tenues en dissolution, les unes organiques comme la fibrine, l'albumine, la matière grasse, les autres inorganiques comme les sels alcalins et les gaz. **Idées générales sur la composition et le rôle du sang.**

Il représente une menstrue qui reçoit sans cesse du

milieu ambiant des matières solides, liquides et gazeuses ; il les met en rapport avec les organes où ils sont élaborés, assimilés ou rejetés après des combinaisons constantes. Les deux sources auxquelles le sang puise sans cesse sont : l'air atmosphérique au moyen de l'appareil respiratoire, les aliments et les boissons au moyen de la surface gastro-intestinale. Le sang, en outre, se charge de tous les détritus que lui cède la matière vivante, et qui doivent sortir du corps, à la manière des autres excréments.

On l'a comparé, avec juste raison, à un tourbillon qui apporte, élabore et rejette incessamment des matières liquides, solides, gazeuses, après les avoir fait entrer dans des combinaisons nouvelles jusqu'à ce que leur action soit épuisée. Le sang est une liqueur qui entre en conflit avec toutes les molécules de l'organisme, qui leur donne et qui en reçoit, modifiés, transformés, altérés un très-grand nombre de principes immédiats et de produits médiats. Tout vient du sang, tout y retourne ; entre ces deux extrêmes se placent le solide et la vie, sans lesquels l'action chimique n'est qu'une lettre morte, impuissante à tout expliquer. Il faut le répéter sans cesse, dit Bordeu, la connaissance de la composition du sang est inséparable des effets qu'il produit sur les organes sensibles (1).

Nous ajouterons pour corroborer la sage remarque de Bordeu, que cette action des organes sensibles et des propriétés vitales est infiniment plus puissante que les réactions chimiques qui leur sont entièrement subordonnées.

(1) *Analyse médicinale du sang*, œuvres complètes, in-8°, t. II, p. 541. Paris, 1819.

Il appartient à la pathologie générale de déterminer la part que prennent les altérations du sang dans la production des maladies, et de poser les questions qui s'y rattachent lorsqu'elle ne peut les résoudre. Exagérée par les uns, dépréciée par les autres, l'étude de ces altérations doit occuper une place importante dans notre livre comme elle en a déjà une dans l'esprit des médecins de notre époque.

Composition normale du sang.

A l'instar des parties solides du corps le sang est composé de plusieurs éléments distincts. Sur 1,000 parties de sang on trouve : fibrine, 2 à 3/1000 ; albumine, 68 ; matériaux solides, 12 ; globules, 127 à 132 ; eau, 790.

Fibrine.

La fibrine du sang est tout entière, en solution, dans le sérum avec lequel elle forme le plasma ou la liqueur du sang. Son caractère spécifique est de se précipiter sous forme solide lorsque le sang est exposé à l'air et sorti des vaisseaux.

Albumine.

L'albumine se trouve, aussi en totalité, en dissolution dans le même liquide. Les globules ne contiennent que l'hématosine, la globuline (1). La pesanteur spécifique du sang est de 1057 environ, la densité du sérum de 1027 à 1029 ; sa saveur salée ; il bleuit le tournesol à la manière des alcalis.

Énumération des matières qui entrent dans la composition du sang.

On y trouve encore les matières suivantes : l'oxygène, l'azote, l'acide carbonique, le fer, le manganèse, l'hydrochlorate de soude, de potasse, d'ammoniaque, le sulfate de potasse, le sous-carbonate de soude, le sous-carbonate de chaux, le sous-carbonate de magnésie, le phosphate de soude, le phosphate de chaux, le phosphate de magnésie, le lactate de soude, un savon à acide gras,

(1) Lecanu, *Nouvelles études chimiques sur le sang*, Académie des sciences, 5 juillet 1852.

fixe, et à base de soude, un sel à acide gras, volatil, odorant, une matière grasse, phosphorée, analogue à celle du cerveau, la cholésterine, la séroline, une matière colorante jaune, une matière colorante rouge, des matières extractives.

Telle est la composition du sang d'après MM. Prévost, Dumas, Lecanu, Andral et Gavarret. Quelques modifications y ont été apportées par d'autres chimistes; mais comme elles ne changent rien à ce qu'on sait de positif, on peut se contenter provisoirement de l'analyse précédente, tout en reconnaissant qu'elle laisse quelque chose à désirer.

La composition de différentes espèces de sang laisse à désirer.

Il faut remarquer que les analyses ne portent que sur le sang des veines qui ne représente, par conséquent, qu'un liquide mixte, formé de tous les autres sangs. On ne connaît pas bien les différences qui existent entre le sang veineux et artériel; le premier contient moins de fibrine, d'albumine, de globules et plus d'eau. On est réduit à des suppositions sur la composition du sang, du foie, de la rate. Celui du foie est-il plus pauvre en globules, plus riche en albumine et en fibrine que le sang veineux général? M. Claude Bernard y trouve plus de fibrine, de graisse et un principe immédiat nouveau, le glucose. Malheureusement d'autres observateurs sont arrivés à des résultats différents, et l'on est contraint de déclarer que la science n'est pas faite en raison des difficultés extrêmes que présente l'analyse chimique du sang humain.

Chez la femme.

Il existe peut-être un peu moins d'incertitude au sujet de l'influence des sexes et des âges, de la constitution sur la composition du sang. On admet qu'il existe plus d'eau et moins de globules chez la femme que chez l'homme (1).

(1) Lecanu, *Études chimiques sur le sang humain* (thèse nº 395, p. 65, in-4°, Paris, 1837).

Suivant MM. Becquerel et Rodier, voici dans quelles proportions se trouvent ces divers éléments : eau 791 au lieu de 780, globules 127 au lieu de 140 (1). Chez l'enfant et le vieillard plus d'eau, moins de globules, de fibrine même. Avant et après la menstruation le chiffre des globules est inférieur à 127 d'après MM. Becquerel et Rodier (2). On est porté à croire que les globules tendent à augmenter chez les hommes d'un tempérament sanguin, d'une forte constitution, à diminuer chez les sujets lymphatiques, bilieux, nerveux, débilités.

Pendant la menstruation.

Une alimentation insuffisante, la diète, apportent des changements considérables dans les éléments du sang ; les globules s'abaissent au-dessous de 127. On sait que chez les carnivores le chiffre des globules est bien supérieur à ce qu'il est chez les herbivores. On a aussi noté la diminution de l'albumine, du chlorure de sodium et l'augmentation des matières grasses (3).

Influence de l'alimentation.

Les travaux de MM. Andral et Gavarret (4), et ultérieurement ceux de MM. Régnauld et Pourchat (5), prouvent que le sang se modifie dans sa composition, d'une manière bien remarquable, durant la grossesse, et que les changements sont surtout prononcés pendant les deux derniers mois. Ils consistent : 1° en une augmentation de la fibrine, à partir de la fin du sixième mois jusqu'à la parturition où l'augmentation devient très-marquée (fi-

De la grossesse.

(1) *Traité de chimie pathologique*, p. 91, in-8°, Paris, 1854.

(2) Ouvrage cité, p. 92.

(3) Becquerel et Rodier, ouvrage cité, p. 95.

(4) Andral, *Essai d'hématologie pathologique*, p. 102, in-8°, Paris, 1842.

(5) Régnauld, *Des modifications de quelques fluides de l'économie pendant la gestation*, Thès. ; Paris, 1847. — Pourchat, *Considérations sur la grossesse*, Thès., n° 144, 1847.

brine, 4, 3); 2° en une diminution très-grande des globules; en moyenne, 109 pour toute la grossesse; en moyenne, 101 pour les huit derniers mois; 3° en une diminution de l'albumine qui est graduelle du premier au neuvième mois: moyenne, 66 à 68; 4° en une augmentation de la quantité d'eau qui peut s'élever à 879 pour les sept premiers mois, 891 pour les deux derniers; 5° enfin à une diminution de la densité du sérum. (Voyez *État puerpéral.*)

Des altérations du sang en général.

L'analyse chimique n'a jeté, jusqu'à présent, qu'un demi-jour sur les altérations du sang, pour plusieurs raisons qu'il importe de signaler. Notons d'abord l'imperfection de nos moyens d'analyse et les difficultés même inhérentes à ce genre de recherche. Remarquons, en second lieu, que le sang qu'on étudie est formé par le mélange de plusieurs espèces de sang qui proviennent d'organes différents et qui n'ont ni la même composition, ni les mêmes usages; que nous n'agissons, dans nos analyses, que sur le sang moyen extrait des veines, des membres, du poumon, du foie, etc. C'est à peine si nous savons quelle est la composition des sangs hépatique, splénique et rénale. Mais un obstacle encore plus grand nous arrête: nous ne pouvons nous procurer qu'une quantité de sang bien minime si nous la comparons à celle que renferme le corps entier. On retrouve difficilement, dans des quantités aussi petites, les éléments normaux ou morbides qui y existent, d'ailleurs, en très-minime proportion. Cependant ces derniers, mis en contact incessant avec les tissus, à cause de la vitesse extrême de la circulation, doivent y exercer une action énergique et souvent délétère. Lorsqu'on analyse tout le sang d'un bœuf, on y constate la présence de l'urée en proportion

Plusieurs causes rendent l'analyse chimique très-incertaine.

Nous n'agissons que sur le sang moyen,

notable, tandis qu'on ne pourrait en découvrir aucune trace dans quelques centaines de grammes. Les chimistes ignoreraient peut-être que le brome existe dans l'eau de la mer, s'ils n'avaient pas eu à leur disposition le résidu provenant de l'évaporation des marais salants qui en renferment des quantités considérables. Il faudrait pouvoir agir de la même manière sur des proportions très-grandes de sang humain ou bien perfectionner singulièrement les moyens d'analyse. Notons que les changements continuels que subit le sang, par suite du départ et de l'altération des matières normales ou pathologiques qu'il renferme, s'opposent à ce qu'on puisse les découvrir dans de très-petites quantités de sang.

ou sur des quantités de sang trop minimes.

Certains éléments normaux ne peuvent y être retrouvés ou du moins que très-difficilement, parce qu'ils sont éliminés ou détruits avant qu'on puisse les atteindre (sucre, matière colorante, graisse). On doit s'en prendre aussi à ce qu'ils sont masqués par des substances qui nous empêchent de les apercevoir avec nos réactifs ordinaires : tel est, par exemple, le glucose normal du sang qu'on ne retrouve qu'en se débarrassant de l'albuminose, à l'aide de l'alcool ou de l'acétate de plomb. Il est très-probable que dans les maladies, les principes morbides, développés spontanément ou venus du dehors, disparaissent par l'action des organes qui leur servent d'émonctoire.

Certains éléments normaux ou morbides sont masqués par d'autres.

Le sang, en arrivant dans les capillaires généraux, ou dans certains organes, y éprouve des changements essentiels : 1° il brûle, à l'aide de son oxygène, le carbone, l'hydrogène qu'il trouve partout, formant ainsi de l'acide carbonique que le poumon laisse dégager en grande partie ; 2° dans le foie il forme du glucose de l'acide choléique et cholique, des matières grasses (cholestérine, oléine, stéarine, margarine) colorantes, jaune et verte; peut-être y fait-il un peu de fibrine (Bernard), des globules (Béclard), de l'albumine; 3° dans la rate, de l'albumine et de la fibrine; 4° dans le rein il forme l'urée, l'acide urique, les sels alcalins; 5° dans les glandes mammaires des matières hydrogénées (beurre), carbonées (sucre) et azotées (caséine, albumine); dans les capillaires de la peau et des membranes muqueuses, des produits hydrogénés (matière sébacée) ou une grande quantité d'eau (sueurs, mucus), etc.

On a dit que le résultat de ces élaborations multiples était la purification du sang, c'est là une erreur qu'il importe de réfuter. Le liquide qui a traversé le foie n'est ni plus ni moins pur que celui de la veine porte mésentérique, il est seulement composé d'une autre manière; il a cédé certains éléments pour former de la substance colorante verte, de l'acide choléique et cholique, du sucre, peut-être de la fibrine et si ces changements ne peuvent s'effectuer à cause de la maladie, le sang produit ailleurs des troubles de fonctions et de structure. On peut en dire autant du sang, de la rate et des autres organes. Admettons, par hypothèse, que le sucre formé dans le foie n'est pas détruit dans le poumon, on à le diabète. Dans la chlorose, la génération des globules doit être altérée quelque part. Cette manière de considérer les altérations du sang est celle de Galien et elle a été confirmée par les médecins de notre époque.

[D]eux hypothèses [s]ur la formation des principes immédiats : 1re hypothèse. Doctrine [d]e l'élimination.

On ne peut former que deux hypothèses sur le rôle du sang dans l'état normal et morbide. *Première hypothèse.* Le sang apporte tout faits, dans certains organes, les principes immédiats tels que l'albumine, la gélatine, la fibrine, la caséine, l'urée, et ces organes ne font que les extraire, les séparer du sang ; la mamelle élimine la caséine, le foie, l'acide choléique, la biliverdine, le sucre. Cette théorie chimique, loin de lever les difficultés, en crée de plus graves que la théorie contraire. Voici les objections sérieuses qu'on peut lui opposer. En premier lieu, il faut doter chaque organe de propriétés électives toutes spéciales pour qu'il soit en état de prendre au sang ces principes immédiats tout formés et de laisser passer les autres. La faculté qui donne aux sécréteurs le pouvoir de faire de toutes pièces les principes immédiats n'est pas plus difficile à imaginer que celle qui leur attribue autant de propriétés électives spéciales qu'il a de produits à séparer.

Objections.

En second lieu on ne peut contester que les principes immédiats introduits avec les aliments ne soient altérés et reconstitués sous une autre forme, avant de faire partie intégrante de l'organisme. La fibrine, l'albumine, la fécule, le sucre, le gluten, que nous mangeons, ne peuvent être assimilés en nature ni avant d'avoir subi des transformations chimiques pour lesquelles il faut toujours faire intervenir la vie.

Deuxième hypothèse. Le sang ne fournit que les éléments, l'oxygène, l'hydrogène, le carbone, l'azote apportés par les aliments et l'air ; l'organisme fait de toutes pièces les principes immédiats et médiats, en vertu des propriétés vitales dévolues à chaque appareil. On ne trouve pas trace de ces principes ailleurs que dans les organes qui les préparent, ou si on les rencontre dans le sang, c'est accidentellement et parce qu'ils ont échappé à l'organe sécréteur, ou ont été formés en trop grande proportion et sont rentrés dans la circulation.

2me hypothèse. Doctrine de la génération des principes immédiats.

Quel que soit le genre de nourriture auquel l'homme est soumis, les mêmes principes immédiats se retrouvent

Faits décisifs en faveur de cette hypothèse.

dans l'organisme, en proportion normale, quoiqu'ils n'existent pas dans les aliments. L'enfant fait de la fibrine avec le lait qui n'en renferme pas, et si la caséine est facilement transformée en fibrine, il faut, néanmoins, que l'organisme opère ce changement : d'ailleurs, on sait qu'une alimentation exclusivement féculente ou dans laquelle entre une minime quantité d'azote (lait, maïs, riz, etc.), n'empêche pas l'homme de devenir très-robuste. Des expériences déjà anciennes ont prouvé que des abeilles nourries avec du sucre n'en fournissent pas moins de la cire (Hubert de Genève). L'organisme peut donc avec les éléments seuls, c'est-à-dire avec l'oxygène de l'air et avec le carbone, l'hydrogène et l'azote des aliments, constituer des principes immédiats et des produits médiats tels que l'urine, la salive, le sperme, la bile. Ce n'est pas à dire pour cela que la composition et la quantité du sang qui arrive dans les organes soient sans influence sur la nature des secrétions qui s'y opèrent; nul doute, par exemple, que la sécrétion ne soit accrue par l'arrivée dans le sang d'une quantité plus grande des matériaux pour lesquels l'organe sécréteur a une affinité naturelle : la sécrétion du foie s'accroît à mesure que l'absorption intestinale jette dans les veines le produit de la digestion; la fonction des reins est activée par l'ingestion des boissons, etc.

Les éléments contenus dans l'air et les aliments servent à former les principes immédiats du corps.

Il faut donc reconnaître qu'une action toute vitale, inhérente aux tissus et variable comme les fonctions, préside à la formation exclusive des principes fournis par l'organisme. L'état pathologique seul peut troubler cette loi conservatrice et faire paraître, dans certains lieux, des principes qui ne s'y rencontrent jamais. Ainsi se déposent la biliverdine dans tous les tissus, l'urée dans les séreuses, l'azotate de soude autour des jointures, le sucre dans tous les tissus. Toutefois, il y a loin d'un principe immédiat isolé à la formation régulière des produits médiats. L'urée n'est point l'urine; la matière verte n'est point la bile.

Est-il possible que certains produits morbides, le pus, des liqueurs virulentes, des matières septiques, puissent s'écouler après avoir pénétré dans le sang, loin des organes où ils se sont développés? Rien ne prouve cette métastase critique. A plus forte raison faut-il repousser comme de pures hypothèses les doctrines humorales d'après lesquelles on supposait que des liqueurs complexes comme la bile, le lait, l'urine, peuvent se mêler en nature au sang et sortir par quelque émonctoire.

Des altérations primitives ou idiopathiques et consécutives du sang.

Des altérations primitives et consécutives du sang. Lorsqu'une femme en parfaite santé devient grosse, la fibrine, les globules, l'albumine de son sang subissent des modifications que nous ne pouvons rapporter à aucune lésion connue de fonction ou de structure; nous disons alors que l'altération du sang est primitive. La pléthore, le scorbut, la chlorose, sont des maladies du même genre. A côté d'elles se trouvent d'autres altérations de compositions, identiques par leur nature, et qui n'en diffèrent que parce qu'elles sont produites par des maladies du solide. Les premières doivent être considérées comme les *altérations idiopathiques, essentielles du sang*, les secondes comme étant *consécutives, symptomatiques*. Faisons remarquer que le sang, ne jouissant pas d'une vie propre, ne saurait s'altérer indépendamment du solide. Il faut donc admettre que si ce liquide n'éprouve plus les changements physiologiques, en un mot, s'il s'altère, c'est qu'il existe quelque part une lésion du solide; mais cette lésion n'est que fonctionnelle puisque nous n'avons pu, jusqu'à présent, la constater dans toutes les maladies primitives du sang. Nous devons donc, quand ce ne serait qu'à titre provisoire, lui conserver le nom d'altération idiopathique du sang. La diminution d'albumine qui suit la maladie de Bright, et les hémorrhagies répétées, etc., ne diffère pas de celle qui se lie à une altération primitive et spontanée du sang. Nous en dirons autant de la défibrination et de la diminution primitive des globules comparées à celles qui sont consécutives aux lésions du solide. Il y a avantage, en pathologie, à donner aux premières le nom d'idiopathiques, aux secondes celui de consécutives.

Les altérations du sang doivent être toujours consécutives à une lésion du solide; mais celle-ci est encore à trouver dans un grand nombre de cas.

Nous devons insister d'autant plus sur ce sujet, qu'on a cru diminuer l'importance des altérations du sang en disant qu'elles dépendent toujours d'une maladie du solide et qu'elles sont identiques dans tous les cas. Nous répondrons d'abord qu'il ne vient à l'esprit de personne d'imaginer un changement quelconque dans la composition correspondante du sang, en dehors d'une modification des organes. Nous nous sommes expliqué sur ce point. Répétons seulement que les altérations bien constatées de ce liquide nous offrent une ressource précieuse pour arriver, sinon à découvrir, du moins à soupçonner la nature des maladies. Pour n'en citer qu'un exemple, il suffit de mentionner le singulier accroissement que prend la fibrine dans l'inflammation. Est-il sans intérêt pour le pathologiste de savoir que le sang est modifié toujours de la même manière, quand le solide présente les phénomènes de l'inflammation et tous les symptômes de la diathèse inflammatoire? Est-il indifférent de voir que la fibrine s'accroît dans une phlegmasie franche, et qu'elle reste normale dans les inflammations spécifiques de la variole, de la rougeole ou dans le ramollissement des plaques de Peyer? On dira que l'étude du sang ne fait que confirmer les prévisions fournies par l'observation des phénomènes morbides qui se passent dans les organes. L'importance du résultat n'est point diminuée par cette remarque.

L'étude des altérations chimiques du sang inséparable de l'étude clinique.

Les esprits éclairés savent que l'étude des propriétés physiques et chimiques du sang ne conduirait qu'à des notions insuffisantes ou fausses, si l'on prétendait la séparer de l'histoire clinique et anatomique des maladies. Nous disons même que les plus grands ennemis de l'application des sciences physiques et chimiques à la médecine sont ceux qui prétendent se livrer à des recherches chimiques sans les subordonner à la pathologie. De là ces myriades de faits incomplets ou erronés qu'on publie tous les jours, et dans lesquels on voit des analyses bien ou mal faites, adaptées tant bien que mal, à l'histoire de la maladie recueillie par un autre observateur. Les détracteurs de la chimie organique n'ont pas manqué de se servir des faits de ce genre pour dénigrer les services qu'elle a rendus à la médecine et pour nier l'influence des altérations humorales.

Des altérations du sang comme éléments de maladie.

Depuis Galien surtout, cet immortel fondateur de la véritable médecine humorale, on s'accorde à voir dans les altérations du sang un élément essentiel de maladies; seulement les uns en diminuent, les autres en exagèrent l'importance. Dans l'inflammation, lorsque les phénomènes locaux se déclarent, le sang s'altère, la fibrine s'accroît. Quelle est, dans ce cas, la part que prennent la lésion du solide et celle du sang dans la production de la phlegmasie? Celui-ci veut que le travail d'irritation locale soit tout; celui-là le subordonne entièrement à la maladie

Dans l'inflammation.

Dans les pyrexies.

du sang. (Voyez *Inflammation.*) Même doute pour la fièvre puerpérale, catarrhale, bilieuse, typhoïde. La lésion du sang prime-t-elle la lésion du solide, ou bien est-ce le contraire?

Dans les hémorrhagies, les hydropisies, les maladies du foie, etc.

Les maladies dans lesquelles la lésion du solide et celle du sang marchent du même pas, et que l'on s'accorde à regarder comme étant à la fois générales et locales, sont l'inflammation, certaines espèces d'hémorrhagies et d'hydropisies, les pyrexies, etc., etc. Beaucoup de maladies locales peuvent être rattachées à l'altération du sang; toutefois il y a matière à discussion. Citons comme exemples quelques affections du foie avec ictère et hémorrhagies mortelles. L'altération du sang n'est pas encore prouvée, quoiqu'elle nous paraisse extrêmement probable. Telle était aussi l'opinion des anciens (1).

Même difficulté en ce qui concerne l'albuminurie, les fièvres bilieuses. Sans toucher aux questions graves que soulève l'étude de ces maladies qui doivent être examinées ailleurs, proclamons, avec Bichat, l'association nécessaire des altérations du sang et du solide. Ne repoussons pas l'existence d'une maladie du sang, parce que nos réactifs ne peuvent la démontrer. Tenons compte des phénomènes morbides qui l'annoncent; rappelons-nous que les organes sont plus fidèles et plus sûrs que les instruments de nos laboratoires, pour accuser les moindres altérations humorales.

Divisions à établir dans l'étude des maladies du sang.

Division. Les maladies du sang, considérées comme élément primaire de maladies, se montrent si souvent et

(1) Voyez mon *Mémoire sur les hémorrhagies produites par les maladies du foie;* Archives générales de médecine, 1854. — Williams, *Principles of medicine*, p. 150, in-8°, London, 1848. — Graves, *Clinical lectures*, t. I, p. 280, in-8°, Dublin, 1848.

dans tant d'affections diverses que nous devons leur accorder une grande place dans notre livre. Tant qu'elles n'ont pas été réellement démontrées par l'analyse chimique, on les a confondues avec la maladie du solide. On a rapporté à celle-ci des symptômes et des désordres qui appartiennent réellement à la lésion du sang. Il faut que le praticien connaisse exactement le nombre et la nature de ces altérations. Elles consistent : 1° en altération des propriétés physiques; 2° de proportions des éléments normaux; 3° dans la présence d'éléments avec ou sans analogue dans l'organisme sain. Leurs symptômes sont si tranchés qu'on les reconnaît aisément, quels que soient le siége et la nature de la maladie qu'elles compliquent ou dont elles sont l'élément. Pyrexies, exanthèmes, névroses, phlegmasies, lésions organiques, affections contagieuses, épidémiques, etc., toutes les maladies, en un mot, peuvent avoir, pour élément, une altération du sang.

1. — Altérations des propriétés physiques.

Altérations des propriétés physiques.

1° Anciennement on attachait une grande importance à l'étude des changements qui peuvent survenir dans la couleur, la consistance, la température et les autres propriétés physiques du sang pendant le cours des maladies. Tout ce qu'on a écrit sur ce sujet ne mérite qu'une médiocre attention. On a commencé à comprendre la valeur des altérations des propriétés physiques du sang, à partir de l'époque où la composition chimique, et le rôle physiologique de chacun de ses éléments, ont été bien connus. C'est donc en réalité depuis les recherches de MM. Andral et Gavarret qu'on a pu se rendre un compte exact de la nature des changements qu'y provoque la maladie. Nous devons, par conséquent, déclarer que les idées principales auxquelles nous allons accorder quelques développements, et qui se trouvent reproduites dans tous les ouvrages récemment publiés, doivent être rapportées à ces deux auteurs.

Phénomènes de la coagulation du sang.

Coagulation du sang. Le passage du sang de l'état liquide à l'état solide est une des altérations les plus curieuses de ses propriétés physiques. Les auteurs anciens et modernes s'en occupent tous, avec le plus grand soin, soit qu'ils veulent y trouver la confirmation de leurs systèmes sur la nature des maladies, soit qu'ils veulent seulement en tirer quelques déductions pour la séméiotique et le traitement. En lisant les travaux qu'ils nous ont laissés sur ce sujet, on trouve tant d'assertions contradictoires, tant d'incertitude dans les résultats obtenus, qu'on ne peut en tirer aucune déduction générale.

Ils sont expliqués par les propriétés chimiques de certains éléments du sang.

Au contraire, tout devient facile à comprendre lorsqu'on met à profit les découvertes de la zoochimie moderne. Elle nous apprend pour quelles causes la fibrine sortie des vaisseaux passe de l'état liquide à l'état solide, comment elle agit sur les autres éléments du sang, lorsqu'elle est en petite ou en grande quantité, etc. Mettons à profit cette étude pour faire l'histoire de la formation du caillot.

Séparation de la fibrine.

Quand on reçoit, dans un vase à fond plat, le sang tiré par une ouverture pratiquée à une veine, on voit, en observant la succession des phénomènes qui s'y passent, que ce liquide se sépare, peu de temps après, en trois parties, l'une supérieure, solide, transparente, grise ou verdâtre, constituée par le sérum, tenant en dissolution la plus grande partie de la fibrine. La partie inférieure plus foncée, rougeâtre, se compose de la presque totalité des globules rouges, du sérum et d'une petite quantité de fibrine. La troisième entièrement formée du sérum.

Formation du caillot.

En continuant à observer ce qui se passe, on trouve que la couche fibrineuse supérieure s'épaissit de plus en plus. On y aperçoit des filaments, des granulations amorphes, des mailles; bientôt elle est solidifiée sous forme d'une matière grise semblable à la couche de graisse qui couvre le bouillon. Elle adhère intimement aux globules rouges situés au-dessous.

Dans une autre période, la fibrine continuant à se rétracter acquiert plus de consistance ; la couche supérieure devient plus dense, plus compacte, plus blanche ; elle se solidifie tout à fait et attire à elle la circonférence du caillot vers son centre. Les bords se relèvent, se retroussent d'autant plus que la fibrine est plus abondante, et par conséquent sa rétraction plus forte. En même temps, celle-ci expulse toute la sérosité qui est contenue dans ses mailles, ainsi que dans la partie sous-jacente du caillot.

De la couenne.

Une fois la coagulation opérée complétement, le sang se trouve composé de deux parties distinctes : *d'une partie solide appelée le caillot* (*cruor*, *insula*), dans lequel on doit distinguer deux autres parties différentes, par leur composition chimique : (A) la *couenne*, ou portion supérieure qui est formée de la presque totalité de la fibrine, plus ou moins imprégnée de sérum, et qui retient quelques globules rouges à sa partie inférieure seulement; (B) la *partie inférieure du caillot* qui adhère fortement à la couenne, dont on peut toutefois la détacher, parce qu'elle est plus molle, plus friable. Elle se compose, en presque totalité, des globules rouges et blancs emprisonnés dans les mailles plus ou moins espacées que constitue la petite quantité de fibrine qui ne se trouve pas dans la couenne,

Elle est composée de fibrine presque exclusivement.

et d'une quantité assez considérable de sérosité, retenue en plus forte proportion dans cette même partie du caillot (1).

La seconde partie du sang tout à fait liquide, est composée, en totalité, du sérum, dans lequel en trouve pour 790 parties d'eau, 68 d'albumine et 12 de sels en solution parfaite (matériaux solides du sérum). Le caillot est submergé dans le sérum plutôt qu'il ne nage à sa surface. Le liquide l'entoure, le baigne de toutes parts. Souvent il se dépose à la partie inférieure du sérum une matière rouge, comme pulvérulente; ce sont les globules sanguins qui ont échappé à la fibrine et se sont précipités, par le seul fait de leur pesanteur spécifique.

Les phénomènes de la coagulation sont dus à la fibrine.

Cause de la formation de la couenne.

La cause principale de tous les phénomènes que nous venons d'examiner est le passage de la fibrine de l'état liquide à l'état solide, et la propriété qu'elle possède de prendre, en se concrétant, un petit volume. Les globules, en raison de leur poids, gagnent les parties inférieures du sérum avant que la fibrine ne se concrète; par conséquent, celle-ci se trouve occuper la partie supérieure du caillot.

Il est maintenant facile de concevoir toutes les particularités que peut offrir le caillot dans les maladies. Elles peuvent se résumer dans les deux propositions suivantes : 1° plus la fibrine est en quantité considérable par rapport aux globules, soit que la première ait augmenté comme dans l'inflammation, soit que les seconds aient diminué comme dans l'anémie, plus la couenne

(1) M. Andral a trouvé que, dans le sang d'une saignée pratiquée chez un rhumatisant, et qui contenait 9 en fibrine, la couenne à elle seule renfermait 7 1/2 en fibrine, et la partie inférieure du caillot le reste de la fibrine.

est épaisse, consistante, rétractée et formée rapidement ; 2° plus les quantités de fibrine sont minimes, soit parce ce qu'elle diminue d'une manière absolue comme dans le scorbut, soit parce que les globules augmentent comme dans la pléthore, plus la couenne est mince, imparfaite ; souvent même elle fait entièrement défaut.

Propriétés physiques du caillot fibrineux. Couenne inflammatoire.

Voici les différents aspects que présente la couenne dans les maladies.

Elle se montre : 1° sous la forme d'une couche solide, blanchâtre, résistante, élastique, difficile à déchirer, dont l'épaisseur varie de quelques millimètres à 2 centimètres : on l'appelle alors couenne parfaite, inflammatoire ; 2° en se rétractant, cette couenne relève les bords du caillot qui prend la forme d'un champignon (caillot en cupule ou à bord retroussé) ; 3° la couenne revêt l'apparence d'une matière molle, glaireuse comme de l'albumine crue ou d'une pellicule très-mince, verdâtre, d'un gris cendré (couenne rudimentaire imparfaite) ; 4° on n'aperçoit plus de vestige de la fibrine, parce qu'elle est répartie dans toute l'étendue du caillot où on la retrouve emprisonnant les globules et le sérum. En desséchant le caillot, on obtient la fibrine, les globules et les sels.

Couenne imparfaite.

Déductions clinique tirées de l'étude de la couenne.

Les déductions chimiques que l'on peut tirer de l'inspection du sang de la saignée peuvent être formulées de la manière suivante : 1° la quantité plus grande de la fibrine, par conséquent, l'épaisseur considérable de la couenne, la petitesse et la densité du caillot indiquent : 1° la phlegmasie, 2° la chloro-anémie. Des propriétés physiques inverses des précédentes, c'est-à-dire peu ou point de couenne, un caillot volumineux et ferme, annoncent la pléthore, la congestion, l'hémorrhagie, le tempérament sanguin ; 3° la mollesse et la diffluence extrême du caillot sont le signe d'une diminution de la fibrine et de l'appauvrissement du sang (scorbut, maladies hémorrhagiques, fièvres, exanthèmes, maladies virulentes).

Ce que nous avons dit précédemment des causes de la formation de la couenne sert à expliquer les variations qu'elle offre dans ces différentes maladies, et permet d'en tirer des signes diagnostiques d'une grande valeur.

Conditions diverses qui modifient la coagulation du sang.

Il faut connaître les diverses conditions physiques qui peuvent troubler la coagulation du sang si l'on veut en tirer quelques notions certaines pour l'étude clinique des maladies. Aujourd'hui que la composition chimique du sang et les propriétés particulières de chacun de ses éléments sont bien déterminées, il est facile de comprendre la manière d'agir des différentes causes qui altèrent les propriétés physiques du sang.

Mode d'écoulement du sang.

A. *Écoulement du sang.* Si l'ouverture pratiquée à la veine est petite, si le sang sort par un jet très-fin ou en bavant, la couenne ne se forme pas, malgré l'excès de fibrine, parce que toutes les portions du sang se coagulent successivement, séparément, et constituent, en quelque sorte, autant de petits caillots distincts confondus dans la masse. La couenne, au contraire, est épaisse lorsque le sang s'écoule rapidement, par un large jet et par une ouverture suffisante. La hauteur du jet ne fait rien pourvu que les conditions précédentes soient remplies.

Forme du vase.

B. *Forme du vase.* Elle n'a aucune influence sur la quantité de la couenne; seulement celle-ci est plus ou moins épaisse, suivant la largeur du vase.

C. La *matière* qui compose celui-ci est tout à fait indifférente, quoiqu'on ait prétendu le contraire.

Repos; agitation du sang.

D. *Agitation.* En mêlant toutes les parties du sang, on empêche la fibrine de se porter à la partie supérieure du caillot. Elle se trouve alors répartie dans toute la masse du caillot. Le repos est donc indispensable pour que la couenne soit composée de toute la fibrine du sang tiré, laquelle occupe la partie supérieure du coagulum.

E. *Température.* Si la température des corps qui environnent le sang est très-élevée ou très-basse, la coagulation est retardée ou accélérée ; on n'observe rien de semblable à la température habituelle de l'air atmosphérique. Température.

Coloration du sang. Il sort quelquefois de la veine aussi rutilant que du sang artériel, chez les sujets anémiques, nerveux ou qui ont perdu une grande quantité de sang ; quelquefois aussi à la fin d'une saignée très-abondante. Ces diverses colorations annoncent la diminution de la quantité des globules. Il est en même temps plus fluide. Coloration rouge du sang.

Le sang présente une coloration plus foncée, noirâtre dans les conditions pathologiques opposées, chez les pléthoriques, chez les hommes d'un tempérament sanguin, et dans un grand nombre de maladies qui gênent fortement l'hématose pulmonaire, dans l'asphyxie, le choléra-morbus, les fièvres, le typhus, les affections qui font communiquer ensemble les deux cavités du cœur. On a dit que le sang dont les sels alcalins sont diminués offre une couleur noire ; de nouvelles recherches sont indispensables pour mettre ce fait hors de doute. Coloration foncée.

Consistance. Le sang, à l'état normal, possède un certain degré de fluidité qui peut s'altérer dans les maladies. La quantité accrue des globules détermine l'augmentation de la densité du sang, et la diminution de ces mêmes cellules ou de la fibrine coïncide avec la fluidité plus considérable du même liquide. A une époque déjà éloignée de nous, Boerhaave faisait jouer à la viscosité du Consistance du sang.

sang un grand rôle dans la théorie de l'inflammation.

Théorie e l'obstruction.

Sans discuter les systèmes médicaux, dans lesquels on rapporte à une cause de ce genre et à l'obstruction qui en est l'effet, les phénomènes pathologiques présentés par un certain nombre de maladies, nous devons nous demander si les faits prêtent leur appui à ces systèmes, et répondre négativement. En effet, si dans la pléthore et le le choléra-morbus, par exemple, on était tenté d'attribuer l'hémorrhagie ou les congestions à l'épaississement du sang dans les capillaires, on trouverait les faits bien autrement nombreux de lésions identiques déterminées par une altération toute différente du sang, c'est-à-dire par la fluidité extrême qu'acquiert ce liquide (pyrexies).

Dans l'hyperémie inflammatoire, la retardation et plus tard la stase du sang, constituent une période de l'inflammation qui a été expliquée anciennement par l'obstruction; celle-ci, loin d'être cause des phénomènes, est elle-même l'effet d'une lésion dynamique qui réside dans les tissus enflammés. (Voyez *Inflammations.*)

Nous ne possédons aucune notion certaine sur les autres propriétés physiques du sang, telles que *l'odeur*, *la saveur*, *la température*, *l'électricité* dans les maladies. Quant à la densité du sang ou de son sérum, son étude n'a fourni jusqu'à présent aucun résultat clinique.

Les anciens connaissaient la valeur des principales altérations physiques du sang.

Indications thérapeutiques. A toutes les époques de la médecine, on s'est servi de l'étude du caillot sanguin et des autres propriétés physiques du sang, pour découvrir la nature des maladies et asseoir la thérapeutique. Il faut même reconnaître que l'analyse chimique moderne n'a fait, le plus souvent, que confirmer et rendre plus précises les connaissances qui avaient cours depuis longtemps dans la science. On savait qu'un sang couenneux, un caillot ferme et consistant indiquent l'inflammation et l'emploi de la saignée ; que des propriétés physiques inverses doivent engager le praticien à s'abstenir d'une pareille médication. Sans s'expliquer, aussi bien que nous, la cause de la coagulation du fluide sanguin, sans connaître les propriétés de la fibrine, on avait remarqué que l'abondance du plasma est en rapport avec les forces générales et l'intensité de l'inflammation. La zoochimie moderne a prouvé que la couenne peut être épaisse, le caillot petit, serré, compacte, sans qu'il y ait d'inflammation, comme dans la chlorose, l'anémie, c'est-à-dire toutes les fois que la quantité de la fibrine est accrue d'une manière absolue ou par le fait même de la diminution de la fibrine. Un pareil état du sang contre-indique la saignée.

Notions chimiques qui leur manquaient.

De la couenne dans la chloro-anémie.

Il ne faut pas oublier non plus que la quantité des globules sert à mesurer le degré de force et de réaction vitale aussi bien que la quantité de fibrine. Un caillot volumineux, s'il est ferme, résistant et bien séparé du sérum, annonce que les forces générales sont conservées, et qu'on peut recourir sans inconvénient aux émissions du sang.

Indications tirées de la consistance du caillot.

Le caillot mou, diffluent, couvert d'une couenne molle et glaireuse, ou d'une pellicule grisâtre, irisée, contre-indique la médication antiphlogistique et nécessite, au contraire, les corroborants de tous genres. Le sang des scorbutiques et des grandes pyrexies en est le type.

Sang scorbutique.

Il en est de même d'un caillot volumineux, peu résistant, sans couenne, fortement imprégné d'une grande quantité de sérosité. On le rencontre dans les congestions adynamiques, les maladies générales et toutes les fois que les globules se trouvent augmentées ; or comme ils peuvent l'être par le fait même de la diminution de la fibrine, on conçoit que la saignée est doublement contre-indiquée.

Il ne faut tirer qu'avec réserve les indications thérapeutiques de l'étude du sang.

La zoochimie moderne, en nous faisant mieux connaître les altérations que subit le sang dans les maladies, doit nous rendre très-circonspects lorsque nous voulons tirer nos indications thérapeutiques de l'étude des propriétés physiques de ce liquide. En effet, elle nous apprend qu'un sang couenneux appartient à l'inflammation et à la chloro-anémie; qu'un caillot volumineux se retrouve chez un homme robuste aussi bien que chez le sujet atteint d'une congestion ou d'une hémorrhagie adynamique. Cependant on ne doit jamais négliger l'exploration des propriétés physiques du sang, puisque celles-ci sont toujours en rapport avec les altérations des propriétés chimiques, et qu'en sachant les interpréter on peut en tirer des indications précieuses pour le traitement. Il n'est même pas une seule de ces indications qui n'ait été nettement établie par les observateurs les plus anciens, quoiqu'ils fussent privés des connaissances chimiques que nous possédons aujourd'hui.

Signalons cependant quelques erreurs auxquelles pourrait conduire la seule étude des altérations des propriétés physiques du sang. Nous avons déjà vu qu'un caillot petit, rétracté, fortement couenneux, pouvait se former sur le sang des sujets profondément anémiés. Ajoutons qu'il en est de même chez les femmes grosses que l'on a si longtemps considérées comme en proie à la pléthore et soumises à des saignées répétées. Dans ce cas, la formation de la couenne, loin d'indiquer les déplétions du sang, doit engager les médecins à s'abstenir, excepté dans les cas rares de nécessité absolue. (Voyez *Anémie*.)

2. — Altération de proportion de l'élément fibrineux du sang.

La fibrine, qui est représentée dans le sang normal par le chiffre 3 ou 4 pour 1000 parties, subit dans l'état de maladie, trois modifications essentielles : ses quantités augmentent, diminuent, ses propriétés physiques s'altèrent. Étudions séparément chacune de ces trois altérations.

Des altérations de la fibrine comme éléments des maladies.

1° *Augmentation de la fibrine.* Nous ne connaissons qu'une seule maladie qui puisse augmenter la quantité de la fibrine et la faire monter à 8 et 9 parties sur 1000 de sang ; cette maladie est l'inflammation (voyez *Inflammation*). Ce que nous avons surtout à mettre en évidence, pour le moment, c'est la corrélation qui existe entre l'augmentation de la fibrine et le travail local qui constitue la phlegmasie. Toutes les fois que cette augmentation a lieu, on peut être sûr qu'il existe quelque part une inflammation parvenue à la période d'hyperémie, de suppuration ou de ramollissement. L'altération du sang est-elle consécutive à la maladie du solide ? C'est ce que nous chercherons ailleurs. (Voyez *Inflammation.*)

Accroissement des quantités de fibrine.

Dans l'inflammation.

Nous montrerons aussi que l'accroissement de la fibrine peut appartenir à l'état physiologique, et exercer une influence considérable sur l'organisme à l'état sain et morbide. (Voyez *État puerpéral.*)

Étudions maintenant la part que prend l'altération du sang avec le développement des phénomènes morbides qui accompagnent et suivent l'inflammation. Il faut établir plusieurs catégories de cas sur lesquels nous jetterons un coup d'œil rapide, parce que nous en présenterons une étude plus approfondie dans une autre partie de ce livre. L'altération du sang, une fois produite par le travail phlogistique local, se traduit par un état général ou diathèse qui a été signalé, sous différents noms et à différents titres, par tous les auteurs. Si elle rencontre la pléthore, ou se montre chez un sujet jeune ou doué du tempérament sanguin, il en résulte un ensemble de symptômes généraux avec prédominance de la réaction vasculaire, et un état sthénique à son maximum qu'on a appelé aussi état inflammatoire. Tous les symptômes, toutes les maladies intercurrentes se ressentent de cet état qui sera décrit plus loin (voyez *Inflammation*). Remarquons qu'à mesure que le travail phlegmasique poursuit son cours, la diète, les saignées ou le traitement débilitant enlèvent au sang ses globules, l'anémie se prononce; de là des changements dans l'expression symptomatique du mal, et surtout dans la composition du sang, qui fournit encore amplement au travail phlegmasique. (Voy. *Anémie.*)

Diathèse inflammatoire.

Toutes les inflammations n'augmentent pas les quantités de fibrine.

Toutes les inflammations ne modifient pas le sang de la même manière; les unes augmentent sa fibrine, les autres n'exercent aucune influence sur cet élément quoique la phlegmasie soit exsudative ou suppurative. Le ramollissement des plaques de Peyer et les milliers de phlegmasies du derme qu'on trouve dans la variole n'ont pas le pouvoir d'élever la fibrine, et cependant tous les caractères locaux les plus tranchés de la phlegmasie existent. Cette particularité conduit à une réflexion que ne peut manquer de faire le médecin qui envisage les altérations du sang comme le résultat de la maladie du solide. La spécificité peut à elle seule dominer tellement l'altération du solide, qu'elle l'empêche de se traduire par ses effets ordinaires sur le sang. Ainsi le travail phlegmasique, tout en conservant ses caractères locaux, perd son influence sur le sang.

L'accroissement des quantités de fibrine peut être remplacé par un état contraire ou par d'autres lésions du sang.

Dans les fièvres, les exanthèmes, et les maladies dans le cours desquelles on observe des ramollissements, des gangrènes et même des hémorrhagies, ainsi que nous le dirons plus loin, le travail phlegmasique peut prendre naissance. Ainsi se développent des stomatites, les laryngites pseudo-membraneuses, les suppurations du tissu cellulaire qui doivent être suivies de l'altération du sang propre aux phlegmasies, c'est-à-dire de l'accroisement de la fibrine; en effet les choses se passent ainsi. Tous les praticiens ont observé de ces phlegmasies, dites spécifiques, dans le cours des maladies ataxo-adynamiques, septiques, putrides. Faut-il refuser d'y voir l'inflammation parce que celle-ci naît au milieu de conditions morbides toutes spéciales? En aucune manière, et nous verrons plus loin que la diminution de la fibrine qui fait l'hémorrhagie peut être rapidement remplacée par un état opposé du même élément. Attendons-nous donc à voir une altération du sang en remplacer une autre, comme dans le solide une maladie se substitue à une autre, nous ne disons pas se transforme en une autre.

Défibrination.

1° *Diminution de la fibrine; défibrination.* Lorsque l'élément plastique du sang diminue de quantité, et qu'il s'abaisse de 3 à 1 et même moins de 1/1000, il en résulte un état morbide que l'on a appelé état *scorbutique ou de dissolution du sang.* Observé et décrit dès la plus haute antiquité, cet état entraîne des accidents graves parmi lesquels les hémorrhagies multiples occupent la première place. Huxham en a fait une étude approfondie; nous ne pouvons passer sous silence ses remarquables travaux, qui ont été corroborés par ceux de MM. Andral et Gavarret (1).

Causes de cette altération.

Parmi les causes qui agissent, soit en empêchant la formation de la fibrine, soit en la soutirant au sang, il faut signaler 1° les expériences faites sur les animaux, l'injection de sels alcalins; et dans l'état morbide, la pénétration encore douteuse des mêmes sels, de l'urée et de l'acide urique, comme dans quelques cas de mort rapide survenue à la suite de résorptions urineuses ou de l'albuminurie; 2° l'injection dans le sang d'un autre sang défibriné; 3° de matières septiques et de carbonate d'ammoniaque (Magendie, Gaspard, Leuret, Hamon); 4° de l'acide prussique, hydrosulfurique, de l'arsenic; 5° une nourriture exclusivement composée de viandes salées, fumées ou altérées par la putréfaction, et en même temps la privation de plantes herbacées fraîches, comme dans le cas de scorbut; 6° une nourriture insuffisante, comme chez les affamés et ceux qui meurent d'inanition; 7° une fatigue extrême dont les animaux surmenés nous offrent de fréquents exemples. Galien avait fait la même remarque chez les cerfs tués à la chasse; 8° un trouble considérable de l'innervation, une douleur physique vive de longue durée, un chagrin profond qui finissent par causer également la défibrination (2).

Maladie dont la défibrination est un élément essentiel.

Nous ne ferons qu'énumérer les maladies dont la défibrination du sang est l'élément essentiel, parce qu'elles doivent être le sujet de nos études spéciales. (Voyez *Hé-*

(1) Huxham, *Essai sur les fièvres*, chap. IV, V et VIII. — Andral et Gavarret, mém. cit., et *Essai d'hématologie* déjà cité.

(2) M. Clément a montré, dans un mémoire intéressant, que la douleur fait diminuer la fibrine et l'albumine chez les animaux; *Comptes rendus de l'Académie des sciences*, 15 juillet 1850.

morrhagies, *Pyrexies*). Ces maladies doivent être partagées en deux groupes naturels.

Nous trouvons dans le premier le scorbut et les affections qui n'en sont qu'une forme plus affaiblie, tel que le pourpre hémorrhagique. L'élément essentiel primaire, dans ce cas, est la diminution de la fibrine, à différents degrés.

Pyrexies et hémorrhagies.

Le second, beaucoup plus nombreux, contient des maladies dans le cours desquelles apparaît une hémorrhagie scorbutique forte ou faible, mais dans tous les cas secondaire, consécutive à une affection générale ou locale ; ainsi se développent les hémorrhagies si communes dans le typhus, la fièvre typhoïde, la fièvre jaune, les formes graves et surtout épidémiques de la variole, de la rougeole et de la scarlatine, et dans toutes les maladies à déterminations morbides gangréneuses, la fièvre puerpérale, le charbon, la pustule maligne, la morve, le farcin, et dans les empoisonnements du sang par le pus ou les matières septiques.

Qu'on veuille bien remarquer que la diminution de la fibrine peut avoir lieu par le seul fait d'un trouble survenu dans la nutrition générale, et qui reconnaît pour cause, soit une mauvaise hygiène, soit une maladie qui lèse profondément l'innervation ou la fonction d'hématose, quel qu'en soit le siége. Dans le premier cas, l'altération du sang est élément primaire de maladie ; il joue le rôle d'élément secondaire dans toutes les affections graves que nous avons énumérées, et qui ont pour effet de léser le solide et souvent le liquide. Les hémorrhagies se manifestent dans les deux cas. (Voyez *Hémorrhagies.*)

L'altération des quantités normales d'albumines peut accompagner la défibrination.

Les causes que nous venons de passer en revue, après avoir agi sur la fibrine du sang, finissent par s'attaquer à l'albumine, dont les quantités physiologiques ne sont pas moins nécessaires que celles de la fibrine pour que les fonctions s'exécutent régulièrement. C'est ce qui explique pourquoi les hydropisies s'observent si souvent, en même temps que les hémorrhagies, dans le cours de toutes les maladies graves qui s'attaquent à tout l'organisme.

Lésions physiques et chimiques du sang.

Caractères physiques et chimiques du sang défibriné. L'élément fibrineux s'abaisse de 3 à 1, et même à moins de 1 sur 1000 parties du sang : quelquefois même l'élément plastique fait entièrement défaut, ou du moins on ne peut plus le découvrir par l'analyse (1). Nous avons nous-même rencontré deux cas où l'examen microscropique du sang ne nous a point permis de découvrir la plus minime quantité de fibrine dans la sérosité que contenaient les gros vaisseaux et le cœur.

Quant aux autres éléments du sang, ils varient à un degré extrême, du moins si l'on s'en rapporte aux diverses analyses chimiques. Les globules rouges restent à l'état normal, quelquefois diminuent, et même augmentent. La quantité d'eau du sérum augmente 803 ou reste physiologique. L'albumine s'est abaissée dans quelques cas : on l'a trouvée en quantité normale dans d'autres. On voit donc que la seule lésion constante est la diminution de la fibrine. On a supposé aussi qu'elle perd ses qualités plastiques et devient plus molle, plus difficilement coagulable. On ne peut s'expliquer les différences offertes par les analyses chimiques qu'en admettant qu'elles ont été faites dans des cas complexes : l'anémie, la congestion, la phlegmasie même, peuvent accompa-

(1) Comme dans le cas cité par M. Hérard, *Comptes rendus de l'Académie des sciences*, 28 décembre 1852.

gner l'état de dissolution du sang ou lui succéder. (Voyez *Hémorrhagies par altération du sang.*) On se rend compte ainsi des variations qu'on observe dans la quantité des globules, de l'eau et de l'albumine. Quant à la proportion augmentée des sels du sérum, et spécialement des sels de soude, aucune analyse n'en a démontré bien positivement l'existence.

Etat de dissolution du sang.

Dans un degré extrême, qui mérite le nom d'état de dissolution du sang que lui a donné Huxham, ce liquide, tiré de la veine, ne se coagule pas, reste fluide, noirâtre, d'un rouge sale ou d'un rouge clair, semblable à de l'eau qui contiendrait une petite quantité de vin. Ces altérations s'expliquent par l'absence ou la diminution de la fibrine, qui, dans l'état normal, lorsqu'elle passe de l'état liquide à l'état solide, détermine, comme on le sait, la formation du caillot. (Voyez *Altération des propriétés physiques du sang.*) Celle-ci ne peut donc plus avoir lieu ou, du moins, ne s'opère qu'imparfaitement. Les globules sanguins et la fibrine se retrouvent dans le sérum à l'état de dissolution. Le sang que renferment le cœur et les gros vaisseaux présente les mêmes caractères physiques.

Intensité moindre de l'altération du sang; forme du caillot.

Lorsque le sang est moins défibriné, il se forme alors un caillot large comme le vase, noirâtre, présentant une teinte grise ou verdâtre, tellement mou et diffluent, qu'il se brise sous le doigt; ou bien il est sous forme de grumeaux mêlés au sérum. Celui-ci se trouve infiltré en totalité dans le caillot, parce qu'il n'a pu en être expulsé par la fibrine presque absente.

Couenne imparfaite; rudimentaire.

Dans d'autres cas, le caillot est formé; il nage dans une sérosité fortement rougie par les globules. Il est volumineux, mou. Il se couvre à sa surface d'une matière glaireuse, semblable à l'albumine de l'œuf, ou à une pellicule verdâtre, bleuâtre, qui doit prendre le nom de fausse couenne. A la partie inférieure du sérum, sur les parois du vase qui renferme le sang, se dépose une matière rouge, de couleur plus ou moins foncée, qui est constituée par les globules sanguins, précipités pendant la coagulation imparfaite et lente du sang.

On peut imaginer toutes les formes intermédiaires entre celles que venons de signaler. Elles rappellent fidèlement les caractères physiques du sang dans les fièvres et les maladies hémorrhagiques. Si parfois on trouve un caillot petit, fortement couenneux à sa surface, c'est qu'alors il existe une autre altération du sang. La diminution des globules propre à l'anémie ou l'accroissement de la fibrine dû à une phlegmasie intercurrente qui fait remonter l'élément plastique, servent à expliquer toutes ces variations. Tel est l'ensemble des notions hématologiques que l'on possède aujourd'hui, et dont on doit la découverte à MM. Andral et Gavarret.

Examen microscopique : il n'offre aucun intérêt.

L'examen microscropique du sang scorbutique ne nous apprend rien de précis. On retrouve, il est vrai, la fibrine sous les formes granulaire et fibrillaire ; mais cette notion n'a pas la moindre importance, puisque cette forme existe à l'état normal. Tout ce qu'on a écrit sur les altérations des globules rouges, sur leur forme crénelée, déchiquetée, appartient à une époque où l'on connaissait imparfaitement l'étude microscopique des liquides.

Signes de la défibrination.

Symptômes de la défibrination. Quelle que soit la nature de la maladie dans le cours de laquelle se développe la défibrination, deux sortes de lésions en révèlent principalement l'existence : 1° les hémorrhagies ; 2° les congestions avec leur cortége obligé de symptômes.

Les hémorrhagies ont lieu par différentes voies : par les vaisseaux du derme, par les membranes muqueuses et par les capillaires des parenchymes. Elles affectent simultanément ou d'une manière plus spéciale chacune de ces parties, suivant l'entité morbide. Dans les pyrexies, on les observe surtout à la peau sous forme de pétéchie et d'ecchymose, ou sur la membrane muqueuse (vomissement noir de la fièvre jaune, épistaxis des typhus, fièvre rémittente de l'Inde. (Voyez *Hémorrhagies*.)

Hémorrhagies.

Les congestions constituent un autre effet non moins fréquent de la diminution de fibrine, soit qu'elles persistent à l'état de congestions, soit qu'elles aboutissent à l'hémorrhagie qu'elles préparent et amènent presque toujours. Aussi trouve-t-on à la fois pendant la vie et après la mort disséminées, soit dans les mêmes organes, soit dans des lieux différents, l'hémorrhagie et la congestion. (Voyez *Congestions*.)

Congestions.

Il nous reste, pour compléter le tableau des effets morbides provoqués par la diminution de l'élément coagulable du sang, à parler d'un fait qui, suivant nous, a été souvent mal interprété : nous voulons parler de la coïncidence de la défibrination du sang avec d'autres états morbides locaux ou généraux, d'une nature tout opposée. On trouve, par exemple, dans une épidémie de scarlatine ou de rougeole, des phlegmasies pseudo-membraneuses, des hémorrhagies, des gangrènes qui souvent se compliquent ou se succèdent. Dans tous ces cas, il n'y a pas, il ne saurait y avoir transformation d'une phlegmasie en une hémorrhagie ou réciproquement; la constitution du sang s'y oppose. Mais l'altération de ce liquide peut très-bien changer complétement de nature, c'est-à-dire qu'après avoir subi l'action de causes spéci-

Différentes altérations du sang peuvent se succéder dans les maladies.

Elles traduisent alors plusieurs genres de lésions du solide.

fiques, le sang d'abord fibrineux peut perdre cette fibrine, et alors aux caractères anatomiques et à la lésion locale de la phlegmasie qui persiste s'ajoutent des hémorrhagies et des gangrènes. Il nous paraît probable que sous l'influence des causes épidémiques, endémiques ou contagieuses, le sang peut s'altérer de ces diverses manières. C'est alors qu'à la phlegmasie se substitue une hémorrhagie ou une gangrène. Il faut se familiariser avec ces métamorphoses, et se rappeler que les altérations du sang ne sont pas plus invariables ni plus persistantes que les maladies du solide dont elles sont, d'ailleurs, la représentation fidèle, en pareil cas.

Un dernier ordre de symptômes qu'on retrouve dans presque tous les cas de défibrination est constitué par l'état morbide qu'on désignait anciennement sous le nom d'état putride, et que l'état typhoïde a détrôné. Presque tous les sujets chez lesquels le sang est fluidifié tombent dans l'adynamie et finissent même par offrir les fuliginosités, la teinte spéciale de la peau, et la stupeur qu'on observe dans les maladies typhoïdes.

Indications thérapeutiques.

Indications thérapeutiques. Toutes les maladies dans lesquelles le sang perd de sa fibrine présentent un certain nombre d'indications thérapeutiques qui leur sont communes. Rendre au sang sa plasticité, en y introduisant des substances capables de stimuler généralement le solide, telle est la plus pressante de toutes les indications.

Indications générales, souvent incertaines.

On cherche à obtenir cet effet à l'aide des toniques fixes et des excitants qui vont agir sur le système nerveux et directement aussi par l'intermédiaire du sang sur les capillaires généraux. On parvient ainsi, dans quelques cas, à combattre l'adynamie et à rendre aux propriétés vitales, telles que l'irritabilité, la sensibilité et la motilité, la force qui leur manque. Cependant nous devons signaler au praticien les difficultés sans nombre qui souvent rendent inefficace la médication la mieux dirigée. Il ignore le plus ordinairement la cause réelle de la défibrination du sang; il ne sait donc pas sur quel appareil il doit faire porter plus particulièrement la stimulation. Les maladies qui s'accompagnent de cette maladie du sang diffèrent tellement entre elles par leurs symptômes, leur nature, leurs causes probables, qu'il est impossible de diriger la thérapeutique avec quelque certitude. En prodiguant le quinquina, les acoolats chargés d'huiles essentielles ou de substances amères résinoïdes, il peut réussir; mais le succès est loin d'être certain. Rien de plus difficile que de reconstituer le sang et que de lui rendre sa fibrine.

Indications spéciales tirées de la connaissance de la cause.

Il n'en est plus de même si l'on parvient à découvrir la cause expérimentale à laquelle est liée la maladie du sang. Quelquefois elle dépend d'une alimentation mauvaise ou insuffisante, d'une asthénie du système nerveux, d'une douleur excessive, de la suractivité des organes de l'innervation ou de la locomotion; l'indication thérapeutique et le remède sont faciles à trouver : l'hygiène en fait tous les frais. Le traitement du scorbut est presque toujours efficace, parce que nous connaissons les causes hygiéniques de la défibrination.

A côté de l'indication générale qui consiste dans la stimulation, s'en trouvent d'autres qui dépendent de la nature de chaque maladie dont la défibrination n'est qu'un élément. Ainsi, dans les fièvres hémorrhagiques, l'altération septique du sang prend une part très-grande à la production des accidents. Il en est de même de l'infection purulente dans un grand nombre de maladies du solide.

Faisons remarquer toutefois que les indications particulières concordent très-bien avec celles que nous avons posées d'abord.

Si la défibrination aboutit plus spécialement à la congestion ou à l'hémorrhagie dans un organe, il est à peine nécessaire de dire qu'il faut agir aussi sur le siége particulier des lésions, mais en subordonnant toujours le traitement local au traitement général. (Voyez *Hémorrhagies, congestions.*)

3. — Des altérations de quantité des globules du sang, considérées comme éléments de maladie.

Les globules représentés par les chiffres 127 à 132 sur 1,000 parties de sang, constituent un des éléments les plus essentiels du liquide sanguin. Regardés par les uns comme l'élément stimulant, par excellence, et comme la seule partie animée et vivante du sang, par d'autres comme des cellules destinées à subir ultérieurement de nombreuses métamorphoses, les globules s'altèrent souvent dans le cours des maladies. Leurs quantités augmentent ou diminuent; cette altération de proportion est la seule qu'on connaisse. On a supposé qu'ils pouvaient s'altérer dans leur constitution propre, renfermer plus ou moins de matière colorante, d'eau, de fer; mais comme on est réduit sur ce sujet à de simples conjectures, nous ne parlerons que des maladies dans lesquelles les globules sont augmentés ou diminués. Le premier état morbide a reçu le nom de *pléthore*, le second celui d'*anémie*.

De la pléthore.

1° De l'augmentation de quantité des globules rouges. *Pléthore*, La pléthore a été considérée par les médecins de toutes les écoles comme un état général de l'organisme qu'ils ont rapporté, tantôt à une altération du sang, tantôt à une lésion vitale du solide ; tous se sont accordés à reconnaître qu'elle joue un rôle essentiel dans un grand nombre de maladies. On attribue généralement aujourd'hui la pléthore à un changement primitif de composition du sang.

Définition.

Nous donnerons le nom de pléthore à une diathèse ordinairement congénitale, produite par l'augmentation des globules rouges du sang.

Altération chimique du sang.

Caractères de l'altération du sang. Un seul élément, le globulaire, est altéré. Les quantités s'élèvent au-dessus du chiffre normal. Sur 31 saignées, MM. Andral et Gavarret ont trouvé pour moyenne 141 ; maximum, 154; minimum, 131 (le chiffre normal est 127) (1). La proportion d'eau diminue et les autres éléments ne subissent pas de changement appréciable. Le sang tiré de la veine se prend plus lentement en caillot que le sang des plegmasies; ce caillot est volumineux, souvent large comme le vase, peu rétracté, par conséquent infiltré d'une grande quantité de sérosité, médiocrement résistant, à surface plane, oxygénée, rutilante, jamais couenneuse; tout au plus s'il existe une couche molle, verte ou grisâtre à la partie supérieure du caillot.

Accroissement de la quantité du sang?

On a prétendu que le sang est en quantité plus grande, mais aucune expérience positive n'a pu fournir la démonstration de ce fait (2). Dans l'état actuel

(1) Andral, *Essai d'hématologie*, p. 44, in-8°, Paris, 1843.

(2) MM. Becquerel et Rodier ont soutenu cette opinion, mais sans en administrer la preuve convaincante; *Traité de chimie pathologique*, p. 96, in-8°, Paris, 1854.

de nos connaissances, nous sommes habitués à nous représenter le sang comme un liquide dont les quantités générales ne changent pas, même chez les individus qui en ont perdu une quantité énorme, l'eau venant sur-le-champ prendre, dans le système vasculaire, la place de celui qui s'est écoulé au dehors. Nous ferons remarquer à ceux qui nient l'augmentation des globules dans la pléthore, qu'ils admettent cependant la diminution de cet élément dans l'anémie; or, presque toujours, chaque maladie correspond à une autre maladie de nature entièrement opposée. La pléthore et l'anémie sont précisément ces états morbides contraires.

Symptômes de la pléthore.

Signes de la pléthore. Rappelons seulement que l'excitation produite par un sang plus riche en globules se traduit par la suractivité fonctionnelle de l'appareil vasculaire plus spécialement. Nul corps, dans le sang, ne jouit à un plus haut degré que le globule rouge du pouvoir de mettre en jeu l'excitabilité. Il faut rapporter à cette stimulation les symptômes suivants : prédominance d'action et développement des appareils respiratoire et circulatoire; vive et facile pénétration du sang dans les capillaires généraux, coloration rouge des tissus, plénitude des artères et des veines, calorification plus grande et résistance au froid, sécrétions abondantes, nature plus animalisée des produits excrétés, appétit vif, digestion prompte, selles rares.

Accidents de la pléthore. Portés à un degré morbide, les phénomènes précédents sont remplacés par d'autres symptômes : céphalalgie, vertige, bourdonnements dans les oreilles, battements incommodes des artères et du cœur, coloration rouge du visage, quelques congestions plus ou moins habituelles (1). Arrivée à ce point, la pléthore constitue l'imminence morbide, la prédisposition à la maladie ou enfin la maladie même : trois ordres d'accidents peuvent être rattachés à la pléthore : 1° la *congestion ;* 2° l'*hémorrhagie ;* 3° la *fièvre.*

Congestion. Si la pléthore va toujours en augmentant, soit en raison de la diathèse congénitale qui la crée, soit surtout à cause de l'action incessante des agents hygiéniques qui l'entretiennent et l'exagèrent, il en résulte, à un moment donné, une congestion dite active, sthénique, qui représente la *plethora ad vires* des anciens. Les symptômes locaux, diffèrent suivant l'organe vers lequel se fait l'hyperémie. Ils consistent, d'une manière générale, en une pesanteur plus ou moins incommode, en un sentiment de plénitude, de chaleur, de douleur même, en pulsations des artères, en une chaleur et une coloration plus grandes des tissus, en un trouble constant de la fonction. Celle-ci est toujours déprimée ou pervertie. La congestion pléthorique du cerveau produit les vertiges, la céphalalgie l'assoupissement, le fourmillement des membres, et va même, par des degrés divers et toujours rapides, jusqu'à la perte de l'intelligence, du sentiment et du mouvement. La congestion du foie détermine l'ictère; celle du rein, la sécrétion de l'albumine; de l'utérus, des douleurs vives, de la chaleur, de la pesanteur, etc., vers cet organe.

Congestion.

Symptômes différents suivant l'organe congestionné.

Les symptômes généraux de la congestion pléthorique instruisent plus encore que les symptômes locaux. L'âge du sujet, le caractère propre de sa constitution, la composition chimique du sang, les propriétés physiques du caillot, le développement d'une fièvre intense sans loca-

(1) M. Piorry a donné de la pléthore une description très-exacte; *Traité des altérations du sang (polyhyperémie)*, in-8°, Paris, 1840.

lisation d'abord; plus tard les phénomènes d'une congestion aiguë vers un viscère, sans aucun signe de phlegmasie : tel est l'ensemble des phénomènes qui caractérisent la congestion pléthorique.

Hémorrhagie pléthorique.

Elle peut aboutir à une hémorrhagie ou à une hyperémie copieuse qui jugent la maladie. Il est fort douteux qu'elle finisse par une inflammation locale. Cette opinion, fortement accréditée dans les anciennes écoles et parmi un grand nombre de médecins de notre époque, ne nous paraît pas fondée. En effet, on sait que la fibrine n'est nullement augmentée dans la pléthore ; l'analyse chimique du sang nous a rendu sous ce rapport un service signalé, en nous montrant que dans la pléthore, la constitution du sang est toute différente de ce qu'elle est dans l'inflammation, et que presque toujours les hyperémies restent fidèles à leur première origine. Elles sont dues primitivement à l'augmentation des globules ou à l'augmentation de la fibrine; dans le premier cas, elles conservent leur caractère d'hyperémie pléthorique, celui de phlegmasique dans le second cas.

La congestion pléthorique ne produit pas la phlegmasie.

Elle subsiste avec ses caractères propres et originaires.

La prédilection de la pléthore pour tel ou tel organe s'explique par des causes que nous étudierons plus loin, et qui sont les mêmes pour les hémorrhagies de même nature.

Arrivée à un certain degré, la congestion suit une marche rétrograde. Tous les symptômes de l'afflux sanguin se dissipent et le malade est rendu à la santé, mais pour un temps, en général, assez court, parce que l'altération du sang ne tarde pas à ramener les mêmes effets. Elle se termine souvent par des hémorrhagies.

Hémorrhagies pléthoriques.

Hémorrhagies. Elles sont toujours précédées des symptômes locaux et généraux de la congestion, c'est-à-dire qu'on voit paraître tous les signes de la fièvre inflammatoire et du molimen hémorrhagique. Ces derniers consistent dans les symptômes que nous avons indiqués en parlant de la congestion. Toutefois, lorsque celle-ci doit se terminer par un flux sanguin, la tuméfaction, la rougeur, la sensibilité même des tissus, la pulsation artérielle, la chaleur locale, augmentent, acquièrent une intensité extrême en peu de temps, jusqu'à ce que le liquide sanguin sorte des vaisseaux. La force de la diastole dans l'artère principale et dans les plus petites artères prouve qu'il se passe dans l'hémorrhagie une réaction vitale que les uns ont exagérée, mais que d'autres ont eu le tort de ne pas reconnaître. Préparé par l'altération du sang, le travail morbide local qui détermine l'écoulement sanguin nous paraît être purement vital. Nous avons peine à comprendre qu'on puisse expliquer autrement l'hémorrhagie. L'attribuer à la diminution de la fibrine par rapport aux globules, ce n'est point rendre compte de la cause intime qui provoque l'hémorrhagie, dans un lieu plutôt que dans un autre. Il faut qu'il y ait, en dehors de l'altération générale du sang, quelque chose de plus qui fasse, soit la congestion, soit l'hémorrhagie, soit la fièvre, et qui détermine aussi l'élection de domicile de l'acte morbide : ce quelque chose est un trouble purement nerveux, dynamique.

Symptômes locaux : ils se composent de ceux qui appartiennent à l'hyperémie et à la sortie du sang hors des vaisseaux.

On ne peut les attribuer qu'à une réaction vitale.

Une fois l'hémorrhagie effectuée, la fièvre, les symptômes congestionnels, et même les signes de la pléthore, disparaissent. L'observation de ces phénomènes, qui se passent toujours de la même manière, avait suggéré aux anciens, à Stahl et à son école, la doctrine qu'ils ont soutenue sur les heureux effets des hémorrhagies critiques. Si l'organe vers lequel s'est passée la *détermination mor-*

L'hémorrhagie a été regardée comme critique. Idée qu'il faut s'en faire.

bide de la pléthore est une cavité ouverte au dehors, comme les fosses nasales, les bronches, l'estomac, ou l'intestin, l'issue du sang, sera suivie du retour à la santé. Mais il n'en sera plus de même si la cavité est close et l'organe indispensable à l'entretien de la vie. On n'a qu'à comparer, à ce point de vue, les hémorrhagies par le cerveau, par le tissu pulmonaire et hépatique, avec celles qui se font par les fosses nasales ou le rectum.

Lorsque l'écoulement de sang est peu abondant, lorsque la congestion persiste, à un certain degré, l'hémorrhagie peut se reproduire et enlever définitivement la congestion. On a expliqué les effets salutaires de l'hémorrhagie, en disant qu'elle agit à la manière d'une saignée qui ôte le trop-plein des vaisseaux. L'altération du sang propre à la pléthore doit conduire à une autre théorie. Il résulte des recherches hématologiques de M. Andral que la saignée fait tomber rapidement la quantité des globules, et qu'elle est par conséquent le moyen le plus sûr de combattre la pléthore (1). Les hémorrhagies agissent donc exactement comme la saignée. Le praticien ne doit pas les favoriser quand elles menacent de se faire par un organe essentiel et actuellement congestionné.

Fièvre angéioténique de la pléthore.

Fièvre. On peut prendre une idée assez exacte de cette fièvre en observant un pléthorique, chez lequel la congestion a lieu vers la tête, le foie ou le rectum. Le mouvement fébrile présente alors tous les symptômes qu'on a rapportés à la fièvre angéioténique ou inflammatoire. L'absence de toute espèce de trouble local et tous les signes généraux de la fièvre, tels que chaleur cutanée, pouls fréquent et fort, suffisent pour caractériser cette *fièvre*

(1) Andral, *Essai d'hématologie*, p. 128.

pléthorique. Dans ce cas, elle n'est qu'un degré plus considérable de l'excitation vasculaire à laquelle donne lieu la pléthore. Un écart de régime, une fatigue, une émotion morale, suffisent pour déterminer chez un pléthorique un accès de fièvre éphémère qui se dissipera après quelques heures ou quelques jours, à la suite de la diète, d'une sueur abondante ou d'un flux d'urine critique.

Étiologie.

La pléthore est le plus souvent un état congénital.

Causes. Commençons d'abord par établir que la pléthore est une diathèse, c'est-à-dire un état corporel général, qui se caractérise plus particulièrement, après l'époque de la puberté, augmente de vingt à quarante, et cesse dans la vieillesse, mais qui dépend presque toujours d'une disposition héréditaire ou tout au moins congénitale. La femme, malgré la déperdition mensuelle, est aussi exposée aux accidents de la pléthore; ceux-ci augmentent surtout après la cessation des règles. Il faut bien que la pléthore tienne à une disposition congénitale, soit du solide, soit même du fluide sanguin, car il est rare que le régime ou le genre de vie puissent la produire ou la faire cesser à eux seuls. C'est en vain que vous prodiguez à un individu nerveux ou d'une constitution toute contraire au tempérament sanguin, les aliments les plus succulents, les plus azotés, les boissons les plus stimulantes, vous n'arrivez pas à le rendre pléthorique. Remarquons, en outre, que cet état constitutionnel diminue et cesse par les progrès de l'âge, à mesure que les liquides et les solides perdent de leurs propriétés stimulantes.

Elle est due probablement à la constitution primitive du sang.

L'activité fonctionnelle de certains organes explique pourquoi l'hémorrhagie se fait par ces mêmes organes.

Ces données étiologiques une fois connues, on comprend pourquoi les congestions et les hémorrhagies pléthoriques s'effectuent de préférence vers les parties qui jouissent d'une activité plus grande, à certaines époques de la vie; vers les fosses nasales, chez les jeunes sujets; l'utérus, le poumon, le cerveau, le cœur, dans l'âge moyen, et plus tard vers l'intestin, le rectum et le cerveau. Du reste, il ne faut pas accepter comme invariables ces sortes de prédilection de la pléthore pour les organes indiqués. Les vieilles croyances, qui ont cours, à ce sujet, dans la science, ont besoin d'être examinées de nouveau.

De la pléthore comme élément de maladie.

De l'influence pathogénique de la pléthore sur les autres maladies. Nous avons vu précédemment les effets de la pléthore seule; il nous reste à étudier ceux qu'elle provoque quand elle devient élément des autres maladies. Dans ce cas, quoique antérieure en date à la maladie intercurrente, la pléthore est souvent considérée comme une complication. On trouve indiquée, à chaque instant, la forme pléthorique dans la description d'un très-grand nombre de maladies, de la fièvre typhoïde, puerpérale des hydropisies, des hémorrhagies, des inflammations, etc. En analysant avec soin les symptômes surajoutés par la pléthore à l'affection principale, on ne tarde pas à s'apercevoir qu'ils sont dus entièrement à la prédominance de l'élément globulaire. Prenons pour exemple les fièvres typhoïde et puerpérale qui surprennent les malades au milieu de la santé la plus parfaite. Ceux-ci présentent, dans les premiers jours, une fièvre violente, marquée par la rougeur, le gonflement du visage, la force, l'ampleur du pouls, l'excitation cérébrale, les hémorrhagies. Le sang est celui de la pléthore; ses symptômes s'ajoutent à ceux de la maladie, qui prend alors une intensité très-grande, surtout si la maladie est fébrile et le sujet robuste. Les symptômes de réaction liés à une phlegmasie ou à une pyrexie compliquées de pléthore,

Elle accroît l'intensité des symptômes de réaction.

sont beaucoup plus violents que si ces affections étaient simples. Ordinairement ce n'est que dans la première période de la maladie que cette forme se dessine avec ses caractères tranchés ; elle va s'affaiblissant avec une rapidité extrême, et l'on n'en trouve plus trace quand les symptômes ataxo-adynamiques se sont développés.

Quelquefois des maladies locales bien déterminées s'accompagnent des signes de la pléthore. Il est facile de les dégager les uns des autres. Les premiers signes de tubercule pulmonaire, et l'hémoptysie qui en est la conséquence, venant à se déclarer chez un homme pléthorique, on verra paraître une fièvre ardente et un ensemble de symptômes qui pourront donner le change et faire croire à une hémoptysie idiopathique ou à une phlegmasie des voies respiratoires. Un très-grand nombre de maladies peuvent se compliquer de pléthore, mais d'autres ne coexistent jamais avec elle : de ce nombre sont l'anémie, la chlorose, le scorbut et le purpura. Toutes celles qui altèrent profondément la nutrition et qui amènent le dépérissement ne peuvent laisser subsister la pléthore, même pendant un temps fort court, parce qu'elles ont pour effet de s'attaquer promptement au sang. Nous en dirons autant de toutes les maladies chroniques.

La pléthore accompagne un grand nombre de maladies locales.

Elle est incompatible avec certains états morbides.

L'inflammation passe généralement pour compliquer souvent la pléthore, et même pour en être l'effet. Qu'elles coexistent dans un grand nombre de cas, rien de plus vrai ; que les symptômes phlegmasiques prennent une intensité extrême par suite de cette combinaison de deux maladies qui agissent, dans le même sens, pour exciter des phénomènes de réaction, rien de plus facile à comprendre ; mais ces deux maladies ne s'engendrent jamais l'une l'autre. La pléthore augmente les globules, tend

La pléthore coïncide avec la phlegmasie, mais ne l'engendre pas.

par conséquent à amener une diminution relative de la fibrine ; l'inflammation, au contraire, augmente celle-ci, et dès lors produit une diminution relative des globules. Elle anémie en quelque sorte le sang. Ajoutons que l'une peut succéder à l'autre.

De la vraie et de la fausse pléthore.

La pléthore est distincte de l'anémie. Avant que l'analyse chimique eût fait connaître les altérations du sang propres à la pléthore et à l'anémie, on confondait souvent ces deux états morbides, sous les noms de pléthore vraie et de pléthore fausse. Nous verrons plus loin qu'en effet la chlorose simule assez bien la pléthore, dans quelques cas, pour qu'on puisse s'y méprendre lorsqu'on n'a point pour se guider les bruits vasculaires et le frémissement artériel. Aujourd'hui rien de si facile que de séparer la pléthore d'avec la chlorose et l'anémie, quelles qu'en soient les formes. Jamais on n'entend de bruit anormal ; jamais on ne sent le frémissement vibratoire dans les vaisseaux du cou quand il n'existe que de la pléthore. Il a fallu bien des subtilités, bien des erreurs pour arriver à obscurcir un point de pathologie si lucide ; il a fallu enfin ruiner les notions les plus simples du bon sens pour soutenir que des sujets épuisés par une fièvre typhoïde, par une cachexie saturnine, ou atteints de maladie du cœur, ont une pléthore séreuse. Sans doute la quantité d'eau s'est accrue, mais uniquement parce que le sang a perdu ses globules ou s'est appauvri. Donner à un pareil état le nom de pléthore, c'est vouloir comparer ensemble deux maladies entièrement opposées l'une à l'autre. Redisons encore que la pléthore se distingue de la chlorose et de l'anémie par l'absence radicale de toute espèce de bruit continu et de frémissement vibratoire dans les vaisseaux du cou. Nous n'avons pas besoin d'autres signes diagnostiques que

L'anémie ne saurait être confondue avec la pléthore.

C'est à l'aide de subtilités et d'erreurs sans nombre qu'on a pu arriver à réunir deux états morbides aussi opposés.

ceux-là ; ils suffisent, dans tous les cas, pour empêcher de confondre la vraie et la fausse pléthore.

Indications thérapeutiques. Il faut partir de cette idée, à savoir, que la cause de la pléthore est la prédominance d'un élément qui excite fortement l'irritabilité des tissus. Cet élément est la partie globulaire du liquide sanguin ; il faut donc s'appliquer à modifier sa composition et à diminuer l'irritabilité de tous les systèmes. On parvient à remplir la première indication au moyen d'un régime diététique, qui consiste à réduire la proportion des aliments, et surtout à faire prédominer la nourriture ténue, lactée et végétale sur les substances azotées et stimulantes. On réussit plus rapidement et plus sûrement à ce but, en enlevant une certaine quantité de sang. Nous avons dit que l'effet le plus certain de la saignée est de diminuer la quantité des globules et de faire pénétrer dans le sang une proportion plus grande d'eau. A ce double titre, les déplétions sanguines doivent occuper la première place parmi les agents curatifs de la pléthore. Nous ne faisons qu'imiter la nature, qui, pour mettre fin à un tel état morbide, provoque des hémorrhagies abondantes. Toutefois, il ne faut pas s'exagérer leur efficacité ; si elles ne sont pas soutenues par un régime hygiénique convenable, les accidents de la pléthore ne tardent pas à se montrer de nouveau.

Indications thérapeutiques.

Modifier la composition du sang ; diminuer l'excitation générale.

La seconde indication consiste à diminuer l'excitation générale. Les agents thérapeutiques dont nous venons de parler produisent assez sûrement cet effet. Cependant, malgré le régime et les pertes de sang, la pléthore reparaît avec une assez grande promptitude. On ne peut y porter remède qu'en obligeant les malades à changer entièrement leur manière de vivre. Ils doivent exercer

Diminuer l'excitation générale.

fortement et continuellement l'appareil musculaire, faire de longues marches, des exercices violents, exciter les sueurs et des évacuations alvines fréquentes.

Prévenir et dissiper les congestions et les hémorrhagies.

La dernière indication consiste à prévenir et à dissiper les congestions locales et les hémorrhagies. Il faut, sinon condamner au repos les appareils menacés ou qui ont été déjà le siége de ces congestions, du moins en diminuer l'activité fonctionnelle, puis attirer la fluxion sanguine ailleurs, soit en révulsant sur le tube digestif, soit en excitant les sécrétions dans certains appareils. On doit enfin tirer directement le sang de l'organe qui est le siége de l'afflux sanguin, si l'on redoute la congestion ou le développement immédiat d'une hémorrhagie.

Anémie.

De la diminution des quantités de globules rouges du sang. *Anémie.* Anémie, de α privatif exprimant seulement ici la diminution, et de αἷμα, *sang*. Hydroémie; appauvrissement du sang par diminution des globules.

Il faut conserver ce nom pour désigner une altération du sang caractérisée par la diminution des globules rouges et par l'accroissement des quantités d'eau contenue dans le sérum. Les signes cliniques de cette maladie ne suffiraient pas pour la faire reconnaître. La nature de la lésion du sang permet seule de la distinguer de quelques états morbides très-rapprochés.

Diminution de la quantité des globules.

Altération de la composition chimique du sang. Les globules rouges, dont le chiffre normal est 127, peuvent descendre à 100 et même à 28, chiffre le plus bas que MM. Andral et Gavarret aient trouvé (1). Dans 16 cas d'anémie

(1) *Recherches sur les modifications de proportion de quelques principes du sang*, Annales de chimie et de physique, t. LXXV, 1840. — Andral, *Essai d'hématologie*, p. 48, in-8°, Paris, 1843.

commençante, la moyenne a été 109, et dans 24 cas d'anémie confirmée, de 65. La quantité d'eau s'élève souvent à un chiffre extrême, de 790 à 810, 886 et plus haut encore. La densité du sérum est diminuée notablement. L'hydroémie est donc une altération aussi constante que la diminution des globules; elle en est le résultat nécessaire. Dans l'anémie spontanée, forte ou faible, la fibrine et l'albumine ne sont ni augmentées ni diminuées; mais il peut se faire que les causes morbifiques continuant à agir, un nouvel état morbide, caractérisé par des symptômes différents, comme il l'est par une altération différente du sang, prenne naissance. On trouve alors l'albumine et la fibrine diminuées. Dès lors on a affaire à une autre maladie du sang, qu'il ne faut pas confondre avec l'anémie. Augmentation de la proportion d'eau.

Le sang obtenu par la saignée présente des caractères physiques qui ont frappé tous les praticiens. Il est d'un rose clair, vermeil, rutilant, tout à fait semblable à celui qui s'écoule d'une artère. Il se prend, plus rapidement que le sang normal, en un caillot peu volumineux, nageant dans une sérosité abondante. Lorsque la diminution des globules est considérable, le caillot peut offrir les caractères physiques qu'on lui trouve dans les phlegmasies, c'est à-dire que ses bords sont retroussés. Sa face supérieure en cupule, se couvre d'une couenne parfaite, blanche, jaunâtre, parfois très-épaisse et résistante. Quelques théoriciens voulant se rendre compte de la formation de la couenne, ont imaginé une phlegmasie qui n'a aucune existence réelle. L'analyse chimique seule a pu conduire MM. Andral et Gavarret à découvrir la véritable cause de cette couenne qui se développe si singulièrement sur un sang appauvri; ils l'attribuent à

Caractères physiques du caillot du sang anémique.

Couenne épaisse; sa cause.

l'augmentation relative de la fibrine. En effet, celle-ci devient exubérante par rapport aux globules, dont les quantités sont minimes. Or on sait que le caillot est composé, en presque totalité, de globules rouges emprisonnant une certaine quantité de sérum ; ces globules étant peu abondants, la fibrine vient occuper la surface et une certaine étendue du caillot, d'où elle fait sortir la sérosité, en se coagulant et se rétractant. Telle est la seule manière physiologique d'expliquer la production du sang couenneux, chez des sujets anémiés chez lesquels on ne s'attend pas à trouver une altération du sang qui simule, au premier abord, celle qu'on rencontre dans les phlegmasies.

Lésions cadavériques.

Lésions cadavériques. Il faut encore rapporter aux qualités physico-chimiques, dont nous venons de parler, plusieurs lésions cadavériques. D'abord la présence des caillots fibrineux, tout à fait décolorés ou ambrés, denses, résistants, qui remplissent les cavités droite et gauche du cœur, se prolongent dans l'aorte, et qu'on a regardés à tort, suivant nous, comme formés avant la mort du sujet. Quelquefois la fibrine se coagule pendant la vie et adhère aux valvules mitrales et aux sigmoïdes; mais alors elle est déposée sous forme de granulations globulaires et verruqueuses, comme nous l'avons vu, chez trois jeunes femmes qui succombèrent dans le dernier degré de la chloro-anémie, après avoir présenté les signes de la mort par syncope cardiaque.

Caillots fibrineux.

Cœur dilaté ou rétracté.

Le cœur est petit ou de grandeur naturelle, dilaté ou rétracté, suivant les phases et le degré de la maladie à laquelle a succombé le sujet; son tissu ramolli ou, au contraire, dur et résistant. Dans les cas où nous avons ouvert des anémiés morts, en très-peu de temps, le tissu cardiaque étant revenu sur lui-même, avait conservé une consistance normale, et même celle-ci s'était accrue. Les parois étaient rétractées, les cavités plus petites.

Les veines presque vides ne renferment qu'un sang pâle et aqueux; leurs parois et celles des artères sont blanches et décolorées. Tous les parenchymes perdent leur volume et leur coloration rouge naturelle. Cependant il n'est point rare de trouver quelques congestions dans le poumon, le foie, la rate. Les épanchements de sérosité et les altérations que l'on constate dans les organes n'appartiennent en aucune façon à l'anémie, et doivent être rapportés à des complications ou aux maladies mêmes dont l'anémie n'est plus alors que le symptôme.

Décoloration générale des tissus.

Des différentes espèces d'anémie. Avant d'aller plus loin, il faut spécifier les maladies auxquelles doit être réservé le nom d'anémie. Nous ne sommes pas du nombre de ceux qui croient qu'en dehors de la lésion constatée du solide ou des liquides, il n'y a pas de certitude en pathologie. Nous avons répété bien souvent que les troubles fonctionnels et vitaux fournissaient des caractères aussi positifs que les altérations dont il s'agit. Mais quand nous ne trouvons qu'incertitude dans lès troubles fonctionnels et dans les caractères cliniques, nous sommes trop heureux de rencontrer une altération humorale constante qui nous sert de critérium. C'est précisément ce qui a lieu dans l'anémie. L'analyse chimique est venue fort à propos pour nous apprendre que la diminution des globules et l'hydroémie ne manquent jamais dans les cas où nous observons l'anémie et la chlorose. Saisissons donc avec empressement cette lésion pour établir qu'il existe *une espèce morbide*, *une maladie générale*, *ayant pour*

Des différentes espèces d'anémies.

Leurs causes.

Caractères constants et univoques de l'anémie.

caractère univoque constant la diminution des globules et l'accroissement de l'eau du sérum; cette maladie doit conserver le nom d'anémie.

Des conditions morbides très-différentes, mais qui agissent sur le sang, d'une manière identique, en diminuant le nombre de ses globules, président au développement de l'anémie.

1° Anémie par trouble des fonctions génitales.

1° Sans qu'on sache trop comment ni pourquoi, l'anémie se développe très-souvent lorsque les fonctions de l'utérus se troublent; tantôt c'est parce que la menstruation s'établit tardivement, mal, s'arrête ou devient excessive; tantôt parce que le travail si actif et si puissant de la grossesse se développe. Dans ces deux cas, on voit paraître un ensemble de symptômes assez distincts de tous les autres pour qu'on en ait fait une maladie désignée sous le nom de chlorose des jeunes filles et des femmes grosses.

La femme, à l'époque de l'établissement des règles, tend à l'anémie; en sorte qu'on pourrait considérer cette affection comme liée au developpement même de la constitution et à la révolution naturelle qui s'accomplit au moment de la puberté. D'une part, l'altération du sang et les troubles nerveux; de l'autre, l'éveil des fonctions utérines, sont deux faits positifs dont la cause nous échappe entièrement. Ils nous expliquent seulement les phénomènes morbides observés, la décoloration, les trouble nerveux, le bruit de souffle vasculaire, les palpitations et tous les autres signes de l'anémie.

2° Anémie par asthénie du système nerveux.

2° Chez d'autres sujets, l'anémie prend naissance et se développe, parce que le système nerveux est en proie à des troubles profonds et durables. parce que les sujets vivent au milieu d'influences débilitantes, parce qu'ils sont mal nourris, mal aérés, privés en partie de la radiation solaire, ou soumis à une dépense excessive de force musculaire ou d'innervation cérébrale; en un mot, les agents de stimulation leur font défaut ou leur proportion est diminuée. Alors le sang n'apporte plus à la nutrition les matériaux qui lui sont indispensables; tout languit, et l'on voit paraître l'anémie qui a reçu le nom de *spontanée* et à laquelle l'épithète d'*idiopathique* convient également aussi bien qu'à la chlorose.

3° Anémie par diminution des aliments du sang.

3° Si les causes précédentes, c'est-à-dire si la diminution ou l'altération des aliments du sang, sont sous la dépendance immédiate et fatale d'une lésion d'organes, alors encore l'anémie prend naissance; et pour la distinguer de la précédente, on doit lui donner, par d'excellentes raisons cliniques, le nom d'*anémie symptomatique* qu'il faut lui conserver. Ainsi agissent la plupart des maladies chroniques qui s'attaquent au trépied de la vie, cerveau, poumon et cœur, auxquels il faut ajouter le tube digestif, cette source féconde, à laquelle le sang va puiser sans cesse ses matériaux les plus indispensables. Il nous suffira de citer les névroses cérébrales, la phthisie pulmonaire, les affections du cœur, le cancer de l'estomac, de l'intestin et du foie, pour montrer que l'anémie symptomatique est la compagne ordinaire d'un grand nombre de lésions organiques.

Ainsi la physiologie pathologique nous apprend, ce que la clinique pure avait mis hors de toute contestation, savoir que l'altération du sang est constante, dans des maladies dont le siége et la nature sont très-différents, parce qu'elles agissent toutes de la même manière. Elle nous laisse dans un embarras plus grand lorsqu'il s'agit d'expliquer pourquoi l'anémie se développe lorsque les fonctions utérines sont suspendues, excitées, altérées, en un mot, d'une façon quelconque. Est-ce une raison pour l'ériger en une entité morbide distincte des autres espèces d'anémie? Nous ne le pensons pas pour des motifs qui seront exposés plus loin.

L'anémie est un genre qui a ses espèces et ses variétés.

L'anémie est pour nous un genre dans lequel nous trouvons exactement les mêmes espèces que dans les autres maladies. Nous avons donc, comme pour celles-ci, une anémie idiopathique essentielle dont les espèces sont : 1° *la chlorose* avec ses deux variétés : (A) chlorose de la puberté ; (B) chlorose de la grossesse ; 2° une *anémie spontanée* qui se produit dans des conditions très-différentes.

Dans les anémies symptomatiques ou plutôt *consécutives*, nous trouvons un très-grand nombre de variétés que nous indiquerons plus loin.

Nous traiterons successivement : 1° des symptômes communs à toutes les anémies ; 2° des caractères propres aux différentes espèces que nous avons admises. Nous nous servirons pour cette étude des documents nombreux que nous avons recueillis depuis un grand nombre d'années. Notre conviction est faite sur un grand nombre de points ; nous écrivons donc, sans le moindre embarras, l'histoire des anémies.

Symptômes de l'anémie en général.

Symptômes de l'anémie en général. Pour comprendre quelque chose à la symptomatologie, il est utile de rappeler plusieurs faits que la physiologie nous a révélés.

Ils tiennent en grande partie à la diminution de l'irritabilité.

La diminution de l'élément excitateur, remplacé par une sérosité plus abondante, provoque des troubles nerveux qui annoncent tout à la fois une diminution et une perversion de l'irritabilité. Les phénomènes sont à peu près identiques à ceux qu'on produit en soumettant les animaux à des pertes de sang plus ou moins répétées. Le sang chez les anémiques agit donc comme s'il était en moindre quantité; nous avons dit que cette diminution n'avait jamais été prouvée, par aucune expérience positive, et ne le serait probablement jamais.

Symptômes cardiaques et vasculaires.

Les symptômes principaux caractéristiques ont leur siége dans les appareils vasculaires et nerveux. Les battements du cœur sont en général plus ou moins énergiques, selon l'état de l'innervation. Les bruits plus clairs s'entendent dans une grande partie de la poitrine, à l'épigastre et dans les carotides, où il faut prendre garde de confondre ce double bruit avec le bruit artériel. On trouve quelquefois leur timbre normal; le plus ordinairement, il existe un bruit de souffle à l'origine de l'aorte, qui est dû au prolongement du premier bruit du cœur, derrière le sternum (1). Il est rare qu'on trouve autre chose que de l'inégalité et de l'irrégularité dans la contraction cardiaque. L'intermittence n'a lieu que dans les cas de perturbation très-grande du système nerveux, après la marche ou des mouvements violents. Les palpitations incommodent les malades dès le début, et deviennent un des phénomènes les plus pénibles, parce qu'elles reparaissent sous l'empire du mouvement, de la digestion et de toutes les causes capables d'agir sur le système nerveux et circulatoire. La lipothymie et la syncope se remarquent dans les formes les plus intenses. Nous avons vu succomber plusieurs sujets par ces syncopes cardiaques.

(1) Nous nous servirons toujours dans cet ouvrage de la théorie de Rouannet, qui explique les bruits du cœur uniquement par la vibration membraneuse des valvules oriculo-ventriculaires et artérielles. Les recherches nombreuses que nous avons faites sur ce sujet, et toutes celles que l'on doit à tant d'observateurs, ne laissent aucun doute sur la théorie du double claquement. Nous citerons particulièrement le mémoire si net

Frémissement vibratoire senti avec les doigts sur le trajet des vaisseaux du cou.

On sent dans les vaisseaux situés à droite du cou, plus rarement à gauche, un frémissement vibratoire que nous avons fait connaître le premier en 1850 (1), et qui est pour nous le signe le plus constant et le plus caractéristique de l'anémie commençante ou confirmée. On le trouve aisément en plaçant le doigt en dehors de l'attache inférieure du sterno-mastoïdien, le long du bord supérieur et à l'extrémité interne de la clavicule. Il faut faire abaisser, fléchir la tête et la porter du côté gauche, afin que les tissus soient un peu tendus. En exerçant alors une pression variable, que l'habitude seule peut donner, on sent d'une manière très-distincte, sous la pulpe du doigt, une vibration fine et plus ou moins superficielle, tout à fait semblable à celle que produit une corde d'instrument qui a été pincée et qui accomplit ses vibrations transversales, ou mieux encore aux ondulations que provoque un liquide qui s'écoule d'une façon continue, dans un tube à parois flexibles. C'est même en raison de l'identité de ces deux phénomènes et d'autres preuves physiques et cliniques qui ont été longuement développées ailleurs, que nous avons admis que le bruit et le frémissement ont leur siége dans les grosses veines du cou (2). Il suffit d'avoir éprouvé une seule fois la sensation dont il s'agit pour la retrouver dans tous les cas. Nous préférons ce signe au bruit de souffle, parce qu'il est facile de toucher le cou avec le doigt sans effrayer les

Ce signe est plus certain que le bruit du souffle.

et si probant de MM. Chauveau et Faivre, de Lyon (*Mémoire sur la physiologie du cœur*, présenté à l'Académie des sciences, juillet 1855), dans lequel ils achèvent de ruiner la théorie anti-physiologique, anti-pathologique de M. Beau, espèce de paradoxe qu'on s'étonne même de voir mentionné dans quelques ouvrages récents.

(1) *Études sur les bruits cardiaque et vasculaire dans l'état physiologique*, Revue médico-chirurgicale, année 1850.

(2) Mémoire cité; *Études sur les bruits cardiaque et vasculaire*, etc.

malades, que les bruits sont souvent fugaces et dissipés par des causes très-légères, que souvent, enfin, on n'a pas à sa disposition un stéthoscope au moment où l'on a besoin de s'assurer de l'existence réelle de l'anémie.

Les veines du cou offrent aussi un reflux régulier (pouls veineux) ou irrégulier, qui n'a rien de constant.

Double bruit cardiaque transmis dans les vaisseaux du cou.

Les vaisseaux du cou, les veines suivant les uns, les artères suivant d'autres, sont le siége de trois espèces de bruits anormaux qu'il ne faut pas confondre : 1° d'un double bruit, qui est celui de systole et de diastole cardiaque entendu dans l'artère, et qui témoigne de l'intensité et de la clarté des bruits du cœur ; 2° d'un bruit de souffle intermittent, qui correspond à la diastole artérielle et se passe dans ces vaisseaux ; 3° enfin, d'un bruit continu de souffle qui est pour nous un bruit de courant veineux continu, dont le ton et le timbre sont variables ; tantôt sourd, lointain, tantôt clair, sibilant, doux, rude, ronflant, musical, plaintif, etc.

Bruit artériel diastolique et intermittent.

Bruit de souffle continu dit bruit de courant sanguin.

Nous avons constaté ces bruits intermittents dans les fémorale et brachiale. Le bruit de souffle continu s'est fait entendre à une petite distance des vaisseaux du cou, dans deux cas que nous avons sous les yeux. Au-dessous de 80 en globules, le souffle est constant, suivant M. Andral ; cependant on peut encore l'entendre lorsque les globules sont au-dessus de ce chiffre.

Du pouls anémique.

Le pouls est soumis, plus encore que le cœur, aux influences que subit l'innervation elle-même. Aussi le trouve-t-on tantôt large, développé, ondulant, vibrant, comme dans l'insuffisance aortique ou récurrent ; tantôt mou et dépressible, quoique l'artère reste large ; ou bien, enfin, petit, filiforme, insensible, même comme dans certaines anémies par hémorrhagies. Le pouls est ordinairement régulier ou seulement inégal. Il s'accélère à un degré extrême dans quelques formes intenses d'anémie rapidement développées. Les artères vibrent souvent avec une force plus grande, dont les malades ont conscience. Ils entendent des pulsations dans la tête et la poitrine.

Décoloration des tissus membraneux. Pâleur de la peau. Les capillaires généraux renferment un sang moins riche en globules et, partant, moins coloré. On conçoit donc que la peau se décolore très-rapidement et à un degré qui varie depuis la teinte pâle jusqu'à la couleur blanche la plus complète. C'est surtout à l'entrée des ouvertures naturelles, sur les membranes muqueuses de la conjonctive, du nez, les gencives, qu'il faut chercher la pâleur anémique. Les veines sont cutanées, s'effacent ou pâlissent.

Jamais d'hydropisie. Nous devons, en parlant de la circulation capillaire, nous demander si l'altération du sang, quand elle est parvenue à un degré extrême, n'entraîne pas la formation de l'hydropisie. Nous avons rencontré, comme tant d'autres praticiens, un peu d'œdème aux pieds, au bas de la jambe, un peu de bouffissure au visage ou aux paupières, mais jamais d'anasarque, jamais d'hydropisies. Nos études cliniques, formulées en notes précises, que nous avons actuellement sous les yeux, ne nous permettent pas d'hésiter à ce sujet. Nous affirmons que, dans les anémies spontanées ou idiopathiques dans lesquelles on a constaté l'hydropisie, il existait quelque complication capable d'en rendre compte, ou bien l'altération du sang n'était plus celle de l'anémie; l'albumine était certainement en quantité moindre. (Voyez *Hydropisie.*)

Sensation de froid. On doit aussi rattacher au trouble de la circulation capillaire et générale la sensation de froid que les anémiques éprouvent dans tout le corps et surtout aux extrémités. Cependant la température réelle n'a point changé; elle est de 37 à 38° centigr. (1).

Troubles cérébraux.

La diminution de la stimulation normale due au sang altéré ne tarde pas à être suivie de symptômes nerveux de tous genres. Les malades sont tristes, abattus, mélancoliques; leurs facultés intellectuelles languissent, ainsi que la contractilité. Ils cherchent le repos; les moindres mouvements sont pénibles, suivis de palpitations, d'essoufflements, et même de lipothymie. Parmi les lésions de la sensibilité, on doit surtout noter les vertiges, les bruits d'oreille, le trouble de la vue, la céphalalgie, augmentant quand les malades sont debout, parce que le cerveau reçoit alors moins de sang. Le sommeil est léger, nul ou interrompu par des rêves.

Troubles des sens.

Névroses et névralgies.

Les phénomènes névropathiques doivent surtout attirer l'attention des médecins autant qu'ils occupent le malade. Ils sont, en effet, très-pénibles, et consistent dans des névroses du sentiment et du mouvement. L'accroissement de la sensibilité générale et spéciale se remarque souvent : de là les névralgies faciales, dentaires, des migraines, l'excitation de quelques sens, tels que celui de la vue, de l'ouïe, les névralgies intermittentes et dorso-lombaires.

Viscéralgies.

Les viscéralgies sont plus fréquentes encore. Le praticien doit être édifié sur leur véritable nature. Il n'est pas un état anémique un peu considérable qui ne puisse donner lieu à une ou plusieurs des névroses suivantes : 1° à tous les symptômes de la gastralgie, depuis la plus bénigne jusqu'à la forme hypocondriaque la plus intense ; 2° à l'entéralgie, à la névralgie cardiaque ; 3° à des douleurs utérines, à des

(1) Andral, *Essai d'hématologie*, p. 60.

accès de dyspnée, qu'on ne peut expliquer que par les troubles du système nerveux. Il serait impossible, sans entrer dans de grands détails, de donner une idée complète des formes variées que revêtent toutes ces névroses, chez les anémiques. Nous ne pouvons que résumer leurs caractères généraux en disant que toutes, sans exception, peuvent se manifester dans l'anémie extrême. Pour terminer, par quelques exemples tranchés, nous rappellerons que des convulsions générales éclamptiques, des paraplégies, ou la paralysie de quelques réservoirs, ne peuvent s'expliquer souvent que par l'altération du sang qui fait l'anémie. On parvient à les guérir en traitant cette dernière.

Troubles respiratoires.

La respiration, libre et facile, s'accélère par le moindre mouvement ou lorsqu'il survient des palpitations, ou pendant le travail de la digestion. Quelquefois la respiration est anxieuse, irrégulière, lente ou très-rapide, comme on le voit après les pertes de sang. Plusieurs malades ont une petite toux sèche et des attaques de dyspnées dont nous avons déjà parlé.

Il est rare que la digestion ne s'altère pas. L'appétit est nul ou capricieux, et variable de jour à autre. La digestion se fait lentement et péniblement avec production de gaz, de borborygmes. On observe aussi des coliques, des renvois, des vomituritions, des vomissements et une constipation plus ou moins opiniâtre.

Caractères de l'urine anémique.

Rien de plus variables que les symptômes présentés par l'appareil génito-urinaire. Ordinairement l'urine présente les caractères spéciaux qui lui ont fait donner le nom d'urine anémique. Elle est acide, souvent pâle, comme de l'eau distillée. Elle contient autant ou moins d'eau que dans l'état normal; moins de sels et surtout d'urée, d'acide urique et d'urates; leur densité est moindre; quelquefois nous les avons trouvés neutres, contenant des carbonates et des phosphates de chaux.

Troubles des fonctions génitales.

Dans le cas où le trouble des fonctions génitales n'a pas été le point de départ de l'anémie, comme dans la chlorose et les pertes séminales, on peut étudier l'influence de l'altération du sang sur le développement des symptômes génitaux. Les organes génitaux, comme tous les autres, tombent dans un état de débilité ou de surexcitation. La première se traduit chez les femmes par l'aménorrhée ou la diminution du flux cataménial, par la stérilité ou par des troubles menstruels, tels que des métrorrhagies, et surtout par l'altération du sang des règles, qui devient pâle, séreux, semblable à de l'eau faiblement rougie. L'excitation vénérienne est variable, tantôt nulle, tantôt accrue. Ordinairement une leucorrhée abondante se déclare. L'homme est moins sujet aux troubles des fonctions génitales. Sans nier que les pollutions nocturnes, les pertes séminales et la surexcitation des organes générateurs ne puissent être le résultat de l'anémie, nous croyons qu'elles en sont plutôt la cause. Du reste, on ne peut arriver que très-difficilement à connaître la vérité sur ce sujet.

De la menstruation.

Leucorrhée.

Marche de la maladie. Mode de développement des symptômes.

L'anémie se développe et marche à la manière des maladies les plus chroniques. Elle ne se révèle d'abord par aucun symptôme tranché. Le début en est insidieux; les signes qui se manifestent, d'abord, sont la pâleur des téguments, la faiblesse et les troubles nerveux. Les modifications des bruits cardiaques et le frémissement vibratoire se montrent de très-bonne heure. On ne doit jamais négliger de les rechercher dans les cas douteux. Leur intensité croissante sert à mesurer les progrès de la maladie. Viennent ensuite les symptômes des névroses du sentiment, de l'intelligence et du mouvement, qui, après avoir pris une grande intensité, cèdent et disparaissent à mesure que le mal guérit.

Point de périodes distinctes.

On ne peut établir aucune période tranchée dans l'anémie. Les seules divisions pratiques, qui ont depuis longtemps fixé notre attention, correspondent à des symptômes qui marquent l'intensité croissante du mal. Dans une première période, on ne trouve encore que la décoloration commençante, des bruits et un frémissement vasculaire légers et fugaces; dans une seconde, les troubles de l'appareil locomoteur, la faiblesse, les palpitations, l'essoufflement pendant la marche; dans une troisième, les signes prononcés des névroses de la sensibilité, et les viscéralgies; dans un dernier degré, les symptômes de l'asthénie portée jusqu'à la syncope cardiaque, et à l'impuissance, sinon la paralysie, des organes locomoteurs (1).

L'anémie est le plus souvent durable et rebelle à toute médication.

Dans la longue et trop durable carrière que parcourt l'anémie, les symptômes vont s'accroissant ou s'atténuant suivant la médication et l'influence des causes morbifiques. Une fois développée, elle devient en quelque sorte une diathèse qui fait partie de la constitution, qui a de la peine à s'en séparer, et qui influence toutes les maladies qui surviennent pendant qu'elle règne. Le praticien est obligé de la combattre sans cesse, parce qu'elle reparaît avec ses symptômes, au moment où il la croyait guérie, et ce n'est qu'après plusieurs années, par l'effet des modifications, que l'âge, les conditions sociales apportent, plutôt que par la thérapeutique, que le sujet finit par se

(1) MM. Andral et Gavarret ont établi trois degrés de chlorose, d'après l'intensité de la lésion du sang: 1er *degré*, diminution des globules entre 100 et 90; 2e *degré*, entre 60 et 90; 3e *degré*, entre 60 et 28.

débarrasser de son mal. Les hommes dont la raison n'est obscurcie par aucun préjugé reconnaîtront avec nous que les anémies spontanées cèdent plus à l'hygiène qu'à l'action des ferrugineux et des corroborants. Elles se terminent rarement par la mort, et celle-ci est alors l'effet d'une complication ou de l'adynamie croissante; cependant nous avons vu quelques exemples de ce genre.

De l'anémie spontanée ou idiopathique.

I. **Anémie spontanée ou idiopathique.** La diminution des globules du sang peut arriver, sans que nous puissions surprendre la moindre lésion, ni découvrir aucun trouble prédominant dans une fonction ou dans un appareil. Dans la chlorose *des jeunes filles* et *des femmes grosses*, nous sommes fondé à croire que les modifications que l'utérus subit ont une grande part à l'altération du sang. Nous décrirons d'abord ces deux espèces d'anémie. Une troisième est celle qui tient à des troubles de l'innervation, de la digestion, etc.

Anémie de la puberté ou des jeunes filles.

Causes.

1re Espèce. *Anémie des jeunes filles; chlorose*, de χλωρὸς, vert. *Pâles couleurs*. Elle n'est pas exclusive à la femme; les jeunes gens y sont quelquefois exposés aux approches de la puberté. Elle se montre avec plus de fréquence de douze à vingt qu'à toutes les autres époques de la vie. Nous ne considérons l'influence de la constitution, du tempérament, de la localité, du climat, des professions, de l'alimentation, que comme des causes prédisposantes secondaires.

Rôle important que jouent les fonctions génitales dans le développement de la maladie.

Le rôle que joue le trouble de la menstruation nous semble bien autrement important. Nous ne pouvons nous empêcher de penser que le point de départ de tous les accidents chlorotiques est, dans la plupart des cas, l'aménorrhée ou la dysménorrhée : on a prétendu, il est vrai, que ces troubles de la menstruation étaient consécutifs à l'altération du sang ; qu'en reconstituant celui-ci, en rendant la force à tous les systèmes, en rétablissant les règles, on faisait cesser la chlorose. Les mêmes effets pourraient être obtenus lors même que l'utérus en serait le point de départ. Un argument tout à fait décisif, en faveur de l'influence qu'exerce cet organe sur la production de la chlorose, est tiré de l'identité qu'offre l'altération du sang dans la chlorose et la grossesse ; on sait que les globules diminuent par le fait de ce dernier état, et qu'il s'établit presque toujours une chloro-anémie. On peut donc soutenir, avec quelque raison, que dans la chlorose le trouble des fonctions génitales, et de l'innervation qui en est la suite, sont bien les seules causes de l'altération du sang. Nous ne parlons ici que des causes de l'anémie des jeunes filles, et non de toutes celles que les auteurs ont accumulé indistinctement dans leur étiologie, commune à toutes les espèces d'anémie. Nous en faisons grâce au lecteur.

Symptômes de la chlorose.

Symptômes. Il faut reconnaître que les symptômes de la chlorose ont quelque chose de spécial, qui a fait croire à un assez grand nombre d'auteurs qu'elle est entièrement distincte de l'anémie. Ces dissemblances tiennent uniquement à ce que les causes de l'anémie du jeune âge diffèrent de celles qui déterminent les autres espèces d'anémie, surtout les symptomatiques. Si quelques phénomènes, fort secondaires, du reste, ne sont pas les mêmes, il faut en accuser uniquement l'âge, le sexe et les conditions organiques qui y sont inhérentes. Ainsi, la coloration vive et rosée du visage, la turgescence des chairs, la conservation de l'embonpoint, la teinte blanche et mate de la peau, l'intensité des bruits vasculaires, des troubles intellectuels et moraux, de la gastralgie, s'ex-

Ils ne diffèrent des symptômes propres à d'autres anémies qu'en raison de causes spéciales qui les ont provoqués.

pliquent naturellement par les causes spéciales dont nous avons parlé. On ne peut admettre qu'une anémie, développée chez une femme robuste, arrivée nouvellement de la campagne, et douée d'une bonne constitution, ou chez une jeune fille névropathique des villes, habituée à tous les plaisirs du monde, se traduira par les mêmes symptômes qu'une anémie produite par un cancer utérin, une métrorrhagie puerpérale, la douleur ou l'inanition? Notre étonnement serait bien plus grand si ces diverses anémies se ressemblaient entre elles. Une lésion commune et identique les réunit toutes : cette lésion, c'est la diminution des globules. Qu'on ne vienne donc plus nous parler de différences essentielles. Les seules que nous reconnaissions et auxquelles nous avons fait une large place clinique, consistent dans les causes qui nous ont servi à classer les anémies. Quant aux symptômes, nous les regardons comme fugaces et secondaires. Les hémorrhagies et les hydropisies qu'on a attribuées exclusivement à l'anémie et non à la chlorose n'appartiennent ni à l'une ni à l'autre, mais à deux autres lésions du sang, à la diminution de la fibrine et de l'albumine.

Les différences qui séparent la chlorose de l'anémie doivent être cherchées dans les causes.

Cependant nous ne pouvons passer sous silence l'hémorrhagie nasale qui se montre, en effet, chez un assez grand nombre de chlorotiques et se reproduit quelquefois avec une fréquence telle, qu'on est obligé d'y porter remède. Nous ignorons encore à quelle cause il faut rapporter cette hémorrhagie. Nous serions tenté de croire qu'elle est l'effet d'une congestion purement locale qui s'effectue vers les fosses nasales. De quelle nature est cette congestion?

De l'hémorrhagie nasale.

La chlorose a pour caractère spécial de débuter en même temps que les troubles de la menstruation, en sorte que les symptômes de l'une et l'autre s'enchaînent étroitement. Bientôt les signes de l'altération du sang priment les autres et amènent surtout un état nerveux plus considérable dans la chlorose que dans les autres anémies; ce qu'il faut attribuer à la prédominance organique et fonctionnelle du système nerveux propre à l'âge et au sexe des chlorotiques. Il est donc vrai de dire que les névralgies, la gastralgie, les troubles nerveux du cœur et du cerveau sont plus intenses, plus variés et plus rebelles dans cette maladie, et encore ne faudrait-il pas exagérer trop ces différences.

Chlorose puerpérale.

2e Espèce. *Anémie idiopathique de la grossesse.* Due entièrement à la diminution des globules que provoque le développement du nouvel être et l'intensité des fonctions utérines, l'anémie fait partie essentielle de l'état puerpéral que nous décrirons ailleurs et dont nous ne pouvons le séparer. (Voyez *État puerpéral.*)

Anémie idiopathique.

3e Espèce. *Anémie idiopathique spontanée.* Le sang puise ses matériaux à tant de sources différentes, qu'il suffit qu'une seule soit tarie ou seulement moins abondante, pour que ce liquide s'altère aussitôt; l'anémie est alors une suite de cette altération. Elle survient lorsque l'homme est épuisé, d'une manière lente ou rapide, par l'inanition volontaire, par une alimentation insuffisante ou grossière, par le séjour dans une prison, dans les mines (anémie des mineurs), dans un lieu froid, humide, privé d'air et des rayons du soleil, par un repos forcé ou prolongé ou bien au contraire par une dépense continuelle et excessive de ses forces musculaires, par une douleur physique (1) ou morale, par des travaux intellectuels exces-

(1) M. Clément a montré cette influence dans un mémoire intéressant; Académie des sciences, 15 juillet 1850.

sifs, par des excès vénériens, par la masturbation, les pertes séminales ou un flux immodéré.

L'anémie provoquée par des causes de cette nature se développe, en dehors de toute altération de texture appréciable, d'une manière insidieuse, et imite si bien la chlorose qu'on ne peut saisir de différence que lorsque la cause est connue. La peau offre une teinte pâle, un peu grisâtre, et en même temps paraissent tous les signes communs dont nous avons parlé; on observe seulement une émaciation assez rapide, la perte des forces, des troubles digestifs et de la diarrhée.

Anémies symptomatiques.

II. **Anémies symptomatiques.** Presque toutes les maladies finissent par altérer le sang et lui faire perdre ses globules. Voici les principaux groupes qu'il convient de former :

1° D'une maladie de l'appareil circulatoire.

1° *Anémie symptomatique d'une maladie de l'appareil circulatoire.* Nous trouvons d'abord les maladies qui troublent la circulation capillaire ou générale, et qui portent sur le centre circulatoire, telles que l'hypertrophie, les lésions valvulaires du cœur et toutes les maladies chroniques de cet organe.

2° D'une altération du sang.

2° *Anémie symptomatique d'une altération du sang.* Cette anémie se montre rapidement : 1° après des hémorrhagies traumatiques ou d'autre nature (hématémèse, métrorrhagie, hémoptysie) ; 2° lorsque le sang perd de son albumine et de sa fibrine : alors l'anémie se complique d'hémorrhagie et d'hydropisie. D'autres agents morbides produisent la diminution des globules. Il suffit qu'un sujet soit exposé aux émanations saturnines, pendant quelque temps, pour qu'il devienne anémique, sans avoir souvent présenté d'autres signes de la maladie saturnine que cette altération graduelle du sang. La colique, la paralysie, l'encéphalopathie saturnine, sont souvent accompagnées d'anémie. Il en est de même des maladies paludéennes lorsqu'elles sont invétérées, lorsque les accès et les lésions spléno-hépatiques ont amené une cachexie. Les intoxications mercurielles et iodique finissent souvent par la même altération du sang.

D'une maladie des voies respiratoires.

3° *Anémie symptomatique d'une maladie des voies respiratoires.* Les tubercules pulmonaires, l'emphysème et le catarrhe chronique, apportent une trop grande gêne à l'hématose pour qu'on ne voie pas l'anémie se manifester souvent dans le cours de ces affections.

D'un trouble l'innervation.

4° *Anémie symptomatique d'une maladie du système nerveux.* Pour peu qu'une névrose telle que la chorée, l'épilepsie, la catalepsie, la nosomanie, une violente névralgie, durent quelque temps, le sang perd de ses globules. On voit ce même effet dans les lésions chroniques du cerveau, dans les tubercules, le fongus de la dure-mère, etc. Les viscéralgies elles-mêmes, la gastralgie, la colique des pays chauds, d'abord entièrement indépendantes de toute altération du sang, finissent par produire celle-ci qui, à son tour, réagit sur la névrose. Souvent ainsi l'anémie est une cause de névralgies viscérales.

D'une maladie gastro-intestinale.

5° *Anémie symptomatique d'une maladie de l'intestin.* Il nous suffira de rappeler que les symptômes de l'anémie sont souvent le premier signe du cancer, du ramollissement, de l'ulcère, de l'estomac et de l'intestin, ainsi que des diarrhées incoercibles et des dyssenteries qui ont duré quelque temps ou qui ont récidivé. L'attention du médecin est souvent éveillée par le teint anémique que présentent des malades dont l'affection gastro-intestinale ne donne encore lieu à aucun symptôme bien tranché. Telle est même la valeur séméiotique de l'anémie en pareille occurrence qu'elle finit par conduire à la découverte du siége et de la nature de l'affection.

Le cancer du foie, du péritoine, des glandes lymphatiques, du mésentère et du pancréas, s'annonce de bonne heure par la teinte anémique que l'on a désignée souvent sous le titre de cachexie, et qui, en effet, annonce une profonde modification survenue dans le solide aussi bien que dans les liquides.

6° D'une maladie des reins.

6° *Anémie symptomatique d'une maladie des reins.* La déperdition incessante de l'albumine causée par l'affection granuleuse des reins, par une néphrite calculeuse ou goutteuse, par une pyelo-néphrite se compliquent très-souvent d'anémie. On peut aussi rapprocher de ces affections le diabète qui finit toujours par ôter au sang ses quantités normales de globules. Chez les moutons, l'anémie se complique d'hydropisie; elle est due au développement des échinocoques dans le foie.

7° Des pyrexies.

7° *Anémie symptomatique des pyrexies.* Les malades qui ont été atteints de fièvre typhoïde grave, d'exanthème, d'érysipèle et de fièvre puerpérale, etc., tombent parfois dans un état anémique qui prolonge beaucoup leur convalescence et se fait même sentir quelquefois, pendant plusieurs années, surtout si l'on a affaibli l'organisme par des saignées ou des évacuations immodérées. On voit quelques-uns de ces anémiques périr exténués, avant qu'on ait pu reconstituer leur sang et relever leurs forces (1).

En résumé, les maladies chroniques du poumon, de

(1) M. Bourgade, en relevant 68 cas empruntés au mémoire de MM. Andral et Gavarret, a trouvé que la double influence de la fièvre et de la douleur diminuait la quantité des globules. *Des altérations du sang dans leurs rapports avec les maladies;* Thès., n° 132. Paris, 1846.

l'estomac, du foie, de l'utérus, sont suivies des mêmes effets; on peut donc établir, en règle générale, que l'élément qui subit le plus facilement et le plus vite les atteintes d'une souffrance quelconque de l'organisme, est le globule; que l'albumine ne vient qu'en second lieu, la fibrine en troisième et très-tard.

Symptômes.

Ils diffèrent beaucoup de ceux qui appartiennent à la chlorose et aux anémies idiopathiques.

Les symptômes communs à toutes les anémies dont nous venons de faire connaître les causes nombreuses, diffèrent sous quelques rapports de ceux qui appartiennent aux anémies spontanées. En effet, la lésion des viscères et la souffrance dont il sont le siége, modifient l'ensemble des symptômes. Le solide s'altère presque au même degré que le sang; les chairs sont molles, exténuées, amaigries, en même temps que la peau devient pâle, grise, terreuse, sèche, ou couverte d'une humidité tenace, ce qui n'arrive pas dans les anémies spontanées et la chlorose surtout.

La faiblesse musculaire est aussi très-grande, mais on n'observe pas de troubles nerveux aussi intenses; point de vives névralgies, point de gastralgies, ni de palpitations. La vie s'éteint sans exciter de réactions ni de sympathie dans les viscères; la peau se refroidit très-sensiblement aux extrémités et dans tout le corps; les digestions sont lentes, difficiles, mais sans gastralgie ni tous les symptômes bizarres qui les accompagnent chez les chlorotiques. La diarrhée se montre plus souvent. La mort arrive au milieu de la cyanose, de l'algidité, lentement et après une longue agonie.

Influence de l'anémie sur les maladies.

Influence pathogénique de l'anémie sur les autres maladies. Lorsqu'une affection locale ou générale se déclare chez un sujet anémié, elle reçoit, de l'altération du sang, des modifications essentielles dans ses symptômes, sa marche et son traitement. Les études hématologiques nous ont rendu un service signalé, en nous apprenant à faire la part de la maladie intercurrente et de la lésion du sang. Les effets, qui dépendent uniquement de cette dernière, sont aujourd'hui faciles à saisir. Outre les symptômes vasculaires et cardiaques et la décoloration que l'affection aiguë peut cependant effacer, pour un instant, on observe une prompte dépression des forces et des désordres nerveux qui donnent à la maladie une forme adynamique souvent très-grave : des symptômes inusités, tels que des palpitations, des lipothymies, de la dyspnée, etc. ; une marche irrégulière, des symptômes insidieux, latents ou mal dessinés, etc.

L'anémie favorise le développement de l'inflammation et la rend plus grave.

A toutes les époques, les praticiens avaient remarqué que les malades cachectiques, loin d'être exempts d'inflammation, périssaient souvent à la suite d'un travail de cette nature développé sourdement dans quelque viscère. L'altération anémique du sang nous permet de mieux comprendre aujourd'hui l'influence pathologique qu'elle exerce sur le développement des phlegmasies. En effet, la diminution des globules fait prédominer l'élément fibrineux, absolument comme dans l'inflammation, avec cette différence que celle-ci élève le chiffre de la fibrine, d'une manière absolue, tandis que l'anémie ne l'élève que relativement, parce que les globules diminuent. On explique ainsi la forme et la consistance du caillot, qui est pour ainsi dire deux fois couenneux, couenneux par l'anémie, couenneux par la phlegmasie; la violence des symptômes fébriles, la chaleur cutanée, la fréquence du pouls et les réactions vives qui se passent du côté du cerveau et de tout le système nerveux. Il est rare que la *phlogose anémique* ne prenne pas, dès le principe, une marche ataxo-adynamique très-alarmante. Ceux qui ont observé le rhumatisme articulaire chez des individus très-anémiés, savent combien les accidents sont mobiles, changeants, disposés à s'arrêter court, pour recommencer ailleurs. Souvent aussi les phlegmasies excitent une suppuration prompte, des ramollissements et des symptômes de résorption purulente. La phlébite capillaire a une grande tendance à se développer chez les blessés et à la suite des opérations graves, parce que les malades, affaiblis par des pertes de sang, de longues suppurations, par la douleur, la diarrhée, en un mot toutes les causes d'épuisement, et par conséquent d'anémie, sont prédisposés, par l'état de leur sang, à contracter des inflammations suppuratives. Si le chirurgien ignore ce fait important et croit que la faiblesse s'oppose au développement de l'inflammation, il commet une erreur grave, que le médecin sait éviter depuis longtemps.

L'anémie n'empêche ni la fièvre, ni l'hémorrhagie, ni l'hydropisie; mais elle ne les produit jamais. Nous nous sommes expliqués trop souvent sur ce point pour avoir besoin d'y revenir.

Indications thérapeutiques.

Indications thérapeutiques. On doit établir d'abord que l'anémie contre-indique l'emploi de la saignée dans le traitement des maladies, lorsque celles-ci sont inflammatoires, parce que la saignée a pour effet d'accroître sûrement l'état anémique et d'agir dans le même sens que lui. Il faut donc chercher une autre médication qui puisse remplacer le traitement antiphlogistique. Nous avons vu plusieurs fois le rhumatisme articulaire, traité par des saignées répétées, se perpétuer et mettre les malades en danger de mourir, parce que l'anémie et le rhumatisme s'accroissaient à mesure qu'on saignait davantage. Sans doute on ne peut pas défendre, d'une manière absolue, les déplétions de sang lorsque l'anémie complique une phlegmasie ; mais il faut être très-circonspect dans l'emploi de ce moyen thérapeutique.

L'indication à remplir pour mettre fin à l'anémie idiopathique, la seule qui doive nous occuper ici, est de rendre au sang sa constitution propre, à l'aide d'agents qui paraissent jouir de cette propriété. Les ferrugineux ont une réputation justement acquise, mais à laquelle il ne faut se confier, qu'à la condition d'en soutenir les effets par une excellente alimentation, par l'exercice musculaire et la stimulation du système nerveux opérée à l'aide, soit des toniques, soit des bains froids, de l'hydrothérapie et de toutes les influences qui agissent favorablement sur les facultés morales et affectives.

4. — Leucocythémie ; cachexie, dyscrasie leuchémiques.

Nous avons déjà décrit deux genres d'appauvrissement du sang qui représentent assez bien les états morbides anciennement connus sous le nom de cachexie. Il faut y ajouter un troisième genre d'appauvrissement qui a une existence bien démontrée aujourd'hui ; nous voulons parler de l'accroissement pathologique des globules blancs du sang. On a donné à cet état morbide le nom de leucocythémie. *De la leucocythémie.*

On désigne sous le nom de *leucémie* ou *leucocythémie* (1) une altération du sang caractérisée par l'aug- *Définition.*

(1) Dérivé de λεῦχον blanc, et de αἷμα sang, ou de λεῦχος blanc, κύτος cellule, et αἷμα, c'est-à-dire sang avec corpuscules blancs ; ce dernier mot est le mieux composé ; il a le tort d'être un peu long. L'honneur de la découverte de cette maladie appartient à Virchow, et remonte à 1845 (*Froriep's notiz*, n° 780, 1845).

mentation insolite et considérable des globules blancs, peut-être par la diminution des globules rouges. A cette altération correspond un ensemble de symptômes morbides qui se rapprochent de ceux qu'on trouve dans toutes les cachexies.

Division des leucémies.

La leucémie est-elle une nouvelle espèce nosologique, une entité qui a ses lésions et ses symptômes propres? Jusqu'à présent on l'a toujours rencontrée avec d'autres altérations appréciables; cependant nous ne rejetons pas d'une manière absolue l'existence d'une *leucocythémie idiopathique*. Elle est due presque toujours à une maladie de la rate, du foie ou des glandes lymphatiques, et mérite la dénomination de *leucocythémie symptomatique*. Nous avons déjà trouvé ces deux divisions dans l'histoire des anémies.

Nous examinerons successivement : 1° Les caractères chimiques, microscopiques, symptomatiques, communs à toutes les espèces de leucémie; 2° nous parlerons ensuite de la leucémie idiopathique et symptomatique.

La maladie dont nous allons parler est encore à l'étude, et malgré le grand nombre de documents qui existent déjà, on doit dire qu'il règne encore une grande incertitude sur beaucoup de points. Du reste, nous avons eu nous-même occasion d'observer un assez grand nombre de fois la leucémie pour pouvoir vérifier et soumettre à un examen critique approfondi les opinions émises sur sa nature et ses causes.

Caractères microscopiques du sang.

Caractères microscopiques et chimiques du sang. Dans l'état normal, le sang renferme une petite proportion de globules blancs. On les trouve plus abondants pendant la digestion et la grossesse. Ils deviennent si nombreux par l'effet de la leucémie, qu'ils peuvent approximative-

Quantité des globules blancs.

ment se trouver dans le rapport d'un à trois ou quatre avec les globules rouges, comme chez un jeune sujet atteint d'hypertrophie énorme de la rate, dont nous venons d'examiner le sang au microscope. Les globules blancs peuvent être observés dans le sang tiré d'un doigt par une piqûre, ou dans les caillots blancs du cœur; ils sont surtout abondants dans la veine splénique.

Les globules blancs ont de 0,80 millim. à 0,120 millim. de diamètre. Ils sont très-régulièrement sphériques, pâles et remplis de granulations fines, qui rappellent assez bien celles qui sont contenues dans les cellules de pus. Ils n'ont pas tous le même volume; quelques-uns sont deux fois plus grands que les autres. En y ajoutant de l'acide acétique, on aperçoit très-bien un noyau ovalaire plus ou moins allongé, ou semblable à un fêr à cheval; autour la cellule devient transparente avant de se dissoudre. Plus tard, enfin, on voit très-distinctement d'un à quatre noyaux qui se touchent et finissent par se séparer, en se disposant d'une façon différente par rapport les uns aux autres (1).

Analyse chimique : ses résultats assez variables.

L'analyse chimique laisse beaucoup à désirer. Les résultats en sont variables et doivent l'être en effet, puisque la leucémie accompagne des organopathies de nature très-diverse. Les uns ont trouvé une augmentation notable de la fibrine (3 à 7/1000); dans d'autres cas, elle était à l'état normal. Les globules rouges descendent au

(1) Cette disposition a été très-bien décrite et figurée par M. Bennett, dont l'ouvrage important renferme une excellente description de la maladie : *Leucocythemia, or white cell blood*, in-8, Edinb.-Lond., 1852, p. 96 et suiv. — Nous devons également citer les travaux remarquables de Virchow; *Gesammelte Abhandl. zur Wissenchaft medic.*, 1856, extrait dans les Archives générales de médecine, février 1856. — Voyez encore pour la bibliographie un mémoire de M. Vidal, *De la leucocythémie splénique*, in-8°, Paris, 1856.

chiffre de 67 et même 49; les éléments solides du sérum diminuent et l'eau augmente (de 790 à 881).

Sous beaucoup de rapports, le sang ressemble à celui des anémiques. La diminution des globules rouges, par rapport à la fibrine, nous rend compte de la coagulation rapide du sang, dont le caillot est petit, rétracté. Nous avons vu souvent, sous le microscope, de la fibrine, en réseaux élégants, qui environnaient les globules blancs et rouges.

Lésions anatomiques.

Elles ont leur siége dans la rate, les ganglions lymphatiques et le foie.

Lésions anatomiques. Les organes qui offrent presque constamment des lésions sont la rate, le foie et les ganglions lymphatiques. La première présente une hypertrophie souvent considérable, des altérations diverses de structure, parmi lesquelles on doit citer l'induration, générale ou partielle, les colorations jaunes ou brunâtres, et le ramollissement. Le foie est hypertrophié, cirrhosé, cancéreux, congestionné à différents degrés. Les glandes du mésentère, et celles des autres parties du corps telles que le cou, l'aisselle, la poitrine, subissent une hypertrophie considérable. Leur tissu est blanc ou jaunâtre, moins consistant qu'à l'état naturel. Les trois organes dont nous venons de parler, ou au moins deux d'entre eux, sont le siége d'altérations constantes, en sorte qu'on est fort embarrassé pour dire à laquelle de ces altérations est due la leucocythémie.

Symptômes.

Symptômes. La maladie atteint tous les âges et tous les sexes. Elle a pour cortége un groupe de symptômes fort variables, parmi lesquels figurent plus spécialement: 1° la fièvre, qui offre des redoublements marqués, des intermittences ou les caractères de la fièvre hectique, ce qui est le cas le plus commun; 2° des hémorrhagies, surtout par le nez, l'estomac, l'intestin; 3° des troubles gastro-intestinaux, les vomissements et la diarrhée, plus rarement la constipation; 4° des hydropisies fréquentes, l'ascite, l'œdème des extrémités inférieures et l'anasarque; 5° la pâleur, l'amaigrissement général; 5° enfin, quelques troubles de la respiration, ou des phénomènes accidentels, comme la jaunisse, l'albuminurie, etc.

Parmi tous ces symptômes, il n'en est pas un seul qui caractérise la leucémie, si ce n'est la présence des globules blancs du sang, qu'on ne doit jamais manquer de rechercher pour arriver au diagnostic de la maladie.

De la leucocythémie idiopathique.

Leucocythémie idiopathique. Quelques auteurs ont élevé la leucémie au rang de maladie essentielle. Nous pensons comme eux qu'elle se développe spontanément; mais il est impossible de dire, quant à présent, dans quelles conditions morbides survient cette altération du sang. On ne sait pas plus où se passe l'évolution pathologique des globules blancs qu'on ne sait où se forment les globules rouges. On a imaginé un grand nombre d'hypothèses.

Son véritable siége inconnu.

On suppose que les globules blancs naissent en quantité insolite, et que la génération des rouges est diminuée; que les premiers ne sont qu'une élaboration moins parfaite ou moins complète des seconds. Il est impossible de placer le siége de la maladie dans la rate, quoique la lésion de cet organe soit la plus fréquente de toutes, car on a rencontré des cas dans lesquels cet organe était sain, les glandes mésentériques et hépatiques offrant seules des altérations. Il faut donc rester dans une sage réserve sur la cause de la leucémie idiopathique et attendre de nouveaux faits.

Leucocythémie symptomatique.

Leucocythémie symptomatique. Celle-ci renferme à peu près tous les cas rapportés jusqu'à ce jour. Nous avons vu que les maladies les plus différentes du foie, de la

Lésions anatomiques. rate, des ganglions, du mésentère, des glandes lymphatiques externes, de la mamelle pouvaient être suivies de l'accroissement des globules blancs du sang. Irons-nous en conclure, avec les auteurs, qui ont écrit un peu trop précipitamment l'histoire de la leucémie, que ce sont bien ces maladies qui déterminent l'altération du sang? Les lésions anciennes de la rate, du foie, les affections glandulaires introduisent dans la nutrition générale de tels désordres, qu'on serait surpris de voir le sang conserver sa composition chimique normale. Au milieu des troubles profonds que subissent toutes les fonctions, notre esprit ne peut encore rien démêler de positif ni remonter jusqu'à la cause. Pourquoi un cancer du foie ou de la mamelle produisent-ils la leucémie aussi bien qu'une hypertrophie chronique de la rate?

Symptômes. Si de la lésion nous passons à l'étude des symptômes l'obscurité devient encore plus profonde. Il a plu aux auteurs de rapporter à la leucémie l'intermittence ou la rémittence de la fièvre ; mais on la trouve dans toutes les hypertrophies de la rate et des maladies très-diverses du foie, qui ne produisent pas la leucémie. Les hémorrhagies par le nez, par l'estomac, par l'intestin ne lui appartiennent pas davantage, puisque nous avons prouvé dans notre mémoire sur les hémorrhagies de provenance hépathique qu'elles dépendent des maladies du foie (1). Nous ne pouvons pas non plus admettre que l'ascite, l'œdème et l'anasarque soient un des effets de la leucémie, car les affections du foie, de la rate ou des reins, trouvées précisément dans ces circonstances, les provoquent ordinairement. Nous ne connaissons donc

(1) *Des hémorrhagies produites par les maladies du foie*, Archives générales de médecine, p. 641, juin 1854.

jusqu'à présent aucun symptôme qu'on soit en droit de rapporter à la leucémie. Elle est la conséquence forcée, le degré ultime des altérations profondes du solide et des liquides qu'on rencontre dans un grand nombre de dégénérescences viscérales. Des analyses quantitatives rigoureuses des principaux éléments du sang sont indispensables pour que l'on puisse se faire une juste idée de la cause et de la nature de cette altération du sang.

On voit donc que, sans refuser d'admettre l'existence d'une altération du sang caractérisée par l'accroissement des globules blancs, nous devons cependant faire toutes nos réserves, en présence de l'assemblage incohérent de lésions, de symptômes, de causes dont se compose jusqu'à présent l'histoire de la leucémie.

Nous terminerons par une remarque que fera naturellement tout homme initié à l'étude de l'antiquité. Nous sommes ramenés sans cesse, par la direction positive que prend la pathologie, vers une idée que Galien avait développée avec la prévision du génie; à savoir, que la rate est chargée d'extraire du sang certains matériaux devenus inutiles ou nuisibles, afin d'élaborer, de purifier ce liquide. Les altérations graves qu'il subit lorsque cet organe est lésé, et la leucémie spécialement, conduisent à faire un retour vers les temps passés.

5. — Des altérations de l'albumine du sang comme élément de maladie (Dyscrasie albumineuse).

L'étude des altérations de l'albumine, quoique poursuivie avec ardeur par les médecins de tous les pays, ne renferme encore que des données provisoires, sur lesquelles il est difficile de fonder une description générale. Dyscrasie albumineuse.

Cependant, nous devons chercher à coordonner les faits qui existent déjà dans la science, à les mettre dans tout leur jour, parce qu'ils ont déjà éclairé plusieurs parties obscures de la pathologie humorale.

Définition de la dyscrasie.

Nous considérerons comme une dyscrasie, comme une cachexie spéciale, que nous appellerons albumineuse, un état morbide dû à la diminution primitive ou consécutive de l'albumine du sang.

Division des dyscrasies albumineuses.

1° Dyscrasie albumineuse idiopathique.

1° Une première division comprend la *dyscrasie albumineuse idiopathique ou essentielle*, qui est marquée par la diminution primitive et spontanée des quantités normales de ce principe, soit qu'il ne se forme plus en quantité suffisante, soit qu'il se détruise en trop grande proportion. Dans les deux cas, il en résulte des accidents généraux qu'on observe dans la grossesse, l'éclampsie, l'inanition, la convalescence de la scarlatine, etc. Il n'existe nulle part de lésion organique qui puisse être regardée comme la cause de la lésion du sang. L'expression d'albuminurie doit être proscrite pour les cas de ce genre, puisqu'il peut y avoir dyscrasie albumineuse sans albumine dans l'urine. L'albuminurie n'est qu'une des causes de la maladie.

2° Symptomatique.

2° Dans une seconde division se trouvent rangées toutes les *dyscrasies albumineuses symptomatiques* d'une maladie de reins (albuminurie proprement dite), de la cachexie paludéenne, d'une maladie du cœur, des hémorrhagies, etc. Leurs symptômes ordinaires sont l'albuminurie, l'hydropisie, les convulsions. Cependant, un ou plusieurs de ces accidents peuvent manquer, sans que l'altération caractéristique du sang fasse défaut. Il faut donc s'habituer à regarder la perte d'albumine comme une affection du sang, qui peut être avec ou sans albuminurie.

Nous décrirons successivement, 1° *les altérations et les symptômes communs à toutes les pertes d'albumine; 2° les pertes idiopathiques; 3° symptomatiques d'albumine.*

Altérations du sang, communes à toutes les dyscrasies albumineuses. On porte généralement la quantité d'albumine contenue dans le sang à 68 p. 1000. Elle représente les matériaux organiques renfermés dans le sérum, et forme, avec les 8 parties des matériaux inorganiques, les 80 parties des matériaux solides de ce même sérum; elle peut s'abaisser à 60, à 50 et même plus bas encore, à 30 et 32. Une diminution de 4 à 8 p. 1000 de sang constitue déjà une altération dont il faut savoir reconnaître toute l'influence pathogénique (1). L'eau augmente souvent dans une proportion assez considérable, et monte aux chiffres de 860, 890, et plus encore (chiffre normal, 790). La densité du sérum diminue aussi notablement; les globules restent à l'état normal, et quand ils diminuent, l'état anémique vient compliquer la dyscrasie albumineuse. La plus grande diminution de l'albumine se remarque dans la maladie de Bright, lorsque l'urine entraîne avec elle le sérum du sang (2). Altérations du sang.

Les propriétés physiques du sang diffèrent de ce qu'elles sont à l'état normal : le caillot est volumineux, mou, imprégné de sérosité, noirâtre, avec une couenne imparfaite à sa surface. Si le sang est anémique en même temps, la couenne est épaisse comme dans l'anémie simple. Propriétés physiques du caillot.

(1) M. Mareska, dans une belle relation des maladies qui ont ravagé les Flandres belges, à la suite de la disette de 1847 et 1848, parle des accidents formidables développés sous cette funeste influence. Plus de vingt analyses du sang ont démontré que l'albumine était tombée à 30 et 32/1000.

(2) Nous devons citer un travail important de MM. Becquerel et Vernois sur ce sujet: *De l'albuminurie et de la maladie de Bright*, in *Moniteur des hôpitaux*, juillet 1856.

Symptômes communs à toutes les cachexies albumineuses.

Symptômes communs à toutes les pertes d'albumine. La seule diminution de ce principe immédiat est accompagnée d'accidents graves, qui témoignent de l'action funeste exercée par le sang, sur les principaux appareils, et spécialement sur les sécrétions et le système nerveux.

1° Hydropisies.

1° *Hydropisies.* Le tissu cellulaire général et, vers la fin, les cavités splanchniques se remplissent de sérosité : ce que l'on a attribué à la diminution de densité du sang, et à l'exosmose de son sérum, rendue ainsi plus facile. Nous montrerons ailleurs qu'il n'y a pas seulement passage mécanique, mais élaboration vitale de la sérosité épanchée, puisqu'elle contient toujours moins d'albumine que la sérosité du sang (voyez *Hydropisie*). L'anasarque ou la bouffissure du visage seulement sont des signes ordinaires de la cachexie albumineuse. Ils peuvent n'exister à aucune époque de la maladie, quoiqu'elle produise alors les accidents les plus graves (délire, coma, convulsions éclamptiques, mort).

Nous n'avons pas besoin de rechercher la proportion de ces cas d'albuminurie sans anasarque; ils sont peu nombreux mais plus que suffisants pour mettre hors de doute un fait essentiel, à savoir, que l'altération du sang avec perte d'albumine peut exister sans produire l'hydropisie.

2° Albuminurie.

2° *Albuminurie sans lésion.* L'écoulement d'une quantité variable d'albumine par l'urine est un effet non moins fréquent de la maladie. Dans la lésion granuleuse du rein, la quantité d'albumine rendue par l'urine est considérable, et le degré d'altération du sang en rapport avec la perte; mais dans d'autres cas, le passage de l'albumine se fait sans qu'il existe le plus petit changement de texture dans la substance rénale. Celle-ci alors se laisse traverser par la sérosité du sang, absolument comme les capillaires généraux. Il en résulte une sorte d'hydropisie rénale, qu'on ne peut mieux comparer qu'à celle qui a lieu pareillement dans le tissu cellulaire général et dans les cavités splanchniques. L'albuminurie, sans lésion de texture du rein, sert à caractériser la cachexie albumineuse essentielle qu'on rencontre pendant la parturition avec ou sans éclampsie, dans l'inanition et dans les cachexies cancéreuses.

3° Troubles nerveux cérébro-spinaux.

3° *Troubles nerveux cérébro-spinaux*. Les médecins anglais et les allemands ont étudié avec soin cette forme de cachexie idiopathique dans laquelle l'albuminurie et les hydropisies peuvent manquer. Mais en l'absence de ces signes on en trouve d'autres non moins caractéristiques. Ils consistent en vertiges, étourdissements, amaurose, bruits d'oreille, surdité, céphalalgie violente ou sourde, attaques convulsives épileptiformes, pendant lesquelles les sujets écument, perdent connaissance et rendent les urines et les fécès involontairement (éclampsie des femmes en couche). Il survient ensuite de l'assoupissement, du coma, de la sterteur, du délire et de la paralysie; puis tout cesse pour reparaître, une ou plusieurs fois, à des intervalles plus ou moins rapprochées. Ces accidents peuvent enlever les sujets en quelques heures, se prolonger pendant plusieurs jours, et revêtir une forme chronique. Ils s'accompagnent ou non des signes caractéristiques de la cachexie, à savoir, d'anasarque et d'albuminurie.

Convulsions de l'éclampsie.

En l'absence de ces derniers symptômes on éprouve quelques difficultés pour reconnaître la nature des accidents cérébraux. Les lésions manquent souvent; dans d'autres cas, les méninges offrent un faible épanchement séreux auquel nous avons peine, avec beaucoup d'auteurs, à attribuer les symptômes généraux de la maladie. Ils nous paraissent être comme eux l'effet de l'altération du sang.

Symptômes cachectiques proprement dits.

Dans les formes aiguës et chroniques de la perte d'albumine on observe, outre les trois groupes précédents de symptômes, qui sont les plus importants de tous, ceux qui appartiennent à l'anémie ou à ce qu'on appelait anciennement la cachexie; teinte terreuse sub-jaunâtre de la peau, ou décoloration grisâtre sans transparence, flaccidité extrême des chairs, avec ou sans bouffissure du visage, bruits de souffle intermittents, continus comme dans l'anémie, palpitations, dyspnée au moindre mouvement, faiblesse extrême, courbature, céphalalgie, affaissement moral, hébétude, voix cassée ou affaiblie, sentiment de froid surtout aux extrémités, marasme souvent porté à l'extrême, avec infiltration de la partie inférieure des jambes, tendance au sommeil, à l'assoupissement, pouls petit, faible, d'une lenteur très-marquée, si ce n'est vers la fin, où il s'accélère et s'accompagne de chaleur et de sécheresse de la peau, comme dans l'état fébrile le plus prononcé; l'urine est pâle, anémique, albumineuse ou non.

Terminaison et mort.

Dans la forme aiguë la mort est ordinairement produite par des accidents cérébraux, ou par le progrès de l'hydropisie qui envahit les grandes cavités splanchniques. Dans la forme chronique le marasme, la diarrhée, une phlegmasie intercurrente du cerveau, de la plèvre, du poumon entraînent souvent la mort des sujets.

Cachexie albumineuse idiopathique.

1re ESPÈCE. *Dyscrasie albumineuse, idiopathique, spontanée, primitive.* Nous ne connaissons, quant à présent, que les conditions morbides suivantes, au sein desquelles la dyscrasie albumineuse prend naissance, sans qu'on découvre aucune altération appréciable :

Causes.

Grossesse.

1° *La grossesse* pendant laquelle l'albumine du sang diminue très-sensiblement; cette lésion existe quelquefois seule, et concourt au développement des symptômes anémiques qu'on observe toujours. Souvent elle s'accompagne d'anasarque, d'albuminurie et d'éclampsie. Nous étudierons ailleurs l'influence pathogénique de cette altération du sang. (Voyez *État puerpéral.*)

Suppression de l'exhalation cutanée.

2° *La brusque altération des fonctions de la peau.* On a tenté, à l'aide d'enduits imperméables appliqués à la surface de la peau des animaux, de diminuer la sécrétion d'acide carbonique et l'exhalation cutanée. On a prétendu que la composition chimique du sang s'altérait, et que l'albuminurie, avec ou sans maladie rénale, était souvent la suite de cette lésion (1). La lecture attentive de ces expériences intéressantes ne nous a nullement convaincu. D'ailleurs il faudrait que le sang eût été analysé, et il ne l'a point été, dans les cas de ce genre. Cependant on est porté à croire que les accidents convulsifs, l'anasarque et l'albuminurie qu'on voit paraître subitement chez des sujets exposés à un froid intense et humide, tiennent à une altération du sang qui a été provoquée elle-même par la diminution rapide des fonctions de la peau. Ces faits sont encore à l'étude. (Voyez *Hydropisie.*)

Scarlatine.

On doit rapprocher des cas de ce genre les anasarques sans albuminurie qui se déclarent dans la convalescence de la scarlatine. L'altération des fonctions de la peau est la cause probable des phénomènes morbides qui ne s'expliquent par aucune lésion du rein ni d'un autre organe.

(1) Fourcault, *Causes générales des maladies chroniques*, p. 142, in-8°, Paris, 1844.

Inanition.

3° *L'inanition.* Lorsque la nourriture de l'homme devient insuffisante ou malsaine, le sang s'altère profondément dans sa constitution propre, et la cachexie albuminurique est une des manières d'être de cette altération. Elle se traduit souvent, mais non nécessairement, par l'hydropisie. L'historien Joseph raconte que cette maladie fut très-commune pendant le siége de Jérusalem. Grégoire de Tours dit aussi que, pendant les grandes calamités qui désolaient si souvent la France à l'époque où il écrivait, un grand nombre de malheureux mouraient hydropiques. Ces accidents ont été encore indiqués par Gaspard, par Peddie, par MM. Warlomont et Mareska. Nous emprunterons à ce dernier auteur les principaux traits du triste et véridique tableau qu'il a retracé de la disette des Flandres (1).

Cachexie albumineuse des affamés.

Ce fut encore par l'effet de la rareté extrême des subsistances que la maladie se développa en 1847 et 1848. Les lésions qui appartenaient spécialement à la cachexie albumineuse étaient les suivantes : les matériaux solides du sérum s'abaissèrent à 30 et 32 dans vingt-deux analyses du sang; les globules restèrent à leur chiffre normal ou s'abaissèrent quelquefois jusqu'à 100. On trouvait le cerveau pâle, de la sérosité épanchée dans les ventricules, ainsi que dans la plèvre et le péricarde; le cœur était mou, blanchâtre; caillots fibrineux dans les cavités gauches; poumons infiltrés de sérosité; muscles pâles; tout le corps exsangue et privé entièrement de graisse.

Altération du sang et des organes.

(1) Académie de médecine de Belgique, séance du 25 mai 1850, compte rendu très-détaillé *in* Gazette médicale, p. 781, même année. — Voyez aussi le mémoire de M. Warlomont, *Sur une épidémie de fièvre éruptive observée à l'hôpital militaire et dans les prisons de Bruxelles en* 1847.

Les symptômes de la cachexie albumineuse ne furent pas moins caractéristiques que les altérations cadavériques : couleur pâle ou terreuse de la peau, membranes muqueuses des lèvres et de la bouche, décolorées, visage bouffi, œdème des extrémités, haleine fétide, prostration extrême des forces, hébétude, indifférence pour tout ce qui entourait le malade, somnolence, besoin du repos d'où il ne sortait qu'avec peine pour prendre les aliments qu'on lui offrait; bouche mauvaise, langue sale; anorexie; dégoût pour la nourriture, quelquefois gastralgie et appétit surexcité; respiration lente, profonde, suspirieuse; pouls petit, lent ou fréquent; bruits de souffle dans les vaisseaux; chaleur du corps abaissée surtout aux extrémités. Vers la fin, le marasme était porté à un tel point que l'on apercevait les os, et que les muscles ne pouvaient soutenir les malheureux qui, d'ailleurs, ne cherchaient plus à faire le moindre effort pour changer de position. Ils se refroidissaient graduellement et périssaient sans agonie. La diarrhée en emporta un très-grand nombre; d'autres succombèrent à un typhus exempt de toute lésion intestinale. Les hémorrhagies étaient rares : nouvelle preuve que la lésion du sang qui fait la dyscrasie albumineuse peut rester indépendante jusqu'à la fin de la défibrination qui produit le scorbut, et de la diminution des globules qui engendre l'anémie. Symptômes.

Tous ceux qui ont observé, soit en Angleterre, soit dans d'autres pays, les effets de l'inanition chez les pauvres qui viennent mourir chaque jour dans les maisons de Charité ou de Force ont retrouvé ces mêmes symptômes. Souvent ils se développent lentement, d'une façon insidieuse, parce que l'inanition étant incomplète permet au malheureux, non pas de vivre, mais de mourir Développement lent et graduel de cette affreuse maladie.

graduellement et en détail. On trouve encore des philanthropes assez maladroits pour nier la mort par inanition. Ils l'attribuent sans doute à la maladie ou à quelques mauvaises passions dont les affamés se sont rendus coupables.

Dans la dyscrasie idiopathique dont nous venons de mettre le triste tableau sous les yeux du lecteur, l'altération du sang est facile à concevoir. La digestion gastro-intestinale ne fournit plus à ce liquide les matériaux nécessaires pour nourrir et stimuler convenablement les organes. L'albumine n'est point reproduite, et cependant il s'en dépense une certaine quantité pour les besoins de la réparation. L'albuminurie et les hydropisies, quand elles existent, en soutirent une autre quantité.

Cachexies albumineuses symptomatiques.

2ᵉ ESPÈCE. *Dyscrasie albumineuse symptomatique.* Elle a pour caractère d'être sous la dépendance d'une maladie évidente qui altère le sang.

Dyscrasie symptomatique d'une altération du sang et des organes circulatoires.

1° *Discrasie par altération du sang.* Nous placerons en première ligne les affections qui s'attaquent directement au sang lui-même, telles que les hémorrhagies traumatiques, puerpérales ou provoquées par l'art lorsqu'elles sont abondantes, trop répétées : celles que produisent le cancer gastrique, utérin, les tubercules du poumon, etc. Après avoir causé d'abord l'anémie, elles déterminent la cachexie dont nous racontons l'histoire, en diminuant les quantités normales d'albumine.

Cachexie paludique.

Viennent ensuite les altérations du sang par le miasme paludéen lorsqu'il a longuement détérioré la constitution. On a donné le nom de cachexie paludéenne à cette maladie générale. Faisons remarquer qu'elle peut être due à une anémie ou à une leucocythémie. (Voyez ces mots.)

Cachexies spécifiques.

On doit placer dans cette même classe les cachexies

saturnine, mercurielle et même syphilitique parvenues à un degré extrême d'intensité.

Les maladies du cœur déterminent souvent, à une époque avancée, un trouble mécanique si grand, dans la circulation capillaire, que des désordres graves ne tardent pas à éclater. Sans parler des hydropisies et de l'albuminurie qui enlèvent au sang des quantités très-grandes d'albumine, il faut encore faire la part de la congestion pulmonaire, qui gêne fortement l'hématose, et de l'hypérémie hépatique. Cette dernière donne lieu à une teinte subictérique et à la pénétration de la bile dans le sang; elle doit contribuer à la cachexie qui ne tarde pas à enlever le sujet.

Dyscrasie symptomatique d'une maladie du rein.

2° *Dyscrasie par altération du rein.* Nous devons mettre en seconde ligne les maladies du rein que MM. Bright, Christison, Andral, considèrent comme la cause la plus commune de la diminution de l'albumine. La perte continuelle et considérable qui se fait par le rein, pendant plusieurs mois, quelquefois plusieurs années, s'accompagne toujours de la cachexie albumineuse et souvent d'hydropisie. On voit le chiffre de l'albumine du sérum tomber à 50° et même à 42°. La sérosité du sang perd beaucoup de sa densité. Les globules restent à leur chiffre normal; plus souvent encore ils diminuent, et alors la cachexie albumineuse se complique d'anémie. On conçoit que les symptômes de l'une et l'autre affection, qui diffèrent à peine, prennent alors une grande intensité. Nous admettons aussi que la congestion simple, mais répétée, du rein, peut amener une déperdition considérable de l'albumine du sang.

Dyscrasie symptomatique d'une maladie des organes digestifs.

3° *Dyscrasie par altération des organes digestifs.* Les cancers de l'estomac, de l'intestin, la gastralgie simple, hystérique, hypocondriaque, causent, même indépendamment de toute hémorrhagie, de trop graves désordres dans la nutrition pour qu'on ne voie pas paraître la cachexie albumineuse sans albuminurie. Le même effet est dû à une diarrhée longue et incoercible ou à une dysenterie violente.

Dyscrasie symptomatique d'une maladie du foie.

4° *Dyscrasie par maladie du foie.* Toutes les maladies du foie, le cancer, la cirrhose, les hydatides, l'hypertrophie et même les congestions chroniques ont, pour résultat très-ordinaire, la cachexie albumineuse. Nous l'avons observée dans toutes les affections qui viennent d'être indiquées, et dans l'ictère lié à des congestions chroniques, à une cholécystite simple ou entretenue par la présence de calculs biliaires. Nous ne connaissons pas de maladie qui excite la cachexie au même degré et aussi sûrement que les lésions hépatiques. La teinte de la peau est pâle, anémique, très-souvent aussi avec coloration ictérique.

De l'hydroémie des moutons.

MM. Andral et Gavarret ont trouvé une diminution notable d'albumine chez les moutons, parqués dans des lieux humides et nourris avec des herbes de mauvaise qualité. Ils deviennent hydroémiques. Dans cette maladie, l'albumine est abaissée en même temps que les globules; l'urine ne contient pas d'albumine. Il y a hydropisie. On sait que dans cette affection les canaux biliaires contiennent des milliers de douves (*distoma hepatidis*). Nous devions opérer ce rapprochement, puisque les affections chroniques du foie chez l'homme sont presque toujours suivies d'un état cachectique à peu près semblable.

Nous signalerons enfin, pour terminer, la tuberculisation même limitée, soit du poumon, soit du cerveau, et à plus forte raison la cachexie tuberculeuse générale, enfin les cancers extérieurs, celui de la mamelle, de la peau, des os, etc.

3° *De l'augmentation des quantités d'albumine du sang.* Nous ne ferons que noter ici la place de cette augmentation. On la rencontre dans quelques phlegmasies, dans le choléra-morbus, à cause sans doute de la diminution des quantités d'eau du sérum.

6. — Altérations de quelques autres principes normaux du sang.

Altération des quantités d'eau.

Altération de la quantité d'eau. Elle est représentée par les chiffres 790 à 800 p. 1,000; mais elle peut s'élever à 880 et 900 sous l'influence de toutes les causes qui diminuent la quantité des éléments solides, c'est-à-dire des globules, de l'albumine, des sels. L'eau augmente par l'effet de la diète et des pertes de sang, après un flux considérable, ou dans les hydropisies, les cachexies, l'empoisonnement saturnin, la maladie de Bright. La diminution des quantités d'eau est rare et ne se montre que dans la phlétore et le choléra.

Des matières grasses.

Matières grasses. On ne sait rien de positif sur les changements de proportion des autres éléments du sang. On a voulu doser la cholestérine, la séroline, le savon contenus dans le sang (oléate, margarate et stéarate); mais ces analyses ne peuvent inspirer aucune confiance.

Sang laiteux.

On a attribué la lactescence du sérum, en dehors de la digestion qui lui donne, comme on sait, naissance, à des matières grasses, et spécialement aux acides oléique, stéarique et margarique non saponifiés. Il ne faut pas confondre le sérum laiteux avec celui qui renferme des granulations très-divisées de fibrine, d'albumine ou une grande grande quantité de globules blancs. On a rencontré ce sang laiteux dans le diabète, les cachexies, la néphrite, l'hépatite, etc., etc. On ne peut dire encore à quelle condition morbide il faut le rapporter.

Matières salines. *Matières salines*. On a fait jouer à la diminution des matières salines un très-grand rôle dans la production des maladies, et des fièvres essentielles spécialement. On a supposé que les sels étaient diminués dans la fièvre jaune et la peste (Stevens), dans le choléra asiatique. Telle serait la cause de l'épaississement, de la couleur noire et de la coagulation du sang chez ceux qui succombent à cette dernière maladie. Cette altération de quantité n'en est que l'effet, bien qu'on ait soutenu l'opinion contraire. MM. Becquerel, Rodier et Mialhe assurent que les maladies en général diminuent la quantité de chlorure sodique. Henle soutient la même opinion pour le travail phlegmasique.

Huxham et un grand nombre d'iatro-chimistes antérieurs à lui ne mettaient pas en doute l'accroissement des quantités de sels, surtout des sels de soude, dans des affections scorbutiques et hémorrhagiques. Quelques faits rapportés par MM. Andral, Gavarret et Frémy militent en faveur de cette idée (1).

Albuminose. *Albuminose*. Plusieurs chimistes, MM. Mialhe et Bouchardat plus spécialement, ont reconnu l'existence dans le sang d'un produit ultime de la digestion des aliments azotés (albuminose). Ce principe immédiat n'est peut-être que la caséine de Huenefeld, Gmelin, Marchand et Stas. C'est une matière protéique qui se précipite du

(1) Andral, *Hématologie*, p. 138.

sang défibriné, acidulé, et traité ensuite par l'alcool ou l'acétate de plomb. M. Figuier, dans ces derniers temps, a montré qu'elle empêche la réaction du sel cuproïque sur la glucose normale. On lui doit l'indication des moyens propres à débarrasser le sang de ce principe, quand on veut y retrouver le sucre normal.

Glucose ou *glycose* (1). On sait très-positivement que le sang normal renferme une proportion très-notable de glucose masquée, ainsi que nous venons de le dire, par la présence de l'albumine. Cette quantité de sucre augmente sensiblement dans le sang des malades atteints de diabète, ce qui tiendrait, suivant M. Claude Bernard, à ce que l'organe glucogénique, le foie, verserait alors des quantités considérables de ce sucre dans le sang, et à ce que ce produit ne serait pas détruit dans le poumon ou dans les capillaires généraux. La sécrétion urinaire ne fait pas autre chose que d'extraire ce principe du sang, comme d'ailleurs tous les organes sécréteurs. Quoi qu'il en soit, comme la présence du sucre dans le sang est bien la cause de tous les accidents de la maladie, nous croyons devoir placer la glucose dans les maladies par altération du sang. Glucose.

Caséine. Ce principe immédiat a été trouvé dans le sang des femmes grosses et des nourrices par MM. Natalis Guillot et Leblanc. Peut-être n'est-il que l'albuminose dont on s'occupe aujourd'hui de déterminer les propriétés. On a souvent parlé autrefois de sang laiteux. On n'a jamais pu démontrer l'existence dans ce liquide des principes caractéristiques du lait, en sorte que, jusqu'à nouvel ordre, il ne saurait être considéré comme pou- Caséine.

(1) *Glucose*, subst. masc. ou *Glycose*, subst. fém. Ces deux mots doivent être féminins. Ils sont dérivés de γλυκὺς, *doux*.

vant passer dans le sang : par voie d'absorption ou de toute autre manière.

Le *fer* diminue, dit-on, dans toutes les formes de l'anémie, dans la chlorose, la grossesse, la cachexie.

Acide urique. On en observe assez généralement la présence dans le sang des goutteux, des malades atteints de gravelle rouge, chez ceux qui ont une nourriture azotée, excitante, ou qui mènent une vie sédentaire.

4. *Urée.* L'accroissement de ce principe se voit surtout dans tous les cas où l'organisme est débilité; chez ceux dont la croissance est rapide, qui sont soumis à une grande contention de l'esprit, se livrent à des excès vénériens, à des veilles prolongées, à une alimentation azotée, qui sont atteints de gravelle, de rhumatisme aigu, et au début du diabète. On a attribué cet excès d'urée à la combustion imparfaite des matières organiques du corps, qui, en se combinant avec l'oxygène du sang, forment de l'acide carbonique. L'urée, qui est représentée par le sous-carbonate d'ammoniaque, supplée en quelque sorte au défaut d'oxýdation de la matière organique.

On a considéré ce principe comme se trouvant dans le sang à l'état normal (1) ; il s'y présente en quantité insolite chez les albuminuriques.

Biliverdine. La matière colorante verte existe en proportion notable dans le sang des malades atteints d'ictère ou d'une affection hépatique; quant aux autres principes de la bile, et spécialement l'acide choléique, on ne les y a pas encore retrouvés.

(1) Verdeil et Dolfus, Académie des sciences, 3 juin 1850, *Gazette médicale*, p. 439, juin 1850. — Voyez aussi Hervier (Paul), *De l'existence habituelle de l'urée et de l'acide urique dans le sang normal de l'homme* (thèse, n° 130, Paris, 1850).

7. — Altérations du sang constituées par la présence d'un élément morbide avec ou sans analogue dans l'organisme sain.

Nous ne faisons que marquer ici leur place ; les unes sont des produits morbides fournis par le solide altéré, comme le pus, le cancer, le tubercule; les autres sont des êtres organisés et vivant d'une vie propre, au milieu du liquide sanguin (hématozoaires). La présence d'entozoaires, du polystome et des filaires, n'offre qu'une médiocre importance. Nous ne dirons rien de la pénétration des miasmes, des venins, des virus, des liqueurs septiques, qui échappent à tous nos moyens d'analyse. C'est aussi par le raisonnement que nous admettons que le sang est altéré par des miasmes paludiques, contagieux, épidémiques, endémiques. Il reste enfin à faire connaître la nature des gaz au développement desquels on a attribué quelques morts subites.

Nosologie.

Disposition nosologique des altérations du sang. Une classification des diverses lésions du sang est tout à fait impossible, quant à présent. Bornons-nous donc à rapprocher, dans un ordre méthodique, les maladies dont elles sont l'élément primaire ou secondaire.

Le sang est composé d'éléments qu'on peut assimiler aux tissus qui entrent dans la composition des organes. De même que les maladies du solide consistent dans la lésion d'un ou de plusieurs tissus constituants, de même les altérations du sang peuvent tenir à la lésion d'un ou de plusieurs de ses éléments. Quant aux changements de densité, de coloration, d'odeur, ils ne font que traduire des lésions correspondantes dans les propriétés chimiques, et ne peuvent servir de base à une division de maladies. Celle-ci doit reposer exclusivement sur les variations de proportion des éléments du sang ou sur la présence d'un produit nouveau au sein de ce liquide. Nous les partagerons en trois groupes :

1° Le premier se compose des maladies causées par un changement dans la proportion d'un ou de plusieurs des principes constituants du liquide sanguin. On a ainsi des maladies par altération de quantités : 1° de la fibrine, 2° des globules, 3° de l'albumine, 4° de la sérosité, et de quelques autres principes immédiats.

2° Dans un second groupe se trouvent les altérations du sang, constituées par la présence d'un principe immédiat avec analogue qui n'existe pas ordinairement dans ce liquide ou qui y est, en si faible quantité, qu'on en a contesté l'existence (le glucose, la biliverdine, la caséine, les matières grasses, l'urée). Si l'on admet que ces principes immédiats existent dans le sang normal, on réunira en un seul groupe, le premier et le second : ce qui a peu d'importance.

3° Un troisième renferme les maladies du sang provoquées par le développement d'un produit morbide hétérologue. Les uns sont des produits morbides jetés dans le sang par le solide malade, comme le pus, le cancer, peut-être le tubercule ; les autres des organismes vivants comme les hématozoaires.

Il faut distinguer dans les altérations du sang celles qui sont *primitives*, *spontanées*, sans lésion appréciable du solide, et celles qui sont consécutives et se montrent, à titre d'éléments morbides *secondaires*, dans le cours des maladies. Les unes et les autres y jouent un rôle essentiel et produisent un grand nombre de phénomènes morbides que nous avons étudiés dans les chapitres précédents. On pourrait ranger les empoisonnements, les maladies virulentes et venimeuses au nombre des altérations du sang; mais il est contraire aux affinités naturelles de réunir des affections aussi dissemblables. Quelques autres agents morbifiques, tels que les poisons métalliques, le plomb, le mercure, l'arsenic, provoquent des symptômes d'anémie, d'hémorrhagie, de gangrène, que l'on retrouve également dans l'état de dissolution spontanée du sang. Ces points de contact nous paraissent suffisants pour que nous croyions devoir présenter dans un tableau général toutes les altérations du sang, soit primitives, soit consécutives. La lésion du sang prend, dans tous les cas, une part si considérable à la production des phénomènes pathologiques que nous ne croyons pas devoir les séparer. Nous étudierons plus loin et dans une classe à part les états morbides généraux dans lesquels le sang est altéré comme le solide. (Voyez art. VII, *Des éléments qui consistent dans une altération mixte du solide et des liquides;* état puerpéral, pyémie, état bilieux, rhumatismal, goutteux.)

Tableau général des altérations du sang. Elles sont caractérisées par l'altération primitive ou consécutive des proportions normales d'un ou de plusieurs des éléments du sang (fibrine, globules, albumine, eau, sels, matières grasses), ou par la présence dans le sang d'un principe avec ou sans analogue dans l'organisme (pus, cancer).

1er ORDRE. Maladies caractérisées par une altération de proportion des éléments normaux du sang.

Ier SOUS-ORDRE. Maladies dans lesquelles on observe une altération de quantité de la fibrine qui peut être augmentée ou diminuée.

Ier GENRE. Accroissement de la fibrine.

1. ESP. Hyperplastie puerpérale : accroissement de la fibrine dans le cours de la grossesse.

L'augmentation de la fibrine est constamment associée à la maladie du solide dans les phlegmasies franches, communes.

IIe GENRE. Diminution de la fibrine; hypoplastie. Hémorrhagies multiples, ramollissement du solide, adynamie.

La diminution de la fibrine se montre, comme élément essentiel de maladie, au début et plus ordinairement à la fin des fièvres typhoïdes, surtout dans les formes graves. Elle doit être considérée comme la cause des hémorrhagies.

1. ESP. Scorbut : caractère : hémorrhagie sous-cutanée, intramusculaire, par les gencives; fibrine diminuée, rarement normale; cause endémique. — VAR. (A) scorbut de mer; (B) fébrile.
2. ESP. Purpura : pétéchie et ecchymose sous-épidermique; pas d'autre hémorrhagie. — VAR. (A) aiguë et pyrétique; (B) non fébrile.

A ce genre appartiennent les maladies dans le cours desquelles la fibrine diminue, soit d'une manière absolue comme dans les fièvres typhoïdes et toutes les grandes pyrexies, soit d'une manière relative comme dans la pléthore. Dans ces deux conditions morbides, les hémorrhagies et les congestions ont de la tendance à paraître.

IIe SOUS-ORDRE. Maladies dans lesquelles on observe une altération de quantité des globules rouges.

Ier GENRE. Augmentation des globules; diminution de l'eau; caillot volumineux, solide, sans couenne vraie.

1. ESP. Pléthore.

On observe aussi cette augmentation des globules, au début des fièvres typhoïdes, dans la congestion et l'hémorrhagie cérébrales.

IIe GENRE. Diminution des globules; hydrémie. Caillot petit, couenneux; sérosité abondante : bruit et frémissement continus dans les vaisseaux du cou, troubles intenses de la sensibilité générale et spéciale (névralgie, gastralgie).

1. ESP. Chlorose des jeunes filles : tous les caractères du genre; ordinairement troubles de la menstruation.
2. ESP. — puerpérale.
3. ESP. Anémie par inanition.
4. ESP. — paludéenne.
5. ESP. — des mineurs.
6. ESP. — par affection morale.

Les autres anémies sont consécutives : 1° aux hémorrhagies, quelle qu'en soit la cause ; 2° à la perte de l'albumine du sérum comme dans les albuminuries, les hydropisies, les flux ; 3° aux maladies des voies respiratoires; 4° aux maladies du système nerveux (douleurs, névroses cérébro-spinales); 5° à des lésions intestinales qui empêchent la nutrition générale de s'effectuer ; 6° à des maladies du rein qui enlèvent au sang son albumine ; 7° à des fièvres, soit continues, soit intermittentes (cachexie paludéenne); 8° à l'empoisonnement chronique par le plomb, le mercure, le cuivre, le sulfure de carbone, etc. Ces anémies constituent une grande partie des affections qui ont reçu le nom de cachexie.

IIIe SOUS-ORDRE. Maladies dans lesquelles on observe une altération de quantité des globules blancs.

Espèce unique. Leucocythémie : accroissement des globules blancs du sang. Elle se manifeste plus particulièrement dans trois conditions morbides spéciales : 1° maladies de la rate ; 2° maladies du foie ; 3° maladies du système lymphatique.

IVe SOUS-ORDRE. Maladies dans lesquelles on observe une altération de la quantité normale d'albumine.

Ier GENRE. Diminution de l'albumine de 68 à 40 ; accroissement considérable des quantités d'eau ; hydropisie.

1. ESP. Dyscrasie albumineuse. — VAR. (A) avec au sans anasarque ; (B) avec éclampsie ou sans éclampsie ; (C) avec ou sans albumine dans l'urine.

2. ESP. Dyscrasie albumineuse des affamés : mêmes symptômes : temps de disette ; adynamie profonde ; pas de convulsions.

Albuminurie. Il existe dans le solide un organe dont presque toutes altérations entraînent avec elles la diminution des quantités normales de l'albumine du sang ; cet organe est le rein. La congestion, la phlegmasie et les diverses espèces de dégénérescences, réunies sous le nom de maladie de Bright, ont pour effet très-ordinaire de soutirer au sang une certaine proportion d'albumine qui passe dans l'urine. Que cet effet se produise d'une manière subite ou lente, il en résulte trois lésions caractéristiques : 1° diminution de l'albumine du sang ; 2° passage de ce principe dans l'urine ; 3° formation d'une hydropisie.

Ve SOUS-ORDRE. Altération de la quantité d'eau :

1° Elle est augmentée toutes les fois que les globules et l'albumine sont diminués;

2° Elle diminuée dans la pléthore et le choléra.

IIe ORDRE. Maladies caractérisées par la présence d'un principe immédiat normal dans l'économie, mais anormal dans le sang.

Ier GENRE. Sang laiteux. *Caractères :* accroissement des matières grasses (?).

IIe GENRE. Glucosurie. *Caractères :* glucose dans l'urine. En s'en tenant au fait irrécusable et en dehors de toute théorie, le diabète est caractérisé par la présence du glucose qui se trouve dans le sang, en quantité insolite. On peut donc placer le diabète dans les altérations du sang par un principe immédiat qui s'accumule, soit parce qu'il n'est pas détruit, soit parce qu'il est fait en trop grande quantité.

IIIe ORDRE. Maladies caractérisées par la présence d'un produit sans analogue.

1° Le produit morbide, sans analogue dans l'organisme, est le pus, la matière cancéreuse, peut-être le tubercule; 2° ou bien il consiste dans un parasite qui s'est développé dans le sang ou qui y a pénétré, tel que le polystome et la filaire (hématozaires).

FIN DU TOME PREMIER.

TABLE DES MATIÈRES

CONTENUES DANS LE PREMIER VOLUME.

FIN DE LA TABLE DES MATIÈRES DU PREMIER VOLUME.

Paris. — Imprimé par E. Thunot et Ce, rue Racine, 26.

www.ingramcontent.com/pod-product-compliance
Ingram Content Group UK Ltd.
Pitfield, Milton Keynes, MK11 3LW, UK
UKHW021053270726
13967UKWH00012B/930

9 782011 758965